U0292242

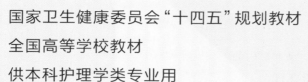

国家卫生健康委员会"十四五"规划教材

全国高等学校教材

供本科护理学类专业用

# 中医学基础

## （中医特色）

### 第 3 版

主　　编　裘秀月　罗尧岳

副 主 编　王　彤　程绍民　甘慧娟

编　　者　（以姓氏笔画为序）

马　赟（首都医科大学）　　　宋　宁（河南中医药大学）

王　彤（北京中医药大学）　　张智华（湖北中医药大学）

王浩中（成都中医药大学）　　罗尧岳（湖南中医药大学）

甘慧娟（福建中医药大学）　　袁卫玲（天津中医药大学）

叶　蕾（滨州医学院）　　　　郭春秀（湖南中医药大学）

刘晓谷（浙江中医药大学）　　隋　华（大连医科大学）

李　佳（辽宁中医药大学）　　覃文慧（广西中医药大学）

杨　阳（河北中医学院）　　　程绍民（江西中医药大学）

沈宏春（西南医科大学）　　　裘秀月（浙江中医药大学）

秘　　书　周英淑仪（浙江中医药大学）

人民卫生出版社

·北京·

**图书在版编目（CIP）数据**

中医学基础：中医特色 / 裴秀月，罗尧岳主编 . —
3 版 . —北京：人民卫生出版社，2022.11
ISBN 978-7-117-33239-2

Ⅰ.①中…　Ⅱ.①裴…②罗…　Ⅲ.①中医医学基础
—教材　Ⅳ.①R22

中国版本图书馆 CIP 数据核字（2022）第 114501 号

| | | |
|---|---|---|
| 人卫智网 | www.ipmph.com | 医学教育、学术、考试、健康， |
| | | 购书智慧智能综合服务平台 |
| 人卫官网 | www.pmph.com | 人卫官方资讯发布平台 |

中医学基础（中医特色）
Zhongyixue Jichu（Zhongyi Tese）
第 3 版

主　　编：裴秀月　　罗尧岳
出版发行：人民卫生出版社（中继线 010-59780011）
地　　址：北京市朝阳区潘家园南里 19 号
邮　　编：100021
E - mail：pmph @ pmph.com
购书热线：010-59787592　　010-59787584　　010-65264830
印　　刷：廊坊一二〇六印刷厂
经　　销：新华书店
开　　本：850×1168　1/16　　印张：18
字　　数：533 千字
版　　次：2012 年 7 月第 1 版　　2022 年 11 月第 3 版
印　　次：2022 年 12 月第 1 次印刷
标准书号：ISBN 978-7-117-33239-2
定　　价：79.00 元
打击盗版举报电话：010-59787491　E-mail：WQ @ pmph.com
质量问题联系电话：010-59787234　E-mail：zhiliang @ pmph.com
数字融合服务电话：4001118166　E-mail：zengzhi @ pmph.com

# 第七轮修订说明

2020年9月国务院办公厅印发《关于加快医学教育创新发展的指导意见》(国办发〔2020〕34号),提出以新理念谋划医学发展、以新定位推进医学教育发展、以新内涵强化医学生培养、以新医科统领医学教育创新,并明确提出"加强护理专业人才培养,构建理论、实践教学与临床护理实际有效衔接的课程体系,加快建设高水平'双师型'护理教师队伍,提升学生的评判性思维和临床实践能力。"为更好地适应新时期医学教育改革发展要求,培养能够满足人民健康需求的高素质护理人才,在"十四五"期间做好护理学类专业教材的顶层设计和规划出版工作,人民卫生出版社成立了第五届全国高等学校护理学类专业教材评审委员会。人民卫生出版社在国家卫生健康委员会、教育部等的领导下,在教育部高等学校护理学类专业教学指导委员会的指导和参与下,在第六轮规划教材建设的基础上,经过深入调研和充分论证,全面启动第七轮规划教材的修订工作,并明确了在对原有教材品种优化的基础上,新增《护理临床综合思维训练》《护理信息学》《护理学专业创新创业与就业指导》等教材,在新医科背景下,更好地服务于护理教育事业和护理专业人才培养。

根据教育部《关于加快建设高水平本科教育 全面提高人才培养能力的意见》等文件要求以及人民卫生出版社对本轮教材的规划,第五届全国高等学校护理学类专业教材评审委员会确定本轮教材修订的指导思想为:立足立德树人,渗透课程思政理念;紧扣培养目标,建设护理"干细胞"教材;突出新时代护理教育理念,服务护理人才培养;深化融合理念,打造新时代融合教材。

本轮教材的编写原则如下:

1. 坚持"三基五性" 教材编写坚持"三基五性"的原则。"三基":基本知识、基本理论、基本技能;"五性":思想性、科学性、先进性、启发性、适用性。

2. 体现专业特色 护理学类专业特色体现在专业思想、专业知识、专业工作方法和技能上。教材编写体现对"人"的整体护理观,体现"以病人为中心"的优质护理指导思想,并在教材中加强对学生人文素质的培养,引领学生将预防疾病、解除病痛和维护群众健康作为自己的职业责任。

3. 把握传承与创新 修订教材在对原有教材的体系、编写体裁及优点进行继承的同时,结合上一轮教材调研的反馈意见,进一步修订和完善,并紧随学科发展,及时更新已有定论的新知识及实践发展成果,使教材更加贴近实际教学需求。同时,对于新增教材,能体现教育教学改革的先进理念,满足新时代护理人才培养在知识结构更新和综合能力提升等方面的需求。

4. 强调整体优化 教材的编写在保证单本教材的系统和全面的同时,更强调全套教材的体系性和整体性。各教材之间有序衔接、有机联系,注重多学科内容的融合,避免遗漏和不必要的重复。

5. 结合理论与实践　针对护理学科实践性强的特点,教材在强调理论知识的同时注重对实践应用的思考,通过引入案例与问题的编写形式,强化理论知识与护理实践的联系,利于培养学生应用知识、分析问题、解决问题的综合能力。

6. 推进融合创新　全套教材均为融合教材,通过扫描二维码形式,获取丰富的数字内容,增强教材的纸数融合性,增强线上与线下学习的联动性,增强教材育人育才的效果,打造具有新时代特色的本科护理学类专业融合教材。

全套教材共 59 种,均为国家卫生健康委员会"十四五"规划教材。

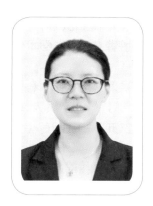

**裘秀月**，博士，教授，浙江中医药大学中医护理教研室主任，硕士生导师。中国香港公开大学访问学者和荣誉教授，国家中医药管理局中医师资格认证中心命审题专家，兼任全国中医药高等教育学会护理教育研究会理事。

从事中医护理教育及中医药防治消化系统疾病的基础与临床研究。主持国家级线下一流课程1项，主持浙江省科技厅基础公益研究计划项目、浙江省高等教育教学改革和课堂教学改革项目、浙江省线下一流课程项目、浙江省新苗人才计划项目等7项，是中医护理学省级精品课程和浙江省在线精品开放课程的主要建设者，获浙江中医药大学教学成果二等奖、教学成果三等奖、教学设计三等奖各1项。主编、副主编《中医学基础》《中医临床护理学》《中医护理学基础》等教材10部，参编《中医学概论》《中医护理学》等教材10余部，发表学术论文20余篇。

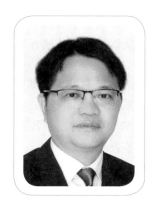

**罗尧岳**，博士，中西医结合临床博士后，教授，湖南中医药大学护理学院党委书记、院长、硕士生导师。国家一流本科专业建设点负责人。兼任全国中医药高等教育学会护理教育研究会常务理事，虚拟仿真实验教学创新联盟护理学类专业委员会副主任委员，湖南省护理学会中医护理教育专业委员会主任委员。

从事中医学基础、中医辨证施护等研究。发表学术论文50余篇，主编、副主编《中医护理导论》《中医护理理论基础》《临床护理教学查房》等教材和著作10余部，先后获教育部高等学校科学研究优秀成果奖自然科学奖二等奖1项，湖南省自然科学二等奖1项，湖南省科学技术进步奖二等奖1项、三等奖2项，中华中医药学会科学技术三等奖1项，湖南省高等教育教学成果奖三等奖1项。

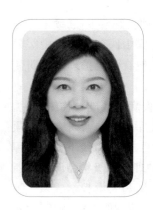

**王彤**,博士,教授,北京中医药大学中医学院中医基础理论教研室副主任,主任医师,博士生导师。国家级重点学科"五脏藏神"方向学术带头人,中华中医药学会中医基础理论分会常务委员。

研究方向为"中医原创性思维整体观理论研究"。北京市优质本科课程"中医基础学"负责人,中国大学MOOC网"中医入门"课程负责人,北京中医药大学一流本科课程负责人。"十二五""十三五""十四五"《中医基础理论》《中医学基础》行业规划教材副主编。作为主要研究者参与国家973项目1项、国家自然科学基金项目1项、国家科技部基础性工作项目和国家重点研发计划课题各1项,主持部级课题5项,获省部级及校级自然科学进步奖6项。

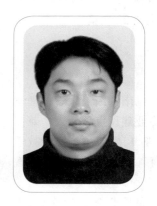

**程绍民**,博士,教授,江西中医药大学中医诊断学教研室主任,博士生导师。全国中医基础优秀人才,国家自然科学基金委员会评议人,国家中医药管理局中医师资格认证中心命审题专家,国家中医药管理局重点学科学术带头人,江西省中医药中青年骨干人才,江西省高等学校中青年骨干教师,江西省委办公厅信息决策咨询专家,江西省发展升级引导基金行业类专家,江西省、湖南省、湖北省等省科技厅项目及省级科技奖励评审专家,江西中医药大学学术委员会委员。

主要从事中医证候实质研究。近年来主持国家级、省级自然科学基金等各级项目14项,获国家级、省部级奖励5项,发表学术论文100余篇,主编、副主编《中医诊断学》《中医学基础》《健康养生学》等教材及专著12部,参编《中医学基本思维原理》《中医治疗方法学》等教材17部。

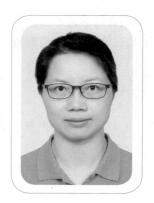

**甘慧娟**,博士,福建中医药大学教授,中医诊断学教研室主任,博士生导师。兼任中华中医药学会中医诊断学分会秘书长。

长期从事中医诊断学教学、科研及临床,研究方向为中医证的基础与临床研究。主持或参与国家自然基金重点项目、面上项目共5项;参与研究973项目2项,主持或参与福建省自然科学基金项目、福建省发展与改革委员会等科研课题7项;主持福建省高等教育教学改革课题2项。获中华中医药学会科学技术奖一等奖1项,福建省高等教育教学成果奖一等奖3项,发表论文40余篇,担任副主编及参与编写的教材、著作14部。

为进一步适应当前高等教育和教学改革的需要,特别是适应"十四五"期间高等教育教学的需要,提升新时期高等护理人才的培养质量,《中医学基础》(中医特色)在历版全国高等学校本科护理学类专业规划教材基础上,组织编写和修订。本教材主要供本科护理学类专业使用,也适合临床在职护士和非中医类其他专业中医知识培训使用,或作为中医爱好者的学习读本。

全国高等学校本科护理学类专业规划教材《中医学基础》(中医特色)(第3版)是以教育部《护理学类教学质量国家标准》(高等中医院校护理学专业补充标准)为指导,根据全国高等学校护理学专业教材评审委员会对"十四五"教材建设的指导意见,在上版《中医学基础》(中医特色)教材的基础上,充分考虑医药院校护理学类专业本科教育的实际状况,使教材在符合护理学类专业培养目标、并实现本课程目标和教学基本要求的前提下,结合课程教学改革的实际需要进行编写和修订。本次教材编写基本保留了上版原有的整体框架,在编写过程中,对部分章节的内容以及知识拓展、案例等进行了补充、更新、修正或优化,对方药基本知识章节字数进行了压缩,增加了体质、中医康复等方面的内容,并注重课程的相对独立性与整体的协调性,强化对学生知识、能力和素质的培养,力求使教材的内容、体例等方面符合新时代护理学类专业本科教学的需要。

《中医学基础》(中医特色)(第3版)教材主要介绍中医学理论体系的形成和发展、中医学理论体系的基本特点、中医学的主要思维方法、中医学的哲学基础、人体的结构与功能、疾病发生的原因与机制、诊法与辨证、疾病的防治与康复、方药基本知识等内容。其教学目标是通过本课程的学习,使学生了解中医学理论体系的基本内容,熟悉中医基础理论知识,培养中医思维,初步掌握中医学的理论知识和技能,为中医将来能在预防保健、疾病治疗康复中更好地发挥作用奠定基础。

本教材的修订编写得到各参编院校的大力支持,在此一并表示感谢!由于水平有限,书中不当之处在所难免,敬请各院校师生和广大读者在使用过程中提出宝贵意见,以便进一步修正完善。

裘秀月　罗尧岳

2022年8月

# 目 录

第一章 绪论·····················································································1

  第一节 中医学理论体系的形成与发展··················································2

    一、中医学理论体系在古代的形成与发展··········································2

    二、近现代中医学的发展····························································4

  第二节 中医学理论体系的基本特点·····················································5

    一、整体观念········································································5

    二、辨证论治········································································7

  第三节 中医学的主要思维方法··························································8

    一、比较·············································································8

    二、以表知里········································································9

    三、取象比类········································································9

    四、试探与反证·····································································9

    五、归纳与演绎····································································10

第二章 中医学的哲学基础······························································11

  第一节 阴阳学说········································································12

    一、阴阳的基本概念与特性························································12

    二、阴阳学说的基本内容··························································13

    三、阴阳学说在中医学中的应用··················································16

  第二节 五行学说········································································18

    一、五行的基本概念与特性························································19

    二、五行学说的基本内容··························································20

    三、五行学说在中医学中的应用··················································21

第三章 人体的结构与功能······························································25

  第一节 藏象···············································································26

    一、五脏·············································································27

    二、六腑·············································································37

    三、奇恒之腑·······································································39

    四、脏腑之间的关系·······························································40

第二节 生命活动的基本物质 43
一、精 43
二、气 44
三、血 48
四、津液 49
五、精、气、血、津液之间的关系 51
第三节 经络 53
一、概述 54
二、十二经脉 56
三、奇经八脉 57
四、经别、别络、经筋、皮部 58
五、经络学说的应用 58
第四节 体质 59
一、体质的构成要素 60
二、体质的形成因素 60
三、体质的分类 62
四、体质学说的应用 62
附：中华中医药学会标准《中医体质分类与判定》 64

第四章 病因 67
第一节 外感病因 68
一、六淫 68
二、疠气 72
第二节 内伤病因 73
一、七情内伤 73
二、饮食失宜 74
三、劳逸失度 76
第三节 病理产物性病因 76
一、痰饮 76
二、瘀血 78
三、结石 79
第四节 其他病因 80
一、外伤 80
二、胎传 81
三、药邪 81
四、寄生虫 82
五、医过 82

第五章 病机 84
第一节 发病机制 85

一、发病的基本原理 ·················································································85
二、影响发病的主要因素 ···········································································86
三、发病类型 ·························································································86
第二节　基本病机 ·····················································································87
一、邪正盛衰 ·························································································88
二、阴阳失调 ·························································································89
三、气血失常 ·························································································91
四、津液失常 ·························································································93
五、内生五邪 ·························································································93

第六章　中医诊法 ·······················································································96
第一节　望诊 ···························································································97
一、全身望诊 ·························································································97
二、局部望诊 ·························································································99
三、望排出物 ·······················································································103
四、望小儿指纹 ····················································································103
五、望舌 ······························································································104
第二节　闻诊 ···························································································110
一、听声音 ···························································································110
二、嗅气味 ···························································································112
第三节　问诊 ···························································································113
一、问诊的意义及方法 ············································································113
二、问诊的内容 ····················································································114
三、问现在症 ·······················································································115
第四节　切诊 ···························································································123
一、脉诊 ······························································································123
二、按诊 ······························································································130

第七章　中医辨证 ·······················································································133
第一节　八纲辨证 ·····················································································134
一、表里辨证 ·······················································································134
二、寒热辨证 ·······················································································136
三、虚实辨证 ·······················································································137
四、阴阳辨证 ·······················································································138
五、八纲证候之间关系 ············································································140
第二节　气血津液辨证 ···············································································143
一、气病辨证 ·······················································································143
二、血病辨证 ·······················································································144
三、气血同病辨证 ··················································································145
四、津液病辨证 ····················································································146

第三节 脏腑辨证 ·······148
一、心与小肠病辨证 ·······148
二、肺与大肠病辨证 ·······150
三、脾与胃病辨证 ·······153
四、肝与胆病辨证 ·······156
五、肾与膀胱病辨证 ·······159
六、脏腑兼病辨证 ·······160
第四节 其他辨证 ·······164
一、六经辨证 ·······164
二、卫气营血辨证 ·······166
三、三焦辨证 ·······167

第八章 疾病的防治与康复 ·······169
第一节 预防 ·······170
一、未病先防 ·······170
二、既病防变 ·······171
第二节 治则 ·······171
一、治标与治本 ·······172
二、扶正与祛邪 ·······172
三、正治与反治 ·······173
四、调整阴阳 ·······174
五、三因制宜 ·······174
第三节 康复 ·······175
一、中医康复的基本原则 ·······175
二、中医康复的方法 ·······176

第九章 中药基本知识 ·······178
第一节 中药概述 ·······179
一、中药的采集 ·······179
二、中药的炮制 ·······180
三、中药的性能 ·······182
四、中药的用法 ·······185
第二节 中药分类及常用中药 ·······187
一、解表药 ·······187
二、清热药 ·······191
三、温里药 ·······199
四、泻下药 ·······201
五、祛风湿药 ·······203
六、化湿药 ·······206
七、利水渗湿药 ·······207

八、理气药 209

九、活血化瘀药 211

十、止血药 213

十一、化痰止咳平喘药 214

十二、消食药 216

十三、驱虫药 217

十四、安神药 218

十五、开窍药 219

十六、平肝息风药 220

十七、补虚药 222

十八、收涩药 226

十九、外用药 228

第十章　方剂基本知识 230

第一节　方剂概述 231

一、方剂的组成及变化 231

二、方剂的剂型 233

第二节　方剂分类及常用方剂 235

一、解表剂 235

二、清热剂 238

三、温里剂 242

四、泻下剂 245

五、和解剂 247

六、补益剂 250

七、固涩剂 254

八、安神剂 257

九、开窍剂 259

十、理气剂 261

十一、理血剂 263

十二、治风剂 265

十三、祛湿剂 266

十四、祛痰剂 269

十五、消食剂 271

十六、驱虫剂 271

十七、涌吐剂 272

参考文献 274

URSING

**第一章**

# 绪　论

01章　数字内容

● 知识目标：

1. 掌握中医学的基本特点。

2. 熟悉中医学理论体系的形成过程。

3. 熟悉中医学的主要思维方法。

4. 了解中医学的发展简史。

● 能力目标：

运用中医学理论体系的特点及思维方法,培养学生的中医思维。

● 素质目标：

了解博大精深的中医药文化的发展历程,培养学生热爱中华传统文化意识,增进中医药文化自信。

中医学是专门研究人体生理功能、病理变化、疾病的诊断与防治，以及养生和康复等内容的自然科学，是一门以自然科学知识为主体、与人文社会科学等多学科知识相交融的医学科学。中医学历史悠久，是中华民族在长期的生产与生活实践中认识生命、维护健康、战胜疾病的宝贵经验总结，是中国传统文化的重要组成部分，它为中国人民的卫生保健事业和中华民族的繁衍昌盛作出了巨大的贡献，对全人类的健康事业产生了重要的影响。中医学具有独特的理论体系、丰富的诊疗手段和科学的思维方法。

中医学基础系统阐述中医学理论体系的形成和发展、中医学理论体系的基本特点、中医学与古代哲学的关系、人体的结构与功能、疾病发生的原因与机制、诊法辨证、疾病的防治与康复、方药基本知识等中医药学的基本理论、基本知识和基本技能。

## 第一节　中医学理论体系的形成与发展

中医学理论体系是在长期临床实践的基础上逐步形成、发展和完善的。自远古时期始，人们为了生存、发展和繁衍，逐渐积累丰富的医药学知识来预防、治疗疾病。随着时代的发展和社会的进步，医药知识不断充实和完善，并在不断的积累、验证和归纳总结过程中，最终升华为理性认识，形成中医学理论。其体系是在诸多因素综合影响下形成的。

### 一、中医学理论体系在古代的形成与发展

中医学理论体系在古代的形成和发展大致经历以下几个时期。

#### （一）春秋战国至秦汉时期

战国以前，社会的急剧变革和学术的百家争鸣，为中医学理论体系的形成创造了有利的社会文化氛围。当时的医家也加速了对人体自身奥秘及人与自然关系的探讨，力求将医学的经验上升为理论。他们在医学实践与解剖学成就的基础上，以古代哲学的精气、阴阳、五行学说作为思维方法，创立了藏象、经络、精气血津液等学说，并在探讨人与自然关系的过程中创立了六淫致病学说，以阐释人体的生理和病理，指导疾病的诊断和防治，逐步建立起了中医学的理论体系。其标志就是《黄帝内经》《难经》《伤寒杂病论》《神农本草经》这四部经典著作的问世。

《黄帝内经》简称《内经》，约成书于春秋战国至秦汉时期，是我国现存最早的医学经典著作。它包括《素问》和《灵枢》，共18卷，162篇，是先秦至西汉医学经验和理论的总结。该书全面论述了中医学的思维方法，人与自然的关系，人体的生理、病理及疾病的诊断、防治等，不仅为中医学理论体系的确立奠定了基础，同时也是中医学在理论与实践继续发展的基石。《内经》注重整体观念，强调人体自身是一个有机整体，与自然、社会环境也密切相关；同时将古代哲学思想如精气、阴阳、五行学说等引入医学领域，作为思维方法解释人体生命的产生、生命过程的维系、疾病发生的机制及诊治等；并构建藏象理论，描述了脏腑的生理功能。《内经》还总结了秦汉以前人们对经络的认识，创立经络理论。《内经》中的许多内容在当时都处于领先地位，例如在人体结构方面，人体食管和肠的比例为1∶35，基本接近现代的比例（1∶37）。在人体生理功能方面，《素问·痿论》记载的"心主身之血脉"、《素问·举痛论》提出人体的血液"流行不止，环周不休"等理论，与现代医学的观点非常接近。

《难经》书名中的"难"，是质难的意思，即问答之意。该书共有81个问答，故又称《八十一难》。《难经》成书于汉以前，是一部可与《内经》相媲美的古典医籍，相传系秦越人（扁鹊）所著。该书内容简要，辨析精微。全书所述以基础理论为主，涉及生理、病理、诊断、病证、治疗等各个方面，尤其对脉学有较详细而精确的论述和创见；对经络学说以及藏象学说中命门、三焦的论述，则在《内经》的基础上有所发展。《难经》与《内经》同为后世指导临床实践的重要理论著作。

《伤寒杂病论》为东汉末年张机（字仲景）所著，是我国第一部临床医学专著。后经晋代医家王叔和编纂整理分为《伤寒论》与《金匮要略》两部分。前者以六经辨伤寒，是中医学成功运用辨证论治

方法的第一部专著；后者以脏腑论杂病，并发展了《内经》的病因学说。该书提出了"观其脉证，知犯何逆，随证治之"的辨证论治原则，使中医学的基础理论与临床实践紧密结合起来，为临床医学的发展奠定了坚实的基础。

《神农本草经》简称《本经》或《本草经》，是我国现存最早的药物学专著。据考证推断此书大致成书于汉代，托名神农所著。书中载药 365 种，并根据养生、治病、有毒无毒，分为上、中、下三品。上品主养命以应天，中品主养性以应人，下品主治病以应地。书中还论述了四气、五味等药物学理论，为后世中药学理论体系的形成和发展奠定了基础。

### (二) 魏晋隋唐时期

魏晋南北朝、隋唐至五代时期，医学理论和技术得到迅速发展，出现了众多名医名著，促进了中医药理论体系的进一步发展。

晋朝王叔和编撰的《脉经》，是我国第一部脉学专著。该书首次从基础理论到临床实践，对中医脉学进行全面系统的论述，提倡"寸口诊法"，明确寸、关、尺三部脉位；描绘了浮、芤、洪、滑、数、促、弦、紧等 24 种病脉的脉象及所主病证，发展了脉学理论，推动了寸口脉诊法的普遍应用。

东晋葛洪所著的《肘后备急方》集中医急救、传染病、内、外、妇、五官、精神、骨伤等各科之大成，如书中记载的烧灼止血法、海藻治疗瘿病、狗脑敷治疯狗咬伤等，为中医临床实践提供了方法和技术。

晋朝皇甫谧编撰的《针灸甲乙经》，是我国现存最早的针灸学专著。该书叙述了藏象、经络、腧穴、标本、九针、刺法、诊法、病证、治法等内容，发展了经络、腧穴和针灸治疗的方法和理论。

隋朝巢元方编撰的《诸病源候论》，是我国第一部病因病机证候学专著。全书分 67 门，论述了 1 739 种病候。书中首次记载了患寸白虫（绦虫）病是因食用不熟的牛肉所致，患漆疮是"人有禀性畏漆"所致。该书对后世医学发展影响很大。

唐朝孙思邈编撰的《备急千金要方》和《千金翼方》是我国最早的医学百科全书。两书详述了唐以前的医学理论、方剂、诊法、治法等，代表了盛唐的医学发展水平。孙思邈在《备急千金要方》第一卷中所撰的《大医精诚》——"凡大医治病，必当安神定志，无欲无求，先发大慈恻隐之心，誓愿普救含灵之苦……勿避险巇、昼夜、寒暑、饥渴、疲劳，一心赴救，无作功夫形迹之心。"——是论述医德的重要文献，开创了中国医学伦理学先河。

### (三) 宋金元时期

宋金元是中医学百家争鸣、百花齐放的时期，此时最显著的成就是中医学流派的形成，推动了医学理论的发展。

南宋陈言（字无择）的《三因极一病证方论》提出了著名的"三因学说"。他将复杂的致病因素归为内因、外因和不内外因三类，外感六淫为外因，七情内伤为内因，而饮食所伤、虫兽所伤、跌打损伤、中毒及金疮等为不内外因，使中医的病因学理论更加系统化。

金元时期涌现的医学流派中，最有代表性的是刘完素、张从正、李杲、朱震亨，后人尊称为"金元四大家"。刘完素（字守真）创河间学派（后人尊称刘河间），倡导火热论，他认为"六气皆从火化"，百病皆因火热，故在治疗中力主以寒凉清热，后人称其为"寒凉派"。张从正（字子和，号戴人），认为人之所以生病，多因邪气侵入人体所致，故治病应当首以祛邪为要务，"邪去正自安"，治病以汗、吐、下三法攻邪为主，后人称其为"攻邪派"。李杲（字明之，号东垣老人），强调脾胃在人体中的重要作用，提出"内伤脾胃，百病由生"的观点，善用温补脾胃之法，后人称其为"补土派"。朱震亨（字彦修，号丹溪），传河间之学，创造"相火论"，提出"阳常有余，阴常不足"的重要观点，治疗上倡导"滋阴降火"，后人称其为"滋阴派"。

元朝宫廷饮膳太医忽思慧编撰的《饮膳正要》是这一时期饮食营养学的代表作。该书记载了大量饮食养生宜忌及各种珍奇食品的食谱，对每一食品的食用、药用、养生宜忌都做了详细论述，列举了"妊娠食忌""乳母食忌""食疗诸病""养生避忌"等饮食内容，提倡先饥而食，勿令食饱；先渴而饮，饮勿令过；不可饱食而卧，尤其夜间不可多食；勿食不洁或变质之物；不可大醉等。

此外,宋朝陈自明的《妇人大全良方》是影响深远、内容丰富的妇产科专著。南齐龚庆宣的《刘涓子鬼遗方》是现存最早的外科学专书,元朝危亦林的《世医得效方》对正骨金镞设专篇论述。宋朝钱乙《小儿药证直诀》是我国现存的第一部儿科专著。南宋宋慈撰写的《洗冤录》是世界上最早的法医专著。

### (四)明清时期

明清时期是中医学理论的综合汇通和深化发展阶段。诸多医家在丰富的临床经验基础上,提出许多具有重大意义的发明和创见,提高了中医学对正常人体和疾病的认识水平。另外,该时期的医家及政府还整理编撰了大量的医学全书、丛书和类书。

明朝的《普济方》是一部规模巨大的方书,共收载医方 61 739 首,成为当时方剂学发展的高峰。明朝医药学家李时珍以毕生精力从事药学研究,1578 年著成了中药学巨著《本草纲目》,该书共载药1 892 种,详述了各种药物疗法和用药注意事项,不仅丰富了我国医药学的内容,而且奠定了植物学的基础,是世界医学和生物学的重要典籍。明朝张景岳所著的《景岳全书》和赵献可的《医贯》对命门学说发展影响较大。明朝李中梓所著的《医宗必读》一书,在总结前人对脏腑认识的基础上,明确提出了"肾为先天之本,脾为后天之本"的论述。明朝冷谦所著的《修龄要旨》提出了"养生十六宜",至今仍对养生康复起着重要的指导作用。此外,该时期还涌现了大量关于临床各科的著作,如内科有薛己的《内科摘要》和王纶的《明医杂著》,外科有陈实功《外科正宗》和王维德的《外科证治全生集》,妇科有武之望的《济阴纲目》和傅山的《傅青主女科》,儿科有万全的《幼科发挥》和陈复正的《幼幼集成》,针灸科有杨继洲的《针灸大成》。这些医学著作,不仅丰富了中医药学的内容,而且促进了医学理论的发展,至今仍有很大的参考价值。

明清时期温病学说的形成和发展,是中医学理论的创新与突破,这一时期涌现了一批温病学家,如明朝的吴有性,清代的叶桂、薛雪、吴瑭等都作出了重要的贡献。吴有性(字又可)著《温疫论》,创"戾气"学说,提出温疫的病因是"戾气",戾气多"从口鼻而入"。在细菌和其他微生物被人类发现之前,吴有性对传染病的病因有如此深刻的见解,这种科学的见解成为我国病因学说发展中的里程碑之一。叶桂(字天士)著《温热论》,认为"温邪上受,首先犯肺,逆传心包",创建了温热病的卫气营血辨证理论,对温病学说的发展起到了承前启后的重要作用。薛雪(字生白)著《湿热条辨》,提出"湿热之病,不独与伤寒不同,且与温病大异"的观点,对温病学说的发展作出一定贡献。吴瑭(字鞠通)著《温病条辨》,创立了三焦辨证理论,使温病学说进一步发展,并逐渐走向系统和完善。

清朝王清任著《医林改错》一书,纠正了古医籍中在人体解剖学方面的某些错误,肯定了"灵机记性不在心在脑",发展了瘀血理论,创立了多首治疗瘀血病证的有效方剂,对中医学气血理论的发展作出卓越贡献。

## 二、近现代中医学的发展

近代时期(鸦片战争后至中华人民共和国成立),随着社会制度的变革,西方科技和文化的大量传入,中西方文化出现了大碰撞,形成了新旧并存、中西混杂的态势。这一时期中医学发展的主要特点一是继续走搜集和整理前人的学术成果之路,如 20 世纪 30 年代曹炳章主编的《中国医学大成》,就是一部集古今中医学大成的巨著;二是出现了中西汇通和中医学理论科学化的思潮,以唐宗海、朱沛文、恽铁樵、张锡纯等医家为代表,他们认为中西医互有优劣,可以殊途同归,主张汲取西医之长以发展中医,如张锡纯所著的《医学衷中参西录》,即是中西医汇通的代表作。这一时期,中医办学得到了发展,清末开办的"京师同文馆",可谓近代最早的医学院,上海等地也先后创办了中医医院,中医队伍随之扩大。

现代时期(中华人民共和国成立后),"坚持中西医并重"是我国卫生工作长期坚持的基本方针。十八大以来,党和政府高度重视和支持中医药工作,并从战略高度进行了规划布局,出台了一系列政策和措施,使中医教育、科研和各级中医医疗机构不断健全和发展。2016 年 2 月颁布的《中医药发展战略规划纲要(2016—2030 年)》是新时期推进我国中医药事业发展的纲领性文件,明确了未来 15 年我国中医药发展方向和工作重点,使中医药事业发展的政策和社会环境更加优化。2016 年 12 月颁布的《中华人民共和国中医药法》(2017 年 7 月正式实施),是专为继承和弘扬中医药、保障和促进中医药事业发展、保护人民健康制定的法规。2019 年 10 月召开了全国中医药大会,中共中央国务院颁布《关于促进中医药传承创新发展的意见》,在国家战略层面对中医药事业进行支持与推动,为新时代传承创新发展中医药事业指明了方向。大会精神强调要遵循中医药发展规律,传承精华,守正创新,加快推进中医药现代化、产业化,坚持中西医并重,推动中医药和西医药相互补充、协调发展,推动中医药事业和产业高质量发展,推动中医药走向世界,充分发挥中医药防病治病的独特优势和作用,为建设健康中国、实现中华民族伟大复兴的中国梦贡献力量。

新时期广泛开展的中医、中西医结合的基础和临床研究,以及相关学会、杂志、高等院校、研究机构的相继开办,对中医药的发展也起到重大推动作用,不少学术研究取得了令人瞩目的成果。2021 年 2 月,国务院办公厅又发布了《关于加快中医药特色发展的若干政策措施》的通知。中医药在我国卫生健康事业和经济社会发展中具有越来越重要的地位和作用。广大中医药工作者弘扬科学精神,围绕中医药基础研究和国家战略需求,发挥中医药原创科技优势,使中医学理论体系不断完善,并运用现代科学技术,发掘中医药宝库精华,创造出了一批令人瞩目的科研学术成果。尤其是屠呦呦研究员开展的青蒿素研究,获得 2015 年诺贝尔生理学或医学奖,引起了海内外对中医药的广泛关注,在中国的医学和世界传统医学的发展史上谱写了璀璨的一页。在抗击新型冠状病毒肺炎疫情中,中医药也作出了重要贡献,中西医结合救治新型冠状病毒肺炎中国方案颇受全球关注。此外,中医药教育事业、中药产业、中医类图书出版、古籍文献整理研究等相关方面也获得快速发展。

### 知 识 拓 展

#### 屠呦呦获诺贝尔奖

瑞典卡罗琳医学院 2015 年 10 月 5 日宣布,将 2015 年诺贝尔生理学或医学奖授予中国药学家屠呦呦,表彰她在寄生虫疾病治疗研究方面取得的成就。这是中国科学家在中国本土进行的科学研究而首次获诺贝尔科学奖,是中国医学界迄今为止获得的最高奖项,也是中医药成果获得的最高奖项。

屠呦呦是诺贝尔生理学或医学奖的第十二位女性得主。二十世纪六七十年代,在极为艰苦的科研条件下,屠呦呦团队与中国其他机构合作,经过艰苦卓绝的努力并从《肘后备急方》等中医药古典文献中获取灵感,先驱性地发现了青蒿素,开创了疟疾治疗新方法,全球数亿人因这种"中国神药"而受益。目前,以青蒿素为基础的复方药物已经成为疟疾的标准治疗药物,世界卫生组织将青蒿素和相关药剂列入其基本药品目录。

(裘秀月)

## 第二节 中医学理论体系的基本特点

中医学理论体系是经过长期、反复的临床实践,在中国古代哲学思想的深刻影响之下而逐步形成的。它的基本特点是整体观念和辨证论治。

### 一、整体观念

中医学理论认为人体是一个以五脏为中心的有机整体,人与自然界密切相关,人体受社会、生存环境影响。这种机体自身整体性及其与内外环境统一性的认识,称为整体观念。整体观念贯穿于中医学的生理、病理、诊法、辨证、养生、防治等各个方面,是中医学基础理论和临床实践的指导思想。

(一) 人体是一个有机整体

在形体结构上,人体由五脏、六腑、形体官窍与经络等构成。这些脏腑器官在结构上相互关联,不可分割。人体以五脏为中心,通过经络系统,把六腑、五体、五官、九窍、四肢百骸等全身组织器官有机地联系起来,并通过精、气、血、津液等的作用,构成一个表里相联、上下沟通、密切联系、协调共济、井然有序的统一整体。每一个脏腑器官都是有机整体的一个组成部分。

在生理功能上,一方面各脏腑发挥着自身的功能,另一方面各脏腑功能之间又有着相辅相成的协同作用和相反相成的制约作用。精、气、血、津液、神等脏腑功能活动的基础,又依赖于脏腑功能活动而产生。形体结构和生命基本物质的统一,形神的统一,都反映了功能与形体的整体性。形神统一是生命存在的保证。

在病理上,脏腑之间相互影响,任何局部的病变都可引起全身的反应,整体功能的失调也可反映于局部,即所谓"有诸内,必形诸外"。如发生在眼目的病变,既可能是肝之精气生理功能失调的表现,也可能是五脏精气功能失常的反映。因此对眼目疾病的病理机制讨论,不能仅从目之局部去分析,而应从五脏的整体联系去认识。

在诊断治疗上,当对疾病进行分析判断时,应该把局部病理变化与整体病理反应有机地统一起来。由于各脏腑、组织、器官在生理、病理上存在着相互联系和影响,在诊断疾病时,就可以通过五官、形体、色、脉等外在的变化来了解和判断内脏病变,从而做出正确的诊断;并从脏腑之间、脏腑与组织之间的关系入手,着眼于调节整体功能的失调,采取综合治疗,而不仅限于局部病变的处理。在治疗上,对体表局部的病变可以采取调整脏腑功能的方法,如用清心泻小肠火的方法治疗口舌糜烂。

(二) 人与环境的统一性

人与环境的统一性包括人与自然环境的统一性、人与社会环境的统一性。

**1. 人与自然环境的统一性** 人类生活在自然界中,自然界存在着人类赖以生存的必要条件。自然环境的变化又可直接或间接地影响人体的生命活动。这种人与自然环境息息相关的认识,即是"天人一体"的整体观。自然环境的各种变化,如春夏秋冬及寒暑的更替、地域环境的差异,必然对人体的生理、病理产生影响。

(1)季节气候对人体的影响:一年之中,气候变化的规律一般是春温、夏热、秋凉、冬寒。自然界的生物在这种有规律的气候变化的影响下,出现了春生、夏长、秋收、冬藏的适应性变化,而人体生理活动也随季节气候的规律性变化而进行相应的适应性调节。如气候变化过于剧烈或急骤、超出了人体的适应范围,或机体的调节功能失常、不能对自然环境的变化做出相应调节时,就会导致疾病的发生。四时气候的异常变化,常可导致发生一些季节性多发病或时令性流行病,如《素问·金匮真言论》说:"长夏善病洞泄寒中,秋善病风疟。"在疾病发展过程中,或某些慢性疾病的恢复过程中,也往往由于气候剧变或季节交替而使病情加重、恶化或旧病复作,如关节疼痛的病证,就常在寒冷或阴雨天气时加重。

(2)地方区域环境对人体的影响:地域环境是人类生存环境的要素之一,主要指地势的高低、地域性气候特点、水土、物产及人文地理、风俗习惯等。地域环境的差异,在一定程度上可以影响人体的生理活动和脏腑功能,进而影响体质的形成。如江南地区多湿热,人体腠理多稀疏;北方多燥寒,人体腠理多致密。长期居住在某地的人,一旦迁居异地,常感到不适应,或生皮疹,或发生腹泻,这种情况习惯上称为"水土不服"。这是由于地域环境的改变,机体暂时不能适应的原因。但经过一段时间后,人体也可以逐渐适应地域环境的改变。这说明地域环境对人体生理虽有一定影响,但人体也具有适应自然环境的能力。

(3)昼夜晨昏对人体的影响:昼夜的变化对疾病也有一定影响。《灵枢·顺气一日分为四时》说:"夫百病者,多以旦慧、昼安、夕加、夜甚。"中午之前,人身阳气随自然界阳气的渐生而渐旺,故病情较轻;午后至夜晚,人身阳气又随自然界阳气的渐退而渐衰,故病情较重。

**2. 人与社会环境的统一性** 人不仅是生物个体,而且还是社会中的一员,具备社会属性。人体的生命活动,不仅受到自然环境的影响,而且还受到社会环境的制约。

(1)社会环境对人体生理的影响:社会环境不同,造就了个人的身心功能与体质的差异。这是因为社会的变迁会给人们的生活条件、生产方式、思想意识和精神状态带来相应的变化,从而影响人的身心功能的改变。一般来说,良好的社会环境、有力的社会支持、融洽的人际关系,可以使人精神振奋,勇于进取,有利于身心健康;反之,不利的社会环境则可使人精神压抑,或紧张、恐惧,从而危害身心健康。

(2)社会环境对人体病理的影响:社会环境常有变更,人的社会地位、经济条件也随之而变。剧烈、骤然变化的社会环境,对人体脏腑经络的生理功能有较大的影响,常可导致人精神情志的不稳定,从而影响人体脏腑精气的功能,导致某些身心疾病发生,损害人的身心健康。

(3)社会环境对人体疾病防治的影响:由于社会环境的改变主要通过影响人体的精神情志而对人体的生命活动和病理变化产生影响,因此,在预防和治疗疾病时,必须充分考虑社会因素对人体身心功能的影响,尽量避免不利的社会因素对人的精神刺激,创造有利的社会环境,获得有力的社会支持,并通过精神调摄提高人对社会环境的适应能力,以维持身心健康,预防疾病的发生,促进疾病向好的方面发展。

## 二、辨证论治

辨证论治是中医学认识疾病和处理疾病的基本原则,是中医学对疾病的一种特殊的研究和处理方法,也是中医学的基本特点之一。

### (一) 病、证、症的基本概念

病,即疾病,是致病邪气作用于人体,人体正气与之抗争而引起的机体阴阳失调、脏腑组织损伤或生理功能障碍的一个完整的生命过程。在这一过程中,始终存在着损伤、障碍与修复、调节的矛盾斗争,即邪正斗争。疾病一般都有一定的发病原因及病理演变规律,有较固定的临床症状和体征,有诊断要点和与相似疾病的鉴别点。因此,疾病的这一概念反映了某一种疾病全过程的总体属性、特征和规律。如麻疹、感冒、肺痈、肠痈、消渴等。

证,即证候,是对疾病过程中某一阶段或某一类型的病理概括,一般由一组相对固定的、有内在联系的、能揭示疾病某一阶段或某一类型病变本质的症状和体征构成。证候是病机的外在反映,病机是证候的内在本质。由于病机的内涵中包括了病变的部位、原因、性质及邪正盛衰变化,故证候能够揭示病变的机制和发展趋势,中医学将其作为确定治法、处方遣药的依据。如肝阳上亢证、心血亏虚证、心脉痹阻证等。

症,即症状和体征的总称,是疾病过程中表现出的个别、孤立的现象,可以是患者异常的主观感觉或行为表现,如恶寒发热、恶心呕吐、烦躁易怒等(称症状),也可以是医生检查患者时发现的异常征象,如舌苔、脉象等(称体征)。症是判断疾病、辨识证候的主要依据,但因其仅是疾病的个别现象,未必能完全反映疾病和证候的本质。同一个症状,可由不同的致病因素引起,其病理机制不尽相同,因此可见于不同的疾病和证候。孤立的症状或体征不能反映疾病或证候的本质,因此不能作为治疗的依据。

病、证、症三者既有区别又有联系。病与证,虽然都是对疾病本质的认识,但病的重点是全过程,而证的重点在现阶段。症状和体征是构成病和证的基本要素,疾病和证候都由症状和体征构成。有内在联系的症状和体征组合在一起构成证候,反映疾病某一阶段或某一类型的病变本质;各阶段或类型的证候贯穿并叠合起来,便是疾病的全过程。一种疾病由不同的证候组成,而同一证候又可见于不同疾病的过程中。

### (二) 辨证论治

辨证论治,是运用中医学理论辨析有关疾病的资料以确立证候,论证其治则、治法、方药并付诸实施的思维和实践过程。

辨证是在认识疾病的过程中确立证候的思维和实践过程，即将四诊（望、闻、问、切）所收集的有关疾病的所有资料，包括症状和体征，运用中医学理论进行分析、综合，辨清疾病的原因、性质、部位及发展趋向，然后概括、判断为某种性质的证候的过程。由于证候是对疾病过程中某一阶段或某一类型的病理概括，只能反映疾病某一阶段或某一类型的病变本质，故中医学在辨识证候时，要求同时辨明疾病的病因、病位、病性及其发展变化趋向，即辨明疾病从发生到转归的总体病机。辨明了疾病的原因、部位、性质及传变规律，则可认清疾病过程中某阶段或某类型的病机特点，从而对疾病、证候做出明确的诊断，为治疗提供依据。

论治是根据辨证结果，确立相应的治疗原则和方法。辨证是实施治疗的前提和依据，论治是辨证的目的，辨证与论治是疾病诊治过程中相互联系、不可分割的两个方面，是理论和实践相结合的体现，是指导中医临床诊治的基本法则。

证候是对疾病过程中某一阶段或某一类型的病理概括，具有时相性和空间性特征，因而一种病可能有多种证，一种证也可能存在于多种疾病中。在诊治疾病时，要掌握"同病异治"和"异病同治"的原则。同病异治是指同一种疾病，由于发病的时间、地域不同，或所处的疾病的阶段或类型不同，或患者的体质有异，故反映出的证候不同，因而治疗也就有异。如麻疹病在不同的疾病阶段有不同的证，故治疗麻疹病有初起解表透疹、中期清肺热、后期滋养肺阴胃阴等不同的治法。感冒病可因其病因病机和患者体质的不同而出现风寒、风热、暑湿、风燥、气虚等不同的证候，因而有辛温解表、辛凉解表、清暑化湿解表、辛润解表、益气解表等相应的治法。异病同治是指几种不同的疾病在其发展变化过程中出现了大致相同的病机、大致相同的证，故可用大致相同的治法和方药来治疗。如胃下垂、肾下垂、子宫脱垂、脱肛等不同的病变，在其发展变化过程中，可能出现大致相同的"中气下陷"的病理机制，表现为大致相同的证候，故皆可用补益中气的方法来治疗。

因此，中医学诊治疾病的着眼点是对证候的辨析和因证候而治。证同则治同，证异则治异，是辨证论治的精神实质。

（袁秀月）

## 第三节　中医学的主要思维方法

人类对自然的认识，是一个由浅入深、由局部到整体、由现象到本质的不断深化的过程。不同时代，由于科学技术水平不同，所采用的研究方法也不同。中医学与西医学相比，研究方法与思维方式有较大的不同。了解中医学的思维方法，有利于对中医学基本理论的学习与理解，更有利于培养中医思维，提高中医学的临床实践能力。古代在缺乏现代科技手段的条件下，中医学的研究方法主要是直观察验和理性思辨，并逐步形成了一整套独特的思维方法，具有特色的是比较、以表知里、取象比类、试探与反证、归纳与演绎等。

### 一、比较

比较是依据一定的标准，对彼此有着某种联系的事物进行考查，找出相同或不同之处的方法。比较是主体对客体进行认识的基础，是各种思维方法的前提。事物之间存在着共同性和差异性，这是比较的基础。

对事物进行比较，可能有两种情况。一种情况是通过比较发现事物具有相同或相似的性质和特点，从而将这些事物进行归类，此即所谓"方以类聚，物以群分"。如中医学在对一些内脏的观察中发现，这些内脏对人体的精微物质均具有贮藏的作用，从而将这些内脏归为一类，称作"脏"；同时还发现人体内还有一些内脏，对饮食物的消化都有作用，因此，将其归为一类，称作"腑"。另一种情况是，通过比较发现事物具有不同的性质和特点，从而对事物进行鉴别。这在中医学中用得极为普遍。中医诊断疾病,即是以常衡变。如人的脉象应为一呼一吸四至为平脉,太过或不及都为病脉;人的面色黄红隐隐为常色,面青、面赤、面白、面黑为病色。另外如病证寒热、虚实、表里的辨别,药物性质功效以及方剂组成及功效的鉴别等,都必须通过比较才能加以区别。

对事物进行异同的比较,即对事物进行分类和鉴别,是交叉运用的。有某种联系的事物,通过比较可分为一类,而这一类事物之间又存在着差别,因此还要进一步进行比较而加以鉴别。例如,凡有咳嗽症状的疾病可归为一类,而咳嗽的原因又各有不同,不仅有外感、内伤之别,而且在内伤之中,又有心、肺、肝、脾、肾之异。因此,通过对兼症的比较,从而对咳嗽的病位及性质加以鉴别。总之,在运用比较方法时,要注意"同中求异""异中求同",从而把握事物的本质。

## 二、以表知里

以表知里,又叫司外揣内,是通过观察事物的外在表现,来分析判断事物内在状况和变化的一种思维方法。古代学者认为"有诸内,必形诸外"。由于事物的内外是一个整体,相互之间有着密切的联系,事物的内在变化可通过某些效应在外部表现出来,因此,通过观察表象,可在一定程度上认识内在的变化机制。这一认知方法是中医学的常用方法,中医学理论中关于人的生理、病理许多知识皆源于此,如中医藏象学说的构建,就是以表知里的典型,它借助对外在生理、病理现象的观察分析,来推知、判断内在脏腑的功能变化,如面青为肝病、面赤为心病、面黄为脾病、面黑为肾病。

## 三、取象比类

取象比类,又称"援物比类""类比",是运用形象思维,将两个特殊的事物(或两类事物)进行比较,根据两者的共同点(属性相同),推论和证明它们在另一些特性和规律上也是相同的。这是一种由一事例推到另一事例的推理方法。德国哲学家康德曾指出:"每当理智缺乏可靠论证的思路时,类比这个方法往往能指引我们前进。"中医学从整体观念出发,常以自然界的事物来和人体内的事物相类比,由此形成了许多重要的基本理论。如自然界的风可以使树枝摇动,故认为人体四肢抽搐、震颤、眩晕、突然仆倒等动摇不定的病证是由风邪所致。类比法也存在着一定的局限性,因为事物之间存在着同一性与差异性,同一性提供了类比的逻辑依据,差异性则限制着类比结论的正确性,如果要推导的内容正好是它们的不同点,那么此时的结论可能是错误的。因此,类比法是一种或然性的推理,对于类比的结论,必须通过反复的实践加以验证。

## 四、试探与反证

试探,古代又称"消息法",是对研究对象先做一番考察,尝试性提出初步设想,依据这种设想采取相应的措施,然后根据实践的结果再做出适当调整,完善和修改原设想,以决定下一步措施的一种认知方法。反证,是以结果来追溯和推测原因,并加以证实的一种逆向认知方法。这两种方法的相同之处是它们都从结果来进行反推;不同之处在于,试探法要事先采取一定的措施后观察结果,而反证法则不必采取措施。这两种方法在中医学中被广泛应用。

古代医家常借助试探法来审视病由,如东汉张仲景在《伤寒论·辨阳明病脉证并治》中写道:"若不大便六七日,恐有燥屎,欲知之法,少与小承气汤,汤入腹中,转矢气者,此有燥屎也,乃可攻之。若不转矢气者,此但初头硬,后必溏,不可攻之,攻之必胀满,不能食也。"这里"少与小承气汤"便是进行试探。临床常用此种试探性治疗。

反证法也在中医学中被广泛应用。骨折患者服用补肾药后加速痊愈,耳鸣、耳聋患者服用补肾药后症状逐渐消失,由此反证,骨、耳与肾有着密切联系,所以说"肾主骨""肾开窍于耳"。又如中医学认识病因的"审证求因"法是典型的反证法,它通过对症状和体征的仔细审辨甄别,从结果出发而追溯反推病因。

Note:

## 五、归纳与演绎

归纳与演绎,两者是一组互相对立、相反相成的推理形式。这两种推理形式概括了人们认识事物的基本过程,即从个别到一般(归纳),又从一般到个别(演绎)。

1. **归纳**　即从某类事物的一系列个别事实中概括出该类事物的一般原理和结论。归纳法被广泛地应用于中医药学理论的研究中,使人们在医疗实践中所积累的经验得以不断地升华为系统的理论。如古代医家根据藏血的肝脏、藏精的肾脏都是实质性器官,由此推出实质性器官(五脏)的主要功能是"藏精气";反之,消化和传导食物的胃、小肠、大肠等都是空腔性器官,据此推出空腔性器官(六腑)的主要功能是"传化物"。

2. **演绎**　又称"推演络绎",是由一般性原理推出特殊性结论的推理形式,即以一般的共性结论为论据,来推论个别的尚未被人认知的新事物。如五行归类,肺属金,肺与大肠相表里,肺开窍于鼻,肺主皮毛,所以大肠、鼻、皮毛等便随肺被纳入金;"金曰从革",具肃杀、收敛、沉降等特性,秋季万物萧条,故属金;秋季气候干燥,所以燥也随秋季而纳入金。又如脾胃属土,脾为阴,胃为阳,故脾为湿土,胃为燥土,湿土喜燥,燥土喜润,因而脾喜燥恶湿,胃喜润恶燥;临床治疗时,常用香燥药健脾化湿,用滋润药养胃和中。

(裘秀月)

---

**思　考　题**

1. 列举中医四大经典的著作名称和成就。
2. 简述金元四大家的主要学术观点。
3. 阐述中医学理论体系的基本特点和内涵。
4. 中医学主要思维方法有哪些?

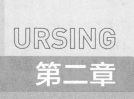

## 第二章

# 中医学的哲学基础

02章 数字内容

---

学 习 目 标

知识目标：

1. 掌握阴阳、五行的基本特性和阴阳学说、五行学说的基本内容。

2. 熟悉阴阳学说和五行学说在中医学中的应用。

3. 了解阴阳学说和五行学说之间的关系。

能力目标：

通过对阴阳学说、五行学说内容的学习,使学生初步掌握中医学的思维方式。

素质目标：

培养学生热爱中华传统文化的意识,提升学生的文化自信。

阴阳学说、五行学说是中国古代用于认识和理解自然的世界观和方法论,具有朴素唯物论和辩证法的思想,春秋战国时期应用于中医学领域,成为中医学理论体系的哲学基础。阴阳学说认为世界是物质的,物质世界是在阴阳二气的相互作用下发生、发展、变化的;五行学说认为木、火、土、金、水是构成物质世界不可缺少的五种最基本物质,五种基本物质之间既相互资生又互相制约,并处于不断的运动变化之中。中医学以阴阳学说和五行学说来认识和阐明人体生理功能和病理变化,并用于指导临床诊断和治疗。阴阳学说和五行学说对中医学理论体系的形成和发展一直发挥着重要的指导作用。

# 第一节 阴 阳 学 说

阴阳学说是研究阴阳内涵及其运动变化规律,阐释宇宙万物发生、发展和变化规律的古代哲学理论,是一种朴素的世界观和方法论。阴阳学说认为,世界是物质的,宇宙万物在阴阳二气的相互作用下发生、发展和变化。

## 一、阴阳的基本概念与特性

阴阳是中国古代哲学的基本范畴,是一对规定了属性的、抽象的哲学范畴。

### (一)阴阳的含义

阴阳是对自然界相互关联的事物或现象对立双方属性的概括。它既可表示相互对立而又相互关联的两种事物或现象,又可表示同一事物或现象内部相互对立而又相互关联的两个方面。阴阳的最初含义是朴素的,是指日光的向背而言,即向日为阳,背日为阴。阴阳从最初对自然的朴素认识,逐渐上升为对事物或现象属性的抽象规定的哲学范畴,如向日光处温暖、明亮,背日光处寒冷、晦暗,于是古人就以光明与黑暗、温暖与寒冷分阴阳,阴阳成为人们认识和把握自然的重要方法论。

阴阳的哲学概念大约形成于西周时期。《周易》把阴阳学说从哲学高度进行概括,指出"立天之道,曰阴与阳"(《周易·说卦》)、"一阴一阳之谓道"(《易传·系辞上》),把阴阳的存在及其运动变化视为宇宙的基本规律。先秦时期的哲学家们,认识到阴阳不但可以指两个相反的事物或现象,而且还可以指存在于同一事物内部的两个方面,阴阳两方面的运动是事物发生发展变化的根本原因,阴阳之间的相互作用是事物运动变化的基本规律,这标志着阴阳学说作为古人认识世界的一种方法论的形成。

综上所述,阴阳是对自然界相互关联的事物和现象,或事物内部对立双方属性的概括,含有对立统一的内涵。阴阳的对立统一是宇宙的总规律。阴阳不仅贯穿于中国古代哲学,而且与天文、历算、医学、农学等学科相结合,成为各学科的理论基础,促进了各学科的发展。阴阳的对立制约、互根互用、消长平衡和相互转化构成了阴阳的矛盾运动,成为阴阳学说的基本内容。

### (二)阴阳的特性

阴阳作为一个抽象的概念,既可以表示自然界相互关联又相反相成的两种事物、现象及其属性,如天与地、水与火等,也可以表示同一事物内部相互对立的两个方面,如升与降、寒与热等。阴阳具有以下特性:

**1. 阴阳的普遍性** 阴阳属性并不局限于某一特定的事物,而是普遍存在于自然界各种事物或现象之中,代表着相互对立而又联系的两个方面。"阴阳者,天地之道也,万物之纲纪,变化之父母,生杀之本始,神明之府也。"(《素问·阴阳应象大论》)"阴阳者,数之可十,推之可百,数之可千,推之可万,万之大,不可胜数,然其要一也。"(《素问·阴阳离合论》)宇宙间任何相互关联的事物都可概括为阴阳两大类,事物的内部也可分阴阳两个方面,而每一个事物中的阴和阳任何一方也可再分阴阳。不论是空间还是时间,从宇宙间的斗转星移到万物的发展变化,都是阴阳作用的结果。阴阳的对立统一是天地万物运动变化的普遍规律。

**2. 阴阳的关联性** 阴阳的关联性是指按阴阳所分析的事物或现象应是在同一范畴、同一层次、即相互关联的基础之上的。只有相互关联的一对事物，或一个事物的两个方面，才能用阴阳来说明，如天与地、昼与夜、寒与热、上与下等。如果不具有这种相互关联性的事物或现象，则不是统一体的对立双方，不能构成一对矛盾，就不能用阴阳来说明。

**3. 阴阳的规定性** 阴阳的规定性主要表现为：对确定的事物，在比较范畴已确定的前提下，阴阳属性具有不可反称性。就水火而言，火为阳，水为阴，火不论多弱也属阳，水不论多热也属阴；就温度而言，温暖属阳，寒冷属阴；就昼夜而言，白昼为阳，夜晚属阴；就天气而言，晴天属阳，雨天属阴等。阴阳学说对事物属性的这种规定，在前提不变的情况下，已确定的属性是不变的，阴阳之间不可反称。

《素问·阴阳应象大论》曰："水火者，阴阳之征兆也。"中医学以水火作为阴阳的征象，水为阴，火为阳，反映了阴阳的基本特性。如水性寒而趋下，火性热而炎上。其运动状态，水比火相对安静，火较水相对躁动。寒热、上下、动静，如此推演下去，即可用来说明事物的阴阳属性。

对相互关联的事物或现象的阴阳属性的划分标准：凡是运动的、外向的、上升的、温热的、明亮的、功能的等，属于阳的范畴；凡是静止的、内在的、下降的、寒凉的、晦暗的、物质的等，属于阴的范畴（表2-1）。

表2-1 **事物或现象的阴阳属性归类表**

| 属性 | 空间 | | 时间 | 季节 | 温度 | 湿度 | 重量 | 亮度 | 事物运动状态 | | |
|---|---|---|---|---|---|---|---|---|---|---|---|
| 阳 | 上 | 外 | 昼 | 春夏 | 温热 | 干燥 | 轻 | 明亮 | 上升 | 动 | 兴奋 |
| 阴 | 下 | 内 | 夜 | 秋冬 | 寒凉 | 湿润 | 重 | 晦暗 | 下降 | 静 | 抑制 |

**4. 阴阳的相对性** 事物的阴阳属性，并不是绝对的、一成不变的，而是相对的、可变的。随着时间的推移或划分标准的不同，事物的阴阳属性也会随之而变。阴阳的相对性主要表现在以下三个方面：

（1）阴阳无限可分性：阴阳的无限可分性即指阴中有阳，阳中有阴，阴阳之中复有阴阳，不断地一分为二，以至无穷。如，昼为阳，夜为阴；而上午为阳中之阳，下午则为阳中之阴；前半夜为阴中之阴，后半夜则为阴中之阳。随着对立面的改变，阴阳之中又可以再分阴阳。

自然界任何相互关联的事物都可以概括为阴和阳两类，任何一种事物内部又可分为阴和阳两个方面，而每一事物中的阴或阳的任何一方，还可以再分阴阳。事物这种相互对立又相互联系的现象，在自然界中是无穷无尽的。故曰："阴阳者，数之可十，推之可百，数之可千，推之可万，万之大，不可胜数，然其要一也。"（《素问·阴阳离合论》）

（2）阴阳相互转化性：在一定条件下，阴和阳之间可以发生相互转化，阴的属性可以转化为阳，阳的属性也可以转化为阴。如《素问·阴阳应象大论》说"寒极生热，热极生寒""重阴必阳，重阳必阴"，即阴证和阳证在一定条件下可以发生转化。又如在人体气化运动过程中，生命物质和生理功能之间，生命物质属阴，生理功能属阳，物质可以转化为功能，功能也可以转化为物质。

（3）比较范畴不同，阴阳属性可发生改变：如人体五脏中肝与肺，按位置划分阴阳，则肝居下为阴，肺居上为阳；但按功能特点划分，则肝主升发属阳，肺主肃降属阴。

## 二、阴阳学说的基本内容

阴阳之间的相互关系是阴阳学说的核心内容，可概括为对立制约、互根互用、消长平衡和相互转化，可以此关系认识自然界万物的生长、发展和变化的内在机制和规律。

### （一）阴阳的对立制约

阴阳对立是指处于一个统一体的矛盾双方互相排斥、互相斗争。阴与阳代表了属性相反的一对事物或现象，或一个事物或现象内部的一对相反两个方面的属性。阴阳制约是指矛盾的双方相互对

Note:

抗、相互作用。天与地、上与下、内与外、动与静、升与降、出与入、昼与夜、明与暗、寒与热、虚与实、散与聚等，万物都是阴阳对立的统一。

阴阳两个方面的相互对立，主要表现于它们之间的相互制约、相互斗争。如《类经附翼·医易》说："动极者镇之以静，阴亢者胜之以阳。"即是说动与静、阴与阳彼此之间存在着相互制约的关系。阴与阳之间相互制约和相互斗争的结果是取得动态平衡。只有维持这种关系，事物才能正常发展变化，人体才能维持正常的生理状态。否则，事物的发展变化就会遭到破坏，人体就会发生疾病。

在自然界中，春、夏、秋、冬四季有温、热、凉、寒气候的变化，夏季本来是阳热盛，但夏至以后阴气却逐渐上升，用以制约火热的阳气；而冬季本来是阴寒盛，但冬至以后阳气却随之而复，用以制约严寒的阴。春夏之所以温热，因为春夏阳气上升抑制了秋冬的寒凉之气；秋冬之所以寒冷，因为秋冬阴气上升抑制了春夏的温热之气的缘故。这是自然界阴阳相互制约、相互斗争的结果。

人体之所以能进行正常的生命活动，也是阴阳双方相互制约、相互斗争，取得统一的结果。对于生命物质的结构和功能而言，生命物质为阴（精），生理功能为阳（气），其矛盾运动变化过程则是阳化气，阴成形。生命就是生命形体的气化运动。气化运动的本质就是阴精与阳气、化气与成形的矛盾运动，即阴阳的对立统一。阴阳在对立制约之中，取得了动态平衡状态，即所谓"阴平阳秘"，机体才能进行正常的生命活动。在人体生命过程的始终，阴阳两方中的任何一方过于亢盛或不及，都会导致对另一方的"制约太过"或"制约不足"，使二者之间的动态平衡遭到破坏，便可出现阴阳胜负，导致阴阳失调，从而导致疾病的发生。

总之，事物阴阳相互对立的任何一方面，总是通过斗争而对另一方面起着制约作用。

（二）阴阳的互根互用

阴阳互根，指的是相互对立的事物之间的相互依存、互为根本的关系。阴依存于阳，阳依存于阴，双方均以对方的存在作为自己存在的前提和条件。阴阳所代表的性质或状态，如天与地、上与下、动与静、寒与热、虚与实、散与聚等，不仅互相排斥，而且互为存在的条件。阴阳互用，指的是阴阳双方在相互依存的基础上，不断资生、促进和助长对方。如王冰注解《素问》："阳气根于阴，阴气根于阳，无阴则阳无以生，无阳则阴无以化。"《素问·阴阳应象大论》说："阴在内，阳之守也；阳在外，阴之使也。"指出阳以阴为基，阴以阳为用；阴为阳守持于内，阳为阴役使于外，阴阳相互为用，不可分离。阴阳之间的这种互相依存、相互为用的关系，称之为阴阳的互根互用。

阴阳之间的互根互用关系，被广泛地用来阐释自然界的气候变化和人体的生命活动。在自然界，天气、地气的升降和云雨的形成，就是阴阳相互资生、相互促进的过程。阴阳二气的关系虽然是对立制约的，但又是相互资生和促进的，如此则维持一年四季气候的相对稳定。在人体内，生命活动正常有序地进行，也体现出某些阴阳范畴的互源互用关系。如中医在论述内脏生理功能时的"体阴而用阳"，即是阴阳互根互用关系的体现。"体阴"指内脏器官的实体和精、血、津液等物质而言，"用阳"指内脏和精血津液等的气化活动和功能作用。只有物质和功能协调平衡，才能保证人体的正常生理活动。故所有相互对立的阴阳双方都是相互依存的，任何一方都不能脱离另一方而单独存在。如果双方失去了互为存在的条件，有阳无阴谓之"孤阳"，有阴无阳谓之"孤阴"。孤阴不生，独阳不长，一切生物也就不能生化和滋长而消亡。对人体来说，如阴阳互根互用关系遭到破坏，就会导致疾病的发生，乃至危及生命。

（三）阴阳的消长平衡

阴阳消长，指的是阴阳对立双方的增减、盛衰、进退的运动变化。阴阳平衡，指的是在正常的情况下，阴阳彼此之间存在着互相制约的关系，其消长运动总是在一定的限度内，维系着此消彼长、此长彼消、阴阳皆消、阴阳皆长的动态平衡状态。阴阳之间的对立互根不是处于静止不变的状态，而是在一定限度内互为消长的运动中维持着相对的平衡，是一个量变过程。以四时气候变化而言，从冬至春及夏，气候从寒冷逐渐转暖变热，即是"阴消阳长"的过程；由夏至秋及冬，气候由炎热逐渐转凉变寒，即是"阳消阴长"的过程。四时气候的变迁、寒暑的变易，根本原因是在阴阳相互制约的基础上产生的消长变化。

以人体的生理活动而言,白天阳气盛,故机体的生理功能以兴奋为主;夜晚阴气盛,故机体的生理功能以抑制为主。子时一阳生,日中阳气隆,机体的生理功能由抑制逐渐转向兴奋,即是"阳长阴消"的过程;日中至黄昏,阴气渐盛,阳气渐衰,机体的生理功能也由兴奋逐渐转向抑制,即是"阴长阳消"的过程。阴与阳的互为消长是不断进行着的,是绝对的;而阴阳之间的平衡则是相对的,是动态的平衡。其消长规律为阳消阴长,阴消阳长。阴阳双方在彼此消长的动态过程中保持相对的平衡,人体才保持正常的生命规律。平衡是维持生命的手段,达到一个阈值才是健康的特征。

阴阳的消长虽然是绝对的,平衡虽然是相对的,但决不能忽视相对平衡的重要性和必要性。因为只有不断地消长和不断地平衡,才能推动事物的正常发展。自然界和人体所有复杂的发展变化,都包含着阴阳消长的过程,是阴阳双方对立斗争、相互依存的必然结果。

### (四)阴阳的相互转化

阴阳转化,指的是相互对立的阴阳双方,在一定条件下可各自向其对立面转化。此种转化,一般是指事物或现象总体属性的改变,即属阳者在一定条件下可转变为属阴,属阴者在一定条件下也可转变为属阳。古人通过对自然界和人体内的各种事物和现象的观察和体验,已认识到事物或现象的阴阳属性的改变一般出现在其发展变化的极期,即所谓"物极必反"。事物或现象的运动变化发展到了极点,即阴阳双方的消长变化发展到一定程度,其阴阳属性就会发生转化。如果说"阴阳消长"是一个量变过程的话,则阴阳转化便是在量变基础上的质变。

但是,阴阳的相互转化是有条件的,不具备一定的条件,二者就不可能向各自相反的方向转化。阴阳的消长和转化是事物发展全过程密不可分的两个阶段,阴阳消长是阴阳转化的前提,而阴阳转化则是阴阳消长的必然结果。《灵枢·论疾诊尺》说:"阴主寒,阳主热。故寒甚则热,热甚则寒。故曰:寒生热,热生寒,此阴阳之变也。"这里的"甚",就是促进转化的条件。阴阳相互转化的形式,既可以表现为渐变,又可以表现为突变。所谓阴阳的渐变形式,指阴阳在其消长过程中,随着阳长阴消变化,阴渐变为阳;随着阴长阳消变化,阳渐变为阴。

总之,阴阳是中国古代哲学的基本范畴之一。阴阳的对立制约、互根互用、消长平衡、相互转化,从不同侧面揭示了阴阳之间的相互关系及其运动规律。中国古代哲学中的一些重要概念、范畴和命题都是以阴阳这一范畴为基础而展开讨论和阐释的。如阴阳的对立制约和互根互用说明了事物之间既相反又相成的关系,并由此构成了阴阳自和的能力,即阴阳的自我调节、自动维持和自动恢复其平衡状态的能力和趋势。阴阳二气在运动过程中,是不断相互作用、相互影响的。

## 知 识 拓 展

### 阴 阳 交 感

阴阳交感是指阴阳二气在运动中相互感应而交合的过程,《内经》称之为"阴阳相错"。

阴阳的交感,是万物化生和变化的根本。如《荀子·礼论》指出:"天地合而万物生,阴阳接而变化起。"《素问·天元纪大论》则曰:"在天为气,在地为形,形气相感而化生万物。"因此,自然界一切生命的诞生,都是"天地氤氲,万物化醇;男女构精,万物化生"(《易传·系辞下》)的结果。如自然界云、雨、雷、电的产生以及人体新生命的诞生、人类的繁衍,均是天地的交感所为。

阴阳之所以能发生交感,是因为阴阳本是气所包含的性质相反的两个方面,这两方面不断运动,分则为二,合则为一。因此,阴阳交感的过程,实际上是阴阳二气运动的特殊形式及其结果。阴阳二气只有在其运动达到和谐之时,才会由感而交,化生万物,此时为阴阳运动的最佳状态。阴阳二气在运动中一旦发生了交感,则意味着新生命的孕育;反之,阴阳二气在运动中不能感应交合,则新的事物及个体则不能产生,故"和乃生,不和不生"(《管子·内业》)。

### 三、阴阳学说在中医学中的应用

阴阳学说贯穿于中医理论体系的各个方面,用于说明人体的组织结构、生理功能和病理变化,并指导临床诊断、治疗和养生。

#### (一)说明人体的组织结构

中医学认为,人体是一个有机整体,是一个极为复杂的阴阳对立统一体。人体内部充满着阴阳对立统一现象和规律。人体的组织结构,既是有机联系的,又可以划分为相互对立的阴阳两部分。所以《素问·宝命全形论》说:"人生有形,不离阴阳。"阴阳学说对人体的部位、脏腑、经络等的阴阳属性,都进行了具体划分。

就人体部位来说,上部为阳,下部为阴;体表属阳,体内属阴。就其腹背四肢内外侧来说,背为阳,腹为阴;四肢外侧为阳,四肢内侧为阴。按脏腑功能特点,五脏属里,藏精气而不泻,故为阴;六腑属表,传化物而不藏,故为阳。五脏六腑之中皆可再分阴阳:心肺在上为阳,肝脾肾在下为阴;心肺之中,心为阳中之阳,肺为阳中之阴;心有心阴、心阳,肾有肾阴、肾阳,胃有胃阴、胃阳等。

经络之中也分阴阳。十二经脉中有三阴经和三阳经的区别,奇经八脉中有阴跷与阳跷、阴维与阳维的不同,络脉中有阴络与阳络之异。

就气血而言,气为阳,血为阴;而在人体之气当中,营气循行于脉内为阴,卫气循行于脉外为阳。

总之,人体上下、内外、表里、前后各组织结构之间,以及每一组织结构内部,无一不包含着阴阳的对立统一关系,都可以用阴阳学说来加以分析和认识。

#### (二)说明人体的生理功能

人体的正常生命活动,是阴阳两方面保持着对立统一的协调关系,使阴阳处于动态平衡状态的结果。

**1. 说明脏腑功能活动及相互关系**　五脏与六腑相对而言,五脏贮藏精气而不泻,六腑受盛传化水谷而不藏,故五脏属阴,六腑属阳。脏腑功能活动必须依赖精、气、血、津液等物质,同时这些物质又必须依赖脏腑的功能活动而化生。这些构成和维持人体生命活动的基本物质,其阴阳属性是不同的。气因其无形、主动而为阳,精、血、津液发挥濡养作用、主静而属阴。

**2. 说明生命活动的基本形式**　气化活动是生命运动的基本特征。升降出入是气化活动的基本形式。由于阴阳双方是对立统一的,所以二者之间的升与降、出与入也是相反相成的。不论是脏腑功能活动及其相互关系,还是生命活动的基本形式,都说明在正常生理情况下,阴与阳既相互对立又相互依存,是处于一种相对平衡的协调状态。如果阴阳不能相互为用而分离,阴精与阳气的矛盾运动消失,升降出入停止,人的生命活动也就终结,即"阴阳离决,精气乃绝"(《素问·生气通天论》)。

#### (三)说明人体的病理变化

人体与外界环境的统一和机体内在环境的平衡协调,是人体赖以生存的基础。机体阴阳平衡是健康的标志,这种阴阳平衡协调关系一旦受到破坏,就意味着疾病的发生。因此,阴阳失调就是中医学对疾病发生及其病理变化的高度概括。

**1. 分析病因的阴阳属性**　疾病是邪气作用于人体,引起邪正相争,导致机体生理功能失常和脏腑组织损伤而阴阳失调的结果。邪气可以分为阴、阳两大类,故《素问·调经论》说:"夫邪之所生也,或生于阴,或生于阳。其生于阳者,得之风雨寒暑。其生于阴者,得之饮食居处、阴阳喜怒。"一般而言,六淫属阳邪,饮食居处、情志失调等属阴邪。阴阳之中复有阴阳,六淫之中,风邪、暑邪、火(热)邪属阳,寒邪、湿邪属阴。

**2. 分析病理变化的基本规律**　疾病的发生发展过程就是邪正斗争的过程。邪正斗争导致阴阳失调,而出现各种各样的病理变化。无论疾病的病理变化多么复杂,其基本规律不外乎阴阳的偏盛或偏衰。

(1)阴阳偏盛:即阴偏盛(胜)、阳偏盛(胜),是阴阳任何一方超出正常水平、发生病理性亢盛而引起的病变。《素问·阴阳应象大论》指出："阴胜则阳病,阳胜则阴病。阳胜则热,阴胜则寒。"

阳胜则热,指的是阳邪致病,引起机体中阳气病理性亢盛而表现出来的热性病变。如暑热之邪侵入人体可造成人体阳气偏盛,出现高热、汗出、口渴、面赤、脉数等表现,其病变性质属热,所以说"阳胜则热"。阳偏盛往往可灼耗阴津,导致阴液的损伤,所以热病常可见口渴喜饮、便干尿少等津亏液少的病理表现,故曰"阳胜则阴病"。

阴胜则寒,指的是阴邪致病,引起机体中阴气病理性亢盛而表现出来的寒性病变。如过食生冷,可以造成机体阴气偏盛,出现腹痛、泄泻、形寒肢冷、舌淡苔白、脉沉等表现,其病变性质属寒,所以说"阴胜则寒"。由于阴气与阳气之间的对立制约关系,阴气偏盛往往容易导致阳气的损伤,如在腹痛、泄泻、舌淡苔白、脉沉的同时,也常出现形寒肢冷等耗伤阳气的现象,故曰"阴胜则阳病"。

《素问·通评虚实论》说:"邪气盛则实。"阴阳偏盛形成的病证是实证,阳偏盛导致实热证,阴偏盛导致实寒证。用阴阳消长的理论来分析,"阳胜则热"属于阳长阴消,"阴胜则寒"属于阴长阳消。

（2）阴阳偏衰:即阴偏衰（虚）、阳偏衰（虚）,是属于阴阳任何一方低于正常水平的病变。阴虚则热,阳虚则寒。

阳虚则寒,指的是人体阳气虚损,阳虚不能制约阴,则阴相对亢盛而出现寒象。如机体阳气虚弱,可出现面色苍白、畏寒肢冷、神疲蜷卧、自汗、脉微等病理表现。

阴虚则热,指的是人体阴气虚衰,阴虚不能制约阳,则阳相对亢盛而出现热象。如久病耗阴或素体阴精亏损,可出现潮热、盗汗、五心烦热、口干舌燥、脉细数等病理表现。

《素问·通评虚实论》说:"精气夺则虚。"阴阳偏衰所导致的病证是虚证,阴虚出现虚热证,阳虚出现虚寒证。用阴阳消长理论来分析,"阳虚则寒"属于阳消而阴相对长,"阴虚则热"属于阴消而阳相对长。

（3）阴阳互损:根据阴阳互根互用的关系,机体的阴阳任何一方虚损到一定程度,必然导致另一方的不足,包括阳损及阴和阴损及阳两种情况。阳损及阴,指的是阳至一定程度时,因阳虚不能化生阴液,渐而出现阴虚的现象。阴损及阳,指的是阴虚至一定程度时,因阴虚不能化生阳气,阳气化生不足而出现阳虚的现象。无论阳损及阴,还是阴损及阳,最终均可导致阴阳两虚。阴阳两虚是对立的阴阳均处在低于正常水平的病理状态。

（4）阴阳转化:在疾病的发展过程中,阴阳偏盛或偏衰的病理变化可以在一定的条件下向相反的方向转化,即所谓"物极必反"。如《素问·六元正纪大论》说:"动复则静,阳极反阴。"即是说:当阴阳两方面的消长运动发展到一定的程度,其消长变化达到一定的阈值,就可能导致阴阳属性的变化,即阳证可以转化为阴证,阴证可以转化为阳证。

在病理状态下,对立的邪正双方同处于疾病的统一体中进行剧烈的斗争,它们的力量对比是不断运动变化着的。邪正斗争,是疾病自我运动转化的内在原因,医疗护理是促使转化的外部条件,外因通过内因而起作用。由于阴中有阳、阳中有阴,所以阴证和阳证虽然是对立的、有显著差别的,但这种对立又互相渗透,阳证之中还存在着阴证的因素,阴证之中也存在着阳证的因素,所以阳证和阴证之间可以互相转化。

### （四）指导疾病诊断

中医诊断疾病的过程,包括诊察疾病和辨别证候两个方面。《素问·阴阳应象大论》说:"善诊者,察色按脉,先别阴阳。"阴阳学说应用于诊断,包括分析通过四诊收集来的临床资料和辨别、确定证候的阴阳属性两个方面。

**1. 分析四诊资料**　将望、闻、问、切四诊所收集的各种资料,以阴阳理论辨析其阴阳属性。如望诊中,以面色黄、赤者属阳,青、白、黑者属阴。如闻诊,语声高亢洪亮者属阳,语声低微无力者属阴。如问诊,口渴喜冷者属阳,口渴喜热者属阴。而在切诊中,脉之浮、数、洪、滑等属阳,沉、迟、细、涩等属阴。

**2. 辨别阴阳证候**　阴阳是辨别证候的总纲。如八纲辨证中,表证、热证、实证属阳,里证、寒证、虚证属阴。在临床辨证中,只有首先分清阴阳,才能抓住疾病的本质,做到执简驭繁。所以辨别阴证、阳证是诊断的基本原则,在临床上具有重要的意义。在脏腑辨证中,脏腑气血阴阳失调可表现出许多复杂的证候,但不外阴、阳两大类。如在虚证分类中,心有气虚、阳虚和血虚、阴虚之分,前者属阳虚范畴,后者属阴虚范畴。

总之,由于阴阳偏盛、偏衰是疾病过程中病理变化的基本规律,所以疾病的病理变化虽然错综复杂,千变万化,但其基本性质可以概括为阴和阳两大类。

（五）确定治疗原则

疾病的基本病理变化是阴阳失调,即阴阳失去相对平衡而出现的偏盛或偏衰状态。根据这一基本病理变化,可确定治疗原则,以调整阴阳失衡。

**1. 阴阳偏盛的治疗原则**　阴阳偏盛,即阴或阳的过盛有余,为有余之证,治疗时可采用"损其有余"（实则泻之）的原则。阳胜则阴病,阳盛则热,阳热盛易于损伤阴液;阴胜则阳病,阴盛则寒,阴寒盛易于损伤阳气,故在调整阴阳的偏盛时,应注意有无相应的阴或阳偏衰的情况存在。若阴或阳偏盛而其相对的一方并没有发生虚损时,可采用"损其有余"的原则。若其相对一方有偏衰时,则当兼顾补其不足,配以扶阳或益阴之法。"阳盛则热"属实热证,宜用寒凉药以制其阳,治热以寒,即"热者寒之"。"阴盛则寒"属实寒证,宜用温热药以制其阴,治寒以热,即"寒者热之"。因二者均为实证,所以称这种治疗原则为"损其有余",即"实者泻之"。

**2. 阴阳偏衰的治疗原则**　阴阳偏衰,即阴或阳的虚损不足,或为阴虚,或为阳虚,为不足之证,治疗时可采用"补其不足"（虚则补之）的原则。阴虚不能制阳而致阳亢者,属虚热证,治当滋阴以抑阳,这种治疗又称为"阳病治阴"（《素问·阴阳应象大论》）。一般不能用寒凉药直折其热,须"壮水之主,以制阳光"（王冰注《素问·至真要大论》）的方法,补阴即所以制阳。"壮水之主,以制阳光"又称壮水制火或滋水制火、滋阴抑火,是治求其属的治法,即用滋阴降火之法,以抑制阳亢火盛。若阳虚不能制约阴而造成阴盛者,属虚寒证,治当扶阳以制阴,这种治疗又称为"阴病治阳"（《素问·阴阳应象大论》）。一般不宜用辛温发散药以散阴寒,须用"益火之源,以消阴翳"（王冰注《素问·至真要大论》）的方法,又称益火消阴或扶阳退阴,亦是治求其属的治法,即用扶阳益火之法,以消退阴盛。根据阴阳互根互用关系,补阳治疗虚寒证时适当佐以补阴药,即阴中求阳;补阴治疗虚热证时适当佐以补阳药,即阳中求阴。明朝著名医家张介宾在《景岳全书·新方八阵》中说:"善补阳者,必于阴中求阳,则阳得阴助而生化无穷;善补阴者,必于阳中求阴,则阴得阳升而泉源不竭。"

（六）归纳药物性能

阴阳学说应用于疾病的治疗,不仅可用于确立临床治疗原则,还可用来概括药物的性味功能,作为指导临床用药的依据。

中药的性能,是指药物具有四气、五味、升降浮沉的特性。四气又称四性,有寒、热、温、凉。五味有酸、苦、甘、辛、咸,其中辛、甘（淡）味属阳,酸、苦、咸味属阴。四气之中,温、热属阳,寒、凉属阴。五味之中,辛味能散、能行,甘味能益气,故辛甘属阳,如桂枝、甘草等;淡味能渗泄利尿,故属阳,如茯苓、通草;酸味能收敛,苦味能泻下,故酸苦属阴,如大黄、芍药、五味子等;咸味能润下,故属阴,如芒硝等。按药物的升降浮沉特性分,药物质轻、具有升浮作用的属阳,如桑叶、菊花等;药物质重、具有沉降作用的属阴,如龟甲、赭石等。治疗疾病,就是根据病情的阴阳偏盛、偏衰,确定治疗原则,再结合药物的阴阳属性和作用,选择相应的药物,达到治疗的目的。

（王 彤）

# 第二节　五 行 学 说

五行学说,是研究木、火、土、金、水五行的概念、特性、生克制化乘侮规律,并用以阐释宇宙万物的发生、发展、变化及相互关系的一种古代哲学思想,属于中国古代唯物论和辩证法范畴。五行学说认为,宇宙间的一切事物都是由木、火、土、金、水五种基本物质所构成的,自然界各种事物和现象的发展变化,都是这五种物质不断运动和相互作用的结果。

五行学说应用于中医学领域,以系统结构观点来阐述人体局部与局部、局部与整体之间的有机联系,以及人体与外界环境的统一,对中医学特有理论体系的形成起了巨大的推动作用,是中医学理论体系的重要哲学基础和组成部分。

## 一、五行的基本概念与特性

五行属于中国古代哲学的重要范畴,反映了古贤对事物的多样性认识。

### (一) 五行的基本概念

"五",是木、火、土、金、水五种物质;"行",即运动变化、运行不息之意。五行,即木、火、土、金、水五种物质及其运动变化。我国古代人民在生产实践中认识到木、火、土、金、水是不可缺少的最基本物质,故五行最初被称作"五材"。《左传》说:"天生五材,民并用之,废一不可。"《尚书·洪范》曰:"水火者,百姓之所饮食也;金木者,百姓之所兴作也;土者,万物之所资生,是为人用。"五行学说是在"五材"说的基础上进一步引申,认为自然界上的一切事物都是由木、火、土、金、水五种基本物质之间的运动变化而产生的。所以五行学说中的"五行",不仅指木、火、土、金、水本身,而且是一个抽象的哲学概念。

### (二) 五行的特性

五行的特性,是古人在长期生活和生产实践中,在对木、火、土、金、水五种物质的朴素认识基础之上,逐渐形成的抽象的理论概念,并成为用于分析各种事物的五行属性和研究事物之间相互联系的基本法则。因此,五行的特性,虽源于木、火、土、金、水,但实际上已经超越了木、火、土、金、水具体物质本身,而具有更广泛的含义。《尚书·洪范》所说的"水曰润下,火曰炎上,木曰曲直,金曰从革,土爰稼穑"是对五行特性的经典性概括。

1. **木的特性** "木曰曲直"。曲,屈也;直,伸也。"曲直"即能屈能伸之义。木具有生长、能屈能伸、升发的特性。引申为凡具有生长、升发、条达、舒畅等性质或作用的事物和现象,均归属于木。

2. **火的特性** "火曰炎上"。炎,热也;上,上升。"炎上"即火具有炎热向上的性质,引申为凡具有温热、升腾、明亮等性质和作用的事物或现象,均属于火。

3. **土的特性** "土爰稼穑"。爰,通曰。春种曰稼,秋收曰穑,"稼穑"指农作物的播种和收获,即土具有载物、生化的特性。引申为凡具有生化、承载、受纳性质和作用的事物或现象,皆归属于土。故有"土载四行""万物土中生,万物土中灭"和"土为万物之母"之说。

4. **金的特性** "金曰从革"。从,顺从;革,变革。金具有能柔能刚、变革、肃杀的特性。引申为凡具有沉降、肃杀、收敛等性质和作用的事物或现象,均归属于金。

5. **水的特性** "水曰润下"。润,滋润;下,向下。"润下"指水具有滋润、就下、闭藏的特性。引申为凡具有寒凉、滋润、向下、闭藏性质和作用的事物或现象,均归属于水。

### (三) 事物的五行归类

五行学说从五行的基本特性出发,把自然界的各种事物和现象分别归属为木、火、土、金、水五行。归类方法有两种。

1. **取象比类法** 将事物的性质、作用、形态等形象与五行属性相类比,以确定其五行属性。以方位的五行属性归类为例:由于日出东方,与木之升发特性相类,故归属于木;南方炎热,与火的炎上特性相类,故归属于火;日落于西,与金的肃降特性相类,故归属于金;北方寒冷,与水的特性相类,故归属于水。

2. **推演络绎法** 根据已知的某些事物的五行属性,推演其他相关事物,以得知其他事物属性。以五气的五行归类为例:春属木,而风为春之主气,故风亦属木;脾属土,由于脾合胃、主肉,其华在唇,开窍于口,故而胃、肉、唇、口均归属于土。

此外,五行学说还认为属于同一五行的事物都存在着相关的联系。如《素问·阴阳应象大论》所说"东方生风,风生木,木生酸,酸生肝,肝生筋",即是指方位的东和自然界的风、木以及酸味的物质都与肝相关。因而也有人认为五行学说是说明人与自然环境统一的基础。

事物以五行的特性来分析、归类和推演络绎,把自然界千变万化的事物都归结为木、火、土、金、水的五行系统。对人体来说,即是将人体的各种组织和功能,归结为以五脏为中心的五大生理、病理系统(表2-2)。

表2-2　人体与自然界事物五行归类表

| 自然界 | | | | | | | 五行 | 人体 | | | | | | |
| --- | --- | --- | --- | --- | --- | --- | --- | --- | --- | --- | --- | --- | --- | --- |
| 五音 | 五味 | 五色 | 五化 | 五气 | 五方 | 五季 | | 五脏 | 五腑 | 五官 | 五体 | 五华 | 五志 | 五声 | 五液 |
| 角 | 酸 | 青 | 生 | 风 | 东 | 春 | 木 | 肝 | 胆 | 目 | 筋 | 爪 | 怒 | 呼 | 泪 |
| 徵 | 苦 | 赤 | 长 | 暑 | 南 | 夏 | 火 | 心 | 小肠 | 舌 | 脉 | 面 | 喜 | 笑 | 汗 |
| 宫 | 甘 | 黄 | 化 | 湿 | 中 | 长夏 | 土 | 脾 | 胃 | 口 | 肉 | 唇 | 思 | 歌 | 涎 |
| 商 | 辛 | 白 | 收 | 燥 | 西 | 秋 | 金 | 肺 | 大肠 | 鼻 | 皮 | 毛 | 悲 | 哭 | 涕 |
| 羽 | 咸 | 黑 | 藏 | 寒 | 北 | 冬 | 水 | 肾 | 膀胱 | 耳 | 骨 | 发 | 恐 | 呻 | 唾 |

## 二、五行学说的基本内容

五行学说以五行之间的相互关系,即五行相生与相克、相乘与相侮的关系,探索自然界的事物或现象的发生、发展规律,阐释事物与现象之间或内部的自我调控机制。

### (一) 五行的生克与制化

五行的相生相克是指五行间存在着动态有序的相互资生和相互制约的关系(图2-1)。

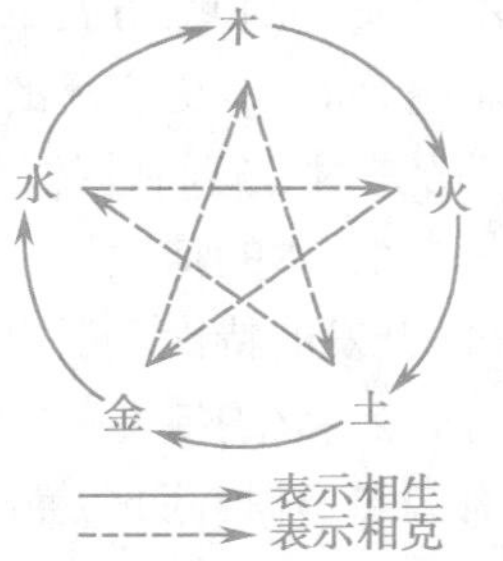

**1. 五行相生**　生,资生、助长、促进之意。所谓相生,是指五行之间存在着有序的依次递相资生、助长和促进的作用。五行相生的次序:木生火,火生土,土生金,金生水,水生木。

图2-1　五行生克示意图

在五行相生关系中,任何一行都具有"生我"和"我生"两方面的关系。《难经》将此关系比喻为母子关系:"生我"者为母,"我生"者为子。以水为例,金生水,水之"生我"者为金,故金为水之"母";水生木,水之"我生"者为木,故木为水之"子"。金与水是母子关系,水与木也是母子关系。

**2. 五行相克**　相克即相互制约、克制、抑制之意,是指五行之间存在着有序的递相克制、制约的关系。五行相克次序:木克土、土克水、水克火、火克金、金克木。

在相克的关系中,任何一行都有"克我""我克"两方面的关系。《内经》称之为"所胜"与"所不胜"的关系。即"克我"者为"所不胜","我克"者为"所胜"。以土为例,土克水,土之"我克"者为水,故水为土之"所胜";木克土,土之"克我"者为木,故木为土之"所不胜"。

**3. 五行的制化**　五行的制化,是指五行之间既相互资生,又相互制约,维持平衡协调,推动事物间稳定有序的变化与发展。《素问·六微旨大论》说:"亢则害,承乃制,制则生化。"五行中一行亢盛时,必然随之有制约,以防止亢而为害。

五行制化的规律:木克土,土生金,金克木,从而使木不亢不衰,故能滋养火,而使火能正常生化;火克金,金生水,水克火,从而使火不亢不衰,故能滋养土,而使土能正常生化;土克水,水生木,木克土,从而使土不亢不衰,故能滋养金,而使金能正常生化;金克木,木生火,火克金,从而使金不亢不衰,故能滋养水,而使水能正常生化;水克火,火生土,土克水,从而使水不亢不衰,故能滋养木,使木能正常生化。如此循环往复。

在这种生克制化关系中,五行之间保持着相对的协调平衡。《类经图翼》说:"造化之机,不可无生,亦不可无制。无生则发育无由,无制则亢而为害。"所以说生克制化规律是一切事物发展变化的正常现象,在人体则是正常的生理状态。

## （二）五行的乘侮

五行的相乘和相侮是五行之间的异常克制现象（图 2-2）。

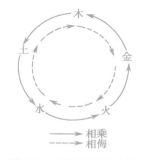

图 2-2　五行乘侮示意图

**1. 五行相乘**　"乘"，乘虚侵袭或以强凌弱之意。五行相乘，是指五行中一行对其所胜一行的过度制约或克制，又称"过克"。五行相乘的次序与相克相同，即木乘土，土乘水，水乘火，火乘金，金乘木。

导致五行相乘的原因有"太过"和"不及"两种情况。"太过"导致的相乘，是指五行中的某一行过于亢盛，对其所胜一行进行超过正常限度的克制，引起其所胜一行的虚弱，从而导致五行之间的协调关系失常。如以木克土为例：正常情况下，木能克土，土为木之所胜；若木气过于亢盛，对土克制太过，可致土的不足，这种由于木的亢盛而引起的相乘，称为"木旺乘土"。"不及"所致的相乘，是指五行中某一行过于虚弱，难以抵御其所不胜行正常限度的克制，使其本身更显虚弱。仍以木克土为例：正常情况下，木能制约土；若土气不足，木虽然处于正常水平，但土则难以承受木的克制，因而造成木乘土侵袭，使土更加虚弱，这种由于土的不足而引起的相乘，称为"土虚木乘"。

**2. 五行相侮**　"侮"，欺侮、欺凌之意。五行相侮，是指五行中一行对其所不胜一行的反向制约和克制，又称"反克"。五行相侮的次序：木侮金，金侮火，火侮水，水侮土，土侮木。

导致五行相侮的原因，亦有"太过"和"不及"两种情况。"太过"所致的相侮，是指五行中的某一行过于强盛，使原来克制它的一行不仅不能克制它，反而受到它的反向克制。如木气过于亢盛，其所不胜行金不仅不能克木，反而受到木的欺侮，出现木反克金的逆向克制现象，这种现象称为"木亢侮金"。"不及"所致的相侮，是指五行中某一行过于虚弱，不仅不能制约其所胜的一行，反而受到其所胜一行的反向克制。如正常情况下，金克木，木克土；但当木过度虚弱时，则不仅金来乘木，而且土也会因木的衰弱而反克木，这种现象称为"木虚土侮"。

相乘和相侮均为破坏相对协调统一的异常表现，二者既有区别又有联系。相乘与相侮的区别：相乘是顺五行相克次序发生的克制太过，相侮是逆五行相克次序而出现的反克。相乘与相侮的联系：在发生相乘时，可同时出现相侮现象；同样，在发生相侮的同时也可出现相乘的现象。如火过强时，火既可以乘金，又可以侮水；水虚时，既可受到火侮，又可受到土乘。《素问·五运行大论》所说"气有余，则制己所胜而侮所不胜；其不及，则己所不胜侮而乘之，己所胜轻而侮之"，就是对五行之间相乘、相侮及其相互关系的说明。

## 三、五行学说在中医学中的应用

五行学说在中医学领域中的应用，主要是用于说明人体的形体结构及其生理功能、病理变化以及人与自然外部环境之间的关系，最终用于指导疾病的临床诊断、治疗和养生康复。

### （一）说明脏腑生理功能及相互关系

五行学说广泛应用于中医学对人体脏腑构成、生理功能及其相互关系的认识，形成以五脏为核心，外联六腑及对应体、窍、志、液和四肢百骸的中医学藏象整体系统。

**1. 说明五脏的生理特点**　五行学说将人体的五脏分别归属于五行，并以五行的特性来说明五脏的生理功能特点。如木有生长、升发、舒畅、条达的特性，肝喜条达而恶抑郁，有疏通气血、调畅情志的功能，故肝属木。火具有温热、向上、光明的特性，心主血脉以维持体温恒定，心主神明为脏腑之主，故心属火。土性敦厚，有生化万物的特性，脾主运化水谷、化生精微以营养脏腑形体，为气血生化之源，故脾属土。金性清肃、收敛，肺具有清肃之性，以清肃下降为顺，故肺属金。水具有滋润、下行、闭藏的特性，肾有藏精、主水功能，故肾属水。

**2. 说明五脏之间的生理联系**　五脏的功能活动不是孤立的，而是互相联系的，中医学用五行生克制化规律说明脏腑之间的生理联系。

（1）五脏之间的资生关系：肝生心即木生火，如肝藏血以济心，肝之疏泄以助心行血；心生脾即火生土，如心阳温煦脾土，助脾运化；脾生肺即土生金，如脾气运化，化气以充肺；肺生肾即金生水，如肺气肃降则水道通调，以助肾主水；肾生肝即水生木，如肾藏精以滋养肝血，肾阴资助肝阴以防肝阳上亢。

（2）五脏之间的制约关系：肾制约心即水克火，如肾水上济于心，可以防止心火之亢烈；心制约肺即火克金，如心火之阳热，可以抑制肺气清肃太过；肺制约肝即金克木，如肺气清肃，可以抑制肝阳的上亢；肝制约脾即木克土，如肝气条达，可疏泄脾气之壅滞；脾制约肾即土克水，如脾气之运化水液，可防肾水泛滥。

**3. 说明五脏与自然环境的关系**　五行学说以五脏为中心，推演络绎人体的各种组织结构与功能，将形体官窍、精神、情志等分归于五脏，构建以五脏为中心的生理、病理系统；又将自然界的五方、五时、五气、五色、五味等与人体的五脏联系起来，建立了以五脏为中心的天人一体的五脏系统，将人体内外环境联结成一个密切联系的整体。正如《素问·阴阳应象大论》所说"东方生风，风生木，木生酸，酸生肝，肝生筋……肝主目"，这样把自然界的东方、春季、青色、风气、酸味等，通过五行的木与人体的肝、筋、目联系起来，构成了人体内外的肝木系统，体现了"天人相应"的整体观念。

（二）说明脏腑病理变化与传变

由于人体是一个有机整体，内脏之间又是相互资生、相互制约的，因而在病理上必然相互影响。本脏之病可以传至他脏，他脏之病也可以传至本脏，这种病理上的相互影响称之为传变。以五行学说来说明五脏疾病的传变，可以分为相生关系的传变和相克关系的传变。

**1. 相生关系的传变**　包括"母病及子"和"子病及母"两个方面。

母病及子，即母脏之病传及子脏。如肾属水，肝属木，水能生木，故肾为母脏，肝为子脏，肾病及肝，即是母病及子。临床上常见的"肝肾精血不足"和"水不涵木"，都属于母病及子的范围。这是由于先有肾精不足，不能滋养肝木，进而形成肝肾阴虚，肝阳上亢，故称"水不涵木"。

子病及母，即子脏之病波及母脏。如肝属木，心属火，木能生火，故肝为母脏，心为子脏，心病及肝，即是子病犯母。临床上常见的心肝血虚和心肝火旺，都属于子病犯母的范围。这是由于先有心血不足，然后累及肝脏，导致肝血不足，从而形成心肝血虚；先有心火旺盛，然后累及肝脏，引动肝火，从而形成心肝火旺。

**2. 相克关系的传变**　包括"相乘"和"相侮"两个方面。

相乘，是相克太过为病。引起五脏相乘的原因有二：一是某脏过盛，而致其所胜之脏受到过分克伐；二是某脏过弱，不能耐受其所不胜之脏的正常克制，从而出现相对克伐太过。如以肝木和脾土之间的相克关系而言，相乘传变就有"木旺乘土"（即肝气乘脾）和"土虚木乘"（即脾虚肝乘）两种情况。"木旺乘土"，是由于肝气郁结或肝气上逆，影响脾胃的运化功能，而出现胸胁苦满、脘腹胀痛、反酸、泄泻等表现。反之，"土虚木乘"，是先有脾胃虚弱，不能耐受肝气的正常制约克伐，而出现纳呆、嗳气、四肢乏力、头晕目眩、胸胁胀满、腹痛泄泻等表现。

相侮，是反向克制致病。形成五脏相侮也有两种情况，即太过相侮和不及相侮。太过相侮，是指由于某脏过于亢盛，导致其所不胜之脏无力对其克制而被反克的病理现象。例如：肝属木，肺属金，肺金本能克制肝木，但由于暴怒等原因而致肝火亢盛，此时肺金不仅无力制约肝木，反会遭肝火之反向克制，而出现急躁易怒、面红目赤、咳逆上气，甚则咳血等肝木反侮肺金的现象，临床称为"木火刑金"。不及相侮，是指因某脏虚损，不能正常制约其所胜之脏而被反克的病理现象。如：脾属土，肾属水，正常情况下脾土可以制约肾水，但若脾土虚衰不能正常制约肾水时，则会导致水湿泛滥、全身水肿，临床称为"土虚水侮"。

应当指出，在患有疾病的情况下，由于受邪的性质和患者体质不同，以及各种疾病本身的发生发展规律的差异，所以在临床实践中，应该从实际情况出发，正确理解和运用五行学说，这样才能真正把握住疾病的发生、发展和传变规律，为诊断和治疗服务。

（三）指导疾病诊断

人体是一个以五脏为中心的相互联系的有机整体，当内脏有病时，其功能活动的异常变化，可以反映到体表相应的组织器官,出现色泽、声息、形态、脉象等诸方面的异常变化。可通过全面分析望、闻、问、切四诊所搜集的资料,依据事物现象的五行归类和五行生克乘侮规律,确定五脏病变的部位,推断病情的轻重顺逆。

**1. 确定五脏病变部位**　在临证中常以本脏所主之色、味、脉来诊断本脏之病和以他脏所主之色、味、脉来确定五脏疾病的相兼和传变。如患者面见青色,喜食酸味或口泛酸水,脉见弦象,可诊为肝病;若面见赤色,心烦口苦,脉洪数,可判断为心火亢盛之证。若心病患者,而又面见黑色,多见于肾水上凌于心;脾虚患者,而又面见青色,多为肝气犯脾等。

**2. 推断病情的轻重顺逆**　由于内脏疾病及其相互关系的异常变化可从面部色泽的变化上表现出来,故临床上可以根据"主色"和"客色"的变化,以五行的生克关系为基础,来推测病情的轻重顺逆。所谓"主色"是指五脏的本色,"客色"为应时之色。古代医家认为,"主色"胜"客色",其病为逆;反之,"客色"胜"主色",其病为顺。如肝病患者在夏季,主色为青色,客色为赤色,若患者面部青色(主色)胜过赤色(客色),则病情为逆为重,若赤色胜过青色,则病情为顺为轻。另外,临床上也可从脉与色之间的符合程度和生克关系来判断疾病的传变和预后。如肝病色青,见弦脉,为色脉相符;如果肝病不得弦脉,反见浮脉,则属相胜之脉,即克色之脉(金克木),病情为逆,提示病重;若得沉脉,则属相生之脉,即生色之脉(水生木),病情为顺,提示病轻。

### (四)指导疾病治疗

疾病的发生与脏腑的生克乘侮关系密切,临床对所病脏腑进行治疗的同时,也需根据脏腑五行属性及其生克乘侮规律,调整脏腑间的相互关系,从而控制疾病传变,取得整体疗效。

**1. 控制疾病传变**　在疾病发生发展过程中,常见一脏受病,继而波及他脏。因此临床治疗时,除需对所病之脏进行治疗之外,还要依据五行生克乘侮传变规律,及时调治他脏,以控制疾病传变。正如《金匮要略》所说:"夫治未病者,见肝之病,知肝传脾,当先实脾。"就是说,肝病时,根据肝木易乘脾土的疾病传变规律,临床治疗中不仅应积极治肝,还应注意及时健脾,以防肝病传脾。

**2. 确定治疗原则**　中医学根据五行的相生相克规律确定治疗原则,常用的有以下几种:

(1)根据相生规律确定的治疗原则:临床上运用五行相生规律来治疗疾病,其基本治疗原则是"虚者补其母,实者泻其子"(《难经·六十九难》)。"虚者补其母",是指一脏之虚证,不仅需补益本脏以使之恢复,同时还要依据五行相生的次序,补益其"母脏",通过"相生"作用而促其恢复。补母适用于母子关系的虚证,重点是补母。"实者泻其子",是指一脏之实证,不仅需泻除本脏亢盛之气,同时还应依据五行相生的规律,泻其"子脏"。泻子适用于母子关系的实证,重点是泻子。

(2)根据相克规律确定的治疗原则:临床上对于五行相克异常引起的相乘和相侮,其基本治疗原则是"抑强""扶弱"。"抑强"适用于某脏功能过于亢盛引起的相乘和相侮,如肝气横逆,乘脾犯胃,出现肝脾不调、肝胃不和之证,称为"木旺乘土",治疗应以疏肝平肝为主。"扶弱"适用于某脏功能不及引起的相乘和相侮,如脾胃虚弱,肝气乘虚而入,导致肝脾不和之证,称为"土虚木乘",治疗应以健脾益气为主。抑强和扶弱在临床上可以根据具体情况配合使用。

**3. 确定治疗方法**　在治疗原则的指导下,针对病证的具体情况,制订出具体的治疗方法。

(1)根据相生规律确定的治疗方法:在"虚者补其母,实者泻其子"的治疗原则指导下,常用的治法有滋水涵木法、金水相生法、培土生金法和益火补土法。

滋水涵木法:是滋肾阴以养肝阴的治法,又称滋肾养肝法、滋补肝肾法。适用于肾阴亏损而致肝阴不足,或肝阳上亢之证。

金水相生法:是滋养肺肾之阴的治法,亦称滋养肺肾法。主要用于肺阴亏虚、不能滋养肾阴,或肾阴亏虚、不能滋养肺阴的肺肾阴虚之证。

培土生金法:是健运脾土以补益肺金的治法。主要用于脾气虚衰,生气无源,以致肺气虚弱或脾肺气虚之证。

益火补土法:是温肾阳以补脾阳的治法,又称温肾健脾法。适用于肾阳虚衰而致脾阳不足之证。

需要说明的是,按五行生克次序来说,心属火,脾属土,益火补土是温心阳以补脾土,但由于肾阳为一身诸阳之本,特别是自命门学说兴起以后,多认为命门之火具有温煦脾土的作用。因此,临床上多将益火补土法应用于肾阳(命门之火)衰微而致脾阳不足、脾失健运之证。

(2)五行相克的治法:在"抑强""扶弱"治疗原则指导下,常用的治法有抑木扶土法、培土制水法、佐金平木法和泻南补北法。

抑木扶土法:是疏肝健脾或平肝和胃以治疗肝脾不和或肝气犯胃病证的治法,又称疏肝健脾法、平肝和胃法等。适用于木旺乘土或土虚木乘之证。

培土制水法:是健脾利水以治疗水湿停聚病证的治法。适用于因脾虚不运而引起水湿泛滥之证。

佐金平木法:是滋肺阴、清肝火以治疗肝火犯肺病证的治法。适用于肝火亢盛、上炎侮肺、耗伤肺阴之证。

泻南补北法:是泻心火、补肾水以治疗心肾不交病证的治法,又称为滋阴降火法。适用于肾阴不足、心火偏亢、水火不济、心肾不交之证。

**4. 指导针灸治疗**　手足十二正经接近四肢末端的"五输穴"分属于五行,即井、荥、输、经、合五种穴位分属于五行。临床上常常根据五行属性和生克制化规律进行选穴治疗。如在治疗肝虚证时,根据"虚者补其母"的原则,取肾经的合穴(水穴)阴谷,或本经合穴(水穴)曲泉进行治疗。治疗肝实证时,根据"实者泻其子"的原则,取心经荥穴(火穴)少府,或本经荥穴(火穴)行间进行治疗,以达到补虚泻实、治愈疾病之目的。

**5. 指导情志病治疗**　人的情志生于五脏,五脏之间存在五行制约的关系,五种情志之间也有制约的关系。临床上可以利用情志的相互制约关系来达到对情志疾病治疗的目的。《素问·阴阳应象大论》曰:"怒伤肝,悲胜怒……喜伤心,恐胜喜……思伤脾,怒胜思……忧伤肺,喜胜忧……恐伤肾,思胜恐。"

**6. 指导脏腑用药**　根据自然界"同气相求"的规律,中医药学把药物的五色(青、赤、黄、白、黑)和五味(酸、苦、甘、辛、咸)分属于五行,临床用药就是以药物的五色、五味、四气(寒热温凉)、归经为主要依据,并充分考虑药物色味的五行归属及其与五脏的相互关系来确定的。一般来说,青色、酸味入肝系统,赤色、苦味入心系统,黄色、甘味入脾系统,白色、辛味入肺系统,黑色、咸味入肾系统。如白芍、山茱萸味酸,入肝经,可滋养肝血;朱砂色赤,丹参色赤、味苦,入心经,可安神;黄芪、白术色黄、味甘,入脾经,可补益脾气;石膏色白、味辛,入肺经,可清肺热;玄参色黑、味咸,入肾经,可滋养肾阴等。

 ———————————— 案 例 思 考 ————————————

　　患者,女,48岁。因"胁肋部胀满疼痛,伴腹痛腹泻2天"就诊。患者平素性情急躁易怒,2天前因与人争吵,情志不舒,遂感到胁肋不适,多有胀满疼痛感,时有乳房胀痛,食欲缺乏,嗳气频繁,脘腹疼痛,痛则欲泻,泻后痛缓,伴口干欲饮,晨起口苦。近半年来月经欠规律,月经量少,色暗红,经行3天左右,无血块。舌质淡红,苔薄黄,脉弦略数。

　　请根据所学知识,运用五行学说理论判断患者的主要病变脏腑,并分析疾病的传变方向。

(王 彤)

—————————— 思 考 题 ——————————

1. 简述阴阳、五行的含义以及阴阳学说、五行学说的基本内容。
2. 举例说明事物阴阳属性的相对性。
3. 阴阳学说是如何说明人体组织结构内涵的?
4. 简述五行相乘与相侮的区别与联系。

 Note:

# URSING

## 第三章

# 人体的结构与功能

03章　数字内容

---

学 习 目 标

**知识目标：**

1. 掌握五脏、六腑的生理功能。

2. 掌握精、气、血、津液的含义和主要生理功能。

3. 熟悉经络系统的组成和十二经脉的主要内容。

4. 熟悉体质学说的主要内容。

5. 了解脏腑之间及精、气、血、津液之间的相互关系。

**能力目标：**

1. 能分析人体脏腑生理与病理。

2. 理解生命活动的基本物质在人体生理病理中的作用。

3. 能运用相关知识进行临床体质辨别。

**素质目标：**

激发学生学习中医学相关知识的动力，培养学生树立中医学的病理生理观、生命物质观等，形成中医学的独特思维方式。

中医学在长期的发展过程中,通过对人体解剖的形象认识、自然界现象的取象比类观察及临床经验的总结,建立并完善了人体的结构和功能理论。中医学认为,人体是由脏腑、形体官窍、经络等解剖结构和精、气、血、津液等物质基础组成的,人体的生命活动通过精、气、血、津液等精微物质推动脏腑发挥生理功能,通过经络的联络沟通,反映于外在的形体官窍。机体精、气、血、津液的盛衰及代谢状态决定了脏腑经络的功能差异性,从而形成了不同的体质。

# 第一节　藏　　象

藏象学说是中医学特有的关于人体生理病理的理论,是中医学理论体系的核心理论。藏象学说贯穿于中医学的解剖、生理、病理、诊断、方药等各方面,对养生保健、预防治疗具有重要的指导意义。

藏,指藏于体内的内脏;象,其义有二:一指脏腑的解剖形态,二指外部的生理病理现象。藏象,指内脏生理功能、病理变化及其表现于外的征象。藏象揭示了人体内在脏腑本质与外在征象之间的有机联系。藏象学说,是研究藏象的概念、脏腑的形态结构、生理功能、病理变化以及与脏腑相关的形体官窍、自然社会环境之间的相互关系的学说。藏象学说认为,人体是以五脏为中心,与六腑相配合,以气、血、津液为物质基础,通过经络的联系沟通而构成的五个功能系统。这五个系统之间紧密联系,且受天地、四时、阴阳及社会环境因素的影响,从而使人体局部与局部、局部与整体、人体与外界环境成为密切相关的统一体。

藏象学说是在长期的生活医疗实践中,结合解剖知识,在哲学思想指导下形成的医学理论。其形成因素主要包括以下几点。一是古代解剖学的基础。《内经》明确提出通过尸体解剖可认识内脏。《灵枢·经水》说:"若夫八尺之士,皮肉在此,外可度量切循而得之,其死可解剖而视之。"古代解剖奠定了藏象学说产生的形态学基础,并在此基础上认识到脏腑的某些功能,如肺主呼吸、胃受纳水谷等。二是长期生活实践的观察。中医采用了司外揣内、以象测脏的方法来认识、推测脏腑的功能,即通过观察人体生命现象对不同环境、刺激所做出的不同反应,来认识人体生理、病理,这是藏象学说形成的主要依据。如在已知心主血脉的基础上,发现情绪紧张、激动时,常伴有脉搏加快、汗出等症状,大出汗又可导致心慌、心悸等症状,由此推导出"心在液为汗"的理论。三是长期医疗实践的总结。通过长期医疗实践,由病理反向推断生理,从临床效验反证脏腑理论,使藏象学说内容不断丰富和充实,且具临床指导意义。如在脾主运化的基础上,脾气虚弱还可出现腹泻、脱肛等症状,从而推断"脾气主升以升清、升举内脏"的理论。四是古代哲学思想的指导。以精气、阴阳、五行学说为代表的古代哲学思想对中医学理论的形成及其系统化起到关键指导作用。如在古代精气学说指导下,中医学建立了以精为脏腑身形生成之源的理论;而气无形且运行不息的观念,又促使中医学构建起脏腑之气不断运动以推动其生理功能、维持各脏腑功能协调的理论。

人体脏腑根据其形态结构、生理功能和生理特点的不同,分为五脏、六腑和奇恒之腑。五脏(心、肺、肝、脾、肾),形态上多属实质性器官,其生理功能是化生和贮藏精气。五脏主藏精气,精气盈满为宜,不存贮水谷或浊气,产生的浊气宜及时输注于腑,故五脏的功能特点可概括为"藏而不泻,满而不实"。六腑(胆、胃、小肠、大肠、膀胱、三焦),形态上多属于管腔性器官,其生理功能是传化物。在传导和消化水谷饮食物的过程中,虚实更替,实则水谷充盈,虚则水谷排空。六腑不贮藏精气,产生的精气输注于五脏,故六腑的功能特点概括为"泻而不藏,实而不满"。奇恒之腑(脑、髓、骨、脉、胆、胞宫),在形态上多属于管腔性器官,与六腑类似;功能方面又主"藏精气",与五脏类似;似脏非脏,似腑非腑,故称之为奇恒之腑。

藏象学说强调人体结构与功能、物质与代谢、局部与整体、人体与环境的统一。藏象学说以五行学说为指导,以五脏为中心,通过经络系统,分别与体华志窍液等密切联系,构成五大功能系统。另外,藏象学说还将自然界的四时阴阳等与人体五大功能系统相联系,构成了人体与自然环境相应的统一体。

## 一、五脏

五脏,即心、肺、肝、脾、肾的合称。在人体生命活动中,五脏各司其职,不可或缺。五脏之间密切关联,相互依存、相互制约,维持正常的生命活动。

### (一) 心

心位于胸中,两肺之间,膈膜之上,外有心包卫护。心的生理功能是主血脉、主藏神。心的生理特性是为阳脏,主通明。心的生理联系:在体合脉,其华在面,开窍于舌,在志为喜,在液为汗,与夏气相通应。手少阴心经与手太阳小肠经相互络属,构成了心与小肠互为表里的关系。

**1. 心的生理功能** 心的生理功能包括主血脉和主藏神两方面。

(1)心主血脉:指心气推动血液运行于脉管之中,流注于全身,发挥濡养作用。心主血脉包括主行血和主生血两方面。

心主行血是指心气能推动血液在脉管中运行,以输送营养物质于全身,发挥濡养作用,从而维持人体正常的生命活动。人体的五脏六腑、四肢百骸、肌肉皮毛皆有赖于血液的濡养,才能正常发挥生理功能。血液的运行与五脏功能密切相关,其中,心的搏动作用尤其重要,而心的搏动主要依赖于心气的推动与调控作用。

心主生血是指心阳(火)将水谷精微等物质"化赤"生血的功能。饮食水谷经脾胃运化之后,化生水谷精微,水谷精微上输于心肺,经心阳(火)的温煦化生为血液。

心、脉、血三者密切关联,构成血液循环系统。血液的正常运行,必须以心气充沛、血液充盈、脉道通利为基本条件。其中,心脏的正常搏动起主导作用,心脏搏动有力,频率适中,节律一致,血液才能正常地输布全身。

心主血脉的内在功能正常与否,常通过面色、舌色、脉象及心胸部感觉等外象表现出来。若心气充沛,血液充盈,脉道通利,则心主血脉的功能正常,常见面色红润有光泽,舌淡红荣润,脉象和缓有力,节律均匀,心胸部感觉舒适。若心阳气不足,血液亏虚,则常见面色无华、舌色淡白、脉细弱、心悸怔忡等;若心脉痹阻,脉道不利,则见面舌青紫、脉细涩或结代等,心前区憋闷甚则刺痛。

(2)心主藏神:又称心主神明或心主神志,是指心具有主宰全身五脏六腑、形体官窍的生理活动和精神意识思维活动的作用。

神,有广义与狭义之分。广义之神,是指整个人体生命活动的外在表现,是对以精气血津液为物质基础的脏腑功能活动外在表现的高度概括,一般通过人的意识、面色、眼神、言语、形体动作和对外界的反应等得以体现。狭义之神,是指人的精神、意识、思维活动。

心神主宰和调节人体五脏六腑、四肢百骸、形体官窍等组织器官的功能,故将心比喻为"君主之官""五脏六腑之大主"。若心神功能正常,人体各部分的功能相互协调,则身体健康。若心神不明,人体各部分功能失去心神的主宰和调节,导致功能紊乱失常,从而产生疾病,严重者会危及生命。

心主宰人的精神、意识、思维活动。在正常情况下,神明之心接受和反映外界刺激,并做出分析判断,表现为精神振奋、意识清楚、思维敏捷、反应灵活。若心不藏神,则会出现精神思维活动异常的表现,如神志不宁、失眠多梦、谵语、狂乱,或精神委顿、反应迟钝、昏迷等。

心主血脉与心藏神关系密切。心主血脉功能正常,为心神提供血液以濡养心神,神志活动才能保持正常;若心主血脉的功能失常,常可影响心神,使神失所养,出现精神、情志、思维和睡眠的异常。反之,心神亦可主宰和调节心主血脉的功能,如紧张、愤怒、焦虑等心神变化,常可导致面色、脉象的改变和心胸部感觉的异常。

**2. 心的生理特性**

(1)心为阳脏:心居膈膜之上,五行属火,为阳中之太阳,故称为阳脏。心的生理特性主要是心主持阳气而恶热。心之阳气的生理作用是能够兴奋精神,推动和鼓舞人的精神活动,使人精神振奋,精力充沛,思维敏捷,运动灵活。此外,还可以温养全身,能推动全身血液运行,以维持人的生命活动。

若心的阳气衰弱，温煦鼓动无力，可致血脉凝涩，精神委顿，甚至昏迷；若阳气亢盛，则化火生热，导致心火亢盛或痰火扰心的病理变化。

(2)心主通明：心主通明，指心脉以通畅为主，心神以清明为要。该特性主要体现在三方面。一是显明可见。心之华见于面，不仅心主血脉上荣于面而使面色红润光泽，而且心神外露于面，使人表情丰富，仪态万方。二是心藏神，神生智慧，便产生了认识客观事物的能力，人之眼、耳、鼻、舌、身，皆内通于心，而能感知万物。三是心明则为"五脏六腑之大主"。人体各个器官之所以能相互协调，维持人体的各种生理功能，主要由神明之心来调控。

3. 心的生理联系

(1)心在体合脉，其华在面：脉为血液运行的道路，又称"血府"。心在体合脉，指全身的血脉统属于心，由心主持。心的功能正常，则血脉流畅。若心的功能异常，则血液运行障碍。如心血不足，则脉象细小；心气不足，则脉象虚弱；心脉瘀阻，则脉象涩滞不畅。

心其华在面，指心的气血盛衰可从面部的色泽光彩表现出来。面部的血脉极其丰富，全身气血由心上注于面，因此可通过观察面部的色泽变化，推测心之气血的盛衰。心气旺盛，血脉充盛，则面部红润有光泽。若心气血亏虚，可见面色淡白无华；心脉痹阻，可见面色青紫；心火亢盛，可见面色红赤。

(2)心开窍于舌：指舌体的色泽及形态可以反映出心主血脉和心主藏神的功能。因而观察舌的变化可以了解心的主血脉及藏神功能是否正常。心主血脉，舌体血管丰富，且外无表皮覆盖，故舌色能反映心主血脉的功能状态；舌体具有味觉、语言、搅拌、吞咽等功能，这些功能有赖于舌体的正常运动，心神可主宰调节舌体运动灵活。心主血脉、藏神功能正常，则舌体红活荣润，柔软灵活，味觉灵敏，语言流利。若心主血脉功能失常，则舌色失常。如心血不足，则舌淡苔薄；心阴不足，则舌红瘦瘪；心火上炎，则舌尖红生疮；心血瘀阻，则舌质紫黯，或有瘀点瘀斑。若心主藏神失常，则可见舌强、语謇，甚或失语等病症。

(3)心在液为汗：汗是津液通过阳气的蒸化后，经汗孔排于体表的液体，为五液之一。

心在液为汗，其理论来源有两方面：一是心主血脉，津液是血液的重要组成部分，是汗液化生之源；二是心藏神，汗液的生成、排泄与心神的调节关系密切。正常情况下，心血充足，心藏神功能正常，则汗液的生成与排泄就会随体内外环境的变化而变化，如情绪紧张、激动、劳动、天气炎热等均可出现排汗现象。病理上，心之阳气亏虚，则因气虚不能固摄而见自汗；心之阴血亏虚，则因阴虚内热不能内守而盗汗。同时，多汗可导致体内津液不足，从而心血亏虚；多汗又可耗散心气或心阳，严重可致心气、心阳暴脱而出现气脱或亡阳的危候。

(4)心在志为喜：心的生理功能与情志"喜"相关。喜，一般情况下是心神对外界刺激产生的良性反应。生理情况下，喜乐愉悦有益于心主血脉的功能，保持喜悦的心情，可使气血调和，营卫通利，对健康有益。反之，喜乐过度则可伤及心，使心气涣散不收。

(5)心与夏气相应：五脏与自然界的四时阴阳相通应，心主夏。心与夏气相通，是因为夏季主火，暑为夏令主气，心在五行属火，为阳脏，同气相应，故夏季与心相应。夏季的暑邪和火热邪气易助长心阳，致火盛之证，导致心神被扰，轻则心烦、失眠、多梦、舌赤，重则神昏谵语。

知识拓展

**心 包 络**

心包络，简称心包，亦称"膻中"，是心脏外面的包膜，具有保护心脏的作用。在经络理论中，手厥阴心包经与手少阳三焦经相表里。古代医者认为，心为人身之君主，不得受邪，若外邪侵心，则心包络当先受病，故心包有"代心受邪"之说法。如在外感热病中，因温热之邪内陷，出现高热、神昏、谵语、发狂等扰乱心神的病证，则多称为"热入心包"。由痰浊蒙蔽心神引起的神志异常，如神志模糊、意识障碍等心神昏愦的病证，常称为"痰蒙心包"。实际上，心包受邪所出现的病证，即是心的病证。

Note:

（二）肺

肺位于胸腔，左右各一，覆盖于心之上。肺为华盖，娇脏，其气宣发肃降。肺的生理功能为主气司呼吸、主行水、朝百脉、主治节。肺的生理联系：在体合皮，其华在毛，开窍于鼻，在液为涕，在志为悲（忧），与秋气相通应。手太阴肺经与手阳明大肠经相互络属，构成了肺与大肠之间的表里关系。

**1. 肺的生理功能** 肺的生理功能主要有以下几个方面。

（1）肺主气，司呼吸：肺主气包括肺主呼吸之气和主一身之气两方面。肺司呼吸，是指肺具有主宰人体呼吸运动的功能。

肺主呼吸之气是指通过肺气的宣发肃降运动呼出体内浊气，吸入自然界清气，完成呼吸运动。肺气是呼吸运动的动力，具体是通过肺气的宣发运动，排出体内浊气；通过肺气的肃降运动，吸入自然界清气；吐故纳新，实现机体与外界环境之间的气体交换。肺气充足，呼吸道通畅，肺气宣降正常，则呼吸的功能正常，表现为呼吸有力顺畅、均匀平和。若肺气虚，则出现呼吸无力、少气懒言、语声低微等病症；若肺气壅塞，宣降失常，常出现胸闷、气短、咳嗽、喘促等呼吸不畅的表现。

肺主一身之气是指肺有主司一身之气的生成和运行的作用，主要体现在两方面。一是气的生成，尤其是宗气的生成。肺吸入的自然界清气和脾胃运化的水谷之精气在肺中结合，生成宗气。宗气是一身之气的重要组成部分，宗气的生成关系着一身之气的盛衰。二是调节一身之气的运行。通过肺有节律的呼吸，对全身之气的升降出入运动起着重要的调节作用。肺的呼吸均匀通畅，和缓有度，则各脏腑经络之气升降出入运动通畅协调。若肺的呼吸失常，吸入自然界清气不足，可影响宗气的生成，导致一身之气不足，出现少气不足以息、声低气怯、肢倦乏力等气虚病症；若呼吸失常影响到一身之气的运行，可导致各脏腑经络之气的升降出入运动失调。

肺主一身之气和主呼吸之气，二者密不可分。肺的呼吸调匀是气的生成和气机调畅的根本条件。如果肺的呼吸功能失常，必然影响到一身之气的生成和运行。若肺丧失了呼吸功能，人的生命活动也将终结。因此，肺主一身之气的作用，主要取决于肺主呼吸的功能。

（2）肺主行水：指通过肺气的宣发和肃降运动，推动和调节体内水液的输布、运行和排泄功能，又称为"通调水道"。肺主行水主要体现在两个方面：一是通过肺气的宣发作用，将津液向上、向外布散于头面、肌表，以发挥滋润濡养作用；宣发卫气，调节汗孔开合，控制汗液的排泄；呼出浊气而排出少量水分。二是通过肺气的肃降作用，使津液向下、向内输布于其他脏腑，发挥滋润濡养作用；同时将代谢后的水液下输于肾，生成尿液。

由于肺在参与调节水液代谢的诸脏腑中位置最高，故称"肺为水之上源"。若肺的宣发肃降失常，可影响其主行水的功能，导致水液输布排泄障碍，则汗、尿不能正常排泄。若肺失宣发，则可出现无汗、肌肤水肿，治疗宜宣肺发汗；若肺失肃降，则可出现全身水肿、小便不利，甚至无尿，治疗宜降肺利尿。

（3）肺朝百脉，主治节：肺朝百脉是指全身的血液都要通过经脉而汇聚于肺，经肺的呼吸进行气体交换，之后通过肺气的宣降作用吸入清气，将富有清气的血液输布于全身。

全身的血脉均统属于心，心气是血液运行的基本动力，而心气的生成及运行，又赖于肺气呼吸和推动调节。肺通过呼吸运动吸入自然界的清气，与脾胃化生的水谷精气相合，生成宗气，宗气具有贯注心肺之脉而行气血的功能。肺通过呼吸运动，调节全身气机，气机调畅则有助于血液的运行。因而肺气能协助心脏推动血液的循行，其本质是肺的呼吸作用对心主血脉功能的辅助作用，故又称助心行血作用。肺气充沛，宗气旺盛，气机调畅，则血运正常。若肺气虚弱或壅塞，不能助心行血，则可导致血液运行不畅，甚至血脉瘀滞，出现心悸胸闷、唇青舌紫等症。

肺主治节是指肺气具有治理和调节全身气、血、津液的作用。其生理作用主要表现在：一是治理和调节呼吸运动，通过调畅宣发肃降运动，以调节通畅呼吸运动，并促进宗气的生成；二是治理调节全身气机，通过肺的呼吸运动，调节全身气机，平衡一身之气的升降出入运动，保持全身气机调畅；三是治理调节血液的运行，通过肺朝百脉，辅助心脏推动血液运行；四是治理调节津液代谢，通过肺气的宣发肃降,治理和调节全身水液的输布、运行与排泄。综上可见,肺主治节是对肺生理功能的高度概括和总结。

### 2. 肺的生理特性

(1)肺为娇脏:娇脏,即娇嫩之脏,指肺脏易受邪侵而致病的特性。肺为清虚之脏,不容纤芥;肺脏娇嫩,不耐受邪气,其性喜润恶燥;肺外应皮毛,开窍于鼻,外感邪气易从皮毛或口鼻而入,常易犯肺而发病。其他脏腑病变亦可累及肺,而发生咳嗽、气喘、咯血、失音、肺痨、肺痿等病症。

(2)肺为华盖:华盖,原是指古代帝王的车盖。肺有"华盖"之称,其一是因为肺在五脏六腑中位置最高,覆盖诸脏;其二是因为肺能宣发卫气于体表,具有保护诸脏免受外邪侵袭的作用。

(3)肺气宣降:指肺气向上向外宣发和向下向内肃降的运动。肺气的宣发肃降运动推动和维持肺的司呼吸、主行水等生理功能。

肺气宣发是指肺气向上向外宣发和布散运动。其发挥的生理作用主要有三个方面:其一是呼出体内浊气;其二是将脾转输至肺的津液和水谷精微上输头面,外达皮毛;其三是宣发卫气外达皮毛肌腠,发挥卫气的温分肉、充皮肤、肥腠理、司开阖的作用,并将代谢后的津液化为汗液排出体外。若肺气失于宣发,则可见鼻塞喷嚏、呼吸不畅、喉痒咳嗽、恶寒无汗等症状。

肺气肃降是指肺气向下向内清肃和下降运动。其发挥的生理作用主要有三个方面:其一是吸入自然界的清气,并向下布散,下纳于肾,以资元气;其二是将脾转输至肺的津液及水谷精微向下、向内布散至其他脏腑,并将脏腑代谢后产生的浊液下输于肾;其三是肃清异物,以保持呼吸道的洁净。此外,肺气肃降,还有助于促进大肠向下传导糟粕的功能。若肺气失于肃降,则可见呼吸短促、咳喘痰多,或尿少,或大便排出不畅等症状。

肺气的宣发和肃降运动,二者相互制约、相互为用。若宣发与肃降协调,则呼吸均匀通畅,水液得以正常输布代谢。若肺气宣发与肃降失调,则可导致呼吸失常、水液代谢障碍等病变产生。肺气的宣发肃降,包括了气机的升降出入运动,但对于全身气机而言,因肺位居高位,为五脏之天,升已而降,所以肺气运动总的趋势是以清肃下降为主。

### 3. 肺的生理联系

(1)肺在体合皮,其华在毛:皮毛包括皮肤、汗孔(又称气门、玄府、鬼门)、毫毛、腠理等组织,皮毛的状态与功能有赖于卫气的温养和津液的润泽。肺与皮毛之间存在着相互为用的关系。

皮毛具有防御外邪、调节体温、调节津液代谢和辅助呼吸的作用,其中对肺的作用主要表现在两个方面。一是皮毛受邪可内合于肺。皮毛作为机体最外的防御屏障,若寒邪袭表,阻遏卫气,可出现恶寒发热、一身尽痛、无汗、脉紧等表证病变;若寒邪内侵,可阻滞肺气,导致肺气不宣。二是调节呼吸。皮毛上的汗孔不仅是排泄汗液之门户,又可宣发肺气以助肺呼吸。寒邪客表,使腠理收引,毛窍紧闭,致使肺气宣发不畅,可致无汗而喘的病症。故治疗外感表证时,常解表与宣肺并用。

肺对皮毛的作用主要也有两个方面。一是调节津液代谢。通过肺的宣发作用,输精于皮毛,即将津液和水谷精微向上向外布散于全身皮毛肌腠,发挥濡养滋润作用,使皮肤毛窍濡润且有光泽。并控制汗液的排泄,来调节人体津液的代谢。若肺气虚,津液输布不足,可致皮毛失濡而见憔悴不泽;肺气虚,固摄无力,可致卫表不固而见自汗;肺气虚,宣散无力,可致汗液排泄障碍而见无汗、肌肤水肿。二是宣发卫气于皮毛。肺宣散卫气至体表,发挥温分肉、充皮肤、肥腠理、司开阖的作用,从而发挥防御外邪、调节汗液排泄和维持体温的作用。若卫气被遏,汗不得出,则阳气郁于内而发热;反之,若汗出过多,则气随津泄,出现畏寒肢冷,甚至冷汗淋漓的大汗亡阳之危候。

(2)肺开窍于鼻:鼻为呼吸之气出入的通道,与肺直接相连,所以称鼻为肺之窍。鼻的通气和嗅觉功能依赖肺气的宣降运动和津液的滋养。若肺气宣畅,肺津充足,则鼻窍通利,嗅觉灵敏;若肺气虚或肺气壅闭、肺失宣降,则鼻塞不通,嗅觉迟钝,甚至丧失嗅觉。

另外,喉是呼吸之气出入的通道,与肺直接相连,称为呼吸之门户。喉的通气和发声功能依赖肺气的宣发运动和津液的滋养。肺津充足,肺气宣发顺畅,则呼吸通畅,声音洪亮。若肺津、肺气不足,则喉失滋养或推动,出现语声低微、嘶哑,甚至失音的病变,称为"金破不鸣";若外邪阻滞,导致肺气失于宣降,出现声音嘶哑、重浊,甚至失音的病变,称为"金实不鸣"。

(3)肺在液为涕:涕为鼻窍的分泌液,有润泽鼻窍的作用。鼻涕由肺津所化,通过肺气的宣发作用布散于鼻窍,故肺的功能正常与否,可从涕的外象得以反映。若肺津、肺气充足,则鼻涕润泽鼻窍,且不外流。若寒邪袭肺,肺气失宣,则鼻流清涕;若风热犯肺,热邪燔灼,则鼻涕黄浊;若燥邪犯肺,燥伤津液,则涕少、鼻干而痛。

(4)肺在志为悲(忧):悲、忧二者虽有不同,但近似,对人体生理活动的影响大致相同,因而悲和忧同属于肺志,与肺的关系密切。通常情况下,悲忧属正常的情志范畴,但过度悲忧,可损伤肺气,导致肺气的宣降运动失常,可出现胸闷不舒、精神萎靡、意志消沉、少气懒言、倦怠乏力等肺气不足的症状。反之,若肺气虚衰或肺气宣降失常,机体对外来非良性刺激的耐受能力下降,则容易产生悲忧的情绪变化。

(5)肺与秋气相应:时令至秋,暑去而凉生,草木皆凋,肺气有清肃下降之性,故肺与秋气相通应。秋季自然界之气内敛,中医养生主张天人相应,应"秋收"之性,养肺应顺其敛降之性,不宜过度发散。另外,秋季干燥,而肺为清虚娇脏,喜润恶燥,易为燥邪所伤,故秋令之燥气易伤肺津,致肺燥之证,出现干咳无痰、口鼻干燥、皮肤干裂等病症。

(三)脾

脾位于腹腔,横膈之下,与胃相邻。脾气以升为健,其性喜燥恶湿。脾的生理功能是主运化和主统血。脾的生理联系:在体合肉,其华在唇,开窍于口,在液为涎,在志为思,与长夏相通应。足太阴脾经与足阳明胃经相互络属,构成了脾与胃的表里关系。

**1. 脾的生理功能**　脾的生理功能主要有主运化和主统血。

(1)脾主运化:指脾气具有消化水谷,将水谷化为精微(谷精和水精),并将精微物质吸收并转输至全身的生理功能。脾主运化,分为运化谷食和运化水液两方面。

运化谷食是指脾气具有将食物消化为精微物质,并将其吸收、转输至全身的生理功能。其生理过程如下:食物入于胃,经胃的受纳、初步消化后,变为食糜;食糜下传小肠以进一步消化,分为清浊两部分,并将精微部分即清者加以吸收;继而脾气将精微物质输布至全身,分别化为精、气、血、津液以养全身。食物的消化吸收虽离不开胃和小肠的功能,但必须依赖脾气的推动激发作用得以实现。脾转输精微物质的途径主要有二:一是脾气升清,将精微物质向上输于心肺,化生气血,布散全身;二是脾居中焦,直接向四周布散,以充养五脏六腑、四肢百骸。

脾的运化功能强健,称"脾气健运",则水谷精微充盛,精气血津液化源充足,脏腑经络、四肢百骸等组织就能得到充分的营养,从而发挥正常的生理活动。若脾的运化功能减退,称"脾失健运",则必然影响食物的消化、吸收、转输,而出现食欲缺乏、腹胀、完谷不化、便溏,以及身体倦怠、面黄肌瘦等气血不足等病变。

运化水液是指脾气具有将水液转化为水精,并将其吸收、转输的生理功能。水液的吸收与胃、小肠、大肠的功能相关,但亦必须依赖脾的运化功能。脾转输津液的途径主要有三:一是经脾气的转输作用上输于肺,通过肺的宣发肃降作用布散于全身;二是脾气直接向四周布散;三是脾胃位居中焦,为水液升降输布的枢纽,水液可经中焦上腾下达遍布全身。通过脾气的转输作用,使水液上行下达,畅通无阻,从而维持了水液代谢的平衡。若脾的运化水液功能减退,则可导致水液在体内输布障碍,出现痰饮、水湿、水肿等病变。

运化谷食和运化水液是脾主运化功能的两个方面,二者同时进行,不可分割,又互相影响。人出生以后,饮食物是机体营养的主要来源,脾运化的水谷精微是精气血津液等化生的物质基础,脾在后天生命活动中起着主导作用,故被称为"后天之本""气血生化之源"。若脾气健运,则气血充盛,正气充足,不易受到邪气的侵袭;若脾失健运,化源不足,则气血亏虚,正气不足,容易生病。《脾胃论·脾胃胜衰论》有云"百病皆由脾胃衰而生也"。

(2)脾主统血:指脾气具有统摄、控制血液在脉中正常运行而不溢出脉外的功能。

脾主统血的功能是通过脾气对血的固摄作用实现的。若脾气健旺,则水谷精微化源充足,气血充盈,气旺则能固摄血液,保证血液不溢于脉外发生出血现象;若脾气虚弱,脾失健运,则气血化源不足而气血亏虚,气虚则固摄无力,致使血溢脉外而导致出血,此病变称为"脾不统血",可见齿衄、肌衄、尿血、便血、崩漏等出血之象。脾不统血由气虚所致,属虚性出血,一般出血色淡质稀,并常伴有纳呆、腹胀、乏力等脾气不足之征象。

### 2. 脾的生理特性

(1)脾气主升:脾气宜升,具有以上升为主的运动特点。脾气上升运动可推动和激发脾的生理功能。其发挥的生理作用包括升清和升举内脏两个方面。

脾气升清是指脾气向上升举水谷精微至心、肺、头目,并通过心、肺作用,化生气血以输布全身。若脾气虚弱,或脾为湿困,脾气升举无力,则水谷精微等营养物质输布运行失常,其具体病机有二:一是精微不得上输,则气血生化不足,头面失养,可见头目眩晕、神疲乏力等症;二是精微流注于下,可致腹泻病症。

升举内脏是指脾气向上运动可发挥升举内脏,以维持内脏位置相对恒定,防止其下垂的作用。若脾气虚弱,无力升举,反而下陷,可导致某些内脏下垂,如胃下垂、肾下垂、子宫脱垂、脱肛等。

脾胃同居中焦,脾气宜升,胃气宜降,为气机上下升降的枢纽,脾气升清,胃气降浊,共同完成消化功能。

(2)脾喜燥恶湿:指脾具有喜燥洁而恶湿浊的生理特性。脾喜燥恶湿的特性与其运化水液的生理功能关系密切。脾气健旺,运化水液功能正常,则无水湿痰饮停聚。若脾气虚衰,运化水液功能障碍,水湿痰饮内生,即为"脾虚生湿"。外界湿邪侵入机体,困遏脾气,致使脾气不得上升,则称为"湿邪困脾"。由于湿邪易困遏脾气,使脾气不升,影响其正常功能的发挥,故脾具有恶湿的特性;脾气上升,水液得以转输,则无湿产生,故脾具有喜燥的特性。脾喜燥恶湿,与胃的喜润恶燥相对而言。

### 3. 脾的生理联系

(1)脾在体合肉,其华在唇:肉指肌肉,其功能和状态依赖脾运化的水谷精微滋养。脾气健运,水谷精微得以运化,肌肉得水谷精微滋养则丰满健壮,功能活动健全。若脾失运化,肌肉失养,则导致四肢肌肉瘦削,甚至痿废不用,临床治疗此病症,常从脾胃论治,《素问·痿论》称"治痿独取阳明"。

唇即口唇,口唇的色泽变化能反映气血盛衰及脾运化功能的强弱。脾为气血生化之源,全身气血充盈,口唇得养,则口唇红润有光泽。脾失健运,气血亏虚,唇失所养,则口唇色泽淡白无华。

(2)脾开窍于口:指人的饮食食欲、口味与脾的运化功能密切相关,故称口为脾之窍。脾气健运,则食欲旺盛,口味正常,《灵枢·脉度》说:"脾气通于口,脾和则口能知五谷矣。"若脾气虚弱,失于健运,则食欲缺乏,口淡乏味;若脾虚生湿,则口中黏腻;若饮食不化,积食化热,则口中酸腐。

(3)脾在液为涎:涎是口津中较为清稀的部分,具有保护、润泽口腔和有助食物吞咽消化的作用。涎由脾气布散脾精于口而化生,其产生和分泌与脾关系密切。脾的运化功能正常,则涎液分泌适量而不溢出口外。若脾胃不和或脾虚失摄,则可导致涎液分泌异常增多,可见口涎自出。若脾精亏虚,则涎液分泌减少,可见口干舌燥。

(4)脾在志为思:思即思虑、思考,思的情志活动有赖于脾运化的水谷精微。正常的思虑对机体并无不良影响。但思虑过度或所思不遂,则可影响机体正常的生理活动,主要导致脾胃气机结滞,脾气不能升清,胃气不能降浊,出现食欲缺乏、脘腹胀满、头晕目眩、便溏等病症。

(5)脾与长夏相应:长夏指每年夏秋之交(夏至—处暑),此季天气炎热,雨水较多,天气下迫,地气上蒸,湿为热蒸,酝酿万物华实之象;人体的脾主运化谷食,化生气血津液等精微以养全身,故脾与长夏之气相应。脾具喜燥恶湿之性,若长夏湿气过盛,或脾气虚弱,则易为湿邪所困,导致脾失健运。故长夏季节应注意祛湿健脾。

（四）肝

肝位于腹腔，居于右胁，横膈之下，外应"两胁"。肝气主升动，肝为刚脏，喜条达而恶抑郁，有"将军之官""刚脏"之称。肝的生理功能是主疏泄和主藏血。肝的生理联系：在体合筋，其华在爪，开窍于目，在液为泪，在志为怒，与春气相通应。足厥阴肝经与足少阳胆经相互络属，构成了肝与胆的表里关系。

**1. 肝的生理功能** 肝的生理功能主要包括主疏泄和主藏血两方面。

（1）肝主疏泄：指肝具有疏通畅达全身气机的生理功能。肝的疏泄作用主要在于调畅全身气机，使全身气的升降出入正常，以维持脏腑、经络、形体官窍等功能的协调平衡。若肝气疏泄功能异常，即肝失疏泄，则全身气机失调，可导致全身病变。肝失疏泄，其病机主要有两方面：一是肝气郁结，疏泄不及，表现为情志抑郁，善太息，胸胁、两乳及少腹等部位胀痛不适等。二是肝气亢逆，升发太过，表现为情绪急躁易怒，头目胀痛，面红目赤，胸胁走窜胀痛等症状。

肝主疏泄，调畅气机主要发挥以下生理作用：

一是调畅情志。人体正常的情志活动以气血调和为重要条件，而肝主疏泄，调畅气机，可发挥调畅情志的作用。肝的疏泄功能正常，则气机调畅，气血和调，使人的心情舒畅，心境平和，情志适度。若肝气郁结，疏泄不及，则心情抑郁，闷闷不乐，喜太息等；若肝气亢逆，升发太过，则性情急躁易怒，烦躁不安。

二是促进血液和津液的运行。血液和津液的运行、输布，有赖于气的推动作用。肝主疏泄，调畅气机，气行则推动血液和津液的运行。若肝气郁结，疏泄不及，则会导致血液和津液运行障碍，在血液导致气滞血瘀，出现胸胁刺痛，或为癥积、肿块；在津液导致气滞水停，产生水湿、痰饮等病理产物。若肝气亢逆，升发太过，血随气逆，可致吐血、咯血，甚则猝然昏倒，不知人事。

三是促进饮食消化。肝主疏泄，调畅气机，可协调脾胃气机升降运动和促进胆汁的分泌排泄，促进饮食消化的作用。具体体现在两个方面：一是协调脾升胃降。脾气主升，运化水谷精微，胃气主降，受纳和腐熟水谷。脾升胃降正常，才能保持饮食物消化，水谷精微的吸收、转输、布散功能正常。若肝失疏泄，影响脾气上升，导致脾气不升，失于健运，即"肝气犯脾"，可出现腹胀、腹痛、眩晕、泄泻等。若肝失疏泄，影响胃气降浊，导致胃气上逆，失于受纳，即"肝气犯胃"，可出现食少纳呆、胃脘胀满或疼痛、呃逆、嗳气、恶心、呕吐等。二是有助于胆汁的分泌和排泄。胆汁由肝之余气所化，具有促进饮食物消化的作用。肝的疏泄功能正常，气机调畅，则胆汁能正常分泌和排泄。若肝失疏泄，胆汁的分泌和排泄失常，可出现口苦、纳食不化、厌油腻，甚则皮肤、目睛黄染等症状。

四是调节生殖。肝的疏泄功能可促进男子排精、女子排卵及月经来潮等生殖功能。男女生殖之精的贮藏和施泄，与肝气疏泄、肾气闭藏功能密切相关。肝主疏泄，调畅气机，气行则推动男女生殖之精的排泄通畅。若肝气郁结，疏泄失职，则生殖之精排泄不畅，而见男子精瘀，女子经行不畅甚至闭经等；若肝气亢逆，疏泄太过，则生殖之精被扰，而见阳强、滑精、梦遗等。

（2）肝主藏血：指肝具有贮藏血液、调节血量和防止出血的功能。

肝脏能够贮藏血液，故称"血海"。肝贮藏血液主要发挥三个作用：一是濡养肝脏，涵养肝气、肝阳，防止肝气升动太过，抑制肝阳亢逆，保证肝气发挥正常疏泄功能。若肝血不足，可致肝气化生不足、肝阳过于亢逆的病变。二是濡养筋、目、爪，维持其正常的功能。若肝血不足，可致筋、目、爪失于濡养。三是为女子经血之源，肝血充足，肝气畅达，则肝血流注冲脉，冲脉血盛则经血按时来潮。若肝血不足，可致经血乏源，月经量少，经期延后，甚至闭经。

正常生理状态下，人体各部分的血液需求量是相对恒定的，但可随着机体活动量的增减、情绪的变化以及外界气候的变化而变化。如机体活动剧烈或情绪激动时，血液需要量增加，肝将所贮存的血液向外输布，以供需求；若人体处在安静状态及情绪稳定时，机体血液需求量相应减少，多余的血液则回藏于肝。

肝脏具有收摄血液、防止出血的功能。肝贮藏血液，涵养肝气、肝阳，肝血充足，肝气充盛，肝阴肝阳平衡,则可发挥藏血作用而不致出血。若肝气虚弱,固摄无力;肝火亢盛,迫血妄行;肝阳亢逆,疏泄太过,均可致"肝不藏血"的病变,可见吐血、咳血、衄血,妇女月经过多,甚则崩漏等出血征象。

肝主疏泄与肝主藏血,二者之间关系密切。肝的疏泄正常,气机调畅,血运通达,则肝能贮藏血液、调节血量、防止出血。肝藏血充足,可涵养肝气、肝阳,维持肝气的冲和调达,以保证疏泄功能的正常发挥。

### 2. 肝的生理特性

(1)肝主升发:肝气具有向上升动、向外发散的运动特性。肝在五行属木,通于春季,春季自然界阳气始发,孕草木生发之机。肝气升发,可启迪、调畅全身诸脏之气,使全身气血冲合,五脏安定,生机不息。

(2)肝为刚脏:指肝具有刚强、躁急的生理特性。肝气主升、主动,内寄相火,易于亢逆。临床常见肝气升动太过的病理变化,出现烦躁易怒、眩晕、头胀痛、面赤、筋脉拘挛甚至抽搐等病症。治疗宜以柔肝、潜肝等法治之。如《温病条辨·湿温》所云:"肝为刚脏,内寄相火,非纯刚所能折。"

(3)肝喜条达而恶抑郁:肝在五行属木,其气升发,以疏通、畅达为顺,不宜抑郁。肝气疏通、畅达,才能维持其正常的生理功能,发挥对全身脏腑、经络、形体官窍等的调节作用。若病邪阻滞或情志所伤,都可阻滞肝气,使肝气失于条达而抑郁,则肝主疏泄功能失常,从而引发病变。治疗宜以疏肝、解郁等法治之。

### 3. 肝的生理联系

(1)肝在体合筋,其华在爪:筋附着于骨而聚于关节,具有联结关节、肌肉和骨骼,主司运动的功能。筋有赖于肝血的滋养,筋的运动和状态可反映肝血的盛衰。肝血充足,筋得所养,则运动灵活,强健有力,能耐疲劳,故称肝为"罢极之本"。若肝藏血不足,筋失所养,则运动迟缓,无力或筋脉拘急,屈伸不利。

爪指爪甲,包括指甲和趾甲,为筋之延续,故称爪为筋之余。爪甲有赖肝血的濡养,爪甲的色泽与形态可反映肝血的盛衰。肝血充足,爪甲得养,则爪甲颜色红润有光泽,质地坚韧,形态规整。若肝血不足,爪甲失养,则爪甲枯而色夭,质地软薄,易于变形或断裂。

(2)肝开窍于目:目具有视物功能,又称"精明"。肝与目关系密切。肝血充足,肝气调和,循肝经上养于目,则目视物清晰。若肝血不能上养于目,则两目干涩,视物不清或夜盲;肝经风热,则目赤痒痛;肝火上炎,则目赤生翳;肝阳上亢,则头目眩晕;肝风内动,则目睛上视或斜视。

此外,五脏六腑之精皆可上养于目,即中医的"五轮学说",以目不同部位的变化反应对应脏腑的病变。瞳仁属肾,称"水轮",黑睛属肝,称"风轮",白睛属肺,称"气轮",眼睑(又称目胞)属脾,称"肉轮",目眦属心,称"血轮"。

(3)肝在液为泪:泪有濡润、保护眼睛的作用,由肝血所化生。肝血充足,化泪以滋润目窍,而不外溢。在病理情况下,则可见泪液分泌异常。如肝血亏虚,泪液分泌减少,则两目干涩,甚则视物不清;肝经湿热,则可见目眵增多,迎风流泪。

(4)肝在志为怒:怒的情绪反应与肝密切相关。过度的暴怒和郁怒可影响肝气的运动,从而导致肝失疏泄,即"怒伤肝"之说。暴怒可致肝气升发太过,疏泄亢逆,见面红目赤,头痛,烦躁易怒,呕血,甚至猝然昏不知人。郁怒可致肝气郁结,疏泄不及,导致脾胃失于运化或痰饮瘀血内生等病变。反之,肝的气血失调病变也易引发怒的情志产生。如肝气过亢,或肝阴不足,阳气偏亢时,则易发怒。如肝气虚、肝血不足时,则易抑郁。

(5)肝与春气相应:肝在五行属木,其气通于春,春木内孕生升之机。肝气通于春,内藏生升之气,肝气升发,喜条达而恶抑郁,与春气同气相求。春季自然界阳气生升,故春季养肝当顺应"春生"的特性,保持心情舒畅,忌暴怒郁怒,以确保肝气调畅。肝气偏旺、肝阳偏亢的患者在春季肝之阳气更易应时而旺,从而发病。

（五）肾

肾位于腰部,脊柱两侧,左右各一。肾的生理功能是主藏精、主水和主纳气。肾主蛰藏,藏有"先天之精",为脏腑阴阳之本、生命之源,故称为"先天之本""生命之根"。肾的生理联系:在体合骨,其华在发,开窍于耳与二阴,在液为唾,在志为恐,与冬气相通应。足少阴肾经与足太阳膀胱经相互络属,构成了肾与膀胱的表里关系。

**1. 肾的生理功能** 肾的生理功能包括主藏精、主水和主纳气三个方面。

（1）肾主藏精:指肾具有贮藏、封藏精气的生理功能。肾所藏之精包括先天之精和后天之精。先天之精禀受于父母,与生俱来,是构成胚胎的原始物质;后天之精来源于水谷精微。肾精以先天之精为基础,赖后天之精的充养。肾精是肾脏生理活动的物质基础。肾气指肾精所化生之气,是肾生理活动的动力来源。肾中精气相互化生,相互促进,共同完成肾脏的生理功能。肾主藏精功能发挥的生理作用如下:

一是促进生长发育。肾中精气是机体生长发育重要的物质基础,机体的生长发育或衰退都取决于肾中精气的盛衰。幼年期,肾中精气逐渐充盛,表现为头发生长较快而渐稠密,更换乳齿,骨骼逐渐生长而身体增高;青年期,肾中精气更加充盛,表现为长出智齿,骨骼长成,人体达到一定高度;壮年期,肾中精气充盛至极,表现为筋骨坚强、头发黑亮、身体壮实、精力充沛的状态;老年期,随着肾中精气的逐渐衰减,表现为面色憔悴、头发脱落、牙齿枯槁、骨骼脆弱易断裂等现象。由此可见,肾中精气的盛衰决定了机体生、长、壮、老、已的生命过程,并可通过头发、牙齿、骨骼等外在表现反映出肾中精气的盛衰。若肾中精气不足,在小儿则为生长发育迟缓或障碍,如五迟(立迟、语迟、行迟、发迟、齿迟)、五软(头项软、手软、足软、肌肉软、口软),在成人则为早衰。

二是促进并维持生殖功能。肾中精气是机体生殖相关的重要物质基础,机体生殖功能的强弱由肾中精气的盛衰决定。肾中精气充盛到一定阶段,产生一种精微物质——天癸,天癸具有促进生殖器官成熟并维持生殖功能的作用。青春期后,天癸至,女子则月经来潮,男子则精液溢泄,标志机体生殖器官发育成熟,具备了生殖能力。壮年期,随着肾中精气更为壮盛,生殖能力日益旺盛。老年期,肾中精气逐渐趋向衰退,天癸的生成亦逐渐减少,甚至耗竭,生殖器官随之衰竭,生殖能力亦随之下降,乃至丧失。可见,肾中精气对生殖能力起着重要的作用,为生殖繁衍之根本。

（2）肾主水:指肾具有主持和调节人体水液代谢的功能。故肾又称为"水脏"。肾主水的功能主要体现在以下两个方面:

一是促进和调节与水液代谢相关脏腑的功能。水液的生成、输布与排泄,由肺、脾、肾、肝、三焦等多个脏腑共同参与完成。肾为脏腑之本,可通过肾气及肾中阴阳促进和调节各水液代谢相关脏腑阴阳平衡,从而发挥各脏腑的水液代谢功能,因而肾主持和调节机体水液代谢的各个环节。若肾主水的功能失常,则一身水液代谢障碍。

二是调节尿液的生成和排泄。尿液的生成和排泄均有赖于肾气的气化作用。水液代谢过程中,肺通过肃降作用,将水液经三焦水道下输于肾,在肾气的蒸腾气化作用下,水液之清者上输于肺,重新参与水液代谢;水液之浊者生成尿液,下输膀胱。肾气的气化作用,有利于膀胱的开合,从而主司尿液的排泄。肾气充盛,阴阳平衡,蒸腾气化作用正常,肾才能正常升清降浊,化生并排泄尿液。若肾气虚,蒸腾气化失司,则可出现小便清长、尿量增加;若推动和气化作用减弱,水液不化,可导致尿少、水肿;若固摄无力,膀胱失约,则见遗尿、尿失禁;若推动无力,膀胱失开,可见尿少、癃闭等病症。

（3）肾主纳气:指肾具有摄纳肺所吸入的清气,维持吸气的深度,防止呼吸表浅的功能。人的呼吸由肺所主,但有赖于肾的摄纳功能,使吸气维持一定的深度,完成正常的呼吸。肾的纳气功能是肾的封藏作用在呼吸运动中的具体体现。肾气充足,摄纳有权,则呼吸深长。若肾气虚衰,摄纳无权,肺吸入的清气不能下纳而上浮,则可见呼吸表浅、呼多吸少、动则气喘等病变,称为"肾不纳气"。

### 2. 肾的生理特性

（1）肾主蛰藏：蛰藏即蛰伏闭藏之意。肾主蛰藏的生理特性，是对肾主藏精功能的高度概括，其作用发挥在肾藏精、主水、纳气等各功能之中。肾气封藏则精气盈满，人体生机旺盛。若肾气封藏失职，则会出现遗尿、小便失禁、大便滑脱不禁、喘息，男子滑精，女子带下、崩漏、滑胎等。

（2）肾为水火之宅：肾为五脏六腑之本，内寓真阴、真阳，是各脏腑阴阳的根本，故称"水火之宅"。肾精化肾气，肾气分肾阴、肾阳。肾阴，又称元阴、真阴、真水，对机体各脏腑组织起着滋养、濡润、宁静的作用，为人体阴液的根本，"五脏之阴气，非此不能滋"；肾阳，又称元阳、真阳、真火，对机体各脏腑组织发挥推动、温煦、激发的作用，为人体阳气的根本，"五脏之阳气，非此不能发"。

肾阴和肾阳，作为机体各脏腑阴阳的根本，二者相互制约、相互依存、相互为用，维持着脏腑阴阳的相对平衡。若肾阳亏虚，则可引发其他脏腑阳虚；若肾阴不足，则可导致其他脏腑阴虚。反之，其他脏腑长期阴虚或阳虚，亦可累及于肾，导致肾脏虚损，即"穷必及肾"。

### 3. 肾的生理联系

（1）肾在体合骨，其华在发：肾主藏精，精生髓，髓有骨髓、脊髓和脑髓之分。骨髓居骨中，以充养骨骼。肾精充足，骨髓生化有源，骨得充养，则坚固有力。若肾精不足，骨髓生化无源，骨骼失养，可导致小儿囟门迟闭、骨软无力，以及老年骨质疏松、易于骨折等病变。

脊髓居于脊椎管，上通于脑。脑由髓聚而成，故称脑为"髓海"。肾精充盈，髓海得养，则脑的发育健全，功能正常。反之，肾精亏损，髓海不足，则可见健忘、头晕等症状。

齿与骨同出一源，齿为骨之延续，故称"齿为骨之余"。牙齿有赖肾中精气的充养。肾中精气充沛，在小儿则牙齿生长正常，中老年则牙齿坚固。若肾中精气不足，在小儿则表现为牙齿生长迟缓，成人则表现为牙齿松动，易于脱落。

发的生长润泽依赖精血的濡养，称"发为血之余"。肾藏精，精生髓化血，精血旺盛，则发浓密而润泽，故发的生机根源于肾。所以发之生长与脱落，润泽与枯槁，常能反映肾精的盛衰。青壮年肾精充沛，精血充盈，则发长而润泽，不易脱落；老年人肾中精气衰少，发白而脱落，属于正常现象。临床所见的未老先衰，年少而头发枯萎，早脱早白者，则与肾中精气不足有关。

（2）肾开窍于耳及二阴：耳的听觉功能与肾中精气盛衰密切相关。肾藏精，主骨生髓而通于脑，肾精充足，髓海得养，则听觉灵敏。若肾中精气亏虚，髓海失养，脑髓不足，则导致听力减退，或耳鸣耳聋。

二阴即前阴和后阴。前阴包括尿道和外生殖器官，后阴即肛门。肾气的气化作用，主司二阴的开合，促进生殖之精、尿液、粪便的正常排泄。若肾气虚，失于封藏，固摄失权，可导致二阴失合，表现为或遗精、滑精，或遗尿、尿失禁，或久泻滑脱等。若肾气虚，气化推动无力，可导致二阴失开，表现为或精瘀，或尿闭，或便秘等。

（3）肾在液为唾：唾是口津中较为稠厚的部分，具有润泽口腔、滋润食物、滋养肾精的作用。唾由肾精所化，出于舌下，若咽而不吐，则可滋养肾精。病理情况下，若肾精亏虚，唾液化生不足，可导致口舌干燥；若肾气不足，固摄无力，可导致多唾或久唾。反之，若多唾或久唾，则易耗损肾中精气。

（4）肾在志为恐：恐的情志是在心神主宰下由肾中精气对外界环境应答产生。过度恐惧，可导致肾气不固、气陷于下的病变，称为"恐则气下"，可见二便失禁，甚至遗精滑精等。反之，若肾精气亏虚，则易产生恐惧的情志。

（5）肾与冬气相应：冬季气候寒冷，自然界万物静谧闭藏。肾主蛰藏，为封藏之本，同气相求，故肾与冬气相应。故冬季中医养生主张顺应"冬藏"特性，保持肾精静谧内守特性，以利于阴精积蓄，阳气潜藏。若素体阳虚，或久病肾阳不足，多在冬季发病或加重。

Note:

## 命 门

命门,最早见于《灵枢》:"命门者,目也。"后世医家对命门的形态、部位及功能,各有见解。从形态言,分有形与无形之论。有形者以《难经》为代表,其以右肾为命门;无形者,认为命门乃"肾间动气"。从部位言,有右肾命门说、两肾命门说及两肾之间为命门说。从功能言,有主火、水火共主、非水非火为肾间动气之不同。明朝赵献可认为命门即真火,主持一身阳气;明朝张介宾则强调命门之中具有阴阳水火二气,发挥对全身的滋养、激发作用;明朝孙一奎则认为命门非水非火,是元气发动之机。虽各医家对命门在形态、部位、功能方面持有不同见解,但对于肾与命门的息息相通则是共性认知。命门与肾同为五脏之本,推动和调节全身脏腑气化,故称肾阳为"命门之火",肾阴为"命门之水"。

## 二、六腑

六腑是对胆、胃、小肠、大肠、膀胱、三焦的总称,其共同的生理功能是受盛和传化水谷,其生理特点是"泻而不藏""实而不满"。在饮食物传导、消化、吸收和糟粕排出的过程中,需要六腑之间保持通畅,功能协调,逐步完成,故有"六腑以通为用,以降为顺"之说。六腑通降太过或不及都会影响水谷的受盛和传化,而出现各种病理状态。

### (一)胆

胆位于右胁下,附于肝。胆的生理功能为贮藏、排泄胆汁和主决断。

**1. 贮藏和排泄胆汁** 胆是中空的囊状器官,内藏胆汁。胆汁由肝之精气所化生,汇集于胆而藏之,并通过肝的疏泄作用排泄入肠中,以促进饮食物的消化。若肝胆功能失常,胆汁的分泌与排泄受阻,就会影响饮食物的消化,出现纳少、腹胀等症状;若肝胆气逆,胆汁上溢,则可出现口苦、呕吐黄绿苦水等症状;若胆汁外溢,浸渍肌肤,则发为黄疸,以目黄、身黄、小便黄为特征。

**2. 胆主决断** 指胆具有对事物进行判断、做出决定的功能。《素问·灵兰秘典论》曰:"胆者,中正之官,决断出焉。"胆主决断的能力取决于胆气的强弱,又与肝的功能有关。胆气强者勇敢果断;胆气弱者则数谋虑而决断不能,出现胆怯易惊、失眠、多梦等表现。

胆为中空器官,内盛胆汁,有助于饮食物的消化,故归属于六腑。胆汁又称"精汁",属精微物质。胆贮藏胆汁,功能与五脏"藏精微"相似,故又归属奇恒之腑。

### (二)胃

胃又称胃脘,位于上腹部,上接食管,下连小肠。胃的生理功能是主受纳腐熟水谷,生理特性是主通降,喜润恶燥。

**1. 生理功能** 胃主受纳腐熟水谷,指胃具有接受和容纳饮食物,并将饮食物初步消化而形成食糜的功能。饮食入口,由胃接受和容纳之,故胃有"太仓""水谷之海"之称。容纳于胃内的饮食物经过胃气的初步消化,形成食糜,其精微物质被吸收,并由脾之转输而营养周身,食糜则下行于小肠。胃主受纳功能的强弱可以从食欲和饮食多少反映出来。若胃主受纳腐熟水谷的功能失常,可出现纳呆、胃脘胀痛、嗳腐等症状。

**2. 生理特性**

(1)胃主通降:指胃气具有向下运动维持胃肠道通畅的生理特性。具体发挥的作用如下:饮食物经口入于胃,胃受纳腐熟后形成食糜;胃内食糜下行入小肠,并进一步消化;小肠内食物残渣下输于大肠,大肠传导糟粕排出体外。若胃失通降,可出现纳呆、胃脘胀满或疼痛、大便秘结;若胃气上逆,则出现恶心、呕吐、呃逆、嗳气等症状。脾以升为健,胃以降则和,脾升胃降,彼此协调,才能完成饮食物的消化、精微物质的吸收和糟粕的下排。

（2）胃喜润恶燥：胃的受纳腐熟功能有赖于胃中阴液的滋润。胃中津液充足，才能发挥主受纳腐熟的功能和主通降的生理特性。其病易成燥热之害，多见津液受损，故治疗胃病要注意保护胃中津液，以免伤津化燥。

（三）小肠

小肠位于腹部，上与胃接，下连大肠。小肠的生理功能是受盛化物、泌别清浊。

**1. 受盛化物**　指小肠接受胃下传的食糜，并进行消化的功能。其具体功能如下：一是小肠接受由胃腑下传的食糜而盛纳之；二是食糜在小肠内，由脾与小肠共同对其进一步消化，化为精微和糟粕两部分。小肠的受盛化物功能失调，可表现为腹胀、腹泻、便溏等。

**2. 泌别清浊**　指小肠在对食糜进一步消化的过程中，将其分为清浊两部分的功能。清者，即水谷精微（谷精、水精），由小肠吸收，通过脾之运化功能输布全身；浊者，即食物残渣，经胃气通降下传大肠。小肠在吸收精微的同时，还吸收了大量的水液，参与了人体的津液代谢，称为"小肠主液"。小肠泌别清浊的功能正常，则水液和糟粕各行其道而二便正常。若小肠功能失调，清浊不分，水液归于糟粕，可出现泄泻、小便短少等症状。临床常用"利小便所以实大便"的方法治疗泄泻初起。

（四）大肠

大肠位于腹部，上接小肠，下连肛门。大肠的生理功能是传化糟粕和主津。

**1. 传化糟粕**　大肠接受由小肠下传的食物残渣，吸收水液，形成粪便，经肛门排出。《素问·灵兰秘典论》曰："大肠者，传道之官，变化出焉。"

**2. 大肠主津**　指大肠具有吸收食物残渣中水液的功能，参与了人体的津液代谢。

大肠传化糟粕与主津的功能密切相关，相互为用。若大肠传化糟粕和主津的功能失常，可出现大便秘结或泄泻。若湿热蕴结于大肠，大肠气滞，传导不畅，则会出现腹痛、里急后重、下痢脓血等症状。

（五）膀胱

膀胱又称"津液之府""水府""脬"等，位于小腹部，上通于肾，下连尿道。膀胱的生理功能是贮存尿液和排泄尿液。

机体水液代谢后的水液经肾的气化作用升清降浊，浊者下输于膀胱，形成尿液，并贮藏于膀胱。肾气主司膀胱的开合，尿液可适时排出体外。若肾的固摄和气化功能失常，则膀胱气化失司，开合失权，可出现小便不利、癃闭，或尿频、尿急、遗尿、小便失禁等症状。由此可见，膀胱的病变多责之于肾，小便异常可从肾治之。

（六）三焦

三焦之名首见于《内经》。关于三焦的部位和形质，历代医家众说纷纭，其中主要有二：六腑之三焦，部位之三焦。

**1. 六腑之三焦**　三焦是分布于胸腹腔的大腑，脏腑之中最大，无脏腑与之匹配，故称"孤腑"。其生理功能如下：

（1）通行诸气：三焦是一身之气运行的通道。肾精化生元气，元气通过三焦而布散到全身，以激发、推动各个脏腑组织的功能活动。《难经·六十六难》曰："三焦者，原气之别使也。"胸中化生宗气，宗气经三焦自上而下以滋先天元气。

（2）运行水液：三焦是人体水液输布运行的道路。《素问·灵兰秘典论》曰："三焦者，决渎之官，水道出焉。"全身水液的输布主要是在肺、脾、肾等脏腑的作用下完成，但必须以三焦为道路。三焦在水液代谢中的协调平衡作用，称作"三焦气化"。若三焦气化失常，水道不利，则可导致水液代谢功能失调。

**2. 部位之三焦**　将整个人体以膈和脐为分界线，分为上中下三焦。具体划分方法和各自功能如下。

上焦指膈以上部位，包括心、肺两脏及头面、上肢。其功能是将精微物质布散全身。心肺敷布精微至全身的功能，若雾露之溉遍布全身，《灵枢·营卫生会》将其生理特性概括为"如雾"。

中焦指膈以下、脐以上的部位,包括脾、胃、肝、胆等脏腑。其功能是消化饮食物。脾胃腐熟水谷、化生精微的功能,如发酵酿造之过程,《灵枢·营卫生会》将其生理特性概括为"如沤"。

下焦指脐以下的部位,包括肾、膀胱、大肠、胞宫等脏腑及下肢。其功能是排泄糟粕和尿液。肾、膀胱、大肠等排泄二便的功能,如沟渠之通导,《灵枢·营卫生会》将其生理特性概括为"如渎"。

### 三、奇恒之腑

奇恒之腑是脑、髓、骨、脉、胆、胞宫的总称。奇恒之腑形态似腑,多为管腔性器官;功能似脏,具有贮藏精气的作用。似脏非脏,似腑非腑,故名奇恒之腑。其中髓、骨、脉、胆已在五脏、六腑中介绍,不再赘述。

#### (一)脑

脑深藏于头部,是精髓汇集之处,故称"髓海"。脑为神明之所出,故称"元神之府"。脑的生理功能是主宰生命活动、主管精神活动、主持感觉功能。

**1. 主宰生命活动**　精是构成脑髓的物质基础,两精相搏,随形具而生神,谓之元神。元神藏于脑中,为生命的主宰。得神则生,失神则亡。

**2. 主管精神活动**　人的情志、意识、思维等精神活动是客观事物反映于脑的结果。脑的功能正常,则精神饱满,意识清楚,思维灵敏,记忆力强,语言清晰,情志正常。脑的功能失常,可出现思维、意识及情志活动异常。

**3. 主持感觉运动**　目、口、舌、鼻、耳为五脏外窍,与脑相通,其视、言、动、嗅、听功能皆与脑有密切关系。髓海充盈,则视物清楚,听觉敏锐,感觉灵敏,身体轻劲有力。髓海不足,则视物不明,听觉失聪,嗅觉不灵,感觉障碍,运动失常。

#### (二)胞宫

胞宫,又称女子胞、子宫、子脏、胞脏等,位于小腹正中部。胞宫的生理功能是主持月经和孕育胎儿。

**1. 主持月经**　月经是女子天癸至后周期性子宫出血的生理现象。月经的产生是脏腑经脉气血及天癸作用于胞宫的结果。初潮多在14岁左右,肾中精气充盛,天癸至,冲任二脉气血充盛,则月事以时下。约49岁左右,肾中精气衰败,天癸竭绝,冲任二脉气血衰少,月经闭止。

**2. 孕育胎儿**　胞宫是女子孕育胎儿的器官。受孕之后,月经停止来潮,全身气血下注于冲任,到达胞宫以养胎,胎儿成熟而娩出。

胞宫的功能与脏腑及经脉有着密切的关系。肾中精气产生天癸,在天癸的作用下,女子月经来潮,应时排卵,具备生殖能力。肝主疏泄,调畅气机,促进排卵和排经。女子以血为本,经水以血液所化,受孕后需血以养胎元。脾主运化水谷精微,心气化赤以生血,肝主疏泄促进脾胃运化,肝主藏血为经血化生之源,脾主统血调控月经血量。故五脏之中,肝、心、脾、肾与胞宫的关系尤为密切。

在经络中,冲脉具有调节十二经脉气血的作用,脏腑经络之气血皆下注冲脉,故称为"血海";任脉起于胞中,为人体妊养之本,有"任主胞胎"之说,一身之阴血经任脉聚于胞宫,妊养胎儿;督脉起于胞中,为"阳脉之海";带脉既可约束冲、任、督三经的气血,又可固摄胞胎。故冲脉、任脉、督脉、带脉与胞宫关系密切,以冲、任二脉为甚。

---

**知 识 拓 展**

**精　室**

男子之胞名为精室,是男性生殖器官,具有贮藏精液、生育繁衍的功能。精室为肾所主,与肾中精气的盛衰密切相关,其所藏之精的正常施泄,有赖于肾气封藏和肝气疏泄的调控。此外还与督脉、任脉、冲脉等经络相关。临床遗精、精瘀、精冷、少精等精室病变多从肾、肝、任脉、督脉论治。

### 四、脏腑之间的关系

人体脏腑之间具有密切关系,在生理上相互依存、相互协同、相互制约,以维持正常的生命活动。脏腑之间的关系主要包括脏与脏的关系、脏与腑的关系、腑与腑之间的关系。

#### (一)脏与脏之间的关系

心、肺、脾、肝、肾五脏,各司其职,又有着密切的联系。五脏之间的关系可以五行学说为指导,从五脏的功能角度来阐述。

**1. 心与肺** 心与肺的关系主要表现为气与血的关系。

心主血,肺主气,二者相互协调保证气血的正常运行。肺主气司呼吸,化生宗气,宗气贯注于心脉,推动血行,即肺朝百脉,助心行血。反之,心主血脉,血为气之载体,血行正常可促进肺主气司呼吸的功能。

心肺病变可以相互影响。肺气虚,不能助心行血,可导致血行不畅,瘀阻心脉,出现胸闷气短、心悸心痛、面唇青紫、脉象结代等症;心气虚,行血无力,心脉痹阻,可导致肺气壅塞,宣降失常,出现咳嗽气喘、胸闷气短等症。

**2. 心与脾** 心与脾的关系主要表现在血液生成与运行方面。

(1)血液生成:脾主运化水谷精微,脾气升清至心,心阳将水谷精微化赤生血,脾为心生血提供物质基础。心主血脉,生血行血以养脾,促进脾的运化功能,心为脾提供气血。心脾两脏相互为用,促进血液正常化生。若脾失健运,水谷精微化源不足,则致心血不足;若心血不足,可致脾失所养,运化无力。两者均可形成心脾两虚证,出现面色无华、心悸、失眠、多梦、食少、腹胀、便溏等症。

(2)血液运行:心主血脉,心气推动血液在脉中运行;脾主统血,脾气控制血液在脉中循行而不溢出脉外,两脏协调维持血液正常运行。若心气不足,则行血无力;脾气虚弱,统血无权,均可导致血行失常,形成气虚血瘀或气不摄血的出血病变。

**3. 心与肝** 心与肝的关系主要表现在血液运行与精神情志调节方面。

(1)血液运行:心主血脉,心气推动全身血行,则肝有血藏。肝血充足,则可调节血量、防止出血;肝气疏泄,调畅气机,有利于心主血脉功能的正常进行。两脏相互配合,共同维持血液的正常运行。若心血亏虚,可致肝藏血不足;肝血不足,肝失疏泄,亦可导致心血不足,或心血瘀阻。二者互为因果,形成心肝血虚或心肝血瘀等病理变化,表现为面色无华、心悸、头昏、目眩、爪甲不荣、月经量少色淡,或胸胁刺痛、心悸、闭经、舌质紫黯而有瘀斑瘀点、脉象弦涩等症。

(2)精神情志:心主藏神,主司精神活动;肝主疏泄,调畅精神情志。心血充盈,神有所主,有助于肝气疏泄,情志调畅;肝气疏泄,肝血充足,则情志舒畅,有助于心神内守。若心血不足,心神不安,可致肝失疏泄;肝血不足,肝气郁结,亦可导致心神不安。二者相互影响,形成心肝气郁或心肝火旺等病变,表现为精神恍惚、情绪低落、郁郁寡欢,或心烦失眠、急躁易怒等症。

**4. 心与肾** 心与肾的关系主要表现为水火既济与精神互用方面。

(1)水火既济:心居上焦,五行属火,心火(阳)当下降于肾,温煦肾阳,使肾水不寒;肾居下焦,五行属水,肾水(阴)当上济于心,滋助心阴,使心火不亢。心肾阴阳水火升降互济,共同维持两脏之间的协调平衡。心肾阴阳水火平衡失调,称为"心肾不交"。多见肾阴不足,不能制约心阳,可致心火偏亢的阴虚火旺病变,常表现为心烦失眠、眩晕耳鸣、腰膝酸软,或男子梦遗、女子梦交等症。

(2)精神互用:心藏神,神能调控精气,有助于肾藏精功能。肾藏精,精能生髓化神。故积精可以全神,神清可以益精。心肾精神互用,共同维持生命活动的正常进行。若心神不安,或肾精亏虚,髓海不足,可致心肾精气神逆的病理变化,表现为健忘、头昏、耳鸣、失眠、多梦等病症。

**5. 肺与脾** 肺与脾的关系主要表现在气的生成与水液代谢方面。

(1)气的生成:肺主气司呼吸,吸入自然界的清气;脾主运化,化生水谷精气并输布于上,二者在胸中结合,生成宗气。脾运化的水谷精微,有赖于肺气敷布全身;而肺之生理功能的正常发挥,又赖脾运化的水谷精微以充养。肺脾两脏相互为用,共同保证一身之气的生成。若肺气亏虚,或脾气不足,皆可导致一身之气生成乏源,终致脾肺气虚的病理变化,表现为食少体倦、腹胀便溏、咳嗽气短等症。

(2)水液代谢:肺气宣降以行水,推动全身水液的输布和排泄;脾主运化水液,上输津液于肺,由肺输布周身,且脾居中焦,为全身水液之枢。肺脾两脏相互协同,以保证正常的水液代谢。若脾失健运,水液内停生痰饮,可致肺失宣降;肺失宣降,不能通调水道,可致水湿困脾。两脏病理相互影响,均可导致水液输布失常。有"脾为生痰之源,肺为贮痰之器"之说。

**6. 肺与肝**　肺与肝的关系主要表现为调节全身气机升降运动。

肝气升发运动,疏通调畅全身气机;肺气宣发、肃降,调节一身之气的运动,肺居上焦,升已而降,故肺气以肃降为主。肝肺两脏密切配合,一升一降,相反相成,升降协调,促进全身气机的升降运动。其病变相互影响,若肝气亢逆,木火刑金,可致肺失肃降,出现咳嗽、胸痛、咯血等症;若肺失肃降,可致肝失条达,肝阳亢逆,出现头痛、易怒、胁肋胀痛等症。

**7. 肺与肾**　肺与肾的关系主要表现在呼吸运动、水液代谢及阴液互资方面。

(1)呼吸运动:肾主纳气,摄纳肺所吸入的清气,保持吸气的深度,防止呼吸表浅。肺主气司呼吸,肺气肃降,吸入清气,下纳于肾,以补充肾气。二者互用,保持呼吸运动的正常发挥,故称"肺为气之主,肾为气之根"。若肾不纳气,或肺气久虚,失于肃降,均可导致呼吸失常,有气短喘促、呼吸表浅、呼多吸少等症。

(2)水液代谢:肺为水之上源,肾为主水之脏,肺的肃降和通调水道功能有赖于肾的蒸腾气化。反之,肾之主水亦有赖于肺的宣发肃降和通调水道功能。肺肾协调,全身水液代谢正常。若肺失宣降,或肾的蒸腾气化功能失常,常致水液的输布、排泄障碍,可出现咳逆、水肿等病变。

(3)阴液互资:肺阴充足,可下资肾阴,即五行母生子的关系。肾阴为一身阴液之根本,肾阴可滋养肺阴。二者病理可相互累及,形成肺肾阴虚之证,出现五心烦热、潮热盗汗、腰酸耳鸣、干咳少痰、声音嘶哑等表现。

**8. 脾与肝**　脾与肝的关系主要表现在饮食物的消化与血液调节方面。

(1)消化方面:脾主运化,气血生化有源,濡养肝体,则肝气冲和条达,疏泄有度。肝主疏泄,调畅气机,协调脾胃之气的升降及胆汁的生成和排泄,从而促进脾的运化。两脏相互为用,共同维持正常的消化功能。若肝失疏泄,气机郁滞,可致脾失健运,表现为精神抑郁、胁肋胀痛、胸闷太息、纳呆、腹胀、便溏等症。

(2)血液调节:脾主运化,为气血生化之源;脾气统血,则肝有所藏。肝主疏泄,调畅气机,促进血液的运行;肝主藏血,可调节血量,防止出血。肝脾两脏相互为用,共同维持血液的正常运行。若脾气虚弱,失于运化,或失于固摄、失血,均可致肝藏血不足;若脾不统血,或肝失疏泄,肝不藏血,均可引发各种出血。

**9. 肝与肾**　肝与肾的关系,称为"肝肾同源""乙癸同源"。主要表现在精血同源、藏泄互用以及阴阳互资方面。

(1)精血同源:肝主藏血,贮藏充足的血液;肾藏精,贮存、封藏精气。精血皆为构成人体和维持人体生命活动的基本物质,均来源于水谷之精。精能生血,血可化精,精血同源互化。病理上肾精亏虚和肝血不足相互影响,形成肝肾精血不足的病理变化,表现为头昏目眩、耳鸣耳聋、腰膝酸软等症。

(2)藏泄互用:肝主疏泄,调畅气机,可促进生殖之精的排泄。肾主藏精,可封藏肾中精气。肝肾两脏藏泄互用,相互制约,相互为用,开合有度,共同调节女子行经和男子排精,维持人体生殖功能的正常。若肝失疏泄,或肾失封藏,可形成肝肾藏泄失调的病理变化,表现为女子月经周期紊乱、月经量多或闭经,男子阳痿、遗精、滑泄或阳强不泄等症。

(3)阴阳互资:肾为水火之宅,肾阴可滋养肝阴,制约肝阳,使之不亢,肝阴亦可资助肾阴;肾阳可温煦肝脉,以防肝脉寒滞。肝肾两脏阴阳互制互用,维持肝肾阴阳平衡。若肝肾阴虚,可相互累及,形成肝肾阴虚阳亢的病理变化,可见腰膝酸软、头昏目眩、中风等。若肾阳虚,可累及肝阳,导致寒滞肝脉,可见阳痿精冷、阴囊挛缩、宫寒不孕等。

**10. 脾与肾**　脾与肾的关系主要表现在先天与后天以及水液代谢方面。

(1)先后天互用:脾为后天之本,脾运化的后天之精,不断下输至肾,以充养肾中精气;肾为先天之本,肾内元气可激发、促进脾的运化功能,特别是肾阳可温煦脾阳,脾得阳始运。先天促后天,后天养先天,先天与后天相互资生、相互促进,维持脾肾两脏的协调平衡。若脾失运化,可致肾精不足;肾精气不足,亦可致脾失运化。若肾阳不足,不能温煦脾阳,或脾阳虚衰,久病及肾,形成脾肾阳虚的病变,可见腹部冷痛、下利清谷、腰膝酸冷、五更泄泻等。

(2)水液代谢:脾主运化水液,肾主水。脾气的吸收、转输水精,调节水液代谢的功能,有赖肾阳的温煦推动;肾主持全身水液代谢,又须赖脾阳的协助。脾肾两脏相互协同,共同维持水液代谢的协调平衡。若脾气虚弱,不能运化水液,或肾中阳气虚损,气化失司,可导致水液的输布、排泄障碍,形成脾肾阳虚、水湿内蕴的病理变化,表现为尿少浮肿、腹胀便溏、畏寒肢冷、腰膝酸软等症。

**(二)脏与腑之间的关系**

脏与腑的关系,主要体现为脏腑阴阳表里配合关系。脏属阴主里,腑属阳主表,一脏一腑,一阴一阳,一里一表,相互配合,组成心与小肠、肺与大肠、脾与胃、肝与胆、肾与膀胱的"脏腑相合"关系。脏腑相合关系的主要依据有四:一是经脉络属。属脏的经脉络于所合之腑,属腑的经脉络于所合之脏。表里相合的脏腑通过经脉的联络加强联系。二是生理配合。相合的脏腑中,腑的功能受脏的调节,脏的功能需腑的配合,相互配合完善生理功能。三是病理相关。相合的脏腑病理可相互传变影响,脏病可及腑,腑病也可及脏,或脏腑同病。四是脏腑兼治。有脏病治腑、腑病治脏、脏腑同治等方法。

**1. 心与小肠**　心与小肠的关系主要体现在心主血脉与小肠化物泌别清浊之间的关系。心主血脉,心阳温煦,心血濡养,有助于小肠化物功能;小肠化物、泌别清浊,为心生血作用提供物质基础,有助于心主血脉功能。若心火亢盛,下移小肠,可致小肠实热,见小便短赤、灼热涩痛等症;若小肠有热,亦可上扰于心,导致心火上炎,见心烦失眠、口舌生疮等症。若心阳或心血不足,不能温养小肠,可致小肠清浊不分;若小肠化物失职,可致心血不足。

**2. 肺与大肠**　肺与大肠的关系主要体现在肺气肃降与大肠传导之间的相互为用。肺气肃降,气机下行,有助于大肠的传导;肺气下输津液以濡润大肠,有利于糟粕的排出。大肠传导正常,糟粕下行,亦有助于肺气的肃降。若肺气不足,或失于肃降,气不下行,津不下达,可致大肠传导不利,见肠燥便秘;若大肠传导不畅,亦可导致肺气失于肃降,出现胸满、咳喘等症。

**3. 脾与胃**　脾与胃的关系具体表现在纳运相得、升降相因和燥湿相济三个方面。

(1)纳运相得:胃受纳腐熟水谷,为脾运化水谷提供物质和前提;脾运化水谷精微并输布至全身,为胃的受纳腐熟提供条件和精微物质。脾与胃纳运相得,共同维持对饮食物的受纳和运化。若脾运化无权,则胃受纳不振;胃受纳腐熟失常,也可导致脾运不健,均可出现纳少脘痞、腹胀便溏等脾胃纳运失调的病症。

(2)升降相因:脾与胃同居中焦,脾气主升而胃气主降,二者相反相成,为脏腑气机升降之枢纽。脾气上升,将水谷精微上输心肺,以化生气血津液;胃气下降,将水谷、食糜下传小肠,并将糟粕排出体外。脾升有助于胃降,胃降有助于脾升,二者相互为用,保证纳运功能的正常。若脾气不升,或胃失和降,二者可相互影响,产生脘腹坠胀、头晕目眩、泄泻不止、呃逆呕吐等脾胃升降失常之症。

(3)燥湿相济:脾为太阴湿土,主运化水液,性喜燥而恶湿;胃为阳明燥土,以阴液凉润通降用事,故性喜润而恶燥。胃易燥,得脾阴液以润之;脾易湿,得胃阳燥而不湿。脾胃阴阳燥湿相济,是保证纳运协调、升降相因的必要条件。若脾为湿困,或胃阴不足,可相互影响,产生脾湿不运,或胃纳不振的病理变化,表现为纳呆、脘腹胀满、便秘等症。

**4. 肝与胆**　肝与胆的关系主要表现在促进消化和调节情志方面。

(1)促进消化:肝主疏泄,气机调畅,肝之余气化生胆汁;胆附于肝,贮藏、排泄胆汁。肝与胆密切合作,则胆汁的分泌、贮藏、排泄正常,促进饮食物的消化。若肝气郁滞,疏泄失职,可影响胆汁的分泌

Note:

和排泄;而胆腑湿热,也可影响肝气疏泄,最终形成肝胆气滞、肝胆湿热、肝胆火旺等病证。

(2)调节情志:肝主疏泄,调畅精神情志;胆主决断,与人之勇怯有关。胆之决断有赖肝之谋虑,谋虑之后才能做出决断。肝胆相互配合,共同维持正常的情志活动。若肝胆气滞,或胆郁痰扰,可导致情志抑郁、失眠多梦或惊恐胆怯等症。

**5. 肾与膀胱** 肾主水,肾气蒸化产生尿液,肾气主司二阴的开合;膀胱贮存尿液,自前阴排出。肾与膀胱密切合作,共同完成尿液的生成、贮存、排泄。若肾气虚衰,或蒸化无力,或固摄无权,影响膀胱的贮尿排尿,可表现为尿少、癃闭或尿多、尿失禁等症。若膀胱湿热,或膀胱虚寒,开合失司,也可影响到肾气的蒸化和固摄,导致小便产生及排泄障碍。

（三）腑与腑之间的关系

腑与腑之间的关系,主要表现为各腑在饮食物的消化、吸收和糟粕排泄过程中的相互联系与密切配合。

饮食物经口入于胃,经胃受纳、腐熟为食糜,下传于小肠;小肠接受食糜,在胆分泌的胆汁的参与下,进一步消化,泌别清浊,清者经脾转输以养全身,浊者下输膀胱,排出体外;食物残渣下传大肠,经大肠之气传导燥化为粪便,经肛门排出体外。六腑传化水谷,虚实更替,通而不能滞,协同完成传导、消化、吸收、排泄的过程。故有"六腑以通为用""六腑以降为顺"的说法。六腑的病变多表现为传导不利,若胃肠有热,煎灼津液,可致大便燥结;若胃肠不通,传导失常,肠燥便秘,也可使胃失和降,胃气上逆,出现嗳气、恶心、呕吐等症。故治疗六腑传导不利的病变,当以复其通降之性为首务,方能使其功能正常,故有六腑"以通为补"之说。

(郭春秀)

# 第二节 生命活动的基本物质

精、气、血、津液是构成人体和维持人体生命活动的基本物质,其运动变化的规律体现了人体生命活动的基本规律。精是体内的精微物质;气是指极精细而活力很强的一类物质;血是红色的液态物质;津液是体内的正常水液。精、气、血、津液的生成及代谢,均需要依靠脏腑、经络及组织器官的生理活动,而人体脏腑、经络及组织器官的生理活动又必须依靠气的推动、气化等生理功能和精、血、津液的濡润和滋养。因此,无论在生理还是病理状况下,这些基本物质与人体的脏腑、经络、形体官窍之间,始终存在着相互依存、相互影响的密切关系。

精气血津液学说,就是阐述人体生命活动基本物质的生成、输布、生理功能及其相互关系的基本理论。本节主要介绍精、气、血、津液。

## 一、精

精是构成人体和维持人体生命活动的最基本物质之一,是禀受于父母的先天生命物质与后天水谷精微相结合而形成的一种精微物质。如《素问·金匮真言论》说:"夫精者,身之本也。"

中医学的精包括广义之精和狭义之精。广义之精,是指一切构成人体并且具有重要生理功能的精微物质,其中包括维持人体生命现象和生理功能的气、血、津液、水谷精微等基本物质(包括先、后天之精)。狭义之精,是指藏于肾中的生殖之精(先天之精)。

（一）精的生成

从精的生成来源而言,精有先天之精和后天之精之分。人体之精根源于先天而充养于后天。

**1. 先天之精** 先天之精禀受于父母,是构成胚胎的原始物质,即"生殖之精"。古人通过对生殖繁衍过程的观察,认识到男女两性生殖之精的结合便能够产生一个新的生命个体。由此可见,父母遗传的生命物质就是与生俱来的精,谓之先天之精。如《灵枢·决气》中说:"两神相搏,合而成形,常先身生,是谓精。"《灵枢·本神》说:"生之来,谓之精。"

2. **后天之精**　后天之精来源于水谷,又称为"水谷之精"。出生以后,人体必须不断地从自然界摄取清气,以及依赖饮食水谷所化生的精微物质的滋养,才能得以维持正常的生命活动。胃主受纳腐熟水谷,脾主运化,将饮食水谷转化为水谷之精,并输布至五脏六腑,成为维持人体生命活动的精微物质,称为后天之精。

人体之精的来源,以先天之精为根本,出生后又得到后天之精的不断补充和滋养。先天之精和后天之精之间相互依存、相互促进,共同构成了人体之精,并维持了人体之精的充盛不衰。因此无论是先天之精还是后天之精的匮乏,均能导致精虚不足的病理变化。

(二) 精的生理功能

精主闭藏而静守于内,与气的运行不息相较,精的性质属阴。精的生理功能可以概括为四个方面。

1. **繁衍生殖**　由先天之精与后天之精化合而生成的生殖之精,具有繁衍生命的重要作用。先天之精和后天之精相辅相成,使肾精逐渐充盛,并产生"天癸",男子二八天癸至,精气溢泻;女子二七而天癸至,月事应时而下,人体具备生殖繁衍后代的能力。至老年阶段,精气衰微,天癸竭,则逐渐丧失了生殖繁衍能力。

可见,精是繁衍后代的物质基础。肾精充足,生殖能力则强;反之若肾精不足,则会影响生殖能力。故补肾益精是临床上治疗不育、不孕等生殖功能低下的重要方法。

2. **生长发育**　《灵枢·本神》中说:"生之来,谓之精。"人之生始于精,由精而化形。出生之后,则要依赖后天之精的不断充养,形体才能不断生长发育。由此可以看出,人体从幼年至青年,由壮年到老年,呈现出的生长壮老的生命运动规律,都是人体之精由盛而衰的变化结果。所以临床上可通过补肾填精来治疗儿童五软、五迟等生长发育障碍以及防治早衰。

3. **生髓化血**　肾藏精,精生髓。《灵枢·海论》中说:"脑为髓之海。"肾精充盛,脑髓得以充盈,则神志清晰、思维敏捷。当肾中精气不足时,髓海空虚,则可以出现思维迟钝、智力减退,甚或痴呆。

《素问·阴阳应象大论》中说:"肾生骨髓。"肾精充足,则骨髓充满,骨骼得到髓的滋养而坚固强健。若肾精不足,则可以出现骨骼生长迟缓、发育不良。

精生髓,髓可化生为血,是血液生成的来源之一。精足则血充,精亏则血少,故有"精血同源"之说。

4. **濡养脏腑**　人体之精具有滋润濡养人体各脏腑组织器官、形体官窍的生理功能。先天之精禀赋充足,后天之精化源不断,输送到五脏六腑等全身各组织器官之中,起着滋养作用,从而维持人体的正常生命活动。倘若先天禀赋不足,或后天之精化生障碍,则可以导致肾精亏虚,五脏之精也随之衰减,失去精的濡养作用,脏腑组织的功能低下,形成各种虚损不足的病证。

## 二、气

气是构成人体和维持人体生命活动的基本物质,是具有很强活力的精微物质。中医学认为,人和万物都是天地自然的产物,都是天地形气阴阳交感的产物,是自然界有规律地运动变化的结果。故《素问·宝命全形论》曰:"人以天地之气生,四时之法成""天地合气,命之曰人"。气也是维持人体生命活动的最基本物质。人的生命活动是在气的作用下得以进行的。"气者,人之根本也。"(《难经·八难》)气运行不息,推动和调控人体内的新陈代谢,维系人体的生命进程。气的运动一旦停止,人体的生命也随着终止。

(一) 气的生成

人体之气由精化生,并与肺吸入的自然界清气相合而成。故气的生成是肺、脾、肾等脏腑综合作用的结果。

1. **主要来源**　构成人体和维持人体生命活动的气,来源于先天之精气和后天摄取的水谷之精气、自然界之清气,是通过肾、脾胃和肺等脏腑生理功能的综合作用,将三者有机结合而成的。

（1）先天之精气：先天之气来源于先天之精，禀受于父母，"生之来谓之精"（《灵枢·本神》）。先天之精气是构成生命形体的物质基础，是人体气的重要组成部分。

（2）水谷之精气：水谷之精气是饮食物中的营养物质，是人类赖以生存的基本要素之一。人摄取饮食之后，通过胃的腐熟，脾的运化，将饮食物中的营养成分化生为能被人体利用的水谷精微，输布全身，滋养脏腑，化生气血，成为人体生命活动的主要物质基础。

（3）自然界的清气：自然界的清气需要依靠肺的呼吸功能和肾的纳气功能才能吸入体内。《素问·阴阳应象大论》说："天气通于肺。"清气参与气的生成，并且不断吐故纳新，促进人体代谢活动，因此也是人体之气的重要来源。

**2. 相关脏腑** 从气的来源得知，人体之气的生成是全身各个脏腑综合协调作用的结果，其中与肾、脾胃和肺的生理功能尤为密切，其中脾胃化生水谷精气为气的最主要来源。

（1）肾为气之根：肾藏先天之精，并受后天之精的充养。先天之精是肾精的主要成分，先天之精所化生的先天之气（即元气），是人体最根本最重要的气，因此肾藏精的生理功能对于气的生成至关重要。肾封藏肾精，不使其无故流失；精保存体内，则可化为气，精充则气足。如若肾失封藏，精耗则气衰。

（2）脾胃为生气之源：脾主运化，胃主受纳，共同完成对饮食物的消化吸收。脾胃化生的水谷精气，布散于全身脏腑经络，成为人体之气的最主要来源，所以称脾胃为生气之源。若脾胃的受纳腐熟或运化转输的功能失常，则不能消化吸收饮食水谷之精微，水谷之气的来源匮乏，就会影响一身之气的生成。"故谷不入，半日则气衰，一日则气少矣。"（《灵枢·五味》）

（3）肺为气之主：肺主气，在气的生成过程中占有重要地位。一方面，肺是体内外之气交换的场所，主呼吸之气，通过肺的呼吸功能，将自然界的清气源源不断地吸入体内，同时不断地呼出浊气，保证了体内之气的生成及代谢；另一方面，肺将吸入的清气与脾气上输的水谷之气二者结合起来，生成宗气，宗气积于胸中，上走息道司呼吸，贯注心脉行血气，下蓄丹田资元气。若肺主气的功能失常，则清气吸入减少，宗气生成不足，可导致一身之气衰少。

总之，肾的生理功能与先天之气的生成关系密切，脾胃和肺的生理功能与后天之气的生成关系密切，若肾、脾胃和肺等脏腑生理功能异常或失去协调配合，都会影响气的生成及其功能的正常发挥。

**（二）气的运动**

人体的气，是具有很强活动力的一种物质，所以是不断运动着的。

**1. 气机的概念** 气的运动称作气机。人体之气是不断运动着的活力很强的细微物质，它流行全身，内至五脏六腑，外达筋骨皮毛，无处不至，时刻推动和激发人体的各种生理活动。

**2. 气的运动形式** 气的运动形式是多种多样的。

（1）气运动的基本形式：气的运动形式，因气的种类与功能的不同而有所不同，总体来说可以归纳为升、降、出、入四种基本形式。所谓升，是指气自下而上的运行；降，是指气自上而下的运行；出，是指气由内向外的运行；入，是指气自外向内的运行。人体之气运动的升与降、出与入是对立统一的矛盾运动，广泛存在于机体内部。虽然从某个脏腑的局部生理特点来看，有所侧重，如肝、脾主升，肺、胃主降等，但是从整个机体的生理活动来看，升与降、出与入之间必须保持协调平衡，只有这样，人体之气才能正常运动，各脏腑才能发挥其正常的生理功能。因此，气机升降出入的协调平衡是保证生命活动正常进行的一个重要环节。诸如呼吸运动、水谷的消化吸收、津液代谢、气血运行等，都须依赖气的升降出入运动才能实现。可见，气的升降出入存在于一切生命过程的始终。

气的正常运动，称为"气机调畅"，包括升降出入运动的平衡协调和畅通无阻的状态。反之，若气的运行受阻，或升降出入失却和谐、协调平衡时，则称为"气机失调"。由于气的运动形式是多种多样的，所以气机失调也有多种表现。例如：气的运行受阻而不畅通，甚至出现局部阻滞不通，称作"气滞"；气的上升太过或下降不及，称为"气逆"；气的上升不及或下降太过，称为"气陷"；气的外出太过而不能内守，称为"气脱"；气不能外达而郁结闭塞于内，称为"气闭"。

（2）脏腑之气的运动规律：脏腑之气的运动规律体现了脏腑生理活动的特性，也反映了脏腑之气运动的不同趋势。人体的生命活动，内而消化循环，外而视听言行，无一不是脏腑之气升降运动的表现。"出入"则是升降运动的外在表现，与升降运动密切联系。人体脏腑经络、气血津液、营卫阴阳，均依靠气机的升降出入运动而相互联系，维持正常的生理功能，并与外周环境不断地进行新陈代谢。升降运动是脏腑的特性，亦是物质运动的规律所在。每一种物质的运动形式，又为其自身所具有的特殊本质所规定。

由于人体各脏腑之气的运动调畅，各脏腑之间的气机升降出入处于一个协调的对立统一体中，从而保证了机体不断从自然界中摄取人体生命活动所需物质，并通过气化作用，升清降浊，摄取精微，排泄废物，维持物质代谢和能量转换的动态平衡，共同完成整个机体的新陈代谢，促进了生命活动的正常进行。

### （三）气的功能

气对于人体具有十分重要的作用，它既是构成人体的基本物质之一，又是推动和调控脏腑功能活动的动力，起到维系人体生命活动的作用。人体之气的生理功能可归纳为以下几个方面：

**1. 推动作用**　气的推动作用，是指气具有激发和推动的功能。主要体现在：①激发和促进人体的生长发育与生殖功能；②激发和促进各脏腑组织经络的生理功能；③激发和促进精、血、津液的生成与运行；④激发和兴奋精神活动。若气的推动作用减弱，可影响人体的生长发育，或出现早衰；也可以使脏腑经络生理功能减退，出现精血、津液生成不足或运行迟缓，导致输布、排泄障碍等病理变化；亦可见精神委顿等症状。

**2. 温煦作用**　气的温煦作用，是指阳气温煦人体的作用。《难经·二十二难》说："气主煦之。"气的温煦作用，是指气可以通过气化产生热量，使人体温暖，消除寒冷。气的温煦作用对人体有重要的生理意义：①使人体维持相对恒定的体温；②有助于各脏腑、经络、形体官窍进行正常的生理活动；③有助于精血津液的正常运行和输布，即所谓"得温而行，得寒而凝"。若气虚，温煦作用失常，可见畏寒喜暖、四肢不温、脏腑经络等组织器官的功能活动减弱、血和津液的运行输布迟缓等寒象。

**3. 防御作用**　气的防御作用，是指气具有卫护肌表、防御外邪入侵，或外邪入侵后与之抗争、以祛邪外出的功能。《素问·刺法论》说："正气存内，邪不可干。"说明当气的防御功能正常时，邪气不易入侵；若气的防御作用低下，势必不能抗邪，邪气易于入侵而发生疾病，故《素问·评热病论》说："邪之所凑，其气必虚。"当邪气入侵人体某一部位时，机体正气就会聚集该处，发挥抗御邪气、祛邪外出的作用。因此，气的防御功能正常，则邪气不易入侵；或虽有邪气侵入，也不易发病；即使发病，也易于治愈。气的防御功能影响着疾病的发生、发展和转归。

**4. 固摄作用**　气的固摄作用，是指气对体内血、津液、精等液态物质的固护、统摄和控制作用，从而防止这些物质无故流失，保证它们在体内发挥正常的生理功能。气的固摄作用表现为：①统摄血液，使其在脉中正常运行，防止其溢出脉外；②固摄汗液、尿液、唾液、胃液、肠液，控制其分泌量、排泄量和有规律地排泄，防止其过多排出及无故流失；③固摄精液，防止其妄加排泄。

若气的固摄作用减弱，则有可能导致体内液态物质的大量丢失。例如，气不摄血，可以引起各种出血；气不摄津，可以引起自汗、多尿、小便失禁、流涎、呕吐清水、泄泻滑脱等；气不固精，可以引起遗精、滑精、早泄等病症。此外，大便滑脱、妇女白带过多、习惯性流产等，也与气的固摄作用失常有关。

**5. 气化作用**　气化有广义、狭义之分。广义的气化，泛指在气的作用下所产生的各种变化。从这一层意义上说，气的推动、温养、防御、固摄等作用都可以包含在其中。狭义的气化，则是指在气的作用下，精、气、血、津液等不同物质形态之间的相互化生及物质与功能（有形与无形）之间的相互转化。由人体之气的运动而引起的精、气、血、津液等物质与能量的新陈代谢过程，是生命最基本的特征之一。

实际上，气化就是体内物质新陈代谢的过程，是物质和能量转化的过程。《素问·阴阳应象大论》所说"味归形，形归气；气归精，精归化；精食气，形食味；化生精，气生形……精化为气"等，就是对气化过程的简要概括。因此,体内精、气、血、津液各自的代谢及其相互转化,是气化的基本形式。气化过程的激发和维系,离不开脏腑的功能。气化过程的有序进行,是脏腑生理活动相互协调的结果。

气机与气化有密切的联系。气化是在气的升降出入运动中所发生的物质转化和能量转化,在气机升降出入正常的情况下,也就是气机调畅状态下,才能进行正常的气化;而气机失调必然会引起气化失司。相反,气化失常,也伴随有气的升降出入运动的失调。

**6. 营养作用**　气的营养作用,主要体现在三个方面:①通过行于肌表的卫气,营养体表肌肉皮毛组织。诚如《灵枢·本脏》说:"卫气者,所以温分肉,充皮肤,肥腠理……卫气和,则分肉解利,皮肤调柔,腠理致密矣。"②通过经络之气,起到输送营养物质、濡养组织器官的功效。正如《灵枢·脉度》说:"其流溢之气,内溉脏腑,外濡腠理。"③通过营气以化生血液,进而营养全身。倘若气虚营养不足,则会导致全身各脏腑组织器官失养,而出现皮毛枯槁、脏腑功能活动减弱等病变。

### (四) 气的分类

人体之气,分布于全身,无处不到。由于生成来源、分布部位及功能特点的不同,又有着各自不同的名称。气的分类主要有以下四种:

**1. 元气**　元气,是人体最根本、最重要的气,是人体生命活动的原动力。元气,在《难经》中称为"原气",在《内经》中称为"真气"。因此元气、原气、真气,三者的内涵是同一的,都是指由先天之精化生的先天之气。

(1)生成与分布:元气主要由肾所藏的先天之精所化生,同时又依赖脾胃所运化的水谷精气的培育和充养,通过三焦而流行于全身。因此,元气充盛与否,不仅与来源于父母的先天之精有关,而且与脾胃运化功能、饮食营养及化生的后天之精是否充盛有关。若因先天之精不足而导致元气虚弱者,也可以通过后天的培育补充而使元气充实。

元气通过三焦而流行于全身。元气发于肾,以三焦为通路,循行全身,内而五脏六腑,外而肌肤腠理,无处不到,发挥其生理功能,成为人体最根本、最重要的气。

(2)生理功能:元气的生理功能主要有两个方面,一是推动和调节人体的生长发育和生殖功能,元气是人体生命活动的原动力,其盛衰变化体现在机体生、长、壮、老、已的生命过程中;二是推动和调控各脏腑、经络、形体官窍的生理活动。人体的元气充沛,各脏腑、经络等组织器官的活力就旺盛,人体则健康少病。

**2. 宗气**　宗气是由水谷精气与自然界清气相结合而积聚于胸中的气,属后天之气的范畴。又名"大气""动气"。宗气在胸中积聚之处,称为"气海",又名为"膻中"。

(1)生成与分布:宗气的生成有两个来源,一是脾胃运化的水谷精气,二是肺从自然界中吸入的清气,二者相结合生成宗气。因此,脾的运化转输功能和肺主气、司呼吸的功能是否正常,与宗气的生成和盛衰有着直接的关系。

宗气聚于胸中,通过上出息道、贯注心脉及沿三焦下行的方式布散全身。宗气一方面上出于肺,循喉咙而走息道,推动呼吸;一方面贯注心脉,推动血行。宗气还可沿三焦向下运行于脐下丹田,以资先天元气。

(2)生理功能:宗气的生理功能表现在三个方面。一是走息道,推动肺的呼吸。因此,凡是呼吸、语言、发声皆与宗气有关。宗气充盛则呼吸徐缓而均匀,语言清晰,声音洪亮;反之,则呼吸短促微弱,语言不清,发声低微。二是贯注于心脉,促进心脏推动血液运行。因此,凡气血的运行、心搏的力量及节律等皆与宗气有关。宗气充盛则脉搏和缓,节律一致而有力;反之,则脉来躁急,节律不规则,或微弱无力甚或脉微欲绝。三是聚丹田,以资元气。宗气作为后天生成之气,对先天元气有重要的资助作用。

元气以三焦为通道,自下而上运行,散布于胸中,以助后天之宗气;宗气自上而下分布,蓄积于脐下丹田,以资先天之元气。先天与后天之气相合,则成一身之气,其盛衰与宗气的生成密切相关。

**3. 营气**　营气是行于脉中、具有营养作用的气。因其富有营养,且在脉中营运不休,故称之为营气。由于营气行于脉中,是血液的重要组成部分,营气与血关系密切,可分而不可离,故常"营血"并称。营气与卫气从性质、功能和分布进行比较,则营属阴,卫属阳,所以又常常称为"营阴"。

(1)生成与分布:营气来源于脾胃运化的水谷精微,其中最精专、柔和、富有营养的部分化生为营气,并进入脉中运行全身。《素问·痹论》说:"营者,水谷之精气也。和调于五脏,洒陈于六腑,乃能入于脉也。故循脉上下,贯五脏,络六腑也。"可见营气由水谷精气所化生,进入脉中,循脉运行全身,内入脏腑,外达肢节,终而复始,营周不休。

(2)生理功能:营气的生理功能主要有两个方面。①化生血液:营气是化生血液的物质基础,营气与津液调和,共注入脉中,化成血液,并保持了血液量的恒定。②营养全身:营气循血脉流注于全身,五脏六腑、四肢百骸都得到营气的滋养。由于营气为全身脏腑组织提供了生理活动的物质基础,因此营气的营养作用在生命活动中非常重要。

**4. 卫气** 卫气是行于脉外、具有保护作用的气。因其具有卫护人体、避免外邪入侵的作用,故称之为卫气。卫气与营气相对而言属于阳,故又称之为"卫阳"。

(1)生成与分布:卫气来源于脾胃运化的水谷精微,其中慓疾滑利的部分化生为卫气。《素问·痹论》说:"卫者,水谷之悍气也。其气慓疾滑利,不能入于脉也。故循皮肤之中,分肉之间,熏于肓膜,散于胸腹。"因此,卫气由水谷精气所化生,运行于脉外,不受脉道的约束,外至皮肤肌腠,内至胸腹脏腑,布散全身。

(2)生理功能:卫气的生理功能主要有三个方面。①防御作用:卫气布达于肌表,起着保卫作用,抵抗外来的邪气,使之不能入侵人体。如果卫气虚弱,则常常易于感受外邪而发病。②温养作用:卫气内至脏腑,外达肌肉皮毛,充沛于全身,发挥其温养作用,从而保证了脏腑肌表的生理活动得以正常进行。卫气充足,温养机体,还可维持人体体温的相对恒定。③调节作用:卫气能够调节控制腠理的开阖,促使汗液有节制地排泄,维持体温的相对恒定,从而保证了机体内外环境之间的阴阳平衡。当卫气虚弱时,则调控腠理功能失职,可以出现无汗、多汗或自汗等病理现象。

营气与卫气分属阴、阳,必须相互协调(即营卫和调),才能维持正常的体温和汗液分泌,人体才能有旺盛的抗邪力量和脏腑的正常生理活动。若营卫二者失和,则可能出现恶寒发热、无汗或汗多,以及抗病能力低下而易于感冒等。

## 三、血

血,即血液,是循行于脉中的富有营养的红色的液态物质,是构成人体和维持人体生命活动的基本物质之一。血主于心,藏于肝,统于脾,血必须在脉管内有规律地循行,充分发挥营养和滋润的生理效应。脉是血液运行的通道,故有"血府"之称。如某些原因血溢出脉外,即为出血,又称为"离经之血"。

### (一) 血的生成

血液主要由营气和津液所组成,其生成主要来源为水谷精微和肾精,与脾胃、心、肺和肾等脏腑密切相关。营气和津液都来源于脾胃化生的水谷精微,所以说脾胃是气血生化之源。血液的生成过程,是中焦脾胃受纳运化饮食水谷,吸取水谷精微,其中包含化为营气的精专物质和有用的津液,再经脾气的升清上输于心肺,与肺吸入之清气相结合,贯注于脉,在心气的作用下变化成为红色血液。故《灵枢·决气》指出:"中焦受气取汁,变化而赤,是谓血。"此外,肾精也是化生血液的基本物质。肾精化生血液,主要通过骨髓和肝脏的作用而实现。肾藏精,精生髓,髓养骨,可化为血。精和血之间存在着相互资生和相互转化的关系,精血同源,所以肾精充足,则血液化生有源,同时肾精充沛,也可促进脾胃的运化功能,有助于血液的化生。

### (二) 血的运行

血在脉管中运行不息,流布于全身,为全身各脏腑器官提供了丰富的营养。其正常运行与心、肺、肝、脾四脏的关系尤为密切。

心主血脉,心气推动血液在脉中运行全身,以发挥血的营养滋润作用。心脏、脉管和血液构成了一个相对独立的系统,心气在血液循环中起着主导作用。肺朝百脉,肺主一身之气而司呼吸,肺主宣发肃降,能调节全身气机,辅助心脏,推动和调节血液的运行;尤其是宗气贯心脉以助心行血。脾主统血,全身之血有赖于脾气统摄;脾气健运,气足血旺,则气固摄有力,血行常道。肝主藏血,肝具有贮藏血液、调节血量和防止出血的功能;同时肝主疏泄,调畅气机,对血液的运行也起着重要作用。

因此,血液运行是在心、肺、肝、脾等脏腑功能相互协调下进行的,其表现在推动力和固摄力这两种力量的协调配合。心气的推动、肺气的宣降、肝的疏泄,是推动血液运行的重要因素;脾气的统摄和肝的藏血,是固摄控制血液运行而不溢出脉外的重要因素。推动力和固摄力之间的协调平衡,共同维持着血液的正常运行。其中任何一脏的生理功能失调,推动或固摄作用失衡,都会引起血行失常的病证。若心气不足或肺气虚弱,推动力不足,则可出现血液流速迟缓、滞涩,甚至瘀血等病理变化;若脾气亏虚,固摄力不足,或肝失疏泄而上逆,则血液运行不循常道,外溢而产生出血病证。

### (三)血的功能

血是富有营养的生命物质,其生理功能主要表现在两个方面。

**1. 濡养滋润全身**　血液由脾胃运化的水谷精微所化生,含有人体生命活动所需的丰富的营养物质。血在脉中循行,内至五脏六腑,外达皮肉筋骨,不断地对全身各脏腑组织器官起着濡养和滋润作用,以维持各脏腑组织器官发挥其生理功能,保证了人体生命活动的正常进行。《难经·二十二难》将血液的这一重要功能概括为"血主濡之"。

血的濡养作用,较明显地反映在面色、肌肉、皮肤、毛发、感觉和运动等方面。血量充盈,濡养功能正常,则面色红润,肌肉壮实,皮肤和毛发润泽,感觉灵敏,运动自如。如若血量亏少,濡养功能减弱,则可能出现面色萎黄、肌肉瘦削、肌肤干涩、毛发不荣、肢体麻木或运动无力失灵等临床表现。

**2. 神志活动的主要物质基础**　《灵枢·营卫生会》说:"血者,神气也。"指出血是机体精神活动的主要物质基础。《灵枢·平人绝谷》说:"血脉和利,精神乃居。"说明人体的精神活动必须得到血液的营养,只有物质基础充盛,才能产生充沛而舒畅的精神情志活动。临床上人体在血气充盛、血脉调和的前提下,表现为精力充沛,神志清晰,感觉灵敏,思维敏捷;反之,人体若在多种因素影响下,出现血液亏耗、血行异常时,都可能出现不同程度的精神情志方面的病症,如精神疲惫、健忘、失眠、多梦、烦躁、惊悸,甚至神志恍惚、谵妄、昏迷等。

## 四、津液

津液,是机体一切正常水液的总称,包括各脏腑组织器官内的液体及其他人体正常的分泌物。津液所包括的内容非常广泛,有胃液、肠液、唾液、关节液等。因此,津液既是构成人体的基本物质,也是维持人体生命活动的基本物质之一。

津液是津和液的总称。津与液虽同属水液,但在性状、功能及其分布部位等方面又有一定的区别。一般而言,质地较清稀,流动性较大,布散于体表皮肤、肌肉和孔窍,并能渗入血脉之内,起到滋润作用的,称为津;而质地较浓稠,流动性较小,灌注于骨节、脏腑、脑、髓等,起濡养作用的,称为液。津和液虽有区别,但二者均为水谷精微所化生,且在代谢过程中,二者可以互相补充,互相转化,故津和液常同时并称,不进行严格区分。

### (一)津液的生成、输布和排泄

津液的代谢,是一个包括津液生成、输布和排泄等一系列生理活动的复杂过程。这一过程涉及多个脏腑的生理功能,是多个脏腑相互协调配合的结果。如《素问·经脉别论》所言:"饮入于胃,游溢精气,上输于脾,脾气散精,上归于肺,通调水道,下输膀胱,水精四布,五经并行。"

**1. 津液的生成**　津液来源于饮食水谷,通过脾胃的运化及大小肠等脏腑的生理功能而生成。胃主受纳腐熟,"游溢精气"而吸收饮食水谷的部分精微。小肠泌别清浊,将水谷精微和水液大量吸收后,将食物残渣下送大肠。大肠主津,在传导过程中吸收食物残渣中的水液,促使糟粕形成粪便。胃、小肠、大肠所吸收的水谷精微及水液,均上输于脾,通过脾气的转输作用布散到全身。这就是"饮入于胃,游溢精气,上输于脾,脾气散精"的津液生成过程。可见,津液的生成主要与脾、胃、小肠、大肠等脏腑的生理活动有关。由于胃肠中的水谷精微和水液必须通过脾气的运化才能成为津液并布散全身,因此若脾气的运化或胃肠的吸收功能失调,都会影响津液的生成,导致津液不足的病变。

**2. 津液的输布** 津液的输布主要是依靠脾、肺、肾、肝和三焦等脏腑生理功能的协调配合来完成的。

(1)脾气散精以输布津液:脾对津液的输布作用主要体现在两方面。一方面,脾将津液上输于肺,通过肺的宣发肃降,得以将津液布散全身。另一方面,脾也可以将津液直接向四周布散至全身各脏腑。若脾失健运,津液输布代谢障碍,水液停聚,或为痰饮,或为水肿。

(2)肺通调水道而行水:肺接受脾转输来的津液,一方面通过肺气的宣发,将津液向身体外周体表和上部布散;一方面通过肺气的肃降,将津液向身体下部和内部脏腑输布,并将脏腑代谢后产生的浊液向肾和膀胱输送;故称"肺为水之上源"。肺气的宣发与肃降,对水液的输布道路有疏通和调节作用,体现了"肺主行水"的生理功能。如若肺气宣发肃降失常,则水液输布道路失去通畅,津液运行障碍,水停于气道而发为痰饮,甚则水泛为肿。

(3)肾主宰津液输布代谢:《素问·逆调论》说"肾者水脏,主津液",一方面是指肾气对人体整个水液输布代谢具有推动和调控作用,即从胃肠道吸收水谷精微,到脾气运化水液,肺气宣降津液,肝气疏利津行,三焦决渎通利,乃至津液的排泄等功能,都离不开肾阳温煦蒸腾的激发作用及肾阴凉润制热的调控作用;另一方面则是指肾脏本身也是参与津液输布的一个重要环节。由脏腑代谢产生的浊液,通过肺气的肃降作用向下输送到肾和膀胱,经过肾气的蒸化作用,其清者被重新吸收而参与全身水液代谢,其浊者化为尿液排出体外。这一升清降浊作用对维持整个水液输布代谢的平衡协调具有重要意义。

(4)肝调畅气机以行水:肝主疏泄,能够调畅气机,气行则水行,保持了水道的畅通,促进了津液输布的通畅。倘若肝失疏泄,气机郁结,往往会影响津液的输布,造成水液停滞,产生痰饮、水肿以及痰气互结的梅核气、瘿瘤、臌胀等病症。

(5)三焦决渎为水道:三焦为"决渎之官",三焦对水液有通调决渎之功,是津液在体内流注输布的通道。三焦的通利保证了诸多脏腑输布津液的道路通畅,于是津液才能升降出入,在体内正常流注布散。若三焦水道不利,也会导致水液停聚,发为多种病症。

综上所述,津液在体内的输布主要依赖于肾气的蒸化和调控、脾气的运化、肺气的宣降和三焦的通利。其中任何一脏功能失调,都会导致津液的输布障碍,产生水液停聚的病理变化。

**3. 津液的排泄** 津液的排泄主要包括肺将宣发至体表的津液化为汗液,肺在呼气时带走部分水分,肾将水液蒸腾气化生成尿液并排出体外,大肠排出的水谷糟粕所形成的粪便中亦带走一些残余的水分。

因此,津液的代谢,依赖于诸多脏腑组织器官,以脾、肺、肾尤为重要。各有关脏腑特别是脾、肺、肾的功能失调,均可影响津液的生成、输布和排泄,从而破坏津液代谢的平衡,导致伤津、脱液等津液不足的病变,或形成内生水湿、水肿、腹水、痰饮等津液环流障碍或水液停滞积聚的病变。

(二)津液的生理功能

津液的生理功能主要有四个方面。

**1. 滋润和濡养脏腑组织** 津液广泛地分布于人体的脏腑经络、形体官窍等组织器官之中,对全身具有较强的滋润和濡养作用。布散于体表的津液能滋润皮毛肌肉,渗入体内的津液能濡养脏腑,输注于孔窍的津液能滋润鼻、目、口、耳等官窍,渗注骨、脊、脑的能充养骨髓、脊髓、脑髓,流入关节的津液能滑利濡润骨节等。若津液不足,失去滋润与濡润的作用,则会使皮毛、肌肉、孔窍、关节、脏腑以及骨髓、脊髓、脑髓的生理活动受到影响。

**2. 化生血液** 津液渗入脉中,成为血液的重要组成部分。津液与营气共同渗注于脉中,化生为血液以循行全身,发挥滋润、濡养作用。此外,脉内外的津液互相渗透,还能调节血液浓度,起到了滑利血脉的作用。

**3. 维持机体阴阳平衡**　津液作为阴精的一部分,对调节人体的阴阳平衡起着重要作用。如寒冷的时候,皮肤汗孔闭合,汗液排出量减少,而小便量增多;夏暑季节,汗多则小便量减少。机体可通过津液的摄入与排出调节阴阳平衡,从而维持人体的正常生命活动。

**4. 排泄废物**　津液在其自身的代谢过程中,能把机体的代谢产物通过汗、尿等方式不断地排出体外,使机体各脏腑的气化活动正常。若这一作用受到损害和发生障碍,就会使代谢产物潴留于体内,而产生痰、饮、水、湿等多种病理变化。

## 五、精、气、血、津液之间的关系

人体的精、气、血、津液,是构成人体和维持人体生命活动的基本物质,依赖脾胃所化生的水谷精微不断地补充。虽然精、气、血、津液在性状、功能等方面各有特点,但它们相互之间在生理功能上,不是彼此孤立的,存在着相互依存、相互为用的密切关系。在病理上也会互相影响。

### (一) 精与气的关系

精与气之间存在着相互依存、相互为用的关系,包括精能化气,气能生精、摄精两方面。

**1. 精能化气**　人体之精在气的推动激发作用下可化生为气。藏于肾中的先天之精化为元气,元气充盛,布散到各脏腑经络之中,则各脏腑经络之气亦充足,从而推动和激发各脏腑、形体官窍的生理活动。故精足则气旺,精亏则气衰。

**2. 气能生精、摄精**　气的运行不息能促进精的化生。肾中所藏之精以先天之精为基础,且赖后天水谷之精的不断充养才得以充盛。只有全身脏腑之气充足,功能正常,才可以运化吸收饮食水谷之精微,于是五脏六腑之精充盈,流注于肾而藏之。因而,精的化生依赖于气的充盛。

气不但能促进精的化生,而且又能固摄精,使精聚而充盈,不致无故耗损外泄,这是气的固摄作用之体现。因此,气虚则精的化生不足,或精失固摄而导致精亏、失精的病证。

### (二) 精与血的关系

精与血都由水谷精微化生和充养,化源相同;二者之间又相互资生,互相转化,都具有濡养作用,精能生血,血能生精。精与血的这种化源相同而又相互资生的关系称为精血同源。

肾藏精,精生髓,精髓是化生血液的重要物质,精充则血旺。肾精赖后天水谷之精不断充养,血液也以水谷精微为主要生成来源,血液也可化生为精,不断充养肾之所藏。故血液充盈则精足,血液虚少则精亏。

### (三) 气与血的关系

气主煦之,属阳主动;血主濡之,属阴主静。气与血之间存在着相互依存、相互为用的关系,这种密切的关系被概括为"气为血之帅,血为气之母"。

**1. 气为血之帅**　气为血之帅,包含气能生血、气能行血、气能摄血三个方面,体现了气对血的统率作用。

(1)气能生血:指气参与并能够促进血液的生成。一方面,气化是血液生成的基本动力。在血液的生成过程中,从摄入的饮食物转化成水谷精微,到水谷精微转化成营气和津液,进而转化成赤色的血液,都离不开相关脏腑的气化作用。另一方面,水谷精气和营气是化生血液的物质基础和原料,直接参与血的生成。因此,气旺则血充,气虚则血亏,气在血液的化生过程中起着积极的促进作用。故临床上治疗血虚证时,在使用补血药的同时常配益气之品,即是气能生血理论的应用。

(2)气能行血:指血液的运行离不开气的推动作用。血属阴,主静,血液的运行有赖于心气的推动、肺气的敷布及肝气的疏泄等,因此气行则血行,人体之气充盛,气机调畅,血液能够正常运行;反之,气虚则无力推动血行,或气机郁滞不通、不能促进血行,都能够产生血瘀的病变。另外,气的运行发生逆乱,升降出入失常,也会影响血液的正常运行,出现血液妄行的病变。故临床上在治疗血液运行失常时,常配合补气、行气、降气、升提的药物,即是气能行血理论的实际应用。

(3)气能摄血:指气具有统摄血液在脉中循行、防止其溢出脉外的功能。气能摄血主要体现在脾统血的生理功能之中。若脾气虚弱,血液失去统摄,则往往可以导致各种出血性病变,临床上称为"气不摄血"或"脾不统血"。因此治疗这些出血病变时,必须用补气健脾的方药,益气以摄血。

**2. 血为气之母** 血为气之母,是指气在生成和运行过程中始终离不开血的作用。具体包含血能养气和血能载气两个方面。

(1)血能养气:气的充盛及其功能的发挥均离不开血液的濡养。气存血中,血不断地为气的生成和功能活动提供营养物质。血盛则气旺,血衰则气少。血虚的患者往往兼有气虚的表现,其原因即在于此。因此临床上治疗血虚日久而导致的气虚或气血两虚者,常常需要补气与养血二者兼顾。

(2)血能载气:血是气的载体,气存于血中,依附于血而不致散失,并依赖于血的运载而运行全身。故《血证论·脉证死生论》说:"载气者,血也。"如大失血的患者,气则浮散无根,亦随之发生大量亡失,可导致"气随血脱"的危证。

(四)气与津液的关系

津液的生成、输布和排泄,有赖于气的升降出入运动和气化、推动、固摄作用,而气在体内的存在及其运动变化,既依附于血,也依附于津液。气与津液的关系主要表现在以下方面。

**1. 气能生津** 气是津液生成的动力,津液的生成依赖于气的推动和气化作用。津液来源于饮食水谷,饮食水谷经过脾胃运化、小肠的分清别浊、大肠主津等一系列脏腑生理活动后,其中精微的液体部分被吸收,化生津液以输布全身。在津液生成的一系列气化过程中,诸脏腑之气,尤其是脾胃、大小肠之气起到至关重要的作用。脾胃等脏腑之气充盛,从水谷中化生津液的功能就健旺,人体津液则充足。

**2. 气能行津** 津液在体内的输布和排泄,均依赖于气的推动和升降出入的运动。津液由脾胃化生之后,经由脾、肺、肾及三焦之气的升降出入运动,推动输布全身各处,以发挥其正常的生理作用。此后,代谢后所产生的废液和人体多余的水分,都转化为汗、尿或水汽等排出体外。津液在体内输布转化及排泄的一系列过程都是通过气化的作用来完成的。若气虚推动作用减弱,气化无力进行,或气机郁滞不畅,气化受阻,均可以引起津液的输布、排泄障碍,并形成痰、饮、水、湿等病理产物,病理上称之为"气不行水",也可称为"气不化水"。临床上要消除这些病理产物及其产生的病理影响,常将利水湿、化痰饮的方法与补气、行气之法同时并用,即是气能行津理论的具体应用。

**3. 气能摄津** 是指气具有固摄津液、防止体内津液无故流失的作用。气通过对津液排泄的控制,有效地维持着体内津液量的相对恒定。例如,卫气司汗孔开合,固摄肌腠,不使津液过多外泄,肾气固摄,使膀胱正常贮尿,不使津液过多排泄等,都是气对津液发挥固摄作用的具体体现。若气虚导致固摄力量减弱,则会出现诸如多汗、自汗、多尿、遗尿、小便失禁等病理现象,临床上往往采取补气固摄的方法进行治疗。

**4. 津能养气** 津液能够不断为气提供营养,以作为气发挥其功能时的物质补充。由饮食水谷化生的津液,通过脾气的升清散精,上输于肺,再经肺的宣降作用,通调水道,下输于肾和膀胱。此外,津液在输布过程中受到各脏腑阳气的蒸腾气化,可以化生为气,以敷布于脏腑、组织、形体官窍,促进其正常的生理活动。因此,津液亏损不足,也可以引起气的衰少。

**5. 津能载气** 津能载气,是指津液亦是气运行的载体之一。在血脉之外,无形的气的运行必须依附于有形的津液,否则也会使气漂浮失散而无所归,即津能载气。如暑热病证,不仅多汗伤津,而且气亦随汗液外泄,出现少气懒言、体倦乏力等气虚表现。而当大汗、大吐、大泻等造成津液大量丢失时,气亦随之大量外脱,称之为"气随津脱"。清朝尤在泾在《金匮要略心典》中也说:"吐下之余,定无完气。"因此,临床中在使用汗法、下法和吐法时,必须做到中病即止,勿过多使用而导致变证的发生。

(五)血与津液的关系

血和津液都是液态物质,与气相对而言,其性质均归属于阴。在生理上,二者之间存在着互相化生、互相补充的关系。病理上，二者之间也往往发生互相影响。血和津液之间的关系主要体现在"津血同源"和"津血互生"两个方面。

1. **津血同源** 血和津液都由脾胃所运化的水谷精微所化生，都具有滋润濡养作用，二者之间可以相互资生，相互转化，这种关系称为"津血同源"。又因为汗乃是津液所化生，所以又有"汗血同源"的说法。

2. **津血互生** 津血互生，是指津血之间在生理上可以相互资生和相互转化。津液是血液化生的组成部分，中焦水谷化生的津液，在心肺的作用下，进入脉中，与营气相合，化为血液。布散于肌肉、腠理等处的津液，可以不断地渗入孙络，以化生和补充血液。血液中的液态成分也可以释出脉外而化为津液。二者于脉中脉外，进出分合有度，同盛同衰。

因此，当津液严重耗损时，脉内的津液渗出至脉外以补充津液的亏耗，可以导致血液的亏少及血液浓稠、流行不畅等病变。若失血过多，脉外津液则进入脉中，可以导致脉外津液不足，出现口渴、少尿的症状。因此，失血者不宜用汗法进行治疗，而津液亏虚者不可妄用放血法或破血之品进行治疗。故《灵枢·营卫会》说："夺血者无汗，夺汗者无血。"《伤寒论》中也有"衄家不可发汗"和"亡血家不可发汗"的告诫。

---

**知识拓展**

### 人身"三宝"：精、气、神

中医学认为精、气、神是人身"三宝"，它们对维持人体生命活动发挥着重要的作用。精是人体内的精微物质，主要起着濡养周身、主生长发育和生殖的功能，其中先天之精又是生命产生的本源。气是活力很强的精微物质，各脏腑组织的功能活动均依赖气的推动、固摄、气化等作用来实现，气的升降出入运动是生命活动的象征，所以气是人体生命活动的动力。神具有主宰人体生理活动及精神意识思维活动的作用，而其功能的正常与否，则通过生命活动的外在表现来体现。

精、气、神三者，相互之间有着十分密切的联系。精和气是产生神的物质基础，神则能统驭精气并为精气充足与否的外在反映。精能化气，精气化神，神驭精气。人体精气旺盛，脏腑功能强健，神的反映就正常，表现为精神振奋、面色红润、目光明亮、动作灵活、反应灵敏。故精充、气足、神旺是人体健康的标志。反之，人体精气亏虚，脏腑功能衰退，神的反映就异常，出现精神不振、面色无华、目光黯淡、动作缓慢、反应迟钝等各种病变。

（隋 华）

# 第三节 经 络

经络是人体结构的重要组成部分，对人体生命活动发挥着信息传递等重要作用。经络将人体体表与体表、体表与内脏、内脏与内脏的各个组成部分有机地结合起来，使其各司其职，协调有序地完成整体的生命活动。

《灵枢·经别》指出："夫十二经脉者，人之所以生，病之所以成，人之所以治，病之所以起，学之所始，工之所止也，粗之所易，上之所难也。"《灵枢·经脉》也记载："经脉者，所以能决死生，处百病，调虚实，不可不通。"宋朝窦材《扁鹊心书》曰："学医不知经络，开口动手便错。盖经络不明，无以识病证之根源，究阴阳之传变。"经络学说是研究人体经络系统的概念、组成、循行分布、生理功能、病理变化，以及与脏腑形体官窍、精气血津液相互关系的学说，它贯穿于人体的生理、病理、疾病的诊断和养生防治等各个方面，一直有效地指导着中医临床各科实践，尤其是针灸、推拿及用药等，是中医学理论体系的重要组成部分。

Note:

## 一、概述

经络是经脉和络脉的总称,是人体运行气血、联络脏腑肢节、沟通上下内外、感应传导信息的通路。"经"指经脉,有路径的含义,为直行的主干,纵行于人体的深部;"络"指络脉,有网络的含义,为经脉所分出的小支,遍布于人体的浅部。经脉与络脉纵横交错,分布于全身,共同构成一个主辅相承的网状经络系统。经络系统具有运行全身气血、联络脏腑、传递信息等作用,将五脏六腑、四肢百骸、形体官窍等组织器官密切地联结成一个有机的整体,使人体各部的功能活动保持相对的平衡和协调。

### (一) 经络系统的组成

经脉是经络系统中的主干,全身气血运行的主要通道。它包括十二经脉、奇经八脉及附属于十二经脉的十二经别、十二经筋、十二皮部。络脉是从经脉中分出而遍布全身的分支,包括别络、浮络和孙络。

经脉有十二条,又称为"十二正经",即手三阴经、手三阳经、足三阳经、足三阴经,它们是经络系统的主体。十二经脉有一定的起止、循行部位和交接顺序,在肢体的分布和走向也有一定的规律,与脏腑有直接的络属关系,内属脏腑,外络肢节,将人体内外连接起来,成为一个有机的整体。奇经有八条,即督脉、任脉、冲脉、带脉、阴维脉、阳维脉、阴跷脉、阳跷脉,是十二经脉以外别道奇行的经脉,对其余经络起统率、联络和调节气血的作用。奇经与脏腑没有直接的络属关系,相互之间也无表里关系。十二经别,是从十二经脉中别出的重要支脉,为十二经脉离、入、出、合的别行部分,具有沟通脏腑、加强十二经脉中相为表里两经联系的作用。十二经筋,是十二经脉之气结、聚、散、络于筋肉、关节的体系,为十二经脉的连属部分。十二经筋隶属于十二经脉,并随所隶属的经脉而命名。十二皮部,是十二经脉在皮肤上的分属部位,也是络脉之气散布所在。

络脉有别络、浮络和孙络之分。别络是指较大的、主要的络脉,是十二经脉在四肢部以及躯干前、后、侧三部的重要支脉,共十五条,其中十二经脉与督脉、任脉各有一条,再加上脾之大络,合为"十五别络"。别络的主要功能是沟通表里和渗灌气血。浮络是浮现于体表的络脉,其分布广泛,起着沟通经脉,输达肌表的作用。孙络是指最细小的络脉,两者遍布全身,难以计数,具有"溢奇邪""通荣卫"的作用。经络系统的组成见图 3-1。

### (二) 经络的生理功能

经络在人体的生命活动中,起着十分重要的作用,是脏腑与形体官窍联系的桥梁和枢纽,是气血灌注脏腑、组织、形体官窍的通道。正如《灵枢·经脉》所言:"经脉者,所以能决死生,处百病,调虚实,不可不通。"以十二经脉为主体的经络系统,具有联络脏腑、沟通内外、运行气血、濡养周身、抗御病邪、保卫机体、传导感应、调整虚实的作用。

**1. 联络脏腑,沟通内外**　人体是由五脏六腑、四肢百骸、五官九窍、皮肉筋骨等组成的,各个组织、器官虽然功能不同,但彼此间却能相互联系、密切配合,进行有机的整体活动,使机体内外、上下保持协调统一,这主要是依靠经络系统的沟通联络作用实现的。十二经脉及其分支纵横交错、入里出表、通上达下,与五脏六腑相互络属;奇经八脉与十二正经联系沟通;经筋、皮部则联络着肢体的筋肉皮肤,加上细小的浮络和孙络,使人体形成了一个统一的整体,从而保证了机体的生命活动能有条不紊地进行。《灵枢·海论》所述"夫十二经脉者,内属于腑脏,外络于肢节"即是对这一功能的高度概括。

**2. 运行气血,濡养周身**　经络是气血循行的通路。人体的各个脏腑组织均需要气血的濡养,才能维持其正常的生理活动。而气血之所以能通达全身,发挥营养脏腑组织官窍、抗御外邪、保卫机体的作用,必须依赖于经络的传注。正如《灵枢·本脏》记载:"经脉者,所以行血气而营阴阳,濡筋骨,利关节者也。"《灵枢·脉度》也提到:"阴脉荣其脏,阳脉荣其腑,如环之无端,莫知其纪,终而复始。其流溢之气,内溉脏腑,外濡腠理。"

Note:

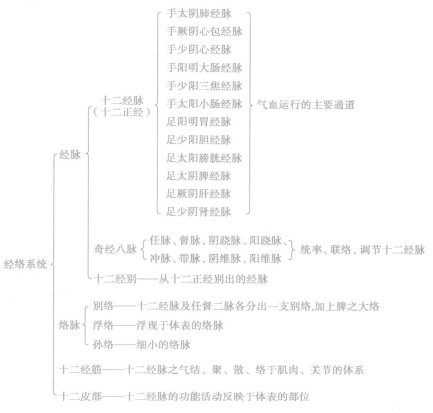

图 3-1　经络系统组成图

3. **感应传导作用**　经络不仅能运行气血,而且有感应传导的作用,所以经络是人体各组成部分之间的传导网。针刺或其他刺激感觉通过经络传导于脏腑,以达到调整脏腑功能的目的,脏腑功能活动的变化亦可通过经络的传导而反映于体表。因此,针刺中的"得气"和"行气"现象,就是经络传导感应作用的表现。

4. **调节功能平衡**　经络能运行气血、协调阴阳,使人体功能活动保持相对的平衡。当人体发生疾病时,出现阴阳偏盛、偏衰和气血不调的病证时,可运用针灸等治法以激发经络的调节作用,达到"泻其有余,补其不足,阴阳平复"(《灵枢·刺节真邪》)的目的。实验证明,针刺有关经络的穴位,对各脏腑有调节作用,即原来亢进的可使之抑制,原来抑制的可使之兴奋。如针刺足三里穴,轻刺激可使胃的蠕动增强、胃液增多,重刺激则胃的蠕动减弱、胃液减少,临床可根据病情而给予轻重不同的手法。

### 知 识 拓 展

#### 经络实质研究的发展

经络学说是中医基础理论的核心内容之一,对其实质的研究前后已持续 60 余年。20 世纪 60 年代初,由竺可桢主持,在张孝骞、张作干、张龙翔、沈同等教授参与下,学术界掀起探讨"中医原创思维"的热潮,尤其注重对经络实质的挖掘。期间虽提出了"功能重于形态,整体大于部分"等观点,但是限于各种因素,"经络为人体电磁场与外周气象环境映射"的假说并未得到肯定。20 世纪 80 年代,据《自然》杂志报道,罗马尼亚、法国学者首次使用深度 $\gamma$ 射线探测到 30cm 的经络,但此观点亦未获得学术界公认。此后许多研究者从多方面、多角度对经络的实质进行了广泛研究,但迄今为止,关于经络的实质仍缺乏定论,该领域的研究依然任重而道远。

Note:

## 二、十二经脉

十二经脉对称地分布在人体两侧,分别循行于上肢或下肢的内外侧,故有手三阴经(手太阴肺经、手厥阴心包经、手少阴心经)、手三阳经(手阳明大肠经、手少阳三焦经、手太阳小肠经)、足三阳经(足阳明胃经、足少阳胆经、足太阳膀胱经)、足三阴经(足太阴脾经、足厥阴肝经、足少阴肾经)之别。十二经脉是经络系统的主体,是气血运行的主要通道,有一定的起止、循行部位和交接顺序,在肢体的分布和走向也有一定的规律,并且与体内的脏腑有直接的络属关系。

### (一)十二经脉的名称及循行部位

十二经脉的命名由手足、阴阳和脏腑三部分组成。循行分布于上肢的为手经,循行分布于下肢的为足经;分布于肢体内侧,内属于五脏的为阴经;分布于肢体的外侧,内属于六腑的为阳经;肢体内侧面有前、中、后之分,名称则分别为太阴、厥阴、少阴;肢体外侧面也有前、中、后之分,名称则分别为阳明、少阳、太阳。阴经与阳经皆以所络属的脏腑命名(表3-1)。

表3-1 十二经脉名称及循行部位

| 手足 | 阴经(属脏) | 阳经(属腑) | 循行部位<br>(阴经行于内侧,阳经行于外侧) | |
| --- | --- | --- | --- | --- |
| 手 | 太阴肺经 | 阳明大肠经 | 上肢 | 前缘 |
| | 厥阴心包经 | 少阳三焦经 | | 中线 |
| | 少阴心经 | 太阳小肠经 | | 后缘 |
| 足 | 太阴脾经 | 阳明胃经 | 下肢 | 前缘 |
| | 厥阴肝经 | 少阳胆经 | | 中线 |
| | 少阴肾经 | 太阳膀胱经 | | 后缘 |

注:在小腿下半部和足背部,肝经循行在前缘,脾经走在中线。至内踝上8寸处交叉之后,脾经在前缘,肝经在中线。

### (二)十二经脉的走向、交接及分布规律

十二经脉对称地分布于人体两侧,其循行、走向、交接及分布均有一定规律。

**1. 走向与交接** 十二经脉的走向和交接有一定的规律。《灵枢·逆顺肥瘦》所记载的"手之三阴,从脏走手;手之三阳,从手走头;足之三阳,从头走足;足之三阴,从足走腹",指出十二经脉的走向规律为:手三阴经从胸走手,手三阳经从手走头,足三阳经从头走足,足三阴经从足走腹胸。十二经脉中互为表里的阴经与阳经在四肢末端交接,如手太阴肺经在食指端与手阳明大肠经交接,足阳明胃经在足大趾与足太阴脾经交接;同名的阳经在头面部交接,如手阳明大肠经与足阳明胃经交接于鼻翼旁,手太阳小肠经与足太阳膀胱经在目内眦交接;相互衔接的阴经在胸腹部交接,如足太阴脾经与手少阴心经交接于心中,足厥阴肝经与手太阴肺经交接于肺中。这样就构成了一个阴阳相贯、如环无端的循环路径(图3-2)。

**2. 分布规律** 从经脉的具体分布看,十二经脉在体表的分布是有一定规律的。

(1)头面部:"头为诸阳之会",手足六阳经脉皆会于头。阳明经行于面部、额部;太阳经行于面颊、头顶及后项部;少阳经行于头部两侧。

(2)躯干部:手三阳经行于肩胛部;足三阳经中,阳明经行于胸腹部,太阳经行于背部,少阳经行于身侧面。手三阴经均从腋下走出,足三阴经均行于腹部。循行于腹部的经脉,自内

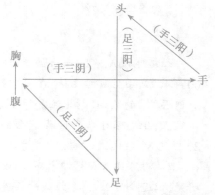

图3-2 十二经脉走向、交接示意图

向外的顺序依次为足少阴、足阳明、足太阴、足厥阴。

(3)四肢部:阴经行于四肢的内侧,阳经行于四肢的外侧。内侧三阴经,太阴经在前,厥阴经在中,少阴经在后。但下肢内踝上 8 寸以下,厥阴经在前,太阴经在中,少阴经在后。外侧三阳经,阳明经在前,少阳经在中,太阳经在后。

(三)十二经脉的表里关系及流注次序

**1. 表里关系**　以手足三阴三阳经为主体,并通过其各自的经别和别络互相沟通,组合成六对"表里相合"的关系。阴经为里,阳经为表。手太阴肺经与手阳明大肠经为表里;手厥阴心包经与手少阳三焦经为表里;手少阴心经与手太阳小肠经为表里;足太阴脾经与足阳明胃经为表里;足厥阴肝经与足少阳胆经为表里;足少阴肾经与足太阳膀胱经为表里(表 3-2)。

表 3-2　十二经脉表里关系

| 表 | 手阳明大肠经 | 手少阳三焦经 | 手太阳小肠经 | 足阳明胃经 | 足少阳胆经 | 足太阳膀胱经 |
|---|---|---|---|---|---|---|
| 里 | 手太阴肺经 | 手厥阴心包经 | 手少阴心经 | 足太阴脾经 | 足厥阴肝经 | 足少阴肾经 |

十二经脉的表里关系,不仅加强了相互表里两经的衔接和联系,而且由于脏经和腑经之间相互络属,使得表里的脏腑在生理功能上互相联系,病理上相互影响,治疗上相互为用。

**2. 流注次序**　十二经脉分布在人体内外,其经脉中气血依次循环贯注:从手太阴肺经开始,交于手阳明大肠经,再交于足阳明胃经、足太阴脾经,继依次交于手少阴心经、手太阳小肠经、足太阳膀胱经、足少阴肾经、手厥阴心包经、手少阳三焦经、足少阳胆经、足厥阴肝经,最后自足厥阴肝经上注入手太阴肺经。如此循环往复,周而复始,如环无端(图 3-3)。

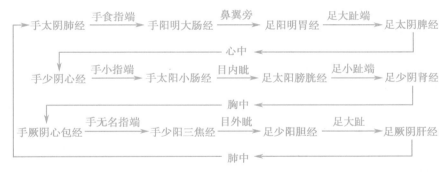

图 3-3　十二经脉流注次序

## 三、奇经八脉

奇经八脉是督脉、任脉、冲脉、带脉、阴跷脉、阳跷脉、阴维脉、阳维脉八条经脉的总称。与十二正经不同,奇经八脉既不属于脏腑,除督脉、任脉外,其他六条经脉也无专属穴位,相互之间也无表里配合的关系,"别道奇行",故称"奇经"。奇经八脉不像十二经脉分布遍及全身,其走向也与十二经脉不同。奇经八脉纵横交错地循行分布于十二经脉之间,发挥着重要的作用:首先,奇经八脉进一步加强了十二经脉之间的联系,如督脉能总督一身之阳经,任脉联系总任一身之阴经,带脉约束纵行诸脉,二跷脉主宰一身左右的阴阳,二维脉维络一身表里的阴阳;其次,奇经八脉能调节十二经脉的气血,十二经脉气血有余时蓄藏于奇经八脉,十二经脉气血不足时则由奇经"溢出"及时给予补充。另外,奇经八脉与肝、肾等脏及胞宫、脑、髓等奇恒之腑有十分密切的关系,相互之间在生理、病理上均有一定的联系。

八脉之中,督、任、冲三脉皆起于胞中,同出会阴,称为"一源三歧"。其中,督脉循行于腰背正中,上至头面,与诸阳经交会于大椎,能总督一身之阳经,故称之为"阳脉之海";任脉循行于胸腹正中,上抵颏部,能总任一身之阴经,故称之为"阴脉之海",且其与妊娠有关,故又有"任主胞胎"的说法;冲脉与足少阴肾经夹脐上行,环绕口唇,上至目下,能总领诸经的气血,故称之为"十二经脉之海",亦称"血海"。带脉起于胁下,绕腰一周,状如束带,能约束纵行诸经,又主司女子带下。阴跷脉行于下肢内侧,至眼部,交会足少阴经穴;阳跷脉行于下肢外侧,至肩部及头部,交会足太阳等经穴。阴阳跷脉分主一身左右之阴阳,具有调节下肢运动和眼睑开合的功能。阴维脉行于下肢内侧,至腹部、颈部,交会足少阴等经及任脉穴,主一身之里,维络诸阴;阳维脉行于下肢外侧,至肩部、头项部,交会足少阳等经及督脉穴,主一身之表,维络诸阳。

## 四、经别、别络、经筋、皮部

十二经别是从十二经脉中别行分出,深入躯体深部,循行于胸腹及头部的重要支脉,能沟通脏腑,加强表里两经的联系。其循行分布具有离、入、出、合的特点:从十二经脉的四肢肘膝以上部分出,称为"离";进入胸腹腔,与相关的脏腑联系,呈向心性循行,称为"入";然后从头项部浅出体表,称为"出";上达头面部后,阳经的经别与本经相合,阴经的经别与本经相表里的阳经相合,称为"合"。经别的循行布散有一定特点,脉气分布范围较广,可以到达某些经脉未到达的器官和形体部位。经别的主要生理作用是加强十二经脉中互为表里的两经之间在体内的联系,弥补十二经脉分布的不足,扩大十二经脉的主治范围。

别络是指较大的和主要的络脉。十二经脉在四肢部各分出一别络,加上任、督二脉的别络及脾之大络,合称为"十五别络"。从别络分出的细小络脉称为"孙络",即《灵枢·脉度》所谓"络之别者为孙"。分布在皮肤表面的络脉称为"浮络",即《灵枢·经脉》所谓"诸脉之浮而常见者"。别络的主要功能是加强了互为表里的两经之间在体表的联系,对其他络脉起着主导和统率作用,能渗灌气血以濡养全身。

经筋是十二经脉之气结、聚、散、络于筋肉、关节的体系,又称"十二经筋",受十二经脉气血的濡养和调节。十二经筋的分布与十二经脉的体表循行基本一致,具有约束骨骼、主司关节运动的作用。正如《素问·痿论》所说:"宗筋主束骨而利机关也。"除附于骨骼外,还分布于躯体和四肢的浅部,对周身各部分的脏器组织能起到一定的保护作用。

十二皮部是指十二经脉及其所属络脉在体表的分区。十二皮部是十二经脉之气的散布所在,也是十二经脉的功能活动反映于体表的部位,因而,观察皮肤色泽和形态的变化,可以用于诊断某些脏腑和经络的病变。十二皮部理论在诊断和治疗方面应用广泛,如在皮肤一定部位施行贴敷、艾灸、热熨、梅花针等疗法,可治疗内在脏腑的病变。

## 五、经络学说的应用

经络学说是中医学理论体系的重要组成部分,不仅可以说明人体的生理功能,还可用于阐释疾病的病理变化,更能用来指导疾病的诊断和治疗。

### (一)阐释病理变化

在生理情况下,经络有运行气血、联络脏腑、沟通上下内外、感应传导的作用。在病理情况时,经络则成为传递病邪和反映病变的途径。

**1. 传递病邪**　当经气不利时,外邪侵袭皮毛,通过经络传导,可内传五脏六腑。如外邪侵袭肌表,初见寒热头痛等症,若外邪循经内传于肺,则可出现咳喘、胸痛、胸闷等肺病证候。由于脏腑之间通过经络沟通联系,因此,经络不仅是外邪从皮毛肌腠内传脏腑的传变途径,也是脏腑之间病变相互影响的途径。如足厥阴肝经夹胃、注肺中,所以肝病可犯胃、犯肺;足少阴肾经入肺、络心,所以肾虚水泛可凌心、射肺。相为表里的两经,更因经脉相互络属,使表里的脏腑在病理上相互影响,如:心火可下移小肠;大肠实热,腑气不通,可使肺气不利而出现咳喘、胸满等。

**2. 反映病变**　脏腑的病变,通过经络的传导,可反映到外表,表现于某些特定部位或与其相应的孔窍。例如肝气郁结常见两胁、少腹胀痛,这是因为足厥阴肝经抵小腹、布胁肋;又如胃火见牙龈肿痛、肝火上炎见目赤等。这些都说明了通过经络传导,可反映病理变化。

### (二) 指导疾病的诊断

由于经络有一定的循行部位和络属的特定脏腑,所以在临床诊断上,可以根据疾病症状出现的部位,结合经络循行的部位及所联系的脏腑,判断所属经脉或脏腑的病变。例如:两胁疼痛,多为肝胆疾病;缺盆中痛,常是肺脏的病变。又如:头痛一症,痛在前额者,多与阳明经有关;痛在两侧者,多与少阳经有关;痛在后头部及项部者,则多与太阳经有关;痛在颠顶者,多与厥阴经有关。总之,根据不同部位的症状结合脏腑的病理反应有助于疾病的诊断。

另外,在临床实践中,还发现在经络循行的部位或在经气聚集的某些穴位处,可有明显的压痛或有结节状、条索状的反应物,或局部皮肤出现某些形态、颜色的变化,也常有助于疾病的诊断。如肺脏有病可在肺俞穴出现结节或中府穴有压痛,肠痈可在阑尾穴有压痛,长期消化不良的患者可在脾俞穴见到异常变化等。

### (三) 指导疾病的治疗

经络学说被广泛地用来指导临床各科的治疗,特别是针灸、按摩和药物治疗,具有重要的指导意义。

针灸与按摩疗法,主要是针对某一脏腑或某一经的病变,除了在病变的邻近取穴外,还必须根据脏腑经络学说进行辨证,以断定疾病所属的经脉和脏腑,在经络循行分布路线和联系范围内选穴,这就是"循经取穴"。只有邻近取穴和循经选穴有机配合,进行针灸或按摩,才能调整经络气血的功能活动,以治愈疾病。

药物治疗也要以经络为通道,通过经络的传导转输,才能使药到病所,发挥其治疗作用。古代医家在长期的临床实践中,发现某些药物对某一脏腑经络有特殊选择性作用,创立了"药物归经"理论。金朝张洁古按照经络学说,创立"引经报使"理论。如治头痛,属太阳经的可用羌活,属阳明经的可用白芷,属少阳经的可用柴胡。羌活、白芷、柴胡不仅分别归于手足太阳、阳明、少阳经,且能作为引导他药归入上述各经而发挥治疗作用的引经药。

此外,被广泛用于临床的针刺麻醉以及耳针、头皮针、电针、穴位埋线、穴位结扎等疗法,也都是在经络理论的指导下进行的,并使经络学说得到一定的发展。

 ──────────── 案 例 思 考 ────────────

患者,女,45岁。因"偏头痛10余年,复发1天"就诊。患者10余年前诊断为偏头痛,每于烦劳、恼怒时发作,头痛发作时呈搏动性,伴有眩晕耳鸣、恶心呕吐。曾在多家医院神经内科检查,均无异常发现。近日与子争执,恼怒不息而致头痛复发,服用"止痛片""脑清片"等收效甚微。刻下:左侧头部呈搏动性疼痛,头晕目眩,两胁肋胀痛,面红口苦,失眠多梦,大便干结,常两三日一行,舌质红,苔薄黄,左关脉弦而有力。辨证为肝气郁滞,循肝经偏侧上犯脑窍所致头痛,以疏肝解郁、调畅气机、通络止痛为治护原则。药后痛减。

请根据所学内容思考,两侧头痛多责之于哪条经脉,患者的症状主要与肝的哪项功能失调有关?

(袁卫玲)

## 第四节　体　　质

体质是指个体在生命过程中,由遗传性和获得性因素所决定的表现在形态结构、生理功能和心理状态三个方面综合的相对稳定的特性。体质学说是以中医理论为指导,研究人体体质的基本概念、形成、类型特征,以及体质对疾病发生、发展和演变过程影响的学说。

体质与健康和疾病密切相关,是人体生命活动的重要表现形式。《灵枢·寿夭刚柔》记载,"人之生也,有刚有柔,有弱有强,有短有长,有阴有阳……形有缓急,气有盛衰,骨有大小,肉有坚脆,皮有厚薄",说明体质的差异性是生而就有,并且体质不仅存在个体差异性,也存在群体趋同性。

人体既有脏腑经络、形体官窍、精气血津液等生理共性,又有个体在形质、功能和心理上的多样性,这种多样性主要责之于内在脏腑气血阴阳和功能活动之偏颇反映在体质上的区别。体质的生理特性,不仅使机体表现为对外来刺激产生的生理反应的差异,还体现在对病邪易感性、发病倾向性和病证传变性的影响。因此,重视体质的研究,对于从整体上把握个体的生命特征,指导临床诊断、治疗、康复等都具有重要的指导意义。本节主要介绍体质的构成要素、形成因素、分类及体质学说的应用。

## 一、体质的构成要素

体质主要由形态结构、生理功能和心理状态三大要素构成。

### (一)形态结构

形态结构是功能活动的基础,是构成体质的重要部分。不同个体在形态结构上的差异性,可产生不同的功能活动,从而构成了不同的体质特征。形态结构可分为外部形态结构、内部形态结构,前者指体格、体型、性征、体姿、面色、毛发、舌象、脉象等;后者指脏腑、经络、精气血津液等,是决定体质差异的最根本因素。根据中医学"司外揣内"的认识方法,内部形态结构是否正常,主要通过身体外形及功能活动体现出来。

### (二)生理功能

生理功能是机体脏腑经络及精气血津液功能正常的体现,也是内部形态结构正常与否的反映。因此,人体生理功能的差异,反映了脏腑经络及精气血津液的盛衰偏颇。了解体质状况,可通过观察精神、意识、思维、心率、心律、面色、唇色、脉象、舌象、呼吸、语声、食欲、口味、体温、生殖、生长发育、二便、姿态、活动能力、寒热喜恶、睡眠状况、视听嗅触觉、皮肤肌肉弹性、毛发光泽等方面,这些均反映了脏腑经络及精气血津液的功能状态。

### (三)心理状态

中医学认为"形与神俱",形是神的物质基础和所在之处,神是形的结构和功能体现。不同内脏的功能活动,表现为某种特定的情感、情绪反应与认知活动。一定的形态结构与生理功能,是产生心理特征的基础,个体则容易表现出某种心理倾向;反之,心理特征在长期的显现中,又影响着形态结构和生理功能,表现出相应的行为特征。

## 二、体质的形成因素

体质的形成主要关系到先天和后天两个方面的因素。先天因素如父母的体质、父母血缘远近、父母生育年龄、妊娠期养胎及妊娠期疾病等;后天因素如饮食营养、劳动、婚育、情志、疾病和锻炼等。此外,其他如年龄、性别、自然环境等也是影响体质形成的重要因素。

### (一)先天因素

先天因素是体质形成的基础,起着关键性作用,决定着体质的相对稳定性和特异性,是人体体质强弱的前提条件。

**1. 先天禀赋**　人出生前从父母处所获得的一切统称为先天禀赋。父母的生殖之精结合形成胚胎,禀受母体气血的滋养不断发育,从而形成了人体,这种形体结构便是体质在形态方面的雏形。先天禀赋的状况与父母自身的体质、父母生殖之精的质量、父母血缘关系的远近、父母生育时的年龄,乃至母体在孕期中的生活、起居、情志、疾病等因素均有关,以上因素都能对胎儿体质产生直接影响。因此,父母生殖之精的盈亏盛衰和体质特征决定着子代禀赋的厚薄强弱,影响其体质。父母体内阴阳的偏颇和功能活动的差异,会影响子代也有同样的倾向性。先天之精充盈,则小儿禀赋足,出生之后体

Note:

质强壮而少偏颇;反之,先天之精不足,禀赋虚弱,或有偏颇,会使小儿生长发育障碍,影响身体素质和心理素质的健康发展。

此外,先天生理性缺陷和某些疾病(如鸡胸、龟背、癫痫、哮喘等)的遗传特点,受胎之时,可由父精母血传给子代,使子代禀受一种特异性体质,这种特异性体质或形成先天性疾患,或在一定后天因素的作用下诱发与父母相同的疾病。

**2. 性别差异** 男女在先天禀赋、身体形态、脏腑结构、生理功能、心理特征等方面的差异,形成了各自不同的体质特征。男性以肾精、肾气为本,生理活动多用气,故病理多见伤精耗气之证;女性以肝血为本,生理活动多用血,故患病多见伤血之证。女性由于经、带、胎、产、乳等特殊生理过程,可出现月经期、妊娠期和产褥期体质发生改变的现象。

(二)后天因素

后天因素是人出生之后各种因素的总和,如年龄、饮食、劳逸、精神情志、自然环境因素、疾病、针药及其他因素等。先天禀赋虽决定着个体体质的特异性和相对稳定性,但在后天各种因素的综合影响下,体质类型可发生改变,因此体质又具有可变性。一般而言,后天调养得当,可补先天之不足,使体质由弱变强,得以长寿享天年;后天调摄失节,禀赋虽足,也可耗气伤精,易患多种疾病,体质由强变弱,导致早衰或夭折。

**1. 年龄因素** 体质是一个随着个体发育不同阶段而不断演变的生命过程。人体有生、长、壮、老、已的变化规律,脏腑精气也随之由弱到强再逐渐衰减,脏腑精气的盛衰变化一直影响着人体的生理活动和心理变化,决定着体质的演变。

小儿生机旺盛,为"纯阳之体";由于小儿精气阴阳均未充分成熟,又称为"稚阴稚阳之体"。因此,小儿的体质特点概括为脏腑娇嫩,形气未充,易虚易实,易寒易热。至青春期,体质渐趋成熟并基本定型。成年人一般精气血津液充盛,脏腑功能强健,故体质强壮。老年阶段由于阴阳失调,脏腑功能衰退,精气神日渐衰减,气血瘀滞,则体质常以虚为主,兼夹痰瘀。

**2. 饮食因素** 合理的膳食结构,科学的饮食习惯,良好的营养水平,能保证和促进身体的正常生长发育,使精气神旺盛,脏腑功能协调,阴平阳秘,体质强壮。饮食不足,营养失衡,则精气血津液化生不足,体质较弱。饮食无度,久则损伤脾胃,易见形盛气虚的体质。饮食偏嗜,使体内某种物质缺乏或过多,可引起人体脏气偏盛或偏衰,形成有偏倾趋向的体质。如:偏嗜寒凉之品,易形成阳虚体质;嗜食辛辣,易化火灼津,则形成阴虚火旺体质;嗜食肥甘厚味,助湿生痰,易形成痰湿体质;贪恋醇酒佳酿,湿热在中,易伤肝脾。

**3. 劳逸所伤** 适度劳动,可强壮人体的筋骨肌肉,通利关节;适当休息,有利于消除疲劳,恢复体力和脑力。过度劳作,则易于损伤筋骨,消耗气血,导致脏腑精气不足、功能减弱,形成虚性体质。如《素问·举痛论》云"劳则气耗",《素问·宣明五气》也指出"久立伤骨,久行伤筋"。过度安逸,长期养尊处优,四体不勤,无所事事,使气血不畅,筋肉松弛,脏腑功能衰退,则易形成虚与痰、瘀兼夹型体质。

**4. 情志因素** 情志是指喜、怒、忧、思、悲、恐、惊等心理活动,是机体对外界客观事物刺激的正常反应。精气血、阴阳、脏腑功能是情志活动产生的基础,而不同的情志活动通过影响精气血、阴阳的盛衰变化来影响脏腑的功能,进而影响人的体质。精神情志贵在和调,和调则气血调畅,脏腑功能协调,体质强壮。过于强烈或长期持久的情志刺激,超过了机体生理调节能力,可使精气血、阴阳、脏腑功能紊乱,导致体质改变或形成病理性体质。郁怒不解、情绪急躁的体质,易患中风、眩晕等病证;忧愁日久、郁闷寡欢的气郁型体质,易诱发癌症。因此,保持良好的精神状态,对体质健康十分有益。

**5. 地理因素** 人们生活在不同的地理环境中,由于受到不同水土性质、气候类型、生活条件、饮食习惯等影响,可形成不同的体质。一般而言,体力活动较少的人,体质较虚弱,腠理疏松,易患各种外感性疾病;体力活动较多的人,体质较强壮,腠理致密,不易患外感性疾病。北方人形体多壮实,腠理偏致密;东南之人体型多瘦弱,腠理偏疏松;滨海临湖之人,多痰湿;久居寒冷潮湿环境者,易形成阴盛体质或湿盛体质;温室厚衣者,又可形成阳盛内热体质。

**6. 疾病及针药因素**　疾病是促使体质改变的一个重要因素。某些疾病所造成的机体损伤不易恢复,或因病后调养失当,或久病持续损伤,常使体质虚弱。体质与疾病因素常互为因果。如慢性肝炎早期多为气滞型体质,随着病变的发展可转为瘀血型、阴虚型等不同类型的体质。

药物具有不同的性味特点,针灸也具有相应的补泻效果,从而能够调整脏腑精气血阴阳之偏颇。用之得当,将会收到补偏救弊的功效,使体质恢复正常;用之不当,将会加重体质损伤,使体质由壮变衰,由强变弱。

总之,体质禀赋于先天,受制于后天,先天、后天多种因素形成体质的内外环境。在先天、后天因素的共同作用下,不同个体形成了具有各自特征的体质。因此,把握个体的体质差异规律及体质特征,求同存异,分类研究,对临床实践有重要的指导意义。

## 三、体质的分类

自《内经》起,体质就有不同的分类方法,如:阴阳分类法、五行分类法、脏腑分类法、体形肥瘦分类法及藏象阴阳分类法等。2009 年,中华中医药学会正式发布了《中医体质分类与判定》标准,将体质分为平和质、气虚质、阳虚质、阴虚质、痰湿质、湿热质、血瘀质、气郁质、特禀质等 9 种基本类型。临床虽然有不同的体质分类法,但均以脏腑经络及精气血津液的结构与功能的差异为划分基础。

在正常生理状态下,机体阴阳总是处于动态消长变化之中,使体质呈现出阴阳平和,或偏阴或偏阳的状态。故人体正常体质大致可分为阴阳平和质、偏阴质和偏阳质三种类型。

### (一)阴阳平和质

阴阳平和质是阴阳平衡的体质类型,其特征为:体形匀称健壮;性格随和开朗;面色、肤色润泽,唇色红润;头发稠密有光泽,目光有神;鼻色明润,嗅觉通利,味觉正常;胃纳良好,睡眠安和,二便通畅,舌质淡红,脉象和缓有力;精力充沛,不易疲劳,耐受寒热。

具有这种体质特征的人,不易感受外邪,较少生病。即使患病,也多为表证、实证,且易于治愈,康复亦快,亦可不药而愈。如果后天调养得宜,无暴力外伤、慢性疾患及不良生活习惯,其体质不易改变,多长寿。

### (二)偏阴质

偏阴质是指具有偏于抑制、偏寒、多静等特性的体质,其特征为:体形适中或偏胖,容易疲劳;面色偏白而欠华;食量较小;平时畏寒喜热;唇、舌偏白偏淡,脉多沉细;性格内向,喜静少动,或胆小易惊;精力偏弱,动作迟缓,反应较慢,性欲偏弱。

具有这种体质特征的人,对寒邪、湿邪的易感性较强,受邪发病后多为寒证、虚证;表证易传里或直中内脏;冬天易生冻疮。内伤杂病多见阴盛、阳虚之证,易发生湿滞、水肿、痰饮、瘀血等病症。

### (三)偏阳质

偏阳质是指具有偏于亢奋、偏热、多动等特性的体质,其特征为:体形偏瘦,但较结实;面色多略偏红,或呈油性皮肤;性格外向,喜动,好强,易急躁,自制力较差;食量较大,消化吸收功能健旺;平时畏热喜冷,或体温略偏高,动则易出汗,喜饮水;唇、舌偏红,脉多偏数;精力旺盛,动作敏捷,反应快,性欲较强。

具有这种体质特征的人,对风邪、暑邪、热邪的易感性较强,受邪发病后多表现为热证、实证,并易化燥伤阴;皮肤易生疖、疮。内伤杂病多见火旺、阳亢或兼阴虚之证,易发生眩晕、头痛、心悸、失眠及出血等病症。

## 四、体质学说的应用

中医学强调的"因人制宜",是个性化诊疗思想的集中反映,也是体质学说在临床应用的体现。体质与发病、证候及防治均有密切的关系。疾病过程中不同机体所表现的种种不同,主要取决于个体的体质。因此,体质的差异性在很大程度上也决定着疾病的发生、发展、转归预后及个体对治疗措施

Note:

反应性的差异性。

### (一)预测疾病倾向

体质因素决定着对某些病因的易感性。在疾病尚未发生或未有明确表征之前,通过不同的体质特征对其易患疾病进行预测,可提前预知可能的疾病倾向及其转归等情况,以达到"未病先防""既病防变"的目的。如偏阳质者,易感受风、暑、热之邪,感受风邪易伤肺脏;感受暑热之邪易伤肺胃之津液及肝肾之阴气。偏阴质者,易感受寒湿之邪,感受寒邪易入里,常伤及脾肾之阳气;感受湿邪最易困遏脾阳,外湿引动内湿而或泄或肿等。此外,小儿脏腑娇嫩,体质未壮,易患咳嗽、腹泻、食积等疾。年高之人,脏腑精气血津液多虚,体质转弱,易患痰饮、咳喘、眩晕、心悸、消渴等病。

### (二)阐述发病原理

邪正交争是发病的基本原理。其中,邪气是疾病形成的外在条件,正气虚是疾病发生的内在因素。因此,疾病发生与否和正气的盛衰关系紧密,而体质是正气盛衰偏颇的反映。体质强弱影响发病与否及发病情况。一般而言,体质强壮者,正气旺盛,邪气难以入侵致病;体质羸弱者,正气虚弱,邪气易于乘虚侵入而发病。发病过程中,因体质的差异,可表现为不同的发病类型,或即时而发,或伏而后发等。

此外,遗传性疾病、先天性疾病以及过敏性疾病的发生,也与个体体质密切相关。由于不同的种族、家族长期的遗传因素和生活环境条件不同,导致了体质的差异,即对某些疾病的易感性、抗病能力和免疫反应存在不同。

### (三)解释病理变化

体质决定疾病发生、发展和变化的从化。从化,即病证性质随体质而变化。如同为风寒之邪,偏阳质者得之易从阳化热,偏阴质者得之易从阴化寒。从化的一般规律:素体阴虚阳亢者,功能活动相对亢奋,受邪后多从热化;素体阳虚阴盛者,功能活动相对不足,受邪后多从寒化;气虚湿盛者,受邪后多从湿化;素体津亏血耗者,受邪易从燥化。

体质可对疾病的传变产生影响,即通过影响正气的强弱,决定发病和影响传变。体质强壮者,正气充足,抗邪能力强,病势虽急,但不易传变,病程也较短暂。体质虚弱者,不但易于感邪,且邪气易深入,病情多变,易致重证或危证。体质也可通过影响病邪的从化而影响传变。如素体阳盛阴虚者,感邪多从阳化热,疾病多向实热或虚热方向转化;素体阴盛阳虚者,感邪多从阴化寒,疾病多向实寒或虚寒方面演变。

### (四)指导临床辨证

发病后的临床证候类型可因体质而异。体质是形成同病异证的决定性因素。由于体质的差异,同一疾病,可出现病情发展、病机变化的差异,表现出不同的证候。如:同为风寒之邪,偏阳质者得之易从阳化热,偏阴质者得之易从阴化寒;同为湿邪,阳热之体得之易从阳化热而为湿热之候,阴寒之体得之易从阴化寒而为寒湿之证。同样,异病同证的产生也与体质密切相关。不同的病因或疾病,由于患者的体质在某些方面有共同点,证候随体质而化,可出现大致相同的病机变化和证候,如泄泻、水肿病患者,体质相同时,可都表现为脾肾阳虚证候。可见,同病异证与异病同证,主要是以体质的差异为生理基础,体质是证候形成的内在基础。

### (五)指导疾病防治

个人体质的不同,决定了治法、方药、针灸、康复和养生有所区别。

**1. 辨体施治,因人制宜** 临床治病应注重对患者体质诊察,做到"因人制宜"。如:面色白而体胖,属阳虚体质者,感受寒湿阴邪,易从阴化寒化湿,当用附子、肉桂、干姜等大热之品以温阳祛寒或通阳利湿;面色红而形瘦,属阴虚体质者,内火易动,感受寒湿阴邪,易从阳化热伤阴,治宜清润之品;偏阳质者,当慎用温热伤阴之剂;偏阴质者,当慎用寒凉伤阳之药。针刺治疗也是如此,体质强壮者,当用泻法;体质虚弱者,当用补法。由于体质的差异,临床上常出现同病异证和异病同证的情况,因此,治疗上也相应有同病异治和异病同治。

2. **辨体施药,权衡宜忌** 治疗时必须明辨体质对药物的宜忌,中病即止。一般来说,体质偏阳者宜甘寒、酸寒、咸寒、清润,忌辛热温散;偏阴质宜温补益火,忌苦寒泻火;气虚质宜补气培元,忌耗散克伐;痰湿质宜健脾芳化,忌阴柔滋补;湿热质宜清热利湿,忌滋补厚味;瘀血质宜疏利气血,忌固涩收敛等。体质强壮者,对药物耐受性强,剂量宜大,用药可峻猛;体质瘦弱者,对药物耐受性差,剂量宜小,药性宜平和。

3. **辨体针灸,治法各异** 针灸对证候的治疗实际上包含了对体质的内在偏颇的调整,也要依据患者体质施以补泻之法。体质强壮者,对针石、火燔的耐受性强;体质弱者,耐受性差;体形肥胖者,多气血迟涩,对针刺反应迟钝,进针宜深,刺激量宜大,多用温针、艾灸;体形瘦高者,多气血滑利,对针刺反应敏感,进针宜浅,刺激量相应宜小,少用温灸。

4. **辨体康复,善后调理** 疾病初愈或趋向恢复时,调理措施的具体选择应用,皆须兼顾患者的体质特征。如:体质偏阳者病初愈,应慎食狗肉、羊肉、桂圆等温热及辛辣之品;体质偏阴者病初愈,应慎食龟甲、鳖甲、熟地黄等滋腻药物和乌梅等酸涩收敛之品。

5. **辨体养生,预防疾病** 根据不同体质,采用相应的养生方法和措施,纠正体质之偏,以达延年益寿的目的。如体质偏阳者,食宜凉忌热;体质偏阴者,食宜温而忌寒;形体肥胖者多痰湿,食宜清淡而忌肥甘。气郁体质者,精神多抑郁不爽,多愁善感,在精神调摄方面,应注意情感上的疏导;阳虚体质者,精神多萎靡不振,神情偏冷漠,多自卑而缺乏勇气,应帮其多树立自信心。

 —————————————— 案例思考 ——————————————

　　患者,女,56岁。因"肛门坠胀疼痛伴便血2天"就诊。患者发现混合痔20余年,每遇饮食不慎或劳累即发。2天前,患者因劳累后出现肛门坠胀疼痛、便血。刻下:小腹及肛门坠胀疼痛,坐卧不安,自用"外用痔疮膏"后症状无缓解,便后出血时多时少,面白无华,少气懒言,自汗,手足冷,舌边尖红,苔黄略厚,脉沉细弦。中医辨证为中气下陷,治以补益中气。方用补中益气汤加减,每日1剂,水煎温分服。并嘱患者配合练习提肛运动。服药14日后而症状缓解。

　　请根据所学内容,判断患者的体质类型,并思考患者除药物治疗外还可实施的预防措施。

## 附:中华中医药学会标准《中医体质分类与判定》

　　2009年中华中医药学会《中医体质分类与判定》标准中将体质分为平和质、气虚质、湿热质、阴虚质、气郁质、血瘀质、阳虚质、痰湿质和特禀质九种类型,成为对中医体质类型进行辨识的标准化方法和工具,得到广泛推广和应用。

　　(一)平和质

　　总体特征:阴阳气血调和,以体态适中、面色红润、精力充沛等为主要特征。

　　形体特征:体形匀称健壮。

　　常见表现:面色、肤色润泽,头发稠密有光泽,目光有神,鼻色明润,嗅觉通利,唇色红润,不易疲劳,精力充沛,耐受寒热,睡眠良好,胃纳佳,二便正常,舌色淡红,苔薄白,脉和缓有力。

　　心理特征:性格随和开朗。

　　发病倾向:平素患病较少。

　　对外界环境适应能力:对自然环境和社会环境适应能力较强。

　　(二)气虚质

　　总体特征:元气不足,以疲乏、气短、自汗等气虚表现为主要特征。

　　形体特征:肌肉松软不实。

　　常见表现:平素语音低弱,气短懒言,容易疲乏,精神不振,易出汗,舌淡红,舌边有齿痕,脉弱。

　　心理特征:性格内向,不喜冒险。

发病倾向：易患感冒、内脏下垂等病；病后康复缓慢。

对外界环境适应能力：不耐受风、寒、暑、湿邪。

（三）阳虚质

总体特征：阳气不足，以畏寒怕冷、手足不温等虚寒表现为主要特征。

形体特征：肌肉松软不实。

常见表现：平素畏冷，手足不温，喜热饮食，精神不振，舌淡胖嫩，脉沉迟。

心理特征：性格多沉静、内向。

发病倾向：易患痰饮、肿胀、泄泻等病；感邪易从寒化。

对外界环境适应能力：耐夏不耐冬；易感风、寒、湿邪。

（四）阴虚质

总体特征：阴液亏少，以口燥咽干、手足心热等虚热表现为主要特征。

形体特征：体形偏瘦。

常见表现：手足心热，口燥咽干，鼻微干，喜冷饮，大便干燥，舌红少津，脉细数。

心理特征：性情急躁，外向好动，活泼。

发病倾向：易患虚劳、失精、不寐等病；感邪易从热化。

对外界环境适应能力：耐冬不耐夏；不耐受暑、热、燥邪。

（五）痰湿质

总体特征：痰湿凝聚，以形体肥胖、腹部肥满、口黏苔腻等痰湿表现为主要特征。

形体特征：体形肥胖，腹部肥满松软。

常见表现：面部皮肤油脂较多，多汗且黏，胸闷，痰多，口黏腻或甜，喜食肥甘甜黏，苔腻，脉滑。

心理特征：性格偏温和、稳重，善于忍耐。

发病倾向：易患消渴、中风、胸痹等病。

对外界环境适应能力：对梅雨季节及湿重环境适应能力差。

（六）湿热质

总体特征：湿热内蕴，以面垢油光、口苦、苔黄腻等湿热表现为主要特征。

形体特征：形体中等或偏瘦。

常见表现：面垢油光，易生痤疮，口苦口干，身重困倦，大便黏滞不畅或燥结，小便短黄，男性易阴囊潮湿，女性易带下增多，舌质偏红，苔黄腻，脉滑数。

心理特征：容易心烦急躁。

发病倾向：易患疮疖、黄疸、热淋等病。

对外界环境适应能力：对夏末秋初湿热气候，湿重或气温偏高环境较难适应。

（七）血瘀质

总体特征：血行不畅，以肤色晦暗、舌质紫黯等血瘀表现为主要特征。

形体特征：胖瘦均见。

常见表现：肤色晦暗，色素沉着，容易出现瘀斑，口唇黯淡，舌黯或有瘀点，舌下络脉紫黯或增粗，脉涩。

心理特征：易烦，健忘。

发病倾向：易患癥瘕及痛证、血证等。

对外界环境适应能力：不耐受寒邪。

（八）气郁质

总体特征：气机郁滞，以神情抑郁、忧虑脆弱等气郁表现为主要特征。

形体特征：形体瘦者为多。

常见表现：神情抑郁，情感脆弱，烦闷不乐，舌淡红，苔薄白，脉弦。

Note:

心理特征：性格内向不稳定、敏感多虑。

发病倾向：易患脏躁、梅核气、百合病及郁证等。

对外界环境适应能力：对精神刺激适应能力较差；不适应阴雨天气。

（九）特禀质

总体特征：先天失常，以生理缺陷、过敏反应等为主要特征。

形体特征：过敏体质者一般无特殊；先天禀赋异常者或有畸形，或有生理缺陷。

常见表现：过敏体质者常见哮喘、风团、咽痒、鼻塞、喷嚏等；患遗传性疾病者有垂直遗传、先天性、家族性特征；患胎传性疾病者具有母体影响胎儿个体生长发育及相关疾病特征。

心理特征：随禀质不同情况各异。

发病倾向：易患哮喘、荨麻疹、花粉症及药物过敏等；遗传性疾病如血友病、先天愚型等；胎传性疾病如五迟（立迟、行迟、发迟、齿迟和语迟）、五软（头软、项软、手足软、肌肉软、口软）、解颅、胎惊等。

对外界环境适应能力：适应能力差，如：过敏体质者对易致过敏季节适应能力差，易引发宿疾。

（袁卫玲）

## 思 考 题

1. 简述五脏、六腑的生理功能及相互之间的关系。
2. 简述精、气、血、津液的生理功能及相互关系。
3. 举例说明经络系统具有联络和沟通作用的具体体现。
4. 简述阴阳平和质、偏阳质、偏阴质三种体质类型的特征。

# NURSING

## 第四章

# 病　因

04章　数字内容

---

#### 学 习 目 标

● **知识目标：**

1. 掌握六淫的概念、性质及致病特点。

2. 掌握七情内伤的致病特点，痰饮、瘀血的形成和致病特点。

3. 熟悉疠气的概念和致病特点，内伤病因中饮食失宜、劳逸失度的致病特点。

4. 了解外伤、医源、药邪等其他病因。

● **能力目标：**

能通过对症状特点的辨别分析，来归纳和判断其病因及致病特点。

● **素质目标：**

通过对致病因素的了解，分析针对不同病因的防御措施，培养学生的社会意识，从维护健康的角度理解和认识环境问题和社会问题。

病因是指能破坏机体相对平衡状态而引发疾病的所有因素,又称致病因素。病因的种类繁多,诸如气候异常、疫气传染、情志刺激、饮食失宜、劳逸过度、跌仆闪挫、金刃外伤、寄生虫、药邪、医过及胎传等。此外,在疾病过程中,原因和结果是相互作用的,某一阶段的病理产物,可成为新的致病因素,导致人体发病,如痰饮、瘀血、结石等。

中医病因学说起源甚早,历代医家各有建树,并对病因的分类有深入的探讨和研究。《内经》首将病因明确分为阴阳两类:自然界气候异常变化伤人,多伤及肌表的,归属于阳邪;饮食起居、情志异常致病,多伤及内脏精气的,归属于阴邪。汉代张仲景在《金匮要略·脏腑经络先后病脉证》中提出了"三分病因"法:"千般疢难,不越三条:一者,经络受邪入脏腑,为内所因也;二者,四肢九窍,血脉相传,壅塞不通,为外皮肤所中也;三者,房室、金刃、虫兽所伤。以此详之,病由都尽。"隋代巢元方在《诸病源候论》中首次提出了具有传染性的"乖戾之气"。宋朝陈无择的《三因极一病证方论》提出"三因学说",将病因明确分为外所因、内所因、不内外因三类,指出:"六淫,天之常气,冒之则先自经络流入,内合于脏腑,为外所因;七情,人之常性,动之则先自脏腑郁发,外形于肢体,为内所因;其如饮食饥饱,叫呼伤气,尽神度量,疲极筋力,阴阳违逆,乃至虎狼毒虫,金疮踒折,疰忤附着,畏压缢溺等,有背常理,为不内外因。"

病因的现代分类方法在此基础之上,根据发病途径、形成过程等,分为四大类:一是外感病因,包括六淫、疠气;二是内伤病因,包括七情内伤、饮食所伤、劳逸所伤;三是病理产物性病因,包括痰饮、瘀血、结石等;四是其他病因,包括各种外伤、寄生虫、药邪、医过等。

中医学历来重视病因在疾病发生、发展过程中的作用,每种病因都具有特定的性质和致病特点,机体在病因的影响和作用下产生异常反应,导致疾病发生,表现出相应的症状和体征。中医认识病因,往往是通过疾病的临床表现来推求病因的。以临床表现为依据,探求引起疾病或证候的原因,并由此认识疾病的病理过程,为治疗用药提供依据,这种方法称为"辨证求因",又称"审证求因"。中医病因学,就是研究各种致病因素的概念、形成、性质和致病特点,探讨不同病因所致病证的临床表现,以更好地指导临床诊断、治疗和护理。

# 第一节 外 感 病 因

外感病因是指来源于自然界,多从肌表、口鼻侵入人体,导致人体疾病发生的外感性致病因素。外感病因主要包括六淫和疠气。邪气从自然界而来,引起的病证多为外感病。

## 一、六淫

六淫是风、寒、暑、湿、燥、火(热)六种外感病邪的总称。在正常情况下,风、寒、暑、湿、燥、火是自然界六种气候变化,称为"六气",是天地万物生长化收藏的必要条件,也是人类赖以生存的自然条件,不会导致人体发病。《素问·宝命全形论》:"人以天地之气生,四时之法成。"人依靠天气和地之水谷之气而生存,遵循四季变化规律而成长。但在异常情况下,六气也会导致疾病的发生,此时的六气便称为"六淫"。淫,太过、浸淫之意。六气转变为六淫的情况包括两种:一是自然界气候异常变化,如六气与同时期相比太过或不及,或者气候变化过于急骤(骤冷、骤热等),或者非其时而有其气(出现与季节相反的气候变化,如夏天应热而反寒等),超过人体适应能力,导致疾病发生;二是人体的正气不足,抵抗力下降,不能适应气候变化,此时的六气也会成为六淫,侵犯人体而发病。

六气与六淫皆为自然界的气候变化,不同的是六淫是致病因素,故六气与六淫区别的关键是致病与否。如气候异常变化,正气充盛者可自我调节而不发病,此时的异常气候变化仍为六气;而对于正气不够充盛之人,因不能适应气候变化而发病,此时的异常气候变化即为六淫。若气候正常,对于正气充足的人是六气,不发病;而正气不足之人仍可发病,这时对于患者而言,六气则成为致病邪气,即六淫。

（一）六淫致病的共同特点

1. **外感性** 六淫邪气存在于自然界，侵犯人体多经肌表、口鼻。如风邪、寒邪易侵犯肌表，热邪、燥邪易自口鼻而入。六淫属于外感病因，其所致疾病统称为"外感病"。

2. **季节性** 六淫致病常有明显的季节性。如春天风木当令，故多风病；夏季暑气当令，故多暑病；长夏湿土当令，故多湿病；秋季肺金当令，故多燥病；冬季寒水当令，故多寒病。六淫致病与季节的关系密切，但又是相对的，如一年四季皆可感受风邪，夏季也可见寒病，冬季也可有热病等。

3. **地域性** 因气候变化与地域密切相关，故六淫致病也有明显的地域性，与生活、工作的区域环境密切相关。如西北地区的居民易为燥寒之邪所伤；东南沿海地区的居民多因湿热为病；久居寒冷、潮湿环境者多被寒湿之邪侵袭；长期在高温环境工作者，多为燥热或火邪伤人致病。

4. **相兼性** 六淫邪气既可单独侵袭人体致病，又可两种以上同时侵犯人体而发病。如风寒感冒、湿热泄泻、风寒湿痹等。《素问·痹论》说："风寒湿三气杂至，合而为痹也。其风气胜者为行痹，寒气胜者为痛痹，湿气胜者为着痹也。"

5. **转化性** 六淫致病，在疾病过程中，受体质及用药等条件的影响，其证候可以发生转化。如阳盛体质之人感受寒邪，可从表寒证转化为里热证，或转化为表热证；热病过用苦寒药物，病证可由热化寒。

此外，在疾病变化过程中，由于脏腑经络、气血阴阳失调所致的类似于风、寒、湿、燥、热（火）致病特点的五种病理变化，虽与风、寒、湿、燥、热（火）邪相似，但不是外来之邪，为病自内生，故称为"内生五邪"，即内风、内寒、内湿、内燥、内火，属于综合性的病机。

（二）六淫的性质和致病特点

六淫各自的性质和致病特点，是运用中医取象比类的思维方法，通过观察自然界的种种物象，与人体的生理、病理征象相类比，在长期的临床医疗实践中反复验证、归纳、总结而得出的。

1. **风邪** 凡致病具有轻扬开泄、善动不居、动摇不定、易兼他邪等特性的外邪，称为风邪。

风为春季的主气，但四季皆有。风具有无形、质轻上浮、流动多变、使物体摇摆不定等特点。当风作用于人体使人发病时，就成为"风邪"。风邪多从皮毛侵入人体，产生外风病证。风邪导致疾病，在春季多见，但其他季节也可发生。

风邪的性质和致病特点：

(1)风为阳邪，轻扬开泄：风邪善动不居，质轻而上浮，具有升发、向上、向外的特性，故属于阳邪。风性轻扬，其致病"易袭阳位"，常伤及人体的上部(头、面)、肌表和阳经，出现头痛、鼻塞等症状。《素问·太阴阳明论》："伤于风者，上先受之。"风性开泄，是指风邪侵犯人体致病易导致皮毛腠理疏松而开张，出现恶风、汗出等症状。

(2)风性善行而数变："善行"，是指风邪具有善动不居、游移不定的性质，致病常具有病位游移、行无定处的特点。如痹证中的"行痹"，表现为游走性关节疼痛，痛无定处者，属于风邪偏盛的病变，故又称为"风痹"。"数变"，是指风邪具有变化无常的性质，其致病具有发病急、传变迅速、变幻无常的特点。如风邪中于头面经络，可突发口眼㖞斜等症。又如风疹表现为皮肤瘙痒，发无定处，此起彼伏，时隐时现等特征。

(3)风性主动："主动"，是指风邪可使物体动摇不定的性质，风邪致病可出现肢体或肌肉的异常运动。临床上风邪入侵，可出现面部肌肉颤动、口眼㖞斜，或眩晕、震颤，或四肢抽搐、颈项强直、角弓反张等，这些动摇不定的症状都属于风性主动的具体体现。

(4)风为百病之长："百病之长"意为百病之始、百病之首，指风邪是导致多种疾病发生的重要因素，风邪引起的疾病最为广泛。六淫之中，风邪居首位，为外邪致病的先导，能兼夹五气。因风性开泄，可使皮毛腠理疏松开张，故其他诸邪常依附于风邪而侵犯人体，形成外感风寒、风湿、风热、风燥等证。另外，风邪虽为春季主气，但四季皆有，故发病机会多；并且风邪具有善行的特性，故侵犯人体后易四处运行，无孔不入，表里内外均可遍及，侵害不同的脏腑组织，导致多种病证的发生。

**2. 寒邪**　凡致病具有寒冷、凝结、收引特性的外邪,称为寒邪。

寒为冬季的主气。寒冷时,空气冷清,万物潜藏,蜷缩静卧,皮毛紧束。若寒冷太过,侵犯人体而发病,则成为"寒邪"。寒邪常见于冬季,故冬季多为寒邪致病。但寒邪也可见于其他季节,如气温骤降未及时保暖、汗出当风或久处寒凉之处等,亦可感受寒邪而发病。根据寒邪侵犯部位的深浅不同,其所致病证有伤寒和中寒之分。寒邪伤于肌表,郁遏卫阳者,称为"伤寒";寒邪直中于里,伤及脏腑阳气者,称为"中寒"。

寒邪的性质和致病特点:

(1)寒为阴邪,易伤阳气:寒为阴盛的表现,其性寒冷,故称为阴邪。寒邪侵入人体,最易损伤人体阳气,根据寒邪的轻重和侵袭部位不同,其伤阳的程度也有所不同,临床寒象表现也不完全相同。如寒邪束于肌表,卫阳被遏,但机体阳气未虚损,可见恶寒、发热、无汗、鼻塞、流清涕等外寒症状。如寒邪直中脾胃,脾阳受损,导致脾胃功能下降,可见脘腹冷痛、呕吐、腹泻等内寒症状。

(2)寒性凝滞,易致疼痛:"凝滞",即凝结、阻滞不通之意。寒性凝滞,易使气血津液凝结、经脉阻滞。人体气血津液的运行不息,有赖于阳气的温煦、推动,若寒邪侵犯人体,损伤阳气,温煦和推动作用下降,加之寒性凝滞,易使经脉气血运行不畅,甚或凝结阻滞不通。气血阻滞,不通则痛,故疼痛是寒邪致病的重要临床表现,因此又有"寒性凝滞而主痛"之说。此疼痛具有与其他疼痛相鉴别的特征:一是有明显的受寒原因;二是得温则痛减,遇寒则痛甚。寒邪所导致的疼痛又称为"冷痛"。由于寒邪侵犯部位不同,因而可出现不同部位的疼痛症状。如风寒感冒,寒邪客于肌表,经络气血凝滞不通,可见头身肢体关节疼痛;寒邪侵袭关节,以关节冷痛为主者,称为"寒痹"或"痛痹"。

(3)寒性收引:"收引",即收缩牵引之意。寒性收引,致病可使气机收敛,腠理、经络、筋脉等收缩而挛急。如寒邪侵袭肌表,毛窍腠理收引而闭塞,卫阳被郁、不得宣泄,可见恶寒发热、无汗等;寒客经络关节,筋脉收缩拘急,可导致关节挛急作痛,屈伸不利,或冷厥不仁等。

**3. 暑邪**　在夏至与立秋之间,致病具有炎热、升散、夹湿特性的外邪,称为暑邪。

暑为夏季的主气。夏季阳气旺盛,气候炎热,此时雨水偏多,往往可以出现持续的高温、闷热天气,容易导致疾病的发生。当暑气太过,导致人体发病时,则成为"暑邪"。暑邪致病具有明显的季节性,主要发生于夏至以后、立秋之前。暑邪纯属于外邪,并无内生。

暑邪的性质和致病特点:

(1)暑为阳邪,其性炎热:暑为盛夏火热之气所化,其性炎热,属阳邪。暑邪伤人,为阳气偏盛的病变,多表现为一系列阳热症状,如高热、面赤、脉洪大等。而且火热之气具有炎上的特性,故暑邪上炎扰动心神,出现心烦甚至昏迷等症状。

(2)暑性升散,易伤津耗气:"升散",即上升发散之意。暑为阳邪,其性升散,侵犯人体,发挥其蒸发外散的特性,可致腠理开泄而多汗,从而耗伤津液,出现口渴喜饮、小便短赤、大便秘结等津伤的症状。因津能载气,故在大量出汗、耗伤津液的同时,也可发生气随津脱,出现气短、乏力,甚至气脱、昏倒、不省人事。

(3)暑多夹湿:夏季气候炎热,且常多雨,热蒸湿动,使水汽弥漫,故暑邪致病,多易兼湿邪合而致病。其临床表现,除高热、出汗、心烦、口渴等暑热症状外,常兼见四肢困倦、不思饮食、胸闷脘痞、恶心呕吐、大便溏泄而不爽等湿邪阻滞的症状。

**4. 湿邪**　凡致病具有重浊、黏滞、趋下特性的外邪,称为湿邪。

湿为长夏的主气。长夏为夏秋之交,此时余热未消,雨水比较多,热气蒸腾雨水,气候潮湿,为一年中湿气最盛的季节。若湿气伤人致病,则称为"湿邪"。湿邪伤人发病在长夏多见,但四季均可发生,如长时间阴雨连绵、久居潮湿之地、水中作业、淋雨涉水等,也可感受湿邪而发病。

湿邪的性质和致病特点:

(1)湿为阴邪,易损伤阳气:湿类水,为有形之物,具有重浊、趋下的特性,故属阴邪。阴邪侵袭人体,容易损伤人体阳气,故有"湿胜则阳微"之说。因脾主运化水液,其性喜燥而恶湿,所以外感湿邪,常易困脾,导致脾阳不振,因此湿邪最易损伤脾阳。脾阳不振,运化无权,水湿内生,可出现腹泻、水肿、不思饮食等症状。

湿邪与寒邪,同为阴邪,二者致病,均易伤阳气,但二者有所区别。一般而言,寒邪伤阳起病较急,程度较重,范围广泛,既可伤肌表阳气,又可伤及脏腑阳气;而湿邪伤阳起病较缓,程度较轻,并且湿邪最易伤及脾阳。

(2)湿性重浊:"重",即沉重、重着之意。湿邪致病,易于困阻阳气,而致清阳不展,故其临床表现大多具有沉重感,或重着不移等特征。如湿邪侵袭肌表,可有头重如裹布帛、身体困重如负重物、四肢酸楚沉重等症状;若湿邪阻滞经络关节,可见肌肤麻木不仁、关节疼痛、重着难举等,称之为"湿痹"或"着痹"。"浊",即秽浊、污浊之意。湿邪为病,可出现分泌物和排泄物秽浊不清的症状,如在上可表现为面垢眵多,在下可表现为大便溏泄、下痢脓血、小便浑浊、妇女白带过多,在肌表可表现为湿疹浸淫流水等。

(3)湿性黏滞:"黏滞",即黏腻、停滞之意。湿邪致病,常表现出分泌物黏稠、排出困难,且病程缠绵难愈的特点。其黏腻、停滞的特性,主要表现在两个方面:一是症状的黏滞性。湿邪为有形之邪,侵袭人体,停留于脏腑经络,容易阻滞气机,从而使气机升降失调,经络阻滞不畅,症状多表现为黏滞而不爽,如胸闷脘痞,口中黏腻,大便溏而不爽,小便涩滞不畅等。二是病程的缠绵性。因湿性黏滞,易阻气机,气不行则水停,故湿邪难以化除;另湿邪易伤及脾阳,脾阳失于运化水液,可导致内湿产生,内湿与外湿相合,困阻脾阳,可加重病情,使病难速愈;故湿邪致病多缠绵难愈,病程较长,或反复发作,如湿温、湿疹、湿痹等。

(4)湿性趋下,易袭阴位:湿邪与水同类,为重浊之邪,具有趋低下行之势,易于侵袭人体"阴位",如腰以下的部位。故湿邪为病,多易伤及人体下部,或以下部症状较为突出。《素问·太阴阳明论》:"伤于湿者,下先受之。"如水肿、湿疹等病以下肢较为多见。另外,妇女带下、小便浑浊、大便溏泄等,都为湿邪下注导致的病变。

5. **燥邪**　凡致病具有干燥、收敛等特性的外邪,称为燥邪。

燥为秋季的主气。燥与湿相反,秋季空气中水分减少,湿度降低,气候干燥,失于水分滋润,自然界呈现一派干涩的景象。若燥气太过,伤人致病,则称为"燥邪"。燥邪致病最易见于秋季,有温燥、凉燥之分。初秋尚有夏末之余热,燥邪易与温热之邪相合,侵犯人体,发为温燥;深秋有近冬之寒气,燥邪易与寒凉之邪相合,侵犯人体,发为凉燥。

燥邪的性质和致病特点:

(1)燥性干涩,易伤津液:燥邪侵犯人体,最易损伤人体的津液,出现各种干燥、涩滞的症状,如口鼻干燥,咽干口渴,两目干涩,皮肤干涩,甚则皲裂,毛发干枯,小便短少,大便干结等。

(2)燥易伤肺:肺为娇脏,其性喜润而恶燥。肺司呼吸,上通于喉,开窍于鼻,外合皮毛,直接与自然界大气相通。燥邪伤人多从口鼻而入,故最易损伤肺脏津液。肺津为燥邪所伤,肺失柔润特性,则肺气宣降失常,可出现干咳少痰,或痰黏难咯,甚或燥伤肺络,出现痰中带血,甚则喘息胸痛等症状。肺与大肠相表里,燥邪耗伤肺津,可导致大肠失润,传导失司,出现大便干涩不畅的表现。

6. **火(热)邪**　凡致病具有炎热、升腾、燔灼、躁动等特性的外邪,称为火热之邪。

火热之气旺于炎热的夏季。当火热之气太过使人发病时,就称为"火热之邪"。但火热之邪并无明显的季节性,也不受季节气候的限制,一年四季均可发生。

自然界中,温邪、热邪、火邪、暑邪均属阳热邪气,但四者有所区别。首先暑邪具有明显的季节性;其次温邪、热邪、火邪还有程度上的不同,有"温为热之渐""火为热之极"之说,并且温邪一般只在温病学范畴中应用。另外,热邪和火邪致病又有症状上的不同:热性弥散,故热邪致病多表现为全身弥漫性的发热征象;火性结聚,故火邪致病,多结聚于一定部位,临床多表现为以红、肿、热、痛为特征的某些局部症状,如肌肤局部生疮疡,或口舌生疮,或目赤肿痛等。

火(热)邪的性质和致病特点:

（1）火热为阳邪，其性炎上：火热之邪为自然界阳盛之气所化生，其性燔灼、升腾、上炎、躁动，故为阳邪。火热邪气侵袭人体发病，导致机体阳气亢盛，"阳胜则热"，临床多发为实热病证，表现为一派热象，如高热、恶热、脉洪数等症状。因火性炎上，故火热之邪易于侵害人体上部，致病以头面部的火热症状表现尤为突出，如目赤肿痛、口舌生疮、牙龈肿痛、咽喉肿痛等。

（2）火热易伤津耗气：火热之邪为阳热之邪，具有燔灼、蒸迫的性质，其阳热之气亢盛，可损伤人体阴气，即所谓"阳胜则阴病"。火热之邪可直接消灼煎熬津液，耗伤人体的阴液。火热之邪也可蒸迫津液外泄而致大汗出，使人体的津液耗伤。火热邪气伤人，临床除有热象外，还伴有口渴喜饮、口舌干燥、小便短赤、大便秘结等津液亏少的表现。此外，火热邪气在迫津外泄、耗伤津液的过程中，可导致气随津脱而耗气，甚至导致气脱，临床轻者可见少气懒言、体倦乏力等气虚症状，重则可致面色苍白、目闭口开、全身瘫软、二便失禁、脉微欲绝等气脱症状。

（3）火热易生风、动血："生风"，是指火热之邪侵犯人体，燔灼肝经，耗伤其阴津，筋脉失于濡养滋润，进而引起肝风内动。由于此肝风因热甚引起，故又称"热极生风"，临床除高热外，还有四肢抽搐、两目上视、角弓反张等"生风"的表现。"动血"，是指火热邪气入于血脉，迫使血行加速，甚至迫血妄行，或灼伤脉络，导致各种出血证，如吐血、衄血、便血、尿血、皮肤发斑，妇女月经过多、崩漏等。

（4）火热易躁扰心神：心神喜宁静，火热之邪性躁动，故若火热邪气入于营血，致病常易上扰心神，使心神失去其宁静之性而躁动不安，临床可见心烦、失眠，甚至出现神昏、谵语或狂躁不安等症状。

（5）火热易致疮痈：火热之邪具有燔灼的特性，且易结聚于局部，可燔灼、腐败血肉，形成痈肿疮疡，临床可见局部红肿热痛，甚至化脓溃烂。

## 二、疠气

疠气，是一类具有强烈传染性、致病性和流行性的外感病邪。在中医文献记载中，疠气又称为"疫气""疫毒""杂气""戾气""毒气""乖戾之气"等；疠气导致的疾病，又称"疫病""瘟病""瘟疫病"等。疠气致病多病情危重，并且具有强烈的传染性，有别于六淫致病的情况。疠气可通过空气经口鼻传染，或通过饮食、蚊虫叮咬、皮肤直接接触等途径入侵人体而发病。

临床许多具有传染性的疾病，如痄腮、白喉、猩红热、天花、霍乱、鼠疫、疫黄等都属于由感染疠气而引起的疫病。

### （一）疠气的致病特点

**1. 发病急骤，病情危笃**　疠气致病，大多具有发病急骤、来势凶猛、变化多端、传变较快、病情险恶的特点。疠气多属热毒之邪，其性疾速，而且常夹湿毒秽浊之邪侵犯人体，故其致病性比六淫更为强烈，病情更为险恶，死亡率颇高。发病过程中常出现高热、神昏、抽搐、剧烈吐泻等危重症状。

**2. 传染性强，易于流行**　疠气致病具有强烈的传染性，可通过口鼻、饮食和肌肤等多种途径在人群中传播，其传播既可散在发生，也可导致大范围流行，故传染性和流行性是疠气的主要特性。当疫病发生时，凡与之接触者，无论男女老少，体质强弱，大多会被传染而发病。故针对疫病最有效的防治措施是做好预防隔离工作，防止疫情的发生和流行。

**3. 一气一病，症状相似**　疠气种类繁多，不同种类的疠气致病，其传染途径和传播方式各异，临床表现也各不相同。疠气对机体的作用部位和作用脏腑有一定的选择性，故同一种疠气所致的疫病，其临床表现基本相似，都有其自身的临床特征和传变规律，即所谓"一气自成一病""众人之病相同"。例如痄腮，无论男女，一般都表现为耳下腮部肿胀疼痛。

### （二）疠气发生和流行的因素

疠气为外感病因，其形成和致病是有一定条件的，诸如自然界气候因素、环境因素、预防措施和社会因素等。

**1. 气候因素**　自然气候的反常变化，如久旱、酷热、洪涝、湿雾瘴气、地震等，是助长疠气滋生、传播和导致疫病流行的重要因素。

2. **环境因素** 环境污染,如水源、空气、食物等污染,亦可滋生疠气。如疫毒痢、疫黄等病就可由食物污染、饮食不当引发。

3. **预防措施不当** 疠气具有强烈的传染性,凡与疫病患者接触皆有可能被传染发病。故若未予预防隔离工作足够的重视或预防隔离工作不得力,会使疫病扩散而广泛流行。

4. **社会因素** 疠气的发生、疫病的流行与社会因素密切相关。若社会动荡不安,战乱不停,百姓生活极度贫困,卫生条件恶劣,则疫病容易发生和流行。

中医强调人与自然、社会的和谐统一,故若自然环境、社会环境健康有序,且注意卫生防疫工作,能够采取一系列积极的防疫和治疗措施,即可有效预防、减少疫病的发生和流行。

(李 佳)

# 第二节 内 伤 病 因

内伤病因是相对外感病因而言,泛指人的情志、饮食、起居等不循常度,超过人体的调节范围,导致内在脏腑功能失调或气血阴阳失调,而成为致病因素,包括七情内伤、饮食失宜、劳逸失度。由内伤病因引起的疾病称为内伤疾病。

## 一、七情内伤

七情,指喜、怒、忧、思、悲、恐、惊七种情志活动,是人体对外界刺激的不同情感反应。一般情况下,人体自身有情绪调节能力,七情不会导致疾病的发生。但如果在突然的、强烈的、持久的精神刺激下,导致七情太过,如突然的惊吓、暴怒、狂喜等,超过人体的生理和心理调节范围,使人体气机紊乱,脏腑气血阴阳失调,或人体正气不足,脏腑精气虚衰,对情志刺激的适应调节能力低下,导致疾病发生,则称之为"七情内伤",是造成内伤病的主要原因之一。因七情直接影响相关脏腑而发病,病由内生,故而又称为"内伤七情"。

### (一)七情与五脏、气血的关系

情志活动的物质基础是五脏精气。在情志活动的产生和变化中,相对其他几脏,心与肝发挥着更为重要的作用。心藏神,主宰人的精神、意识、思维活动。各种情志活动的产生,都是在心神的主宰下,五脏精气阴阳协调作用的结果,故有"忧动于心则肺应,思动于心则脾应,怒动于心则肝应,恐动于心则肾应"之说。而肝主疏泄,调畅气机,调节气血运行,进而调节情志活动,保持心情舒畅。

异常情况下,如五脏精气阴阳出现虚实变化及功能紊乱,气血运行失调,则可出现情志的异常变化。《灵枢·本神》指出:"肝气虚则恐,实则怒……心气虚则悲,实则笑不休。"另外,情志异常变化又可伤及脏腑,导致脏腑精气阴阳失调,如大喜大惊伤心,大怒郁怒伤肝,过度思虑伤脾,过度恐惧伤肾,过度悲忧伤肺等。

### (二)七情内伤的致病特点

七情致病,不同于六淫、疠气等外感致病因素由外侵袭机体,而是直接伤及脏腑,使其气机逆乱、气血失调,导致疾病的发生。

1. **直接伤及内脏** 人体受外界刺激,在心神的指导下,相应的内脏精气应答,而产生情志活动。人是一个有机的整体,情志活动是各脏腑功能活动整体协调的反应,但均受心神支配,由心而发。故七情致病,必然首先影响心神,然后损伤相应脏腑,如怒伤肝、喜伤心、思伤脾、悲伤肺、恐伤肾等。

七情内伤致病可损伤一个或多个脏腑,但多见于心、肝、脾三脏。如郁怒太过,既可伤肝,又可影响心脾;思虑太过,既可伤脾,又可影响心肺等脏。情志活动以脏腑的气血为物质基础,人体气血的产生和运行主要依赖于心、肝、脾三脏。心主血而藏神,主宰人体的精神情志活动;肝藏血,肝主疏泄,调畅气机,调畅精神情志;脾主运化,为气血化生之源,全身气机升降之枢纽。由此可见,心、肝、脾三脏在人体情志活动中发挥着重要作用,故情志内伤多损伤心、肝、脾三脏。

另外,七情内伤易于损伤潜病之脏腑。潜病之脏腑,是指有病变存在但无明显临床表现的脏腑。例如患有哮喘的患者,在其哮喘未发作的缓解期,如遇到强烈的情志刺激,最易出现原先所患病证的临床症状,即哮喘急性发作。

**2. 影响脏腑气机**　脏腑之气的运动变化,在情志活动产生中发挥着重要作用。七情致病直接伤及相应内脏,主要导致脏腑气机紊乱,升降出入运动失常,脏腑功能活动失调。不同的情志对相应内脏气机的影响各不相同,《素问·举痛论》:"百病生于气也,怒则气上,喜则气缓,悲则气消,恐则气下……惊则气乱……思则气结。"

(1)怒则气上:指过度愤怒,导致肝气疏泄太过,肝气上逆,甚则血随气逆,气血并逆于上,蒙蔽神明的病理变化。临床可见面红目赤、头胀头痛、急躁易怒,甚则呕血,或昏厥猝倒等症状。《素问·调经论》:"血之与气并走于上,则为大厥,厥则暴死,气复反则生,不反则死。"

(2)喜则气缓:指暴喜过度伤心,导致心气涣散不收,重者心气暴脱或神不守舍的病理变化。临床可见精神不能集中,甚则神志失常的狂乱、喜笑不休,或见心气暴脱的大汗淋漓、气息微弱、脉微欲绝等症。

(3)悲则气消:指过度悲忧伤肺,导致肺失宣降、肺气耗伤的病理变化。临床常见少气懒言、气短胸闷、意志消沉、精神不振等症状。

(4)恐则气下:指过度恐惧伤肾,致使肾气不固、气泄于下的病理变化。临床可见下肢酸软无力、二便失禁,甚则遗精等症。

(5)惊则气乱:指猝然受惊伤心,导致心气紊乱、气血失和、心神不定的病理变化。临床可见心悸不安、惊慌失措、目瞪口呆、失眠易惊,甚则神志错乱等症状。《素问·举痛论》说:"惊则心无所倚,神无所归,虑无所定,故气乱矣。"

(6)思则气结:指过度思虑伤脾,导致脾胃气机郁结,升降失常,运化失职的病理变化。临床可见不思饮食、腹胀、便溏等症状。此外,长期思虑太过亦可伤心,暗耗心血,导致神无所养,临床可见精神萎靡、反应迟钝、心悸健忘、失眠多梦等症状。

(7)忧则气郁:忧为肺志,但多与悲、思等相合,如悲忧、忧思等,故忧致病多伤及心、肺、脾三脏,病理变化以气机郁滞为主。如悲忧过度,情志郁闷,可导致肺气耗伤,气机郁滞,临床除见少气懒言等肺气耗伤的症状外,还可见胸闷、叹息等气机郁滞的表现。若长期忧思不解,则可导致心脾气机郁结,神气不收,或脾胃运化迟滞的病变,临床可见忧心忡忡、心胸憋闷,或不思饮食、腹胀、便溏等症状。

**3. 多发为情志病**　情志病,是指发病与情志刺激有关,具有情志异常表现的病证。七情太过致病,多发为情志病。首先,情志刺激可直接导致情志异常病证的发生,如郁证、癫狂等。其次,情志太过可诱发和加重某些疾病,如胸痹、真心痛、眩晕等,此类疾病本身为脏腑气血失常导致,情志刺激可使气血不调,加重病情。对于情志病证,情志调理是必要而有效的治疗手段和方式。

**4. 影响疾病的转归**　在疾病的过程中,情志是影响病情的重要因素,它对病情的影响表现在两方面。一是有利于疾病康复。面对疾病,情绪积极乐观,保持开朗豁达的心态,有利于病情的好转乃至痊愈;或是采用五行相克的以情胜情法,调理情志异常病证,如过喜导致的心神失常可用恐的情志调理,过思导致的郁闷不乐可用喜的情志调理等。二是加重病情。面对疾病,情绪消沉,悲观失望,或七情异常波动,可使病情加重或恶化。了解情志活动对病情的正反两方面的影响,对临床采取正确的情志调护具有重要的指导意义。

## 二、饮食失宜

饮食是人类赖以生存和维持健康的必要条件,是人体后天生长发育、生命活动所需精微物质的重要来源。若饮食失宜,则可导致脏腑功能失调或正气损伤而发病,成为致病因素。饮食物主要依赖脾胃运化功能被消化吸收,故饮食失宜主要损伤脾胃,是内伤病的主要致病因素之一。饮食失宜主要表现为饮食不节、饮食不洁、饮食偏嗜三个方面。

#### （一）饮食不节

饮食不节是指饥饱失常和饮食规律失常。良好的饮食行为应以适度、规律为宜。个人年龄、体质等不同，饮食量各有差异，但都应规律饮食。若过饥、过饱，失其常度，或进食不规律，均可损伤脾胃，导致疾病的发生。

**1. 过饥**　指摄食不足，如饥而不得食，或有意识限制饮食，或因七情强烈波动而不思饮食，或因脾胃功能虚弱而纳呆食少，或不能按时饮食等，导致水谷精微化生减少，气血生化乏源。《灵枢·五味》："谷不入，半日则气衰，一日则气少矣。"若长期摄食不足，导致气血生化减少，一方面因气血亏虚而脏腑组织失养，功能活动衰退；另一方面可因正气不足，抗病能力减弱，易招致外邪入侵，引发其他疾病。在儿童成长发育期，长期过饥可导致营养不良，影响其生长发育。此外，长期摄食过少，也可损伤胃气而致胃部不适或胃脘疼痛等；如果有意抑制食欲，又可发展成厌食等较为顽固的身心疾病。

**2. 过饱**　指饮食过量，如暴饮暴食，或中气虚弱而强食，脾胃难于消化转输而致病。饮食过饱，易损伤脾、胃、肠的功能，并形成饮食停滞不化的病理改变。《素问·痹论》："饮食自倍，肠胃乃伤。"轻者表现为饮食不得消化，停积于胃肠，可见脘腹胀满、疼痛、嗳腐反酸、纳呆、呕吐、泄泻等症状。重者可因长期营养过剩，进而发展为肥胖、消渴、痔疮、心脉痹阻等病证。若"积食"停滞日久，可进一步损伤脾胃，致使运化功能减弱，聚湿生痰、化生内热，从而引发其他病变。婴幼儿脾胃功能本来就较为薄弱，若长期过量喂养，会导致食积。

此外，饮食规律失常，饮食无定时，失其节制，亦可损伤脾胃，使脾胃气机升降失调、功能减退而发病。

#### （二）饮食不洁

饮食不洁，是指进食不洁净、或陈腐变质、或有毒的食物。饮食不洁多伤及胃肠而发病。如进食腐败变质的食物，则导致胃肠功能紊乱，出现脘腹疼痛、恶心呕吐、肠鸣腹泻或痢疾等。若进食被寄生虫污染的食物，则可导致各种寄生虫病，如蛔虫病等，常表现为腹痛时作、嗜食异物、面黄肌瘦等。若进食被疫毒污染的食物，可发为疫病。如果进食或误食被毒物污染或有毒性的食物，则会发生食物中毒，轻则脘腹疼痛、呕吐腹泻，重则毒气攻心、神志不清，甚至导致死亡。

#### （三）饮食偏嗜

饮食偏嗜，是指特别喜好某种性味的食物或专食某些食物而导致疾病的发生。饮食要均衡，不应有所偏嗜，这样才能保证机体阴阳及营养物质的平衡。若饮食偏嗜，如偏寒、偏热，或五味有所偏嗜，或嗜酒成癖等，皆可导致人体阴阳失调，或导致某些营养物质缺乏而发病。

**1. 寒热偏嗜**　饮食物具有寒热性质，一般而言，饮食要求寒温适中，反之则可导致人体阴阳失调。如多食生冷寒凉的饮食，则寒邪直中脾胃，可耗伤脾胃阳气，导致寒湿内生，出现腹痛、泄泻等症状；若偏嗜辛温燥热饮食，则可使胃肠积热，出现口渴、口臭、便秘、痔疮等症。

**2. 五味偏嗜**　五味，指酸、苦、甘、辛、咸，五味各有不同的营养作用，不可偏废，饮食宜五味均衡。《素问·至真要大论》："夫五味入胃，各归所喜，故酸先入肝，苦先入心，甘先入脾，辛先入肺，咸先入肾。"五味入五脏，如果长期嗜好某种性味的食物，则会导致相应之脏的脏气偏盛，功能活动失调，发生病变。五味偏嗜，除可引起本脏功能失调外，也可因本脏气偏盛，以致脏腑之间平衡关系失调而出现他脏的病理改变，即因五味偏嗜，脏气偏盛，导致"伤己所胜"的病理变化。《素问·五脏生成》："多食咸，则脉凝泣而变色；多食苦，则皮槁而毛拔；多食辛，则筋急而爪枯；多食酸，则肉胝皱而唇揭；多食甘，则骨痛而发落。"

**3. 食物偏嗜**　人的膳食结构应谷、肉、果、菜齐全，且以谷类为主，肉类为辅，蔬菜为充，水果为助，调配合理。若专食某种或某类食品，如过食肥甘厚味类食物，可聚湿生痰、化热，导致肥胖、眩晕、中风、胸痹、消渴等病变；或膳食中缺乏某些食物等，久则形成某种营养物质缺乏，日久成为疾病的发生原因，如瘿瘤、夜盲等疾病。

饮食调护是患者在治疗期间的一项重要措施，合理、规律、健康的饮食有利于疾病的康复，否则容易导致病情加重，或疾病复发，甚至变生他病。

### 三、劳逸失度

劳逸结合的本质是阴阳协调平衡、动静结合。动以养形,静以养神,适当劳作与休息,方能形神俱养,有助于气血流通、阴阳平和,有利于身体健康。而长时间过度劳累,或过于安逸静养,都可导致脏腑气血失调引发疾病。劳逸过度包括过劳和过逸两个方面。

#### (一) 过劳

过劳,即过度劳累,包括劳力过度、劳神过度和房劳过度三个方面。

**1. 劳力过度**　劳力过度是指较长时间的过度用力,劳伤形体而积劳成疾,或者是病后体虚,勉强劳作而致病,故又称"形劳"。劳力过度而致病,其病变特点主要表现在两个方面:一是过度劳力而耗气,导致脏气虚少,功能减退。肺为气之主,脾为生气之源,故劳力太过尤易耗伤脾肺之气。二是过度劳力而致形体损伤,即劳伤筋骨。体力劳动,主要是筋骨、关节、肌肉的运动,如果长时间用力太过,则易致形体组织损伤,久而积劳成疾。

**2. 劳神过度**　劳神过度是指长期脑力劳动过度,思虑太过,劳伤心脾而积劳成疾,故又称"心劳"。由于心藏神,脾主思,血是神志活动的重要物质基础,故用神过度,长期思虑,则易耗伤心血,损伤脾气。耗伤心血,而致心神失养、神志不宁,可见心悸、健忘、失眠、多梦等症;损伤脾气,脾失健运,可见纳少、腹胀、便溏、消瘦等。

**3. 房劳过度**　房劳过度是指房室太过,或妇女产育过多等,耗伤肾中精气而致病,故又称"肾劳"。肾主藏精,为封藏之本,肾精不宜过度耗泄。若房室不节则肾中精气耗伤,常见腰膝酸软、眩晕耳鸣、精神萎靡、性功能减退等肾虚症状。此外,肾中精气主持人体的生长发育,是机体生、长、壮、老、已的根本,若房劳过度,耗伤肾精,也是导致早衰的重要原因。

#### (二) 过逸

过逸,即过度安逸,包括体力过逸和脑力过逸。人体每天需要适当的活动,气血才能流畅,阳气才得以振奋。若较长时间少动安闲,或者卧床过久,或者长期用脑过少等,可使人体脏腑气血失调而导致疾病的发生。

过度安逸致病,其特点主要表现在三个方面:一是安逸少动,气机不畅。如果长期缺少运动,则人体气机失于畅达,可以导致脾胃等脏腑的功能活动呆滞不振,出现食少、胸闷、腹胀、肢困、肌肉软弱或发胖臃肿等。久则进一步影响血液运行和津液代谢,形成气滞血瘀、水湿痰饮内生等病变。二是阳气不振,正气虚弱。过度安逸,或长期卧床,阳气失于振奋,致脏腑组织功能减退,正气不足,抵抗力下降,体质虚弱等。故过逸致病,常见动则心悸、气喘汗出等,或抗邪无力,易感外邪致病。《素问·宣明五气》:"久卧伤气,久坐伤肉。"三是长期用脑过少,可致神气衰弱,常见精神萎靡不振、健忘、反应迟钝等。

因此,注重劳逸适度,根据不同病情及体质,制订合理的锻炼康复计划非常重要。对于虚弱的患者,应防止过度劳累,以免加重病情;对于不能主动运动、长期卧床的患者,应经常帮助其翻身、按摩,或者给予适当的肢体被动训练,以促进气血的运行,防止过度安逸。

(李　佳)

## 第三节　病理产物性病因

在疾病过程中机体会产生痰饮、瘀血、结石等病理产物,这些病理产物既是疾病的结果,又可以引起新的病理变化,成为致病因素,即病理产物性病因,又称为"继发性病因"。

### 一、痰饮

痰饮,是痰与饮的合称,是人体水液代谢障碍所形成的病理产物。《景岳全书·杂证谟·痰饮》:"痰之与饮,虽曰同类,而实有不同也。"一般将较稠浊的称为痰,清稀者称为饮,二者同出一源,常并称"痰饮"。

痰可分为有形之痰和无形之痰。有形之痰,视之可见、闻之有声、触之可及,如咳嗽吐痰、喉中痰鸣、痰核瘰疬等。无形之痰,只见其症、不见其形,如眩晕、癫狂等。因此,中医学对"痰"的认识,主要是以临床病症为依据来进行分析的。

饮因其流动性较大,可留积于人体脏器组织的间隙或疏松部位,有"痰饮""悬饮""支饮""溢饮"之分:痰饮,是指饮停于胃肠;悬饮,指饮停胁下;支饮,指饮停于胸肺;溢饮,指饮停于肢体。

(一)痰饮的形成

痰饮是由于外感六淫、七情内伤、饮食不节等因素,导致与水液代谢相关的脏腑功能失调,水液输布障碍,停聚而成。因肺、脾、肾及三焦等对水液代谢起着重要作用,故痰饮的形成多与肺、脾、肾及三焦的功能失常密切相关。肺失宣降,水道不利,津液不布,则聚水而生痰饮;脾为生痰之源,脾失健运,水湿内生,凝聚生痰;肾阳不足,气化无力,也可使水停而化生痰饮;三焦水道不利,津液失布,形成痰饮。此外,肝主疏泄,有利于水液的输布,膀胱主贮存和排泄尿液,二者功能失调亦可影响水液代谢,形成痰饮。

(二)痰饮的致病特点

痰饮一旦产生,可随气流窜全身,无处不到,其停滞部位不同,产生的病变亦不同。痰饮致病特点主要有以下几个方面。

1. **阻滞气机,影响气血运行** 痰饮为有形之邪,会阻遏气机,妨碍气血运行。若痰饮流注于经络,则致经络气机阻滞,血行不畅,出现肢体麻木、屈伸不利,甚至半身不遂,或形成痰核瘰疬、阴疽流注等。若痰饮留滞于脏腑,则阻滞脏腑气机,使脏腑气机升降失常,功能失调。如痰饮阻肺,肺失宣降,则见胸闷、咳嗽咳痰等;痰饮停胃,胃失和降,则见恶心、呕吐痰涎等;痰浊痹阻心脉,可见胸闷、心痛等。

2. **影响水液代谢** 痰饮为水液代谢失常的病理产物,也是继发性致病因素,阻滞水液输布相关脏腑功能,进而影响水液代谢。如痰湿困脾,则脾失于运化水液,导致水湿内停;痰饮阻肺,可致肺失宣降,水液不布;痰饮停滞下焦,可影响肾的蒸腾气化,以致水液停蓄。

3. **易于蒙蔽心神** 痰饮为浊物,可随气上逆,易蒙蔽心神,使心神失其清净之性,出现头晕目眩、精神不振等症;或者痰浊上犯,与风、火相合,蒙蔽清窍,扰乱神明,以致出现神昏谵妄,或引起癫、狂、痫等疾病。

4. **致病广泛,变幻多端** 痰饮可随气流行至全身各处,内而五脏六腑,外而四肢百骸、肌肤腠理,而致多种疾病。由于其致病广泛,发病部位不一,又易于兼邪致病,因此形成的病证繁多,症状表现十分复杂,故有"百病多由痰作祟""怪病多痰"之说。痰饮停滞于体内,其病变可有多种发展,可伤阳化寒,可郁而化火,可夹风、夹热,可上犯清窍,可下注足膝,并且病势缠绵,病程较长。因此,痰饮致病具有变幻多端、病证错综复杂的特点。

---

### 知 识 拓 展

#### 痰、饮、水、湿的区别与联系

痰、饮、水、湿均属体内水液停聚所形成的病理产物,在形质、流动性、证候表现上有异有同。"痰"的质地多稠浊而黏,多停于肺,但可随气流窜全身,临床见症复杂,分为无形之痰和有形之痰:有形之痰指视之可见、闻之有声的痰液,或触之有形的痰核;无形之痰指只见其征象,不见其形的痰病。"饮"是一种较水稠而较痰稀的液态病理产物,常停聚于某些腔隙及胃肠,以停聚处的症状为主要表现,有痰饮、水饮、溢饮和悬饮之分。"水"质清稀,为液态,流动性大,以水肿、少尿为主症。"湿"无明显形质可见,弥漫性大,以黏滞、重浊等症状为主要表现。

由于痰、饮、水、湿本属一类,难以截然划分,且可相互转化、兼夹,故又常互相通称,如有痰饮、水饮、痰湿、水湿、湿饮、湿痰等名。

## 二、瘀血

瘀血是指血液在体内停积、未能及时消散而形成的病理产物。它包括体内瘀积的离经之血,以及因血液运行不畅,停滞于经脉或脏腑组织内的血液。瘀血既是疾病过程中形成的病理产物,又是具有致病作用的病因。在中医文献记载中,瘀血又称"恶血""衃血""蓄血""败血""污血"等。"瘀血"与"血瘀"的概念不同:血瘀是指血液运行不畅或血液瘀滞不通的病理状态,属于病机学概念;而瘀血是可以导致新病变发生的病理产物,属于病因学概念。

### (一)瘀血的形成

血液的正常运行,主要与心、肺、肝、脾等脏腑功能,气的推动与固摄作用,脉道的通利,以及寒热等因素密切相关。凡能引起血液运行不畅,或致血离经脉而瘀积的因素,均可导致瘀血的形成。

1. **气虚致瘀** 气的推动是血液运行的动力,气虚则血运无力,因此,气虚可引起血液运行迟缓,导致血液在体内某些部位停滞不行,形成瘀血。气具有固摄作用,可约束血液在脉内运行。气虚统摄无力,如脾不统血、肝不藏血,都可导致出血,留积于体内则成瘀血。

2. **气滞致瘀** 气具有推动作用,可维持血液的运行。气行则血行,气滞则血瘀。若情志郁结,肝气疏泄不及,气机不畅,可导致血液运行障碍,在体内瘀积,形成瘀血。

3. **血寒致瘀** 血得温则行,得寒则凝。寒性凝滞,若外感寒邪,入于血脉,或阴寒内盛,血脉挛缩,则血液凝涩而运行不畅,导致血液在体内某些部位瘀积不散,形成瘀血。

4. **血热致瘀** 外感火热邪气,或体内阳盛化火,入舍于血,血热互结,火性燔灼,可直接煎灼血中津液,使血液黏稠而运行不畅,以致血液壅滞于体内某些部位而成瘀血;或灼伤脉络,甚则迫血妄行导致出血,壅滞于体内,不得消散,而成瘀血。

5. **外伤致瘀** 各种外伤,如跌打损伤、金刃所伤、手术创伤等,均可使脉管破损而出血,成为离经之血,若未能及时排出体外而瘀积体内则成瘀血。

6. **痰凝致瘀** 痰饮为有形之邪,易阻滞气机,影响气血运行。若痰饮积滞体内,阻遏脉络,影响脏腑气机,导致气机不畅,血行不畅,进而导致血液瘀积不行,形成瘀血。

7. **津亏致瘀** 津血同源互化,津液具有充养血脉、滑利血脉的作用。若津液亏虚,无以充实血脉,则血燥不利,导致血液停滞不行,形成瘀血。

### (二)瘀血的致病特点

瘀血作为病理产物,其形成之后,停积体内不散,不仅失去血液的濡养作用,而且可导致新的病变发生,其致病特点主要表现在以下几个方面。

1. **易于阻滞气机** 气能行血,血能载气,二者功能上相互协调,病理上相互影响。瘀血为有形之邪,一旦形成,则可阻碍气机;气机郁滞,又可引起局部或全身的血液运行不畅;从而导致血瘀气滞、气滞血瘀的恶性循环。

2. **影响血脉运行** 瘀血为血液运行失常的病理产物。瘀血在形成之后,无论是瘀滞于脉内,还是留积于脉外,均可影响脏腑功能,导致局部或全身的血液运行失常。如瘀血阻滞于心,心脉痹阻,可致胸痹心痛;瘀血留滞于肝,可致肝脉阻滞,形成癥积,故有"恶血归肝"之说;瘀血阻滞于脉道,导致血行受阻,或瘀血损伤脉络,血逸脉外,可致出血,血色紫黯有块等。

3. **影响新血生成** 瘀血是已失去濡养滋润作用的病理性产物,滞于体内,日久不散,严重影响气血的运行,导致脏腑失于濡养,功能失常,也影响新血的生成。"瘀血不去,新血不生",故久瘀之人,常可见肌肤甲错、毛发不荣等失于濡养的临床特征。

4. **病位固定,病证繁多** 瘀血一旦停滞于某脏腑组织,就难以及时消散,故其致病具有病位相对固定的特征,如局部刺痛、固定不移等。因瘀血阻滞的部位不同,形成原因各异,其病理表现繁多,各不相同。如瘀阻于心,血行不畅,则胸闷心痛;瘀阻于肺,则宣降失调,或致脉络破损,可见胸痛、气促、咯血;瘀阻于肝,气机郁滞,血海不畅,可见胁痛、癥积肿块;瘀阻胞宫,经行不畅,可见痛经、闭经、经色紫黯有块；瘀阻于肢体肌肤，可见肿痛、青紫；瘀阻于脑，脑络不通，可致突然昏倒，不省人事，或留有严重的后遗症，如痴呆、语言謇涩等。

#### （三）瘀血致病的症状特点

瘀血致病，症状虽然繁多，但也有其共同特点。

1. **疼痛** 多为刺痛，痛处固定不移、拒按，夜间痛甚。
2. **肿块** 瘀血积于体表皮下，可见局部青紫，肿胀隆起，形成血肿；瘀血积于体内，久聚不散，可形成癥积，坚固难移。
3. **出血** 瘀血致病可见出血之象，通常出血量少而不畅，血色紫黯，多夹有血块。
4. **发绀** 瘀血为病，可见面色紫黯，口唇、爪甲青紫，或见肌肤甲错等。
5. **舌象** 舌质紫黯，或舌有瘀斑、瘀点，舌下静脉曲张。
6. **脉象** 瘀血阻滞，可见脉行不畅，如涩脉或结、代脉等。

### 三、结石

结石是指体内湿热之邪蕴结，久经煎熬而形成的沙石样病理产物。结石是疾病过程中形成的有形的病理产物，其形状各异，有泥沙样结石、圆形或不规则形状结石等，并且大小不等，可存在于体内许多部位，以肝、胆、肾、膀胱和胃结石多见。

#### （一）结石的形成

结石的形成是一个缓慢的过程，常与饮食、情志、服药等因素有关。

1. **饮食失宜** 饮食偏嗜辛辣，或过食肥甘厚味，或长期饮酒过度，导致湿热内生。若湿热蕴结于肝胆，导致肝失疏泄，胆汁排泄失常，淤积日久可形成肝胆结石；若湿热蕴结下焦，煎熬日久可形成肾或膀胱结石。另外，某些地域的水质含有大量的矿物质及杂质，长期饮用也可能导致结石的发生。
2. **情志内伤** 长期反复情志不遂，气机郁结，肝失疏泄，导致胆汁排泄不畅，淤积日久，可形成肝胆结石。
3. **服药不当** 长期过量服用某些药物，可导致脏腑功能失常，或药物及其代谢产物残存沉积，皆可形成结石。如磺胺类药物，钙、镁、铋类药物等。

另外，结石的产生还与体质、过度安逸等关，也可受其他疾病的影响而形成。

#### （二）结石的致病特点

结石致病主要与结石形状大小、所在部位、是否引起梗阻等因素有关。

1. **多发于肝、胆、肾、膀胱、胃等脏腑** 肝主疏泄，促进胆汁的生成和排泄；肾气蒸化，主持尿液的产生和排泄；胃气通降，保持消化道的通畅和消化物的排泄，胆汁、尿液、食物宜畅通排泄，而不宜壅塞停滞。因此肝、胆、肾、膀胱、胃功能失常，易发结石病。
2. **易阻滞气机，损伤脉络** 结石为有形实邪，阻滞脏腑气机，影响脏腑功能。如胃结石，阻滞胃腑气机，影响胃的腐熟通降，甚至结石下移，阻滞肠道。肝胆内结石，导致肝气郁结，胆汁排泄不畅。肾、膀胱内结石，影响肾脏气化，导致尿液排泄不畅，甚至损伤脉络，出现血尿。
3. **易致疼痛** 结石停留体内，可使气血运行不畅，不通则痛。一般为局部胀痛、钝痛、酸痛、隐痛。若结石嵌顿于狭窄部位，可出现剧烈的绞痛，发作时一般部位固定不移，或向邻近部位放射，疼痛难忍，伴见面色苍白、冷汗淋漓、恶心呕吐等，疼痛多呈间歇性发作。如胆结石，平时可见胁肋胀痛、口苦、厌油等症，胆道梗阻时，可见上腹部绞痛，放射至右肩背；肾、输尿管结石，平时可见腰部钝痛、酸痛，发生嵌顿时，则腰及少腹部可出现剧烈疼痛，并向腹股沟放射。
4. **病程较长，轻重不一** 结石是湿热蕴结、日久煎熬而成，故形成过程比较缓慢。结石的大小、形状和停留部位不同，症状不尽相同，病情轻重不一。若结石小且表面光滑，形状规整，所在部位腔隙较大，无梗阻嵌顿，则病情较轻；若结石较大，形状不规则，所在部位腔隙较小，出现梗阻嵌顿，则病情较重。

（李 佳）

# 第四节　其 他 病 因

除外感病因(六淫、疠气)、内伤病因(七情内伤、饮食失宜、劳逸失度)、病理产物性病因(痰饮、瘀血、结石)之外的致病因素,统称为其他病因,主要包括外伤、胎传、药邪、寄生虫、医过等。

## 一、外伤

外伤,主要指外力、烧烫、冷冻、虫兽蛇叮咬、化学物等意外因素所致形体组织的创伤。外伤致病,多有明确的外伤史,其临床表现因不同的外伤而轻重不一。常见的外伤类型,有外力损伤、烧烫伤、冻伤、化学伤、虫兽所伤等。

### (一) 外力损伤

外力损伤,是指跌仆、坠落、撞击、压轧、负重、努责、金刃等机械暴力引起的创伤。这种损伤,可伤及血脉而见出血;也可伤及筋骨、关节,导致筋肉撕裂,关节脱位,骨折;严重者可损及内脏,甚至危及生命。

### (二) 烧烫伤

烧烫伤,是指高温所造成的灼伤,包括火焰、沸水、热油、蒸汽、雷电等对形体的灼伤。烧烫伤可因烧烫的面积、部位、深度的不同而轻重不一。轻者灼伤皮肤,而见局部灼热、红肿、疼痛或起水疱;重者可灼伤肌肉、筋骨,而见患部如皮革样,甚至炭化样改变。若热毒内攻脏腑,可致昏迷,或大量伤津耗液而致亡阴、亡阳。

### (三) 冻伤

冻伤,是低温所造成的全身或局部的损伤。冻伤的程度与温度、受冻时间、部位等直接相关,温度越低,受冻时间越长,则冻伤程度越严重。局部性冻伤,多发生在手、足、耳、鼻及面颊等裸露和末端部位。局部性冻伤初期,因寒性凝滞、收引,局部可见肌肤苍白、冷麻、拘急作痛;继而肿胀青紫,痒痛或起水疱,甚至溃烂;日久则局部组织坏死而难愈。全身性冻伤,多为外界寒邪太过,御寒条件差,致使阳气严重受损,失其温煦作用,而出现寒战,体温骤降,面色苍白,唇、舌、指甲青紫,感觉麻木,反应迟钝,甚则呼吸微弱,脉微欲绝,继而进入昏迷状态,此为危重病症,如不及时救治,可因阳气亡失而导致死亡。

### (四) 化学伤

化学伤,是指接触强烈腐蚀性或有毒的化学物品所造成的损伤,其中包括强酸、强碱、农药、有毒气体等化学物品。其接触的方式,有皮肤直接接触、不慎入眼、误服、经呼吸吸入等。化学伤的损害程度与化学品的性质、剂量、浓度、物理状态(固态、液态、气态)、接触时间和接触面积的大小,以及当时急救措施等有着密切的关系。时间越长,对机体的损伤越严重,故接触具有强烈腐蚀性的化学物品后应马上采取相应的处理措施,以降低损伤。化学物品腐蚀皮肤,可致皮肤烧伤,轻者可见接触部位皮肤红肿疼痛,重者可导致局部皮肤坏死,甚至进一步腐蚀骨肉。若化学物品不慎入眼,轻者仅见灼热刺痛,畏光流泪,白睛微红,黑睛轻微混浊等;重者则眼睛剧烈疼痛,肿胀难睁眼,甚至导致失明,眼组织坏死。若误服或吸入腐蚀性化学物品,可导致口舌、咽喉、食管、胃部烧灼疼痛,甚至导致糜烂。机体吸收有毒的化学物质后可发生中毒,表现为头痛头晕、恶心呕吐、昏迷、抽搐等症状,甚至导致死亡。

### (五) 虫兽伤

虫兽伤,主要指猛兽、毒蛇、疯狗或蝎、蜂、蚁等虫兽咬伤或螫伤。其中猛兽所伤,轻者伤及局部皮肉,导致出血、肿痛;重者可损伤内脏,或因出血过多而致死亡。疯狗咬伤,除可导致与猛兽所伤相同的症状外,经过一段时间潜伏后,还可发为"狂犬病",出现烦躁、惊慌、恐水、恐风、抽搐等症状,直至死亡。蜂、蝎、蚂蚁蜇伤或蜈蚣、毒蛇等毒虫咬伤,轻者多见局部红肿灼痛、麻木或出血,重者可出现头晕、心悸、恶心、呕吐等全身中毒症状,甚至昏迷,特别是毒蛇咬伤,常可迅速导致死亡。

Note:

## 二、胎传

胎传是指禀赋与疾病由亲代经母体而传及子代的过程。胎传可使胎儿出生之后易于患上某些疾病，成为一种致病因素。胎传包括胎弱和胎毒两类。胎传引起的疾病称为胎病。

### （一）胎弱

胎弱又称胎怯、胎瘦，是对小儿禀赋不足、气血虚弱的泛称。胎儿禀赋的强弱主要取决于父母体质。

胎弱的表现是多方面的，如皮肤脆薄、毛发不生、形寒肢冷、面黄肌瘦、筋骨不利、腰膝酸软，及五迟、五软、解颅等。胎弱的主要病机为五脏气血阴阳不足。胎儿在母体内是否能正常发育，除与禀受于父母的精气有关外，还与母体的营养状态密切相关。如母体之五脏气血阴阳不足，必然会导致胎儿气血阴阳不足、出生后出现五脏系统病变。如：禀肺气为皮毛，肺气不足，则皮薄怯寒；禀心气为血脉，心气不足，则血不华色，面无光彩；受脾气为肉，脾气不足，则肌肉不生，手足如削；受肝气为筋，肝气不足，则筋不束骨，机关不利；受肾气为骨，肾气不足，则骨节软弱，久不能行。

### （二）胎毒

胎毒指婴儿在胎妊期间受来自母体的毒火，因而出生后发生疮疹、遗毒等病的病因。胎毒多由父母恣食肥甘，或多郁怒悲思，或纵情淫欲，或梅疮等毒火蕴藏于精血之中，隐于母胞，传于胎儿而成。胎毒为病，一指胎寒、胎热、胎黄、胎搐等；二指遗毒，又称遗毒烂斑（先天性梅毒），系胎儿染父母梅疮遗毒所致。

胎传所导致的疾病，是可以预防的。除早期诊治、早期预防外，注意护胎与孕期卫生，对于保证胎儿正常生长发育、避免发生胎传疾病有重要的意义。

## 三、药邪

药邪，是指因药物加工、使用不当而导致疾病发生的一类致病因素。药物具有不同的性味、功效、用法、用量，某些临床用药还应特别注意其毒性、药物的炮制加工及配伍禁忌。如果有毒的药物炮制加工不当，或药用过量，或长期久服，或本为配伍禁忌的药物而合用，或者患者乱服某些药物等，均可导致疾病发生。

### （一）药邪的形成

1. **炮制不当**　对于有毒副作用的药物，要预先进行适当的炮制加工，以降低或消除药物的毒副作用，保证用药安全，否则容易导致中毒。如半夏、乌头、马钱子等为有毒的药物，使用前须经火炮或蜜制等以减轻其毒性。矿石类中药朱砂，应采用水飞等方法研成细粉，切忌火煅，否则会增强毒性。

2. **过量久服**　中药有一定的使用剂量范围，若药物用量过大，或长期服用，特别是药性猛烈和有毒的药物，则易导致中毒或变生其他疾病。如细辛、关木通、草乌、马钱子、巴豆、朱砂等均含有毒成分，临床使用均有严格的剂量和时间规定，必须严格遵守，谨防过量久服。

3. **配伍不当**　中药的配伍禁忌概括为"十八反""十九畏"，指有部分药物配伍使用会产生或增强毒副作用，临床应避免配伍使用，如人参、沙参、丹参、玄参、细辛、芍药反藜芦等。因此，药物配伍不当，也可引起中毒。

4. **用法不当**　某些药物在使用上有特殊要求和禁忌，如附子、乌头等应先煎或久煎以减低毒性。妇女妊娠期间，应特别注意各种用药禁忌，凡峻下、滑利、祛瘀、破血、耗气、散气以及一切有毒药品，都须慎用或禁用，以免伤及胎儿。若使用不当或违反有关禁忌，也可导致中毒或变生他疾。另外，误服或乱服药物，也可导致疾病的发生。

### （二）药邪的致病特点

1. **中毒**　药邪致病易导致中毒，中毒症状的轻重与药物的毒性及患者服用的剂量和时间相关。轻者可表现为头晕、心悸、恶心、呕吐、舌麻、腹痛、腹泻等症状；重者可出现烦躁、黄疸、抽搐、发绀、昏厥等表现,甚至死亡。

**2. 加重病情,变生他疾**　若药物使用不当,或不遵医嘱乱服药物,不但起不到治疗效果,反而可能会使原有病情加重,甚至引发新的病变。如气虚便秘的患者,若长期服用大黄,便秘不得缓解,反会更加损伤人体正气。

## 四、寄生虫

寄生虫,是对动物性寄生物的统称。人体常见的寄生虫有蛔虫、蛲虫、绦虫、钩虫、血吸虫等。寄生虫寄居于人体内,不仅消耗人体的营养物质,导致机体消瘦,还可以造成各种损害而致病。

### (一) 蛔虫

蛔虫,寄生于肠道,易在肠中作祟而致脾胃功能失调。多由饮食不洁,摄入蛔虫卵污染的食品而致。蛔虫致病可见腹部疼痛,尤以脐周疼痛为多,时轻时重,或吐清涎,或见夜间磨牙等症状。若蛔虫窜入胆道,则见胁部绞痛,恶心呕吐,或吐蛔,四肢厥冷,称为"蛔厥"。因蛔虫遇酸则静,故临床以"乌梅丸"治疗蛔厥引起的绞痛。若蛔虫扭结成团,可致肠道梗阻不通。若蛔虫寄宿日久,可致脾胃虚弱,气血亏虚,面黄肌瘦,在小儿则易致"疳积"。

### (二) 蛲虫

蛲虫,又称"线虫",是一种常见的肠道寄生虫,多发于小儿,其致病主要通过手指、食物污染而感染。蛲虫致病,症状可见肛门奇痒,夜间尤甚,以致睡眠不安。病久亦常损伤脾胃,耗伤气血,导致面黄肌瘦。

### (三) 绦虫

绦虫,又称"白虫""寸白虫",是一种巨大的肠道寄生虫,其致病多因生食或食用未熟的猪肉、牛肉等。临床以上、中腹部疼痛为常见症状,多见腹部隐痛,有时疼痛剧烈,进食多能缓解疼痛,同时伴见腹胀或腹泻,可在大便中见到白色带状成虫节片。病初食欲亢进,病久则食欲减退、面黄、消瘦、头昏、无力等。

### (四) 钩虫

钩虫,又称"伏虫",常由手足皮肤黏膜接触被钩虫蚴污染的粪土后而感染,所以又俗称为"粪毒"。发病初期可见局部皮肤红肿、痒痛等;成虫寄生于小肠,耗伤气血和影响脾胃功能,症见腹部隐痛、食欲减退、面黄肌瘦、神疲乏力、心悸气短,甚或肢体浮肿等。

### (五) 血吸虫

血吸虫,又称"蛊"或"水蛊",多因皮肤接触了有血吸虫幼虫的疫水而感染,主要寄生在肠系膜静脉血管中。血吸虫致病常损害人体的肝、脾两脏,是严重危害身体健康的寄生虫。血吸虫感染后,初起可见发热恶寒、食欲减退、腹痛、腹泻、咳嗽、胸痛等;日久则以胁下癥块、臌胀腹水等为特征,甚至出现消化道出血,或神志不清,后果较严重。

## 五、医过

医过,是指医护人员的过失导致病情加重或变生他疾的一类致病因素,故又称"医源性致病因素"。医护人员在为患者进行诊断、治疗、护理的过程中,由于言行或操作不当、诊治失误等,导致患者病情加重或其他疾病的发生,即医护人员过失成为致病因素。

### (一) 医过的形成

**1. 言行不当**　医护人员的言行、态度,可对患者产生重要的影响。若医护人员言语亲切,行为得体,态度和蔼,可增加患者对医护人员的信任和战胜疾病的信心,使患者产生良性积极情绪,有利于病情的缓解和痊愈。如果医护人员言辞不当,态度冷淡,甚至轻视污蔑等,会使患者产生不良情绪,影响病情。如草率地张扬扩散本应保密的病情,会造成患者更大的痛苦,加重病情甚至引起严重后果。

**2. 诊治失误**　医生诊治失误,是医源性致病因素的重要形成原因,包括诊察有失、辨证失准而导致用药失误,或手法操作不当等。如医生对病证的寒热虚实辨别有误,导致温凉补泻失当,而加重病情。操作不当包括刺伤重要脏器(如针刺肩井穴过深可导致气胸),或刺破大血脉导致出血不止,或操作失误导致断针留滞体内等;又如推拿过程中,若操作不当或用力太过,可引起皮肤破损,筋肉损伤,甚至骨折。

（二）医过的致病特点

**1. 易致情志异常波动**　医护人员言行不当或诊治草率,容易引起患者不信任,产生异常情志波动,甚至拒绝治疗;或导致患者脏腑功能失常,使病情更为复杂。

**2. 加重病情,变生他疾**　医护人员言行不当,或失治误治,轻者可贻误治疗,加重病情,重者可导致其他疾病发生。

 —— 案 例 思 考 ——

　　明朝李大谏,世代为农,突然考中举人,其父闻之,以喜故,失声大笑,笑不合口;次年春,李大谏又考中进士,其父笑弥甚;历十年,遂成痼疾,初犹间发,后来不分昼夜,频发狂笑。大谏甚忧,与某太医相商,得其所授。令家人告知其父云:"大谏已殁。"李父得悉后,哭得死去活来,十分悲伤,悲恸大哭十日,痼疾渐减轻。接着又寄信告诉李父说:"大夫治大谏,绝而复苏。"李父听后,不再悲伤,历时十年的狂笑病竟不药而愈。

　　根据本章所学内容,思考导致李大谏之父患病的原因与该病因的致病特点。

（李　佳）

—— 思 考 题 ——

1. 简述六淫与疫疠的性质和致病特点。
2. 列举七情内伤的致病特点。
3. 简述病理产物性病因的形成和致病特点。

第五章

# 病　机

05章　数字内容

—— 学 习 目 标 ——

知识目标：

1. 掌握发病的基本原理及邪正盛衰、阴阳失调、气血失常和津液失常的病机。

2. 熟悉影响发病的主要因素。

3. 了解发病类型及内生五邪的病机。

能力目标：

1. 能运用病机理论分析疾病发生、发展变化及转归的机制。

2. 能归纳疾病的病理变化基本规律,培养中医思维,为疾病辨证论治奠定基础。

素质目标：

中医对发病机制有着独到的认识,结合临证实例,充分体现中医特色,坚定学生对中医传统理论的信心。

疾病的发生、发展变化及其转归,与机体的正气强弱和致病邪气的性质、感邪的轻重,以及邪气所伤部位等密切相关。当致病邪气作用于人体,机体的正气必然奋起抗邪,引起邪正斗争,邪正斗争就成为疾病全过程的基本矛盾。在疾病过程中,邪正之间的斗争必然导致双方力量的盛衰变化,造成人体阴阳的平衡状态失调,或气血津液的生理功能和相互关系失常,或脏腑经络功能紊乱等,从而产生一系列复杂的病理变化。但从整体来说,大多数的病证都有某些共同的病机过程。

# 第一节　发病机制

发病即指疾病的发生。正常情况下,人体的内在环境处于相对平衡状态,且与外界环境保持协调统一,即所谓"阴平阳秘"。在某种致病因素的作用下,人体脏腑、经络等生理活动异常,气血阴阳平衡协调关系受到破坏,导致阴阳失调,出现了各种临床症状,便发生了疾病。

## 一、发病的基本原理

影响发病的因素虽然十分复杂,但概括起来,不外乎人体正气和致病邪气两个方面。正气,是指人体的功能活动和抗病、康复能力,简称为"正",是与邪气相对而言,包括脏腑、经络、气血津液等功能活动。邪气,泛指各种致病因素,简称为"邪",包括六淫、疠气、七情内伤、劳逸失度等,以及各种具有致病作用的病理产物,如痰饮、瘀血等。疾病的发生,是在一定条件下邪正斗争的反映。

### (一)正气不足是发病的内在因素

中医学十分重视人体的正气,强调正气在发病过程中的主导作用。正气充足,抵御病邪的能力强,邪气难以侵犯人体,疾病则无从发生;或虽有邪气侵犯,正气亦能抗邪外出而免于发病。《素问·刺法论》说:"正气存内,邪不可干。"只有在人体正气相对虚弱、抗邪无力的情况下,邪气方能乘虚而入,使人体阴阳失调,脏腑经络功能紊乱,导致疾病发生。因此《素问·评热病论》说:"邪之所凑,其气必虚。"《灵枢·百病始生》也指出:"风雨寒热,不得虚,邪不能独伤人。卒然逢疾风暴雨而不病者,盖无虚,故邪不能独伤人。此必因虚邪之风,与其身形,两虚相得,乃客其形。"所以说,正气不足是疾病发生的内在根据。

### (二)邪气是发病的重要条件

中医学重视正气,强调正气在发病中的主导地位;同时,亦不能忽视邪气在疾病发生中的重要作用。邪气是发病的重要条件,在某些情况下,甚至可能起主导作用。如疫气是一类具有强烈传染性的邪气,《素问·刺法论》指出"五疫之至,皆相染易,无问大小,病状相似",说明了传染病的危害,不论老幼强弱,均可感染致病,所以提出"避其毒气",以防止传染病的发生和播散。其他如高温、电击、中毒,以及虫兽咬伤等,即使正气强盛,也难以抵御。

### (三)正邪斗争的胜负决定发病与否

机体处于自然与社会环境之中,无时无刻不受到邪气的威胁,因此正气与邪气时刻处于相互斗争之中。邪正斗争的胜负不仅关系着疾病的发生,而且影响疾病的发展及转归。

**1. 正胜邪负则不发病**　在正邪斗争过程中,若正气强盛,抗邪有力,则病邪难以侵入,或邪气入侵后即被正气及时消除,不产生临床症状和体征,即不发病。自然界中经常存在着各种各样的致病因素,但并不是所有接触这些致病因素的人都会发病,此即是正能胜邪的结果。

**2. 邪胜正负则发病**　在正邪斗争过程中,若邪气偏盛,正气相对不足,抗邪无力,邪气得以入侵或病邪深入,造成阴阳气血失调,便可导致疾病的发生。发病以后,由于正气强弱的差异、病邪的性质、感邪的轻重,以及邪气所中部位的浅深不同,疾病的发生也有轻重缓急之别。如感邪较重,邪气入深,则发病较急、较重;感邪较轻,邪在肌表,则发病较轻;正气不足,感邪较轻,则发病较缓等。

## 二、影响发病的主要因素

疾病的发生与内、外环境有着密切的关系。

### (一) 外环境与发病

中医学认为人与自然息息相关,人在长期与自然的斗争中逐渐适应了自然。外环境的异常变化又可影响正邪关系而导致发病。

1. **气候因素**　四时气候的异常变化是滋生致病邪气的重要条件,从而导致季节性的多发病,如春易伤风,夏易伤暑,秋易伤燥,冬易感寒等。部分传染性疾病的发生、流行也与季节气候有关,特别是气候反常,或太过或不及,或非其时而有其气,如水涝、久旱、暴热、暴冷等,既伤人体正气,又助疠气传播,促使瘟疫流行。

2. **地域因素**　不同的地域,由于自然条件不同,对疾病的发生亦有不同的影响,容易形成地域性的多发病和常见病。如在我国西北方地势高峻,气候干燥寒凉,多生寒病;东南方地势低洼,气候温热而潮湿,多生热病或湿热病。又如有些地区因缺乏某些物质而有瘿瘤等地方病的发生。

3. **社会环境**　人们在社会中的社会地位、文化程度、经济状况、家庭情况、境遇和人际关系等的改变,均能影响到人的情志活动而发病。不良的生活和工作环境,常会成为致病原因或诱发因素,影响着疾病的发生。如工业废气、废液等造成对空气、水源、土壤和食品的污染,以及噪声污染等,常常严重威胁着人类健康。又如生活居处条件差、阴暗潮湿、空气秽浊、蚊蝇滋生等,也是导致疾病发生和流行的条件。《素问·疏五过论》曰:"尝贵后贱,虽不中邪,病从内生。"说明社会环境的变化一旦不能被人自行调节适应时,也可促使疾病的发生,而成为疾病的诱发因素。

### (二) 内环境与发病

内环境主要是指人体本身的正气。正气的强弱在发病过程中占据主导作用。一般来说,体质和精神状态决定着人体正气的强弱。

1. **体质与发病**　体质强弱是人体正气盛衰偏颇的反映。一般体质强壮者,正气充足,抗病力强;体质羸弱者,正气虚弱,抵抗力差。所以,体质的差异性在很大程度上决定着疾病的发生发展变化。各种致病因素正是通过影响人体体质的状态,使机体的调节能力和适应能力下降,而导致了疾病的发生。另外,体质因素决定着个体对某些病邪的易感性、耐受性,决定着个体发病的倾向,决定着某些疾病发生的证候类型等。

2. **精神状态与发病**　精神状态受情志因素的直接影响。精神状态好,情志舒畅,精神愉快,则气机畅通,气血调和,脏腑功能协调,正气旺盛;若情志不舒,精神抑郁,则可使气机逆乱,阴阳气血失调,脏腑功能失常,正气减弱。因此,平素注意精神调摄,保持思想上安定清净,不贪欲妄想,使真气和顺,精神内守,如《素问·上古天真论》谓:"恬惔虚无,真气从之,精神内守,病安从来。"所以调摄精神可以增强正气,从而减少和预防疾病的发生。

## 三、发病类型

发病类型是邪正斗争结果的反映。由于正气强弱的差异,以及致病邪气的性质、感邪的轻重和致病途径等不同,发病的形式亦有所不同。

### (一) 感而即发

感而即发又称为"卒发"或"顿发",是指机体感邪后立即发病。这是常见的一种发病形式,多见于新感外邪、疠气致病、剧烈的情绪波动、急性中毒,以及外伤等。

### (二) 伏而后发

伏而后发又称伏邪发病,是指机体感受某些病邪后,病邪潜伏于体内某些部位,经过一段时间之后或在一定的诱因作用下发病,如破伤风、狂犬病等。《内经》开伏邪发病之先河,后世医家在此基础上,从外感、内伤等方面进行了探讨。外感如"伏气温病",指寒邪、热邪等潜伏于体内,在一定诱因作用下,如气候变化、饮食所伤、情志波动等而诱发温热病,并且发病即为里热病变;内伤如痰饮内伏,日久不去,可在情志波动等因素诱发下致风痰阻络,发病为中风、偏瘫等。

### (三)徐发

徐发又称缓发,指徐缓发病。徐发是与感而即发相对而言的。疾病徐发与致病邪气的性质,以及体质因素等密切相关。如外感病中的湿邪为病,多发病缓慢,病程长。某些年高体弱之人,正气较虚,虽感外邪,但由于机体反应能力低下,常可徐缓发病。内伤病变中,如思虑过度、房室不节、忧愁不解、嗜酒成癖,以及嗜食膏粱厚味等致病,往往是积时日久,机体经渐进性病理变化过程,方可表现出明显的病变特征。

### (四)继发

继发是指在原有疾病的基础上继发新的病变。继发病变必然以原发病为前提,二者之间有着密切的病理联系,如肝病胁痛、黄疸,若失治或久治不愈,日久可继发"癥积""臌胀"。清朝喻昌《医门法律·胀病论》说:"凡有癥瘕、积块、痞块,即是胀病之根,日积月累,腹大如箕,腹大如瓮,是名单腹胀。"

### (五)复发

疾病的复发是指原有病变通过治疗或自身修复,经过一段相对静止过程后的再度发作。《素问·热论》说"病热少愈,食肉则复",其中"少愈"即是相对静止期。在此阶段,由于正气损伤未复,邪气将尽,疾病处于将愈而未愈的病理状态;若在某些诱发因素的干扰下,或影响正气的恢复,或助长邪气之势,均可破坏这种相对静止状态,造成邪正之间再度发生激烈斗争,导致疾病复发。

**1. 复发的基本特点**　临床表现类似于初病,但大都较初病时有所加重,且复发次数越多,病情越复杂,预后越差。

**2. 复发的诱因**　①重感致复:由于疾病初愈,邪气未尽,正气损伤未复,机体抵御外邪侵袭的能力低下,此时最易复感新邪,导致疾病复发。清朝俞根初《重订通俗伤寒论·伤寒复证》谓:"瘥后伏热未尽,复感新邪,其病复作。"②食复:疾病初愈,合理的饮食调养有助于疾病康复。但若进食过多,或进食不易消化的食物,既不利于正气恢复,也可因宿食、酒热等助余邪之势,以致疾病复发。《素问·热论》谓"食肉则复,多食则遗",即指出热病初愈,阴伤未复,余热未尽,如若饮食不节,可助热势再燃,或致疾病日久难愈。又有宿疾者,常可因饮食不节而复发,如鱼虾海鲜可致瘾疹和哮喘病复发等。③劳复:凡病初愈,适当的休息、调养有利于机体正气的恢复。若过早操劳,动形耗气,或房室不节,精气更伤,或劳神思虑,损及气血等,均可致阴阳不和,气血失调,正气损伤,使余邪再度猖獗而疾病复发。无论外感病初愈之时,还是如水肿、哮喘、胸痹等内伤杂病,常可因劳伤正气或复感邪气而反复发作。如明朝李梴在《医学入门》说:"伤寒新瘥,津液未复,血气尚虚……盖劳则生热,热气乘虚还入经络,未免再复。"④药复:疾病将愈,辅以药物调理,只要使用得当,亦是促进正气恢复的重要手段。用药一般以"扶正不助邪,去邪不伤正"为原则。如果病后药物调理不当,或滥施补药,或补之过早、过急,则易导致邪留不去,引起疾病复发。如清朝叶桂在《温热论》中谓:"不可就云虚寒而投补剂,恐炉烟虽熄,灰中有火也。"⑤情志致复:精神因素与疾病的发生、发展及预后密切相关。情志波动过大,或突然遭受强烈的精神刺激,不仅直接影响病后正气的恢复,也可使人体气血逆乱,而导致原病复发。⑥其他:疾病的复发还与气候因素、地域环境、护理不当等因素有关。此外,亦有未见明显诱因而自行复发者,如明朝吴有性《温疫论》说:"若无故自复者,以伏邪未尽,此名自复。"

(马　赟)

## 第二节　基　本　病　机

病机,是指疾病发生、发展及其变化的机制。疾病种类繁多,临床征象错综复杂、千变万化。各种疾病、不同的症状都有其各自的病机,但从总体来说,总离不开邪正盛衰、阴阳失调、气血津液失常等病机变化的一般规律。

## 一、邪正盛衰

邪正盛衰，是指在疾病过程中，机体正气与致病邪气之间相互斗争中所发生的盛衰变化。邪正斗争的态势和结果，直接关系着疾病的发生、发展和转归，同时也影响着病证的虚实变化。所以，从一定意义上来说，疾病的过程就是邪正斗争及其盛衰变化的过程。

### （一）邪正盛衰与虚实变化

疾病过程中，正气和邪气在其不断斗争的过程中，发生力量对比的消长盛衰变化。一般来说，正气增长而旺盛，则促使邪气消退；反之，邪气增长而亢盛，则会损耗正气。随着体内邪正的消长盛衰变化，形成了疾病或虚或实的病机变化。

**1. 虚实病机**　虚和实是相比较而言的一对病机概念，《素问·通评虚实论》谓："邪气盛则实，精气夺则虚。"

"实"主要指邪气亢盛，是以邪气盛为矛盾主要方面的一种病理状态。此时，邪气的致病能力比较强盛，而机体的正气未衰，能积极与邪抗争，故正邪相搏，斗争激烈，临床表现出一系列病理性反应比较剧烈的、有余的证候，即谓实证。实证常见于外感疾病的初期、中期，或由于痰、食、水、血、气等病邪滞留于体内而引起的疾病，如临床所见的痰涎壅盛、食积不化、水湿泛滥、瘀血内阻、气滞胀痛等病变，以及壮热、狂躁、声高气粗、胀痛拒按、脉实有力等，都属于实证。

"虚"主要指正气不足，是以正气虚损为矛盾主要方面的一种病理状态。此时，机体的气血津液等物质亏损，脏腑、经络等生理功能较弱，抗病能力低下，因此在机体正气与致病邪气的斗争中难以出现较剧烈的病理反应，临床上可出现一系列虚弱、衰退和不足的证候，即谓虚证。虚证多见于素体虚弱或疾病的后期及多种慢性疾病过程中。大病、久病之后，往往人体气血津液等耗伤，导致正气虚弱，出现神疲乏力、心悸气短、自汗、盗汗，或五心烦热，或畏寒肢冷，脉虚无力等正虚的临床表现。

**2. 虚实变化**　邪正的消长盛衰不仅可以产生单纯的虚证或实证，而且在疾病发展变化的过程中，尤其是在某些长期的、复杂的疾病中，随着邪正双方力量的消长盛衰，还可以形成多种复杂的虚和实的病理变化，如虚实错杂、虚实转化及虚实真假。

（1）虚实错杂：虚实错杂是指在疾病过程中，邪实和正虚同时存在的病理状态。

虚中夹实：是以正虚为主，又兼实邪为患的病理状态。往往为机体正气不足，脏腑功能下降，易感外邪或内生水湿、痰饮、瘀血等病理产物凝结阻滞，如脾虚湿滞、阳虚水泛等证。

实中夹虚：是以邪实为主，又兼正气不足的病理状态。如外感热病在发展过程中，邪热炽盛可见高热、汗出、便秘、舌红、脉数等实证症状；热盛灼伤津液，又可见口渴、小便短赤等虚证症状；其病本为实热之邪，导致津液受损，故为实中夹虚。

在虚实错杂的病变中，由于病邪所在的部位、层次的不同，尚有上下、表里等虚实不同的错杂证候，如上实下虚、下实上虚、表实里虚、里实表虚等。

（2）虚实转化：虚实转化是指在疾病过程中，由于邪气伤正，或正虚而邪气积聚，发生病机性质由实转虚或因虚致实的变化。

由实转虚：主要指病变先有实邪为病，继而耗伤正气，邪气虽去，但人体正气和脏腑功能已受到损伤，病变转化为以正虚为主的虚性病理。

因虚致实：主要指正气本虚，脏腑组织生理功能减退，以致气、血、水等不能正常代谢运行，从而产生气滞、血瘀、痰饮等实邪滞留于体内。由于此邪实乃因正虚所致，故称之为因虚致实。

（3）虚实真假：在疾病发展变化的过程中，病变的本质和现象大都是一致的，疾病的现象可以反映病机的虚实变化。但在某些特殊情况下，由于邪正斗争的复杂性，也可能出现病变的本质和现象不一致的假象，即表现出虚实真假的病理变化。

真虚假实：是指病机的本质为"虚"，但却表现出"实"的临床假象，即所谓"至虚有盛候"。一般是由于正气极度虚弱，推动、激发等功能减退，而出现某些似"实"而非"实"的假象。

真实假虚：是指病机的本质为"实"，但却表现出"虚"的临床假象，即所谓"大实有羸状"。一般是由于邪气亢盛，结聚体内，阻滞经络，气血不能外达，而出现某些类似"虚"而非"虚"的假象。

总之，在疾病的发生和发展过程中，病机的虚与实都不是绝对不变的。由实转虚、因虚致实和虚实夹杂，常常是疾病发展过程中的必然趋势。因此，在临床上不能以静止的、绝对的观点来对待虚和实的病机变化。在病情复杂或病情危重的情况下，常常出现真虚假实或真实假虚的病机。因此，分析病机的虚或实，必须透过现象看本质，才能不被疾病的假象所迷惑，真正把握住疾病的虚实变化。

(二)邪正盛衰与疾病转归

在疾病的发生、发展过程中，邪正双方在相互斗争中不断发生消长盛衰的变化，这种变化不仅关系到病证的虚实变化，而且对疾病转归起着决定性的作用。

1. **正胜邪退**　正胜邪退是指在邪正消长盛衰变化过程中，正气渐趋强盛，而邪气渐趋衰减，疾病趋于好转和痊愈的一种转归。

2. **邪胜正衰**　邪胜正衰是指在邪正消长盛衰变化过程中，邪气亢盛，正气虚弱，机体抗邪无力，疾病趋于恶化，甚至死亡的一种转归。

3. **正虚邪恋**　正虚邪恋是指在疾病后期，正气已虚而邪气未尽，正气一时无力驱邪，邪气留恋不去，病势缠绵的一种转归。这种转归常常是许多疾病由急性转为慢性，日久不愈，反复发作，或留下某些后遗症的主要原因。

4. **邪去正虚**　邪去正虚是指疾病后期，病邪已经祛除，但正气耗伤，有待逐渐恢复的一种转归。多见于急、重病的后期。由于正气损伤的程度不同，其恢复所需时间亦长短不一。若经过一段时间的将息调养，正气逐渐充盛，病理性损害得到修复，疾病可告愈；若此时重感病邪，则易致疾病复发。

## 二、阴阳失调

阴阳失调，即阴阳消长失去平衡协调的简称，是指机体在疾病的发生发展过程中，由于各种致病因素的影响，导致机体阴阳消长失去相对的平衡，从而形成阴阳偏胜、阴阳偏衰、阴阳互损、阴阳格拒及阴阳亡失等病理状态。

阴与阳两者之间相互制约、相互转化，既对立又统一，维持着动态的平衡，这是进行正常生命活动的基本条件。六淫、七情、饮食、劳倦等各种致病因素作用于人体，必然是引起了机体内部的阴阳失调才能形成疾病。所以，阴阳失调是疾病发生、发展的内在根据，在中医学的病机理论中，阴阳的消长失去协调平衡，是对人体各种功能性和器质性病变的高度概括。

(一)阴阳偏胜

阴阳偏胜，即指阴或阳的偏胜，属"邪气盛则实"的实证。《素问·阴阳应象大论》中谓"阳胜则热，阴胜则寒"，明确地指出了阳偏胜和阴偏胜病机的临床表现特点。

1. **阳偏胜**　阳偏胜即阳盛，是指机体在疾病过程中所出现的一种阳气亢盛、功能亢奋、邪热过盛的病理状态。其病因多为感受温热阳邪，或虽感阴邪但从阳化热，或七情内伤、五志过极而化火，或因气滞、血瘀、痰浊、食积等郁而化热。

阳偏胜的病机特点表现为阳盛而阴未虚的实热证。由于阳是以热、动、燥为其特点，故阳偏胜出现热象，即所谓"阳胜则热"，如壮热、烦躁、脉数等症状。

阳偏胜的病变过程中往往出现"阳胜则阴病"，即阳热亢盛会导致不同程度的阴液耗损，临床表现除实热征象外，还会出现口渴、小便短少、大便干燥等阴液不足的症状，即由实热证转化为实热兼阴虚的虚实夹杂证。若病至后期，大量耗伤阴液，可由实转虚，形成虚热证。一旦阳气亢盛至极，则病变急转，由阳转化为阴，即为"重阳必阴"。

2. **阴偏胜**　阴偏胜即阴盛，是指机体在疾病过程中所出现的一种阴气偏盛、功能抑制、阴寒性病理产物积聚的病理状态。其病因多为感受寒湿阴邪，或过食生冷、寒湿中阻，阳不制阴而致阴寒内盛。

阴偏胜的病机特点表现为阴盛而阳未虚的实寒证。由于阴是以寒、静、湿为其特点,故阴偏胜出现寒象,即所谓"阴盛则寒",如形寒、肢冷、脉迟等症状。

阴偏胜的病变过程中往往出现"阴胜则阳病",即阴寒偏盛会导致不同程度的阳气耗损,临床表现除实寒征象外,还会出现小便清长、大便稀溏等阳气不足的症状,即由实寒证转化为实寒兼阳虚之虚实夹杂证。若病情发展,阳气大伤,可由实转虚形成虚寒证。一旦阴寒邪气亢盛至极,则病变急转,由阴转化为阳,即为"重阴必阳"。

### (二)阴阳偏衰

阴阳偏衰即指阴或阳的偏衰,属"精气夺则虚"的虚证,包括机体的精、气、血、津液等基本物质的不足及其功能的减退,也包括脏腑、经络等功能的减退和失调。

**1. 阳偏衰**　阳偏衰即为阳虚,是指机体在疾病过程中所出现的阳气虚损,功能减退或衰弱,温煦功能减退的病理状态。其病因多为先天禀赋不足,或后天饮食失养,或劳倦内伤,或久病损伤阳气。

阳偏衰的病机特点表现为机体阳气不足,阳不制阴,阴气相对偏亢的虚寒证,即所谓"阳虚则寒"。临床既可见畏寒肢冷、脉迟等寒象,也可见精神不振、喜静蜷卧等虚象。

阳偏衰的病变过程中,由于脏腑、经络等组织器官的功能活动衰退,可导致阴寒性病理产物的积聚或停滞,临床表现除阳虚所致虚寒征象外,还会出现水肿、咳吐清稀痰涎等阴寒内盛的症状,即由虚寒证转化为阳虚兼寒实的虚实夹杂证。

阳偏衰,一般以心、脾、肾阳虚多见。因为肾阳为人身诸阳之本,所以,肾阳虚衰(命门之火不足)在阳偏衰的病机中占有极其重要的地位。

**2. 阴偏衰**　阴偏衰即为阴虚,是指机体在疾病过程中出现精、血、津液等物质亏耗,阴不制阳,导致阳相对亢盛,功能虚性亢奋的病理状态。其病因多为阳邪伤阴,或因五志过极,化火伤阴,或因久病耗伤阴液。

阴偏衰的病机特点表现为阴液不足,滋养、宁静功能减退,以及阳气相对偏盛的虚热证,即所谓"阴虚则热"。临床可见消瘦、盗汗、潮热、面红、咽干咽燥、舌红少苔、脉细数等症状。

阴偏衰的病变过程中,由于阴虚不能制约阳气,导致火热内生,临床表现除阴虚所致虚热征象外,还会出现牙龈肿痛、咯血等阴虚火旺的症状,或见头痛眩晕、耳鸣等阴虚阳亢的虚实夹杂证。

阴偏衰,一般以心、肺、肝、肾阴虚为主。因为肾阴为人身诸阴之本,所以,肾阴虚在阴偏衰的病机中占有极其重要的地位。

### (三)阴阳互损

阴阳互损,是指阴或阳任何一方虚损的前提下,病变发展影响到相对的一方,形成阴阳两虚的病理变化。

**1. 阴损及阳**　阴损及阳是指由于阴液亏损,导致阳气生化不足或无所依附而耗散,从而在阴虚的基础上继而发生阳虚,形成了以阴虚为主的阴阳两虚的病理状态。

**2. 阳损及阴**　阳损及阴是指由于阳气虚损,导致阴液生化不足,从而在阳虚的基础上又发生了阴虚,形成了以阳虚为主的阴阳两虚的病理状态。

由于肾藏精气,内寓真阴、真阳,为全身阴阳之根本,因此,阴阳互损的病理变化多在累及肾阴或肾阳、导致肾脏阴阳失调的情况下发生。

### (四)阴阳格拒

阴阳格拒,是指阴或阳的一方偏盛至极,壅遏于内,将另一方排斥格拒于外,迫使阴阳之间不相维系,从而出现真寒假热或真热假寒等复杂的病理现象,包括阴盛格阳和阳盛格阴两个方面。

**1. 阴盛格阳**　阴盛格阳是指阴寒之邪偏盛至极,壅遏于内,逼迫阳气浮越于外,是阴阳之气不相顺接,相互格拒的一种病理状态。阴寒内盛是疾病的本质,但由于格阳于外,在临床上出现面红、烦热、口渴、脉大等假热之象,故称其为真寒假热之证。

**2. 阳盛格阴**　阳盛格阴是指阳热邪气偏盛至极,深伏于里,阳气被遏,郁闭于内,不能外达于肢

Note:

体而格阴于外的一种病理状态。阳盛于内是疾病的本质,但由于格阴于外,在临床上出现四肢厥冷、脉象沉伏等假寒之象,故称为真热假寒之证。

### (五) 阴阳亡失

阴阳亡失,是指机体的阴液或阳气突然大量亡失,导致生命垂危的一种病理状态。它包括亡阴和亡阳两个方面。

**1. 亡阴**　亡阴是指机体阴液发生突然性大量消耗或丢失,而致全身功能严重衰竭的一种病理状态。临床表现多见烦躁不安、手足尚温但大汗不止等危重征象。

**2. 亡阳**　亡阳是指机体的阳气发生突然性脱失,而致全身功能突然严重衰竭的一种病理状态。阳气暴脱多见大汗淋漓、肌肤手足逆冷、蜷卧、神疲、脉微欲绝等危重征象。

亡阴和亡阳,在病机和临床征象等方面虽然有所不同,但由于机体的阴和阳存在互根互用的关系,阴亡则阳无所依附而散越,迅速导致亡阳;阳亡则阴无以化生而耗竭,继而出现亡阴,最终导致"阴阳离决,精气乃绝",生命活动终止而死亡。

## 三、气血失常

气血失常,概括了气和血的不足、其各自生理功能的异常,以及气和血之间相互关系失常所产生的病理状态。气和血是人体脏腑、经络等一切组织器官进行生理活动的物质基础,而气血的生成与运行又有赖于脏腑生理功能的正常。因此,气血失常必然影响到脏腑的功能异常,而脏腑功能的异常也必然会导致气血的失常。

### (一) 气的失常

气的失常,主要包括气的不足(即气虚),以及气的运行失常(即气机失调的病理变化)。

**1. 气虚**　气虚是指气的不足导致气的生理功能下降的病理状态。气虚主要是由于先天禀赋不足,或后天失养,或肺脾肾的功能失调而致气的生成不足;也可因劳倦内伤、久病不复等导致气的消耗太过。

气虚的临床症状主要体现在气的某些功能减退,如因气虚则推动无力、固摄失职、气化不足等,可见少气懒言、神疲乏力、自汗出、易于感冒、舌淡苔白、脉虚无力等症状。

**2. 气机失调**　气机失调是指由气的升降出入失常而引起的气滞、气逆、气陷、气闭和气脱等病理变化。

(1)气滞:即气机郁滞不畅。主要由于情志内郁,或痰、湿、食积、瘀血等阻滞,影响到气的流通,形成局部或全身的气机不畅或阻滞。

脏腑之中,肝升肺降、脾升胃降,在调节全身气机中起着极其重要的作用,故气滞部位以肝、肺、脾胃为多见。不同部位的气机阻滞,其临床表现各有不同,但总以胀、闷、疼痛为共同特点。

(2)气逆:指气上升太过或下降不及,以致气逆于上的病理状态。形成气逆的原因主要有情志所伤、饮食失宜、痰浊壅阻等。

气逆最常见于肺、胃和肝等脏腑。肺失肃降,肺气上逆,则咳逆上气;胃失和降,胃气上逆,则恶心、呕吐、嗳气、呃逆;肝气上逆,则头痛头胀,面红目赤,烦躁易怒,甚则咯血、吐血,或壅遏清窍而致昏厥。

一般而言,气逆于上,以实为主。但也有因虚而气上逆者,如肺虚失于肃降或肾不纳气,都可导致肺气上逆。

(3)气陷:指气上升不及或下降太过,是在气虚的基础上,以气的升举无力而下陷为特征的病理状态。气陷由气虚进一步发展而来,尤与脾气虚弱关系最为密切。若素体虚弱或久病耗伤,可致脾气虚弱,清阳不升,从而形成气虚下陷的病变。气陷的病理变化主要有"上气不足"与"中气下陷"两方面。"上气不足"一般因脾气升清不足、无力将水谷精微上输于头目,而致头目失养,可见头晕、目眩、耳鸣等症;"中气下陷"指脾虚升举无力,引起某些内脏的位置下移,如胃下垂、肾下垂、脱肛等病变。

（4）气闭：指气机郁闭，外出受阻，气不外达，以致清窍闭塞，出现昏厥的病理变化。气闭多由强烈的情志刺激，或突然触冒秽浊之气，或痰浊、食积闭塞气机，或外伤、体内结石、蛔虫等引起剧烈疼痛，导致气机闭阻，不能外达。

气闭发生急骤，以突然昏倒、不省人事为特点，随病因不同可伴有相应的临床症状。气闭导致的昏厥多可自行缓解，亦有因气闭不复而死亡者。

（5）气脱：指气不内守，大量向外脱失，以致功能突然衰竭的一种病理变化。气脱多因慢性疾病，正气长期消耗，气不能内守而外脱；或因大出血、大汗、大吐、大泻等气随血脱，或气随津泄而致。

由于气大量外散脱失，全身之气严重不足，气的各种功能突然全面衰竭，则临床可出现面色苍白、汗出不止、目闭口开、手撒、二便失禁、脉微欲绝或虚大无根等症状。

### （二）血的失常

血的失常，主要有血虚，血液运行失常而致的血瘀、出血，以及血热等病理变化。

**1. 血虚**　血虚是指血液不足，或血的濡养功能减退的一种病理状态。多因失血过多，或脾胃虚弱、饮食营养不足、肾精亏虚等导致血液的生成、化源不足；或因久病不愈而致慢性消耗等。

血虚则濡养失职，可见全身或局部的失荣失养，功能活动逐渐衰退等虚弱证候，如面色苍白，唇、舌、爪甲淡白无华，神疲乏力，头晕目眩，心悸不宁，舌淡、脉细等症状。

**2. 血瘀**　血瘀是指血液运行迟缓，瘀滞不畅的病理状态。可因气滞而血行受阻，或因气虚推动无力而血行迟缓，或因寒邪入血，血寒而凝滞不通，或邪热入血，煎熬津液，血液黏稠而不行，或因痰浊阻闭脉络，气血瘀阻不通，以及久病入络等，均能影响血液正常运行，形成血瘀，甚则血液瘀结而成瘀血。所以，瘀血是血瘀的病理产物，而瘀血形成之后，又可阻滞脉道，成为血瘀形成的原因之一。

血瘀可以出现于局部，导致局部疼痛，固定不移，甚至形成癥积肿块等；血瘀也可见于全身，出现面、唇、舌、爪甲、皮肤青紫色黯等症。

**3. 出血**　出血是指血液运行不循常道，溢于脉外的病理状态。多为外感火热之邪，或五志化火，火热内生，迫血妄行；或气虚不能摄血；或瘀血内阻，血不归经；或外伤直接损伤脉络等。

出血主要有咯血、吐血、衄血、尿血、便血、月经过多等，由于导致出血的原因不同，其出血的表现亦各异。

**4. 血热**　血热是指血分有热，血行加速的一种病理变化。多由邪热入血，或因情志郁结，五志过极化火所致。

血热则血行加速，甚则灼伤脉络，迫血妄行；热邪又可煎熬血和津液。所以血热的临床表现，以既有热象，又有耗血、动血及伤阴之象为其特征。

### （三）气血关系失常

气和血的关系极为密切，生理上相互依存，相互为用，病理上也相互影响，导致气血关系失调，出现气血同病。

**1. 气滞血瘀**　气滞血瘀是指因气的运行郁滞不畅，导致血液运行障碍，继而出现血瘀的病理状态。气滞血瘀与肝失疏泄密切相关，临床可见胸胁胀满疼痛、癥瘕、积聚等病症；也可因闪挫外伤等因素，而致气滞和血瘀同时形成。

**2. 气不摄血**　气不摄血是指因气的不足，固摄血液的生理功能减弱，血不循经，溢出脉外的病理状态。脾主统血，气不摄血常因脾气虚弱所致，可见咯血、吐血、衄血、发斑等各种出血症状；若因中气不足，气虚下陷，则可见崩漏、便血、尿血等病症。气不摄血同时可兼见面色无华、疲乏倦怠、舌淡、脉虚无力等气虚的症状。

**3. 气随血脱**　气随血脱是指在大量出血的同时，气也随着血液的流失而散脱，从而形成气血并脱的病理状态。常由外伤失血，或妇女崩漏、产后大出血、呕血、便血等因素所致。血为气之载体，血脱则气失去依附，故气亦随之散脱而亡失。

**4. 气血两虚**　气血两虚即气虚和血虚同时存在的病理状态。多因久病消耗、气血两伤所致；或先有失血,气随血耗;或先因气虚,血因生化无源而日渐衰少。临床可同时见到气虚与血虚症状。

**5. 血随气逆**　血随气逆是指气机上逆的同时,血亦随之而冲逆于上的病理状态。血随气逆,是以气机上逆为前提。肝藏血,主升、主动;若肝阳亢逆于上,气机上逆,血随气涌,可出现吐血、昏厥等症。

### 四、津液失常

津液失常,包括津液不足及津液的输布、排泄障碍。

（一）津液不足

津液不足是指津液亏少,进而导致内则脏腑,外而孔窍、皮毛等,失去津液的濡润滋养作用,而产生一系列干燥失润的病理状态。多由燥热之邪灼伤津液,或大汗、失血、吐泻、多尿,或过用燥热之剂,耗伤阴液所致。津和液在性状、分布和生理功能等方面存在着一定的差异,所以,津液不足有伤津和脱液的不同。

津较清稀,流动性较大,内可充盈血脉,润泽脏腑,外可达于皮毛和孔窍,故易于耗伤,也易于补充。如炎夏酷热多汗而口渴引饮,或因气候干燥而见口、鼻、皮肤干燥,或大吐、大泻、多尿时所出现的目陷、螺瘪,甚则转筋等,均属于伤津为主的临床表现。

液较稠厚,流动性较小,是以濡养脏腑,充养骨髓、脑髓、脊髓,滑利关节为主,一般不易损耗,一旦亏损则亦不易恢复。如热病后期或久病伤阴所见的舌光红、无苔或少苔,形瘦肉脱,肌肤毛发枯槁等,均属于阴液枯涸的临床表现。

伤津和脱液,在病机和临床表现方面虽然有所区别,但津和液本为一体,二者在生理上互生互用,在病理上也互有影响。一般说来,伤津时并不一定兼有伤阴脱液,但在脱液时则必兼有伤津。

（二）津液的输布、排泄障碍

津液的输布和排泄功能障碍,均可导致津液在体内不正常的停滞,从而形成水湿、痰饮等病理产物。引起津液输布与排泄障碍的原因很多,涉及肺的宣发和肃降、脾的运化和散精、肾的蒸腾和气化、肝的疏泄条达,以及三焦通利与否等方面。

**1. 津液的输布障碍**　津液输布障碍是指津液得不到正常的输布,运行失常,在局部发生潴留,导致水湿内生,酿痰成饮的病理状态。

**2. 津液的排泄障碍**　津液排泄障碍主要是指津液代谢后形成汗液和尿液的功能减退,导致水液潴留,上下溢于肌肤,发为水肿的病理状态。

津液的输布与排泄障碍,主要可产生湿浊内困,痰饮凝聚及水液潴留等病理改变。

### 五、内生五邪

内生五邪,是指在疾病的发展过程中,由于气血津液和脏腑等功能的异常,而产生的类似风、寒、湿、燥、火外邪致病的病理现象。由于病起于内,又与风、寒、湿、燥、火所致病症的临床征象类似,故分别称为"内风""内寒""内湿""内燥"和"内火",统称为内生五邪。

（一）内风

内风,即风气内动,是指体内阳气亢逆变动而生风的一种病理状态。临床以眩晕、肢麻、震颤、抽搐等"动摇"症状为特征。由于"内风"与肝的关系较为密切,故又称肝风内动或肝风。体内阳气之变动有多种原因,主要有肝阳化风、热极生风、阴虚风动和血虚生风等。

**1. 肝阳化风**　多由于情志所伤,操劳过度等耗伤肝肾之阴,筋脉失养,以致阴虚阳亢,水不涵木,肝之阳气升动无制而化风,形成风气内动。故肝阳化风是以肝肾阴虚为本,肝阳亢盛为标,其病理变化多属虚实错杂。其临床表现,轻则筋惕肉瞤、肢麻震颤、眩晕欲仆,或口眼㖞斜,或半身不遂,甚则血随气逆而猝然昏倒、不省人事等。

**2. 热极生风**　是指由于邪热炽盛,煎灼津液,伤及营血,燔灼肝经,使筋脉失濡养所致。多见于热性病的极期,出现痉厥抽搐、颈项强直、角弓反张、目睛上视,并伴高热、神昏等症。

**3. 阴虚风动**　是指阴液枯竭,无以濡养筋脉,筋脉失养而变生内风。多见于热病后期,阴津亏损,或因久病耗伤,阴液大亏所致。故属虚风内动,临床可见筋挛肉瞤、手足蠕动等动风之症,以及虚热内生的症状表现。

**4. 血虚生风**　多由于生血不足,或失血过多,或久病耗伤营血,肝血不足,筋脉失养,或血不荣络,虚风内动。临床可见肢体麻木不仁、筋肉跳动,甚则手足拘挛不伸等症,并伴见阴血亏虚症状。

（二）内寒

内寒,即寒从中生,是指机体阳气虚衰,温煦气化功能减退,虚寒内生,或阴寒之邪弥漫的病理状态。内寒的形成多与脾、肾等脏的阳气虚衰有关。脾为后天之本,气血生化之源,脾阳布达四肢肌肉而起温煦作用;肾阳为人体阳气之根,能温煦全身脏腑组织。故脾肾阳气虚衰,则温煦失职,最易表现虚寒之象,而尤以肾阳虚衰最为关键。

阳虚则阴盛,其病理变化主要表现在三个方面。一是阳气不足,温煦失职,可出现形寒肢冷等症状;或因寒性收引、凝滞,筋脉收缩,而出现筋脉拘挛、肢节痹痛等症状。二是由于阳气不足,气化功能减退,导致痰饮、水湿等阴寒性病理产物积聚或停滞。三是阳不化阴,蒸化无权,津液不化,而见尿频清长、痰涎清稀,或大便泄泻、水肿等症状。

（三）内湿

内湿,即湿浊内生,主要是指因体内津液输布、排泄障碍,导致水湿痰饮内生并蓄积停滞的病理状态。内湿的产生,多因素体肥胖,痰湿过盛;或因恣食生冷,过食肥甘,内伤脾胃,致使脾失健运、不能为胃行其津液,津液的输布发生障碍所致。因此,脾的运化失职是湿浊内生的关键。此外,肾主水,肾阳温化水液,肺主通调水道而行水,故湿浊内生亦与肺、肾功能相关。

内湿的临床表现可随湿邪阻滞部位的不同而各异。如湿邪留滞经脉之间,可见头闷重如裹,肢体重着或屈伸不利;湿犯上焦,则胸闷咳喘;湿阻中焦,则脘腹胀满、食欲不振、口腻或口甜、舌苔厚腻;湿滞下焦,则腹胀便溏、小便不利;水湿泛溢于皮肤肌腠,则发为水肿。湿浊虽可阻滞于机体上、中、下三焦的任何部位,但以湿阻中焦脾胃为主。

（四）内燥

内燥,即津伤化燥,是指机体津液不足,人体各组织器官和孔窍失其濡润,而出现以干燥枯涩为特征的病理状态。内燥的产生多因久病伤阴耗液,或大汗、大吐、大下,或亡血失精,以致阴液亏少,或某些热性病过程中的热邪伤阴,或湿邪化燥所致。

内燥病变可发生于各脏腑组织,以肺、胃、肾及大肠为多见。因津液亏少,内不能濡养脏腑组织,外不能润泽肌肤孔窍,临床主要表现为一系列干燥不润的症状,如见肌肤干燥不泽、起皮脱屑,甚则皲裂,口燥、咽干、唇焦,舌上无津甚或光红龟裂,鼻干,目涩,爪甲脆折,大便燥结,小便短赤等。

津液枯涸,则体内阴液不足,故内燥常伴阴虚内热之证。

（五）内火

内火,即火热内生,是指由于阳盛有余,或阴虚阳亢,或由于气血郁滞,或由于病邪郁结而产生火热内扰,导致功能亢奋的病理状态。火与热同类,均属于阳,故有"火为热之极,热为火之渐"之说。因此,火与热在病机与临床表现上基本是一致的,只是程度上有所差别。

火热内生有虚实之分,其病机主要有以下几方面。

**1. 阳气过盛化火**　人身之阳气在正常情况下,有温煦脏腑组织经络等作用,为生理之火,又称之为"少火"。但是在病理情况下,若阳气过盛,功能亢奋,必然使物质的消耗增加,以致耗伤阴液,即为病理之火,又称为"壮火",即所谓"气有余便是火"。

**2. 邪郁化火**　邪郁化火主要包括两方面内容:一是外感六淫风、寒、燥、湿等病邪,在病理过程中,皆能郁滞从阳而化热化火,如寒郁化热、湿郁化火等;二是体内的病理性代谢产物(如痰饮、瘀血),以及食积、虫积等,均能郁而化火。

3. **五志过极化火**　又称"五志化火"，多指由于精神情志的刺激，影响了机体阴阳、气血和脏腑的生理平衡，造成气机郁结，气郁日久则从阳而化热，火热内生。如情志内伤，肝郁气滞，气郁化火，发为"肝火"。

4. **阴虚火旺**　此属虚火，多由于精亏血少，阴液大伤，阴虚阳亢，导致虚热、虚火内生的病理状态。一般而言，阴虚内热多见全身性的虚热征象。而阴虚火旺，其火热征象往往较集中于机体的某一部位。如阴虚引起的牙痛、咽痛等，均为虚火上炎所致。

 —————— 案 例 思 考 ——————

　　患者，男，7岁。因"恶寒、发热2天，加重伴高热、气喘、咳嗽1天"就诊。患者2天前因天气转凉，感受寒邪，突发恶寒、发热（体温37.8℃），鼻塞，流清涕，打喷嚏，偶有咳。未予治疗。今体温升高，达40℃，口渴饮冷，咳嗽加剧，气喘，鼻翼煽动，痰黄黏稠，大便秘结，小便短赤。舌红，苔黄，脉滑而数。

　　请根据所学内容，运用邪正盛衰与疾病转归分析疾病发病过程；并运用阴阳失调与邪正盛衰的虚实变化，分析此病变可能的转归。

（马　赟）

—————— 思 考 题 ——————

1. 简述邪气在疾病发生中的作用。
2. 简述邪正斗争与发病的关系。
3. 简述邪正盛衰与证候虚实的关系。
4. 列举阴阳失调的病理变化类型。
5. 简述气血关系失调的病理变化。

# NURSING

## 第六章

# 中 医 诊 法

06章 数字内容

---

学 习 目 标

- 知识目标：
1. 掌握望神、望色、望舌的主要内容和临床意义。
2. 熟悉望诊的其他内容。
3. 熟悉听声音、嗅病气的主要内容及临床意义。
4. 熟悉问诊的主要内容。
5. 熟悉常见病脉的脉象和主病。
6. 了解问诊的方法和按诊的内容。
- 能力目标：
1. 培养学生望、闻、问、切四诊技能。
2. 培养学生初步应用诊法理论全面收集和分析病情资料的临床能力。
- 素质目标：
激发学生学习动力，掌握中医诊法知识，为将来收集病情资料奠定理论基础。

诊法是中医诊察、收集病情资料的基本方法。其内容主要包括望诊、闻诊、问诊、切诊，又称为"四诊"。

人体是一个有机的整体，局部的病变可以影响全身，内脏的病变可以从神、色、形、态、舌、脉等方面反映出来。《丹溪心法》曰："欲知其内者，当以观乎外；诊于外者，斯以知其内。盖有诸内者，必形诸外。"所以通过诊察疾病显现于外部的各种征象，可了解疾病的病因、病位及病性等，为辨证诊治提供依据。临床应用时，必须将它们有机地结合起来，做到四诊合参，才能全面而系统地了解病情，做出正确判断。

# 第一节 望 诊

望诊，是医生运用视觉观察收集病情资料的一种诊察方法。《难经·六十一难》曰"望而知之谓之神"，人的精神状态、形体强弱、面部色泽、舌象变化等重要的生命信息，主要通过视觉来获取。所以，望诊在诊察病情过程中占有重要地位。

望诊应在充足、柔和的自然光线下进行，诊室温度适宜，诊察部位充分暴露，以便完整、细致地进行观察。

## 一、全身望诊

全身望诊又称整体望诊，是医生通过诊察患者的神、色、形、态等整体情况，对病性的寒热虚实、病情的轻重缓急进行总体认识的过程。

### （一）望神

望神，是指通过观察人体生命活动的整体表现，以认知判断病情的方法。通过观察神之变化，可知正气存亡，脏腑盛衰，病情轻重，预后善恶，故《素问·移精变气论》云："得神者昌，失神者亡。"神的表现是多方面的，望神的重点在于观察神情、目光、气色和体态等。由于五脏六腑的精气皆通过经络上注于目，而目内通于脑，为肝之窍、心之使，所以两目在望神中尤为重要。

临床根据神的盛衰和病情的轻重，一般可将望神结果分为得神、少神、失神、假神及神乱。

1. **得神** 得神又称"有神"。其临床表现为两目灵活，明亮有神，面色荣润，含蓄不露，神志清楚，表情自然，肌肉不削，反应灵敏。提示正气充足，精气充盛，体健神旺，为健康的表现；或虽病而精气未衰，病轻易治，预后良好。

2. **少神** 少神又称"神气不足"。其临床表现为两目晦滞，目光乏神，面色少华，黯淡不荣，精神不振，思维迟钝，少气懒言，肌肉松软，动作迟缓。提示精气不足，功能减退，多见于虚证患者或疾病恢复期患者。

3. **失神** 失神又称"无神"，是精亏神衰或邪盛神乱的重病表现，可见于久病虚证和邪实患者。临床表现为两目晦暗，目无光彩，面色无华，晦暗暴露，精神萎靡，意识模糊，反应迟钝，手撒尿遗，骨枯肉脱，形体羸瘦。提示精气大伤，功能衰减，多见于慢性久病重病之人，预后不良。

若临床表现为神昏谵语或昏聩不语，舌謇肢厥；或猝倒神昏，两手握固，牙关紧急，提示邪气亢盛，热扰神明，邪陷心包，或肝风夹痰，蒙蔽清窍，阻闭经络。提示病情危重。

4. **假神** 假神是久病、重病之人，精气本已极度衰竭，而突然出现某些精神暂时"好转"的虚假表现，为临终前的预兆。古人比作"回光返照""残灯复明"。如原本目光晦滞，突然目光转亮，却是浮光外露；本为面色晦暗，一时面似有华，但却两颧色赤如妆；本已神昏或精神极度萎靡，突然神志似清，想见亲人，言语不休，但精神烦躁不安；原本身体沉重难移，忽思起床活动，但并不能自己转动；本来毫无食欲，久不能食，忽然食欲增强等。

5. **神乱** 神乱是指神志意识错乱失常。临床以癫病、狂病、痫病为常见。癫病，俗称"文痴"，以精神痴呆,淡漠寡言,喃喃自语,哭笑无常为主要表现,病机多为痰蒙心窍。狂病,俗称"武痴",以狂躁不安,疯狂怒骂,打人毁物,登高而歌,弃衣而走,少卧不饥,妄行不休为主要表现,病机多为痰火扰心。痫病表现为突然昏倒,口吐涎沫,口中发出猪羊叫声,两目上视,四肢抽搐,醒后如常,病机多为肝风夹痰,上蒙心窍。

### (二)望色

望色是指医生通过观察患者皮肤(主要是面部皮肤)的色泽变化来诊察病情的方法。皮肤色调的变化有青、赤、黄、白、黑五种,主要反映血液和病邪的情况;光泽指皮肤的荣润和枯槁,荣润为有华,枯槁为无华,主要反映人体精气的盛衰。

皮肤的色泽是脏腑气血阴阳的外荣征象,《灵枢·邪气脏腑病形》说:"十二经脉,三百六十五络,其血气皆上于面而走空窍。"因此,不仅心之华在面,其他脏腑的气血阴阳,同样也上荣于面,因此望面部色泽的变化,可反映脏腑精气的盛衰,对判断病情的轻重和预后有重要的意义。

1. **常色** 健康人面部皮肤的色泽,谓之常色。其特点是明润、含蓄。明润,即面部皮肤光明润泽,是有神气的表现,显示人体精充神旺、气血津液充足、脏腑功能正常。含蓄,即面色红黄隐隐,见于皮肤之内,而不特别显露,是胃气充足、精气内含而不外泄的表现。由于体质禀赋、季节、气候、环境等的不同而有差异,常色又可分为主色和客色。

(1)主色:人之种族皮肤的正常色泽为主色,又称正色。主色是与生俱来的肤色。由于种族、禀赋的原因,主色也有偏青、赤、黄、白、黑的差异。

(2)客色:指人体受季节、气候、情绪等因素影响,面色发生的短暂变化,谓之客色。客色属于常色范围,因此仍具有常色的明润、含蓄等基本特征。

除上述变化外,人的面色也可因运动、饮酒、水土、职业、日晒等影响而发生变化,但只要不失明润含蓄的特征,仍属常色的范畴。

2. **病色** 人体在疾病状态时面部显示的色泽,称为病色。病色的特点是晦暗、暴露。晦暗,即面部皮肤枯槁晦暗而无光泽,干枯缺乏津液,是脏腑精气已衰,胃气不能上荣的表现。暴露,即某种面色过度明显地显露于外,是病色外现或真脏色外露的表现。观察病色的关键在于辨别五色善恶及五色主病。

(1)五色善恶:不论何色,凡光明润泽者即为"善色",说明病变尚轻,脏腑气血阴阳未衰,胃气尚荣于面,其病易治,预后较好;凡枯槁晦暗者即为"恶色",说明病情深重,脏腑气血阴阳已衰,胃气已竭,治疗较难,预后不佳。

(2)五色主病:病色可分为青、赤、白、黄、黑五种,分别见于不同脏腑和不同性质的疾病。其具体表现和主病如下。

青色:主寒证、气滞、血瘀、痛证、惊风。多由寒凝气滞,或瘀血内阻,或筋脉拘急,或因疼痛剧烈,或因热盛而动风,使面部脉络血行瘀阻所致。面色淡青或青黑者,属寒盛、痛剧,多因阴寒内盛,经脉挛急收引,不通而痛,以致面部脉络拘急,气血凝滞而色青;可见于骤起的气滞腹痛、寒滞肝脉等病证。若心悸、胸痛反复发作,突发剧烈胸痛,面色青灰,口唇青紫,肢冷脉微者,属心阳暴脱证。面色青黄(即面色青黄相兼,又称苍黄)者,可见于肝郁脾虚的患者。小儿高热,若见眉间、鼻柱、唇周发青者,多属惊风或欲作惊风。

赤色:主热证,亦可见于戴阳证。多由热盛而面部脉络扩张,气血充盈所致。满面通红者,属实热证;两颧潮红者,属阴虚证;久病重病面色苍白,却突然出现颧红如妆、游移不定者,属戴阳证,此为病情危重,假神的表现。

白色:主虚证、寒证、夺气、脱血。多由气虚血少,或阳衰寒盛,气血不能上充于面部脉络所致。面色淡白无华,伴唇舌色淡者,多属血虚证或失血证;若白而虚浮,则多属阳虚或阳虚水泛证;面色苍白者,多属阳气暴脱之亡阳证或阴寒内盛、血行不畅之实寒证,或大失血之人。

黄色:主脾虚、湿证。多由脾虚不运,气血不足,面部失荣,机体失养,或湿邪内蕴、脾失运化所致。面色淡黄而无华者称为萎黄,多属脾胃气虚,气血不足;面色淡黄而兼有虚浮者,属脾虚湿盛。面目一身俱黄者为黄疸,其中面黄鲜明如橘皮者属阳黄,乃湿热为患;面黄晦暗如烟熏者属阴黄,乃寒湿郁阻所致。

黑色:主肾虚、寒证、水饮、血瘀、痛证。多因肾阳虚衰,水寒内盛,脉络拘急,血行不畅,或肾精亏虚,面部失荣所致。面黑黯淡或黧黑者,多属肾阳虚,由阳虚火衰,水寒不化,浊阴上泛所致;面黑干焦者,多属肾阴虚,由肾精久耗,阴虚火旺,虚火灼阴,机体失养所致;面色黧黑,肌肤甲错者,多因瘀血日久形成;眼眶周围发黑,多属肾虚水饮或寒湿带下。

### (三) 望形

望形,又称望形体,是观察患者形体的强弱胖瘦、体质形态和异常表现等来诊察病情的方法。人体以五脏为中心,外以皮毛、肌肉、血脉、筋骨等五体合于五脏,五体赖五脏精气的充养,而五脏精气的盛衰和功能的强弱又可通过五体反映于外。故机体外形的强弱与五脏功能的盛衰是统一的,内盛则外强,内衰则外弱。观察患者形体,可以了解脏腑的虚实、气血的盛衰、邪正的消长。

**1. 形体强弱** 观察形体强弱时,要将形体的外在表现与机体的功能状态、神的衰旺等结合起来,进行综合判断。体强是指身体强壮,表现为骨骼粗大,胸廓宽厚,肌肉充实,皮肤润泽,筋强力壮等,为形气有余,说明体魄强壮,内脏坚实,气血旺盛,抗病力强,不易生病,或即使有病也易治,预后较好。体弱是指身体衰弱,表现为骨骼细小,胸廓狭窄,肌肉瘦削,皮肤枯槁,筋弱无力等,为形气不足,说明体质虚衰,内脏脆弱,气血不足,抗病力弱,容易患病,或有病多难治,预后较差。

**2. 形体胖瘦** 正常人胖瘦适中,各部组织匀称。过于肥胖或过于消瘦都可能是病理状态。观察形体胖瘦时,应注意与精神状态、食欲、食量等结合起来综合判断。若胖而能食,肌肉坚实,神旺有力者,多属形气有余,是精气充足、身体健康的表现;肥而食少,肉松皮缓,神疲乏力者,是形盛气虚。形盛气虚者常多痰湿积聚,故有"肥人多痰""肥人湿多"之说。若形瘦食多,为中焦有火;形瘦食少,是中气虚弱;形瘦颧红,皮肤干焦者,多属阴血不足、内有虚火。若久病卧床不起,骨瘦如柴者,为脏腑精气衰竭,气液干枯,则属病危。形瘦之人,多气火有余,阴虚者居多,故有"瘦人多火"之说。

### (四) 望姿态

患者的动静姿态、体位动作,都是疾病的外在反映。不同的疾病,可表现出不同的动态,故通过观察患者的动静姿态和异常动作可以诊察病情。一般来说,动、强、仰、伸者,多属阳、热、实证;静、弱、俯、屈者,多属阴、寒、虚证。

**1. 行态** 若行时以手护腹,身体前倾,多为腹痛;以手护腰,弯腰曲背,行动艰难,多为腰腿病;行走时身体震动不定,是肝风内动,或是筋骨受损;行走之际,突然止步不前,以手护心或脘腹者,多为真心痛或脘腹痛。

**2. 坐态** 若坐而仰首,多为痰涎壅盛的肺实证;坐而俯首,气短懒言,多为肺虚或肾不纳气;坐而不得卧,卧则气逆,多为心阳不足,水气凌心;坐则昏眩,不耐久坐,多为肝风内动,或气血俱虚;坐时常以手抱头为头痛,头倾不能昂,凝神而视,为精神衰败;坐而欲起,多为痰饮所致。

**3. 卧态** 如卧时身重,不能转侧,面常向里(背光),多为阴证、寒证、虚证;卧时身轻,自能转侧,面常向外(朝亮处),多为阳证、热证、实证。卧时蜷缩成团,多为阳虚恶寒,或有剧痛之证;卧时喜加衣被,多为寒证;卧时仰面伸肢,常欲揭去衣被,多为阳盛实热证。咳逆倚息不得卧,好发于秋冬,多为内有伏饮。

**4. 站态** 如站立不稳,其态似醉,常与眩晕并见者,多属肝风内动;不耐久站,站立时常欲依仗他物支撑,多属气血阴阳虚衰。站立时常以双手扪心,闭目不语,多为心悸怔忡;若以手护腹、如怀卵物,为脘腹痛之兆。

## 二、局部望诊

局部望诊是在全身望诊的基础上,根据病情和诊断的需要,对患者某些局部进行深入、细致的观察,以测知相应脏腑的病变情况。中医认为人体是一个有机整体,全身的病变可反映于相应局部,局部的病变也可影响全身,故观察局部的异常变化,有助于了解整体的病变。局部望诊的内容包括望头面、望五官、望颈项、望皮肤等。

(一)望头面

望头面主要包括观察头的形态、囟门、头发的颜色及面部的形态异常。

1. **望头部** 头为精明之府,内藏脑髓,为元神所居之处,又为诸阳之会。故望头部可以诊察肾、心脑的精气盛衰。望诊时应注意观察头部形态、囟门、头发的异常。

(1)头形:头形的大小异常和畸形,多见于正值颅骨发育期的婴幼儿,可成为某些疾病的典型体征。头颅的大小以头围来衡量,一般新生儿约34cm,6个月时约42cm,1周岁时约45cm,2周岁时约47cm,3周岁时约48.5cm。明显超出此范围者为头形过大,反之为头形过小。头大或头小,智力低下者,多因先天禀赋不足,肾精亏虚所致。小儿前额前突,头顶平坦而呈方形,为方颅,是先天肾精不足或后天脾胃虚弱,颅骨发育不良的表现,可见于佝偻病、先天性梅毒等患儿。

(2)动态:患者头摇不能自主,不论成人或小儿,多为肝风内动之兆,或为老年气血虚衰,脑神失养所致。

(3)囟门:囟门是婴幼儿颅骨接合不紧所形成的骨间隙,有前囟、后囟之分。前囟在出生后12~18个月内闭合,后囟在出生后2~4个月内闭合。临床上以观察前囟为主。囟门突起称"囟填",属实证,多因温病火邪上攻,或脑髓有病,或颅内水液停聚所致;但婴幼儿在哭泣时囟门暂时突起为正常。囟门凹陷称"囟陷",属虚证,多因吐泻伤津,气血不足和先天肾精亏虚,脑髓失充所致;但6个月以内的婴儿囟门微陷属正常。囟门迟闭称"解颅",是肾气不足、颅骨生长发育迟缓所致,多见于佝偻病患儿,常兼有"五软"(头软、项软、手足软、肌肉软、口软)、"五迟"(立迟、行迟、发迟、齿迟、语迟)等症状。

(4)头发:肾之华在发,发为血之余。头发的生长与肾气和精血的盛衰关系密切,故望发可以诊察肾气的强弱和精血的盛衰。正常人发黑、稠密润泽,是肾气充盛、精血充足的表现。发黄干枯,稀疏易落,多属精血不足,常见于大病后或慢性虚损患者。发白伴有耳鸣、腰酸等症者,属肾虚;伴有失眠、健忘等症者,为劳神伤血所致。突见片状脱发,脱落处显露圆形或椭圆形光亮头皮,称为"斑秃",多属血虚受风所致。有头皮发痒、多屑、头发油腻,为血热化燥所致。

2. **望面部** 面部指包括额部在内的脸面部。面部神情、色泽已在前文有所介绍,这里仅介绍面部形态变化。

(1)面肿:面部浮肿,皮肤色泽不变,按之凹陷,举之不起者,多见于水肿病,常是全身水肿的一部分。其中,眼睑头面先肿,发病较速者为阳水,多由外感风邪,肺失宣降所致;肿起较慢,先从下肢、腹部肿起,最后波及头面,兼见面色白,发病缓慢者属阴水,多由脾肾阳衰,水湿泛溢所致。

(2)口眼㖞斜:突发一侧口眼㖞斜而无半身瘫痪,面部肌肉患侧偏缓、健侧紧急,额纹消失、眼不能闭合、鼻唇沟变浅、不能皱眉鼓腮,为风邪中络所致;口眼㖞斜兼半身不遂者,多为中风,为肝阳化风,风痰阻闭经络所致。

(3)特殊面容:如惊恐貌,表现为患者面部呈现恐惧的症状,多见于小儿惊风、狂犬病以及癫病等;若遇声、光、风刺激,或见水、闻水声时出现者,可能为狂犬病;苦笑貌,指患者面肌痉挛,牙关紧闭,口微张开,呈现无可奈何的苦笑样症状,是由面部肌肉痉挛所致,乃破伤风的特殊征象,为风邪侵犯经络所致之证。

(二)望五官

面部目、耳、口、鼻、舌五官,与五脏相连,是人体与外界相联系的通道。望五官的异常变化,可以了解脏腑的病变。

1. **望目** 目与心、肝、肾的关系更为密切,可反映脏腑精气的盛衰。望目不仅在望神中有重要意义,而且可测知五脏变化,甚至对某些疾病的诊断有特殊意义。望目时应重点注意目色、目形和目态的异常改变。

(1)目色:正常人眼睑内及两眦红润,白睛色白,黑睛褐色或棕色,角膜无色透明。其异常改变主要有：①目赤肿痛，多属实热证。如全目赤肿，为肝经风热上攻；白睛发红，为肺火或外感风热；两眦赤痛，为心火上炎；睑缘赤烂，为脾有湿热。②白睛发黄，为黄疸的主要标志，多由湿热或寒湿内蕴，肝胆疏泄失常，胆汁外溢所致。③目眦淡白，属血虚、失血，是血少不能上荣于目所致。④目胞色黑晦暗，多属肾虚；目眶周围色黑，常见于肾虚水泛，或寒湿下注。⑤黑睛灰白混浊，称为目生翳，多因邪毒侵袭，或肝胆实火上攻，或湿热熏蒸，或虚火上炎等，使黑睛受伤而成。

（2）目形：目胞浮肿，如新卧起之状，多为水肿的表现。老年人肾气衰，水道不利，多见下睑肿。但健康人低枕睡眠后一时性眼睑微肿不属病态。

眼窝凹陷，多见于吐泻伤津，或久病重病、气血虚衰的患者。前者为津液耗损所致，后者为五脏六腑精气已衰，病属难治。眼窝微陷者，是脏腑精气未脱，病属可救；若久病重病，眼窝深陷，甚则视不见人，则为阴阳竭绝之候，属病危。

眼球突出，兼喘咳气短者，属肺胀，因痰浊阻肺，肺气不宣，呼吸不利所致；若兼颈前肿块、急躁易怒者，为瘿气，因肝郁化火、痰气壅结所致。单眼突出，多属恶候。

眼睑红肿，若睑缘肿起结节如麦粒，红肿不甚者，为针眼；若眼睑漫肿，红肿较重者，为眼丹。二者皆为风热邪毒或脾胃蕴热上攻于目所致。

（3）目态：正常人瞳孔圆形，双侧等大，直径为 3.0~4.0mm，对光反应灵敏，眼球运动随意灵活。其异常改变主要有：①瞳孔缩小，多见于药物中毒（如川乌、草乌、有机磷农药等）。②瞳孔散大，多属肾精耗竭，为濒死危象。可见于五风内障（如绿风内障、青风内障）、青盲、中毒等患者，以及某些西药导致的药物性瞳孔散大等。危急症患者，瞳孔完全散大，为脏腑功能衰竭、心神散乱、濒临死亡的重要体征。③目睛凝视，又称目睛微定，是指患者两眼固定，不能转动。两目白睛翻起，眼珠上视、不能转动，称为"目翻上视"，为精气将绝，属危候。目睛正圆，固定直视，神志不清，称为"瞪目直视"，为精气将绝，属危候。两目上视，不能转动，颈项强直，角弓反张，称为"戴眼反折"，为风邪入客经络的危重证候。横目斜视，是肝风内动，牵引目系所致（先天者除外）。④昏睡露睛，即患者睡着之时眼睑闭合不全，多由脾虚清阳之气不升，致眼睑失养，启闭失司所致，常见于小儿脾胃虚弱或慢脾风，以小儿为多见。⑤眼睑下垂，又称睑废，指眼睑无力张开而上睑下垂。其中双睑下垂者，多为先天不足，脾肾亏虚；单睑下垂者，多因脾气虚衰或外伤所致。

**2. 望耳**　耳为肾之窍，且手、足少阳经经脉布于耳，因此，通过观察耳郭色泽、形态以及分泌物的变化，主要判断肾与肝胆的情况。

（1）耳之色泽：正常人耳郭色泽红润，是气血充足的表现。耳轮青黑，多见于阴寒内盛或有剧痛的患者；耳轮红肿，多为肝胆湿热或热毒上攻；耳轮淡白，多属气血亏虚；耳轮干枯焦黑，多属肾精亏虚、精不上荣，为肾水亏极的象征，为病重，可见于温病晚期耗伤肾阴及下消等患者；小儿耳背有红络，耳根发凉，多为麻疹先兆。

（2）耳之形态：正常人耳郭厚大，是先天肾精充足的表现。耳郭瘦小而薄，是先天亏损，肾气不足；耳郭干枯萎缩，多为肾精耗竭，属病危；耳郭肿大，是邪气亢盛之象，多属少阳相火上攻；耳轮皮肤甲错，可见于血瘀日久的患者。

（3）耳内病变：耳内流脓水，称为脓耳，多由足少阳、手少阳二经风热上壅，或肝胆湿热，或肾虚相火上攻所致。脓耳后期转虚，则多属肾阴不足，虚火上炎。

**3. 望鼻**　鼻为肺之窍，属脾，与足阳明胃经亦有联系，因此，鼻之色泽、形态及鼻内变化，可反映肺和脾胃的情况。

（1）鼻之色泽：正常人鼻色红黄隐隐，含蓄明润，是胃气充足的表现。鼻端微黄明润，见于新病，为虽病而胃气未伤，属病轻；见于久病，为胃气来复，属向愈。鼻端色青，多见于阴寒腹痛患者。鼻端色赤，多属肺脾蕴热。鼻头枯槁，是脾胃虚衰，胃气失荣之候。鼻端色白，多属气血亏虚，或见于失血患者。鼻端色微黑，常是肾虚寒水内停之象。鼻端晦暗枯槁，为胃气已衰，属病重。

（2）鼻之形态：鼻头红肿生疮，多属胃热或血热。鼻端生红色粉刺，称为酒渣鼻，多因肺胃蕴热所致。鼻柱溃陷,多见于梅毒患者。鼻柱塌陷,且眉毛脱落,多为麻风恶候。鼻煽,又称鼻翼煽动,初病多因热邪壅肺或风寒束肺,肺气不利所致,或为哮病,是肺气不宣,呼吸困难的表现;若重病中出现鼻孔煽张,喘而额汗如油,是肺绝之危候。

(3)鼻内病变:鼻塞流涕可见于外感表证或鼻渊等,其中,鼻流清涕者多属外感风寒;鼻流浊涕者多属外感风热;鼻流腥臭脓涕者多为鼻渊,为外邪侵袭或胆经蕴热上攻于鼻所致。鼻干无涕者多属燥淫证。鼻腔出血称为鼻衄,多因肺胃蕴热,灼伤鼻络,或外伤所致。

**4. 望口唇** 脾开窍于口,其华在唇,手、足阳明经环绕口唇,因此,口唇主要反映脾胃的情况,主要观察口与唇的色泽、润燥和形态的变化。

(1)望口:口角流涎,小儿见之多属脾虚湿盛或胃中有热,成人见之多为中风口歪、不能收摄所致。唇内和口腔黏膜出现灰白色小溃疡,周围红晕,局部灼痛者,为口疮。满口糜烂称为口糜,多由阴虚火旺或心脾两经积热熏蒸、上蒸口腔而成。小儿口腔、舌上出现片状白屑,状如鹅口者,为鹅口疮,多因心脾积热、湿热秽浊之气上蒸于口所致。口唇干裂,为津液损伤,见于邪热伤津或为阴虚津液不足。

(2)察唇:正常人唇色红润,是胃气充足,气血调匀的表现。唇色淡白,多属血虚或失血所致;唇色深红,多属热盛所致;嘴唇红肿而干者,多属热极;嘴唇呈樱桃红色,多见于煤气中毒;唇色黯红,为气滞血瘀;嘴唇青紫,多属血瘀证,常见于各种原因所致的心脉瘀阻证或肺气郁滞证。嘴唇青黑,多属寒盛、痛极,是因寒盛血脉凝涩,或痛极血络郁阻所致;唇干而裂,为津液已伤,多属燥热伤津或阴虚液亏;嘴唇糜烂,多为脾胃积热上蒸所致;唇内溃烂,其色淡红,为虚火上炎。唇边生疮,红肿疼痛,为心脾积热。

**5. 望齿龈** 齿为骨之余,骨为肾所主,手足阳明经脉络于龈中,因此,齿龈主要反映肾与胃的情况,此外,观察齿与龈的润燥情况,还可了解胃津、肾液的存亡。

正常人牙齿洁白润泽而坚固,是津液未伤、肾气充足的表现。若牙齿干燥,为胃津已伤;牙齿光燥如石,为阳明热甚,津液大伤,多见于温热病极期;牙齿燥如枯骨,多为肾阴枯竭、精不上荣所致,可见于温热病的晚期,属病重。牙齿枯黄脱落,见于久病者,多为骨绝,属病重。咬牙龄齿,多为热盛动风。睡中龄齿,多因胃热或虫积所致,亦可见于常人。牙关紧闭,多属风痰阻络或热极动风。

正常人牙龈淡红而润泽,是胃气充足,气血调匀的表现。牙龈淡白,多属血虚,因血少不能充于龈络所致。牙龈红肿疼痛,多为胃火亢盛,因火热循经上炎,熏灼于牙龈所致。齿龈出血,称为齿衄,兼痛而红肿,多为胃热伤络;齿龈出血,不痛不红微肿者,多为气虚或肾虚虚火上炎。

**6. 望咽喉** 咽喉为肺胃之门户,足少阴肾经循喉咙,因此,咽喉主要反映肺、胃、肾的病变。健康人咽喉色淡红润泽,不痛不肿,呼吸通畅,发声正常,食物下咽顺利无阻。

咽部红肿,疼痛明显,咽部一侧或两侧喉核红肿高起,甚则溃烂或有黄白色脓点,此为乳蛾,多因肺胃热毒壅盛所致。

咽部溃烂处表面所覆盖的一层黄白或灰白色膜,称为假膜。如假膜松厚,容易拭去,去后不复生者,病情较轻,是肺胃热浊之邪上壅于咽;若假膜坚韧,不易拭去,重剥出血,很快复生者,为白喉,为疫毒攻喉所致,病情危重。

(三)望颈项

颈项部见瘿瘤者,为肝气郁结,气结痰凝;见瘰疬者,为肺肾阴虚,虚火灼津,或感受风火时毒,郁滞气血。项强者,或为风寒外袭,经气不利,或为热极生风。

(四)望皮肤

主要观察皮肤的外形变化及斑疹、痘疮、痈疽、疔疖等情况。

**1. 望外形** 全身皮肤肿胀,或只有眼睑、足胫肿胀,按之有凹痕者,为水肿。若头面四肢不肿,只是腹部膨胀、有振水声,或兼见皮肤有血痣者,多为臌胀。皮肤干瘪枯槁者是津液耗伤;小儿骨弱肌瘦,皮肤松弛,多为疳积证。皮肤甲错者常为瘀血内阻。

**2. 望斑疹** 斑与疹不同,两者多为温热病邪位于肺胃,内迫营血所致。斑或红或紫,平摊于肌肤,抚之不碍手,消失后不脱皮;疹则色红,形如米粟,稍高于皮肤,摸之有碍手感,消失后脱皮,有麻疹、风疹、瘾疹之别。斑疹均有顺逆之分：外感热病中，若色红活润泽，疏密适中，先见于胸腹，后延及四肢，热渐退而神清，为顺证，预后良好；若色紫红稠密，先见于四肢，后延及胸腹，壮热神昏，为逆证，预后不良。

**3. 望痈毒疔疖**　若皮肤赤色如涂丹砂，边缘清楚、热痛并作，或形如云片，上有粟粒小疹，发热作痒，渐及他处，或流水浸淫，皮肤破溃，或缠腰而发者，多为丹毒。皮肤瘙痒小疹，夹杂脓疱，黄水淋漓者，多为湿毒。若局部红肿热痛，高出皮肤，根部紧束，为痈；漫肿无头，坚硬而肤色不红者，为疽；初起如粟米，根部坚硬，麻木或发痒，顶白痛剧者，为疔；形如豆粒梅核，红热作痛，起于浅表，继而顶端有脓头者，为疖。

### 三、望排出物

望排出物是观察患者的排泄物和分泌物。排泄物是指人体排出体外的代谢废物；分泌物指官窍所分泌的液体，在病理情况下，其分泌量增大，也可成为排出体外的排泄物，故两者统称为排出物。排出物包括呕吐物、痰、涎、涕、唾、二便及经、带、泪、汗液、脓液等。此节重点介绍对痰、涎、涕、唾、呕吐物和二便的望诊，其他部分内容在相关章节中阐述。因为排出物是脏腑生理活动和病理变化的产物，所以通过观察排出物形、色、质、量的变化，能测知相应脏腑的病变和邪气的性质。一般认为，排出物色泽清白、质地稀薄，则多为寒证、虚证，因阳气不足，运化无力或因寒邪凝滞，水湿不化引起；排出物色泽黄赤，质地黏稠，则多属热证、实证，为邪热煎熬津液所致。

#### （一）望痰、涎、涕、唾

外感病邪，痰清有泡沫为风痰；色白清稀为寒痰；痰多色白，咳之易出，多为湿痰；痰黄稠黏为热痰；痰少色黄，不易咯出或痰夹血丝者，是燥火；咳唾腥臭脓痰或脓血者，是肺痈；多涎喜唾可见于胃寒；劳瘵久咳，咯吐血痰，多为虚火伤肺。

#### （二）望呕吐物

胃热则吐物稠浊酸臭，胃寒则吐物清稀无臭，食滞则呕吐酸腐。胃络伤则见呕血。呕吐黄绿苦水，多为肝胆湿热。

#### （三）望大便

虚寒之证大便溏薄，实热之证大便燥硬。便如羊粪为肠燥津枯。便黄如糜状，溏黏恶臭，多为肠胃湿热。小儿绿便有泡沫，多为消化不良或受惊吓。大便脓血，赤白相杂，是下痢。便血色鲜红者是血热，色黑如漆为瘀血内积。先便后血，其色褐黑者，病多在脾胃，又称远血；先血后便，其色鲜红或深红者，病多在大肠与肛门，又称近血。

#### （四）望小便

小便清澈而长为寒，赤涩短少为热，其色黄甚可见于湿热证。小儿尿如米泔，多是食滞肠胃，内生湿热，或为脾虚。黄赤浑浊，或偶有砂粒为石淋；浑浊如米泔，淋沥而痛是膏淋；便中血色、热涩刺痛为血淋。

### 四、望小儿指纹

小儿指纹，是指小儿两手食指掌侧前缘部的浅表络脉。望小儿指纹是通过观察小儿食指掌侧前缘浮露可见的浅表脉络部位与形色以诊察疾病的方法，适用于3岁以内的小儿，与成人诊寸口脉具有相同的诊断意义。

#### （一）望指纹的部位及方法

小儿食指络脉是手太阴肺经的分支，分为风、气、命三关。食指第一节为风关，第二节为气关，第三节为命关（图6-1）。望指纹时，医生用左手握住小儿食指，以右手拇指轻推其食指桡侧络脉，由命关向气关、风关方向连推数次，使指纹显现，边推边诊察指纹的色泽、浮沉和出现的部位。

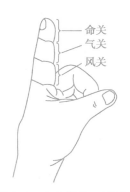

图 6-1　小儿指纹三关图

### (二) 望指纹的内容及意义

正常食指络脉,隐隐显露在食指掌侧前缘掌指横纹附近,色淡红略紫。

**1. 三关测轻重** 正常指纹为红黄隐隐于食指风关之内。指纹显现于风关,表示邪浅,病轻。指纹透过风关至气关,为邪已深入,病情较重。若指纹透过风、气、命三关,直达指端,为"透关射甲",提示病情危重。

**2. 纹色辨寒热** 纹色鲜红,且浮而显露,多属外感风寒。纹色紫红,多主热证。纹色青,主风或痛证。纹色紫黑,是血络瘀闭。纹色淡白,多属脾虚。

**3. 浮沉分表里** 指纹浮而显露,主病在表。指纹沉隐不显,主病在里。

**4. 淡滞定虚实** 纹细而色浅淡,多属虚证。纹粗而色浓滞,多属实证。

## 五、望舌

望舌又称舌诊,是观察舌质和舌苔的变化,测知病情变化的一种独特诊法,在诊察疾病中占有重要地位。

### (一) 舌诊原理

**1. 舌的形态结构** 舌为肌性器官,由黏膜和舌肌组成,它附着于口腔底部、下颌骨、舌骨,呈扁平长形。其主要功能与味觉、发声、搅拌食物、协助吞咽等有关。

舌体的上面称舌背,又称舌面,下面称舌底,舌背又分为舌体与舌根两部分,以人字沟为分界。伸舌时一般只能看到舌体,故中医诊舌的部位主要是舌体。习惯上将舌体的前端称为舌尖,舌体的中部称为舌中,舌体的后部称为舌根,舌两边称为舌边。舌体的正中有一条纵行沟纹,称为舌正中沟。当舌上卷时,可看到舌底。舌底正中有一条纵行皱褶,称为舌系带。

**2. 舌与脏腑的关系** 舌与脏腑、经络、气血津液有着密切的联系,主要通过经络和经筋相联系。舌为心之苗窍,手少阴心经之别系舌本;舌亦为脾之外候,足太阴脾经连舌本、散舌下。舌苔为胃气熏蒸谷气上承而成,故心、脾、胃与舌的关系更为密切;其他脏腑都直接或间接与舌相联系,脏腑的精气上荣于舌,脏腑的病变必然影响精气的变化而反映于舌象,所以观察舌象的各种变化,可以测知体内脏腑的病变。

**3. 脏腑在舌面的分布** 脏腑病变反映于舌面,具有一定的分布规律。根据历代医籍记载,比较一致的说法是舌尖多反映上焦心肺病变,舌中部多反映中焦脾胃病变,舌根部多反映下焦肾的病变,舌两侧多反映肝胆的病变(图 6-2)。

### (二) 望舌的方法与注意事项

望舌时,患者可采取坐位和仰卧位,自然地将舌伸出口外,平展两侧,避免伸舌过分用力,避免舌体紧张、蜷曲或伸舌时间过长,然后进行细致的观察。一般先看舌质,再看舌苔;顺序可以是先看舌尖,再看舌中、两侧,最后看舌根部。尽量减少患者的伸舌时间。如果一次望舌判断不清,可令患者休息片刻,重复望舌一次。

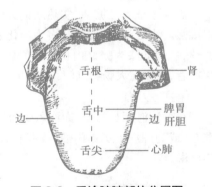

图 6-2 舌诊脏腑部位分属图

望舌时注意排除各种操作因素所造成的虚假舌象。光线、饮食或药品、牙齿残缺、季节与时间、年龄与体质等对舌象都有影响。光线的强弱与色调对颜色的影响极大,望舌以白天充足、柔和的自然光线为佳,避开有色的光线或物体。另外,观察舌苔时应注意"染苔",如喝乳汁、豆浆,或食橘子、蛋黄、药物等,均可致染苔。

### (三) 舌诊的内容

舌诊主要观察舌质和舌苔的变化。望舌质包括观察舌的颜色、形质、动态及舌下络脉,以候脏腑虚实、气血盛衰与运行情况。望舌苔包括诊察苔质和苔色情况,分析病邪的深浅、邪正的消长。

正常舌象的特征是舌色淡红鲜明,舌质滋润,舌体柔软灵活,舌苔均匀薄白而润,简称"淡红舌,薄白苔",提示脏腑功能正常、气血津液充盈、胃气旺盛。

正常舌象受年龄、体质、季节及地域等内、外环境影响,可以产生生理性变异。如儿童阴阳稚弱,脾胃功能尚弱,生长发育很快,所以舌质多淡嫩,舌苔偏少、易剥。临床常见肥胖之人舌多胖大而质淡,消瘦之人舌体偏瘦而舌色偏红。秋季燥气当令,舌苔多干燥;冬季严寒,苔常湿润;夏季湿热为盛,苔多黄腻。在地域方面,我国东南地区偏湿偏热,西北及东北地区偏寒冷干燥,均可使舌象发生一定的差异。

除上述外,尚有先天性裂纹舌、齿痕舌、地图舌等,多见于禀赋不足、体质较弱者,虽长期无明显临床症状,但可以表现出对某些病邪的易感性,或某些疾病的好发性。

1. **望舌质**　舌质,又称舌体,是舌的肌肉和脉络组织。望舌体主要观察舌神、舌色、舌的形质、动态以及舌下络脉。

(1)舌神:舌象的有神和无神,主要表现在舌质的荣与枯。

1)荣舌

舌象特征:舌质荣润,有生气,舌体活动自如,即为舌有神。

临床意义:提示气血充盛,常见于健康人。在病中见此舌象,虽病也是善候。气血旺盛,气帅血液上荣于舌,因此荣润红活。

2)枯舌

舌象特征:舌质干枯死板,活动不灵,即为舌无神。

临床意义:多属危重病症,是为恶候。脏腑气血败坏,不能荣润舌体,因此晦暗干枯死板。

(2)舌色:即舌体的颜色。一般分为淡红、淡白、红、绛、青紫五种。

1)淡红舌

舌象特征:舌体颜色淡红润泽。

临床意义:淡红舌为气血调和的征象,常见于正常人。疾病时见淡红舌主病轻。

外感病初起,病情轻浅,尚未影响气血,舌色仍呈淡红;内伤疾病时见之,提示阴阳平和,气血充盈,多属病轻,或为疾病转愈之象。

2)淡白舌

舌象特征:舌色比正常浅淡,白色偏多,红色偏少,称为淡白舌。如舌体色白,全无血色,则称为枯白舌。

临床意义:主气血两虚、阳虚。枯白舌主伤精、脱血夺气。

3)红舌

舌象特征:舌色较正常舌色红,呈鲜红者,称为红舌。

临床意义:主实热、阴虚内热。

舌色稍红或仅见舌边尖红,多提示外感表热证初起。

舌尖红赤破碎,多为心火上炎。舌两边红赤,多为肝经热盛。舌色鲜红而起芒刺或兼黄厚苔者,多属实热证。舌色鲜红少苔或有裂纹,或光红无苔、舌体瘦小者,多为虚热证。

4)绛舌

舌象特征:舌色呈较红舌更深的红色,称为绛舌。

临床意义:主里热亢盛、阴虚火旺。

绛舌主病有外感、内伤之分。外感病舌色红绛而有苔者,多由热入营血,脏腑阳热偏盛所致,属实热证;内伤病舌色红绛而少苔或无苔者,提示胃、肾阴伤,多由热病后期阴液受损或久病阴虚火旺所致,属虚热证。

5)青紫舌

舌象特征:全舌呈均匀青色或紫色,或局部现青紫色斑点,均称青紫舌。青紫舌可有多种表现:

舌淡而泛现青紫色,为淡青紫舌;红绛舌泛现青紫色,则为紫红或绛紫舌;舌上局部出现青紫色斑点,大小不一,不高于舌面,称为"紫点"或"紫斑"。

临床意义:主气血运行不畅。

舌色淡紫或紫黯而湿润,多见于阳虚阴盛之证,常由阴寒内盛,阳气不宣,气血不畅,血行凝滞所致。舌色紫黯或绛紫,干枯少津,舌苔少而干,多见于热证,提示热毒炽盛,深入营血,营阴受灼,气血不畅。青紫舌还可见于某些先天性心脏病或药物、食物中毒等病症。

此外尚有暴力外伤,损伤血络,血液溢出而舌现斑点,舌色可无明显异常。舌色紫黯或舌上有斑点,多为瘀血内阻。

(3)舌形:舌体的形质包括老、嫩、胖、瘦、点、刺、裂纹、齿痕等方面特征。

1)老、嫩舌

舌象特征:舌质纹理粗糙或皱缩,舌体坚敛苍老,舌色较黯者,为老舌;舌质纹理细腻,舌体浮胖娇嫩,舌色浅淡者,为嫩舌。

临床意义:老舌多见于实证,嫩舌多见于虚证。

2)胖、瘦舌

舌象特征:舌体比正常人的大而厚,伸舌满口,称为胖大舌。舌体胀大满嘴,舌色鲜红或青紫,甚则舌肿胀而不能收缩回口中,称为肿胀舌。舌体比正常舌瘦小而薄,称为瘦薄舌。

临床意义:胖大舌多主水湿内停;肿胀舌主心脾热盛,外感湿热;瘦薄舌主气血不足,阴虚火旺。

3)点、刺舌

舌象特征:点,是指突起于舌面的红色或紫红色的星点,大者称星,小者称点。刺,是指舌乳头增大、高突,突起如刺,抚之棘手的红色或黄黑色点刺。

临床意义:提示脏腑阳热亢盛,或血分热盛。

根据点刺所在部位,一般可以推测热在何脏。如舌尖生点刺,多为心火亢盛;舌中生点刺,多为胃肠热盛;舌两边生点刺,为肝胆火热等。还可根据点刺数目的多少,判断邪热的轻重程度,点刺越多,热证越重。

4)裂纹舌

舌象特征:舌面上出现各种形状的裂纹、裂沟,深浅不一,多少不等,统称为裂纹舌。裂纹或裂沟中无舌苔覆盖者,多属病理性变化。裂纹可呈现"人""|""井"等形状,严重者可呈脑回状、卵石状或如刀割、剪碎样。

临床意义:多由精血亏虚,或阴虚火旺、脾虚湿浸所致。

此外,亦有少数健康人在舌面上有纵、横间深沟,裂纹中有苔覆盖,且无不适症状,为先天性舌裂,必须与病理性裂纹舌相鉴别。

5)齿痕舌

舌象特征:舌边缘有牙齿压迫的痕迹,多伴舌体胖大。

临床意义:主脾虚、水湿内盛证。

此外,有先天性齿痕舌者,多见舌体不大,舌淡红而嫩,边有轻微齿痕。病中见齿痕舌,表明病情较轻,常见于小儿及气血不足患者。

(4)舌态:舌态指舌体的动态。舌体活动灵便,伸缩自如,为正常舌态,提示气血充盛,经脉通调,脏腑健旺。常见的病理舌态有舌体痿软、强硬、颤动、歪斜、吐弄和短缩等异常变化。

1)痿软舌

舌象特征:舌体软弱无力,不能随意伸缩回旋。

临床意义:多为伤阴或气血俱虚。

2)强硬舌

舌象特征:舌失柔和,屈伸不利,或板硬强直,不能转动。

临床意义:多见于热入心包,或为高热伤津,或为风痰阻络。

3)歪斜舌

舌象特征:伸舌时舌体偏向一侧,或左或右,称为歪斜舌。一般舌歪在前半部明显。

临床意义:多见于中风,或中风先兆。

4)颤动舌

舌象特征:舌体不自主地震颤抖动,动摇不宁,称为舌颤动。轻者仅伸舌时颤动,重者不伸舌时亦抖颤难宁。

临床意义:多为肝风内动之象。

5)吐弄舌

舌象特征:舌伸于口外,不即回缩者,称为吐舌;伸舌即回缩,或反复舐口唇四周,掉动不宁者,称弄舌。

临床意义:多为心脾积热。

6)短缩舌

舌象特征:舌体卷短、紧缩,不能伸长,严重者舌不抵齿。舌短缩常与舌痿软并见。

临床意义:多为病情危重的征象。

此外,先天性舌系带过短,亦可影响舌体伸出,称为绊舌。无辨证意义。

(5)舌下络脉:是位于舌系带两侧纵行的大络脉,管径小于 2.7mm,长度不超过舌下肉阜至舌尖的3/5,络脉颜色正常为淡紫色。望舌下络脉主要观察其长度、形态、颜色、粗细、舌下小血络等变化。

舌下络脉的观察方法:先让患者张口,将舌体向上腭方向翘起,舌尖可轻抵上腭,勿用力太过,使舌体保持自然松弛,舌下络脉充分显露。首先观察舌系带两侧的大络脉粗细、颜色,有无怒张、弯曲等改变;然后再查看周围细小络脉的颜色、形态以及有无紫黯的珠状结节和紫色血络。

舌下络脉异常及其临床意义:舌下络脉细而短,色淡红,周围小络脉不明显,舌色和舌下黏膜色偏淡者,多属气血不足;舌下络脉粗胀,或舌下络脉呈青紫、紫红、绛紫、紫黑色,或舌下细小络脉呈黯红色或紫色网状,或舌下络脉曲张如紫色珠子大小不等的瘀血结节等改变,都是血瘀的征象,其形成原因可有寒、热、气滞、痰湿、阳虚等不同,需进一步结合其他症状进行分析。

舌下络脉的变化,有时会出现在舌色变化之前。因此,舌下络脉是分析气血运行情况的重要依据。

2. **望舌苔** 舌苔是指舌面上的一层苔状物,是胃气向上熏蒸所致。正常的舌苔,应该是薄白均匀、干湿适中。

(1)苔质:苔质即舌苔的质地、形态。主要观察舌苔的薄、厚、润、燥、腐、腻、剥落、偏、全、真、假等方面的改变。

1)薄苔、厚苔

舌象特征:透过舌苔能隐隐见到舌体的苔称为薄苔,又称见底苔;不能透过舌苔见到舌质之苔则称厚苔,又称不见底苔。所以,舌苔的薄厚以能否见底为衡量标准。

临床意义:舌苔厚薄主要反映邪正的盛衰和病位的浅深。

薄苔多见于疾病初起,病邪在表;厚苔多主邪盛入里,或内有痰饮食积。薄白苔为正常的舌苔表现之一,厚苔是由胃气间夹湿浊、痰浊、食浊等熏蒸积滞舌面所引起,说明疾病在里,病情比较重。舌苔的厚薄转化一般是渐变的过程,如薄苔突然增厚,提示邪气极盛,迅速入里;若舌苔骤然消退,舌上无新生舌苔,为正不胜邪,或胃气暴绝。

2)润苔、燥苔

舌象特征:舌苔干湿适中,不滑不燥,称为润苔;舌面水分过多,伸舌欲滴,扪之湿而滑,称为滑苔。舌苔干燥,扪之无津,甚则舌苔干裂,称为燥苔;苔质粗糙,扪之碍手,称为糙苔。

临床意义:舌苔润燥主要反映体内津液盈亏和输布情况。

润苔是正常舌苔的表现,说明体内津液未伤,多见于风寒表证、湿证初起、食滞、瘀血等。滑苔是水湿之邪内聚的表现,主痰饮、水湿,如寒湿内侵,或脾阳不振,不能运化水液,寒湿、痰饮内生,出现水湿过剩的滑苔。燥苔提示体内津液已伤,如高热、大汗、吐泻之后,或过服温燥中药,导致津液不足,舌苔失于滋润而干燥;也见于津液输布障碍引起的如痰饮、瘀血内阻,阳气为阴邪所遏,不能蒸腾津液濡润舌苔而见燥苔。糙苔常由燥苔进一步发展而成,舌体偏干,属热盛伤津之征兆。舌苔由燥转润,是热退津复,或饮邪始化,病情好转之征象;舌苔由润而变燥,表明热重津伤,或津失输布,或邪从火化。

3)腐苔、腻苔

舌象特征:苔质颗粒疏松、粗大而厚、如豆腐渣堆铺舌面,揩之可去,称为腐苔。苔质颗粒细小、质地致密、紧贴舌面,揩之不去,刮之不易脱落者,称为腻苔。

临床意义:主湿浊、痰饮、食积。

腐苔多因实热蒸化脾胃湿浊所致,常见于食积痰浊、内痈和湿热口糜。腻苔多因湿浊内蕴、阳气被遏所致,常见于湿浊、痰饮、食积、湿热、顽痰等证。

4)剥落苔

舌象特征:舌苔全部或部分剥落,剥落处舌面光滑无苔者,称为剥苔。根据舌苔剥落的部位和范围大小不同,临床又将剥苔分为以下几种:舌前部苔剥落者,称前剥苔;舌中苔剥落者,称中剥苔;舌根部苔剥者,称根剥苔;舌苔多处剥落,舌面仅斑驳残存少量舌苔者,称花剥苔;舌苔全部剥落,舌面光滑如镜者,称镜面舌,是剥苔最严重的一种。

舌苔剥落处,舌面不光滑,仍有新生苔质颗粒或乳头可见者,称类剥苔。舌苔大片剥落,边缘突起,界限清楚,剥落部位时有转移,称为地图舌。

临床意义:一般主胃气匮乏、胃阴枯涸或气血两虚,亦是全身虚弱的一种征象。

5)偏苔、全苔

舌象特征:舌苔仅布于舌的前、后、左、右之某一局部称为偏苔;舌苔满布舌面,称为全苔。

临床意义:诊病变之所在与邪之盛衰。

舌苔偏于某一局部,常提示舌所分候的脏腑有邪气停聚;病中见全苔,常主邪气弥漫,多为湿邪、痰浊内阻。

6)真苔、假苔

舌象特征:舌苔紧贴舌面,刮之难去,或刮之舌面仍有苔迹,舌苔像从舌体长出来的,称为有根苔,此属真苔;若苔不着实,似浮涂舌上,刮之即去,不像是从舌上长出来的,称为无根苔,即是假苔。

临床意义:判断疾病的轻重与预后。

疾病的初、中期,舌见真苔,说明胃气壅滞、病较深重;病之后期见真苔,为胃气尚存。舌面上涂一层厚苔,望似无根,其下复生出一层新苔,此属疾病向愈的善候。

(2)苔色:苔色的变化主要有白苔、黄苔、灰黑苔三类,临床上可单独出现,也可相兼出现。各种苔色变化需要同苔质、舌色、舌的形态变化结合起来具体分析。

1)白苔

舌象特征:舌苔呈现白色。白苔有厚薄之分。舌上薄薄地分布一层白色舌苔,苔白而薄,透过舌苔可以看到舌体者,是薄白苔;苔白而舌边尖稍薄,中根部较厚,舌体被舌苔遮盖而不能透出者,是白厚苔。

临床意义:可为正常舌苔。疾病情况下主表证、寒证、湿证,也可见于热证。

苔白如积粉,扪之不燥者,为积粉苔,常见于外感瘟疫,秽浊不正之气与热毒相合而成。

2)黄苔

舌象特征:舌苔呈现黄色。根据黄色的浅深,有淡黄、深黄和焦黄苔之别。淡黄苔又称微黄苔,多由薄白苔转化而成;深黄苔又称正黄苔,苔色黄而略深厚;焦黄苔又称老黄苔,是正黄色中夹有灰褐色苔。黄苔多分布于舌中,亦可满布于全舌,多与红绛舌同见。黄苔还有厚薄、润燥、腐腻等苔质变化。

临床意义:主热证、里证。

舌苔由白转黄或黄白相间为外感表证、表里相兼、表邪入里化热的阶段;薄黄苔示邪热未甚,多见于风热表证,或风寒化热入里;焦黄苔主邪热伤津,燥结腑实之证;苔黄而质腻者,称黄腻苔,主湿热蕴结、痰饮化热,或食积热腐等证。

3)灰黑苔

舌象特征:灰苔与黑苔同类,苔色浅黑为灰苔,苔色深黑为黑苔,并称为灰黑苔。灰黑苔多由白苔或黄苔转化而成。苔质润燥是鉴别黑苔寒热属性的重要指征。

临床意义:主里热炽盛,或阴寒内盛等证。

灰黑苔既可见于里热证也可见于里寒证,但无论寒热均属重证。若舌苔灰黑湿润多津是寒湿内蕴,多由白苔转化而来,常见于寒湿为病;而灰黑舌苔干燥无津,多由黄苔转变而来,属热盛伤津,常见于热性病中,也可见于阴虚火旺。

**3. 舌象分析要点及舌诊意义** 舌质和舌苔的变化,分别反映了不同的病理改变,故临床察舌时,应根据不同的疾病,有所侧重地注意观察舌质和舌苔的变化。同时,疾病又是复杂的,各种病理变化之间又有相互联系,故临床察舌时,又应将舌质与舌苔结合起来,进行综合分析。

(1)舌象分析的要点

1)察舌的神气和胃气:舌神是全身神气表现的一部分,主要表现在舌色和舌体运动两方面。舌色红活鲜明,舌质滋润,舌体活动自如者为有神气;舌色晦暗枯涩,活动不灵便,为无神气。其中尤以舌色是否"红活"作为辨别要点。有根苔是有胃气的征象;无根苔提示胃气衰败,是无胃气的征象。舌象有神气、有胃气者,表明正气未衰,病情较轻,或病情虽重,但预后良好;舌象表现无神气、无胃气者,多提示正气已虚,病情较重,或不易恢复,预后较差。

2)舌质舌苔的综合分析:舌苔和舌体的变化,反映的生理病理意义各有所侧重。一般认为,舌体颜色、形质主要反映脏腑气血津液的情况,舌苔的变化主要与感受病邪和病证的性质有关,所以,观察舌体可以了解脏腑虚实、气血津液的盛衰,察舌苔重在辨病邪的寒热、邪正消长。一般情况下,舌苔或舌质单方面异常,无论病之久新,意味着病情尚属单纯。如果舌质和舌苔均出现异常时,当舌质与舌苔的变化一致时,提示病机相同,病变也比较单纯;质与舌苔的变化不一致时,提示病机复杂,如淡白舌黄腻苔者,其舌淡白多主虚寒,而苔黄腻又常为湿热之征,舌色和苔色虽有寒热之别,但是舌质主要反映正气,舌苔主要反映病邪,所以脾胃虚寒而感受湿热之邪可见上述之舌象,表明本虚标实、寒热夹杂的病变特征。

3)舌象的动态分析:无论外感与内伤病,在疾病发展过程中,都有一个发生、发展、变化的动态过程,舌象亦随之相应变化。因此观察舌象的动态改变,可以了解疾病的进退、顺逆。

(2)舌诊的临床意义:舌象变化能较客观地反映病情,故对临床辨证等有十分重要的意义。体现在以下几方面:①判断邪正盛衰。正气的盛衰能明显地在舌上反映出来,如气血充盛则舌色淡红而润,气血不足则舌色淡白。胃气旺盛则舌苔有根,胃气衰败则舌苔无根或光剥无苔。②区别病邪性质。不同的病邪致病,舌象特征亦各异。如外感风寒,苔多薄白;外感风热,苔多薄黄。③分析病位浅深。如苔薄多为表证,病位浅;苔厚者多为里证,病位深。④推断病势进退。从舌苔上看,舌苔由白转黄,由黄转焦黑色,苔质由润转燥,提示热邪由轻变重、由表及里、津液耗损;反之,为邪热渐退,津液复生,病情向好的趋势转变。⑤估计病情预后。舌荣有神,舌面薄苔,舌态正常者,为邪气未盛,正气未伤之象,预后较好;舌质枯晦,舌苔无根,舌态异常者,为正气亏损,胃气衰败,病情多凶险。

(沈宏春)

# 第二节 闻　诊

　　闻诊是通过听声音和嗅气味来了解疾病的一种诊察方法。听声音包括诊察了解患者的声音、语言、呼吸、咳嗽、呕吐、呃逆、嗳气、太息、喷嚏、呵欠等各种声响,嗅气味包括嗅病体发出的异常气味、排出物的气味及病室的气味。

　　人体的各种声音和气味,都是在脏腑生理活动和病理变化过程中产生的,所以鉴别声音和气味的变化,可以判断出脏腑的生理和病理变化,为临床辨证提供依据。

## 一、听声音

　　听声音是指听辨言语气息的高低、强弱、清浊、缓急等变化,以及脏腑功能失调所发出的咳嗽、呕吐、肠鸣等异常声响,以判断病变寒热虚实等性质的诊察方法。

　　除正常生理变化和个体差异之外的声音,均属病变声音。听病变声音的内容,主要包括听患者的声音、语言、呼吸、咳嗽、胃肠异常声音等。

### (一) 正常声音

　　正常声音,是指人在正常生理状态下发出的声音。虽有个体差异,但发声自然,声音柔和圆润,语音清晰,语言流畅,应答自如,言与意符,为正常声音的共同特点。由于人们性别、年龄、身体等形质禀赋之不同,正常人的声音亦各不相同,一般男性多声低而浊,女性多声高而清,儿童声音多尖利清脆,老人声音多浑厚低沉。声音与情志的变化也有关系,如喜时发声欢悦而顺畅,怒时发声愤厉而急,悲哀则发声悲惨而断续,敬则发声正直而严肃,爱则发声温柔而和悦等。这些因一时感情触动而发的声音,也属于正常范围,与疾病无关。

### (二) 病变声音

　　外邪侵袭或脏腑功能失调可使人的声音发生异常变化,由于致病邪气不同,病变所在脏腑各异,其异常的声音变化也各不相同。故临床可以通过诊察患者各种异常的声音变化来推断疾病的寒热虚实、脏腑的气血盛衰、邪气的性质与盛衰变化等。

　　声音的辨别,要注意声音的有无、高低、强弱、清浊,以及有无呻吟、惊呼、喷嚏、呵欠、太息等异常声音。

　　1. 发声　一般而言,在患病情况下,若语声高亢,洪亮有力,声音连续而多言,多属阳证、实证、热证;若语声低微无力,声音断续而懒言,多属阴证、虚证、寒证;若感受风、寒、湿诸邪,以致肺气失宣,鼻窍不通者,声音常重浊。

　　(1)喑哑与失音:语声嘶哑者为喑哑,语而无声者为失音,古称为"喑"。二者病因病机基本相同,但有轻重之别,失音比喑哑更重。新病喑哑或失音者,多属实证,多因外感风寒或风热袭肺,或痰浊壅滞,以致肺气不宣,清肃失职,即所谓"金实不鸣"。久病喑哑或失音者,多属虚证,多因精气内伤,肺肾阴虚,虚火灼肺,以致津枯肺损,声音难出,即所谓"金破不鸣"。暴怒叫喊或持续高声宣讲,耗气伤阴,咽喉失润,亦可导致喑哑或失音。若久病重病,突现声音嘶哑,多属脏气将绝之危候。妇女妊娠后期出现喑哑或失音者,称为妊娠失音,多因胞胎阻碍肾之络脉,使肾精不能上荣于咽喉所致,一般分娩后自愈。

　　此外应注意失音与失语的区别,失音是神志清楚而声音不能发出,即语而无声;失语为昏迷或神志欠清,不能言语,多见于中风或脑外伤之后遗症。

　　(2)鼻鼾:是指熟睡或昏迷时,气道不利时发出的异常呼吸声。熟睡鼾声,若无明显症状者,多因慢性鼻病或睡姿不当所致,老年人及体胖者较为常见。若昏睡不醒或昏迷,鼾声不绝,多见于高热神昏或中风入脏之危证。

　　(3)呻吟:是指疼痛难忍所发出的哼哼声,多因身有痛楚或胀满不舒所致。新病呻吟,声音高亢有力者,多为实证、剧痛;久病呻吟,声音低微无力者,多为虚证。临床结合望姿态的变化,判断疼痛部位,如攒眉呻吟,必因头痛;呻吟而扪心护腹,多是胸痛或脘腹痛;呻吟不起,多为腰腿痛;扪腮者多为齿痛。

(4)惊呼:是指患者突然发出的惊叫声。其声音尖锐,表情惊恐者,多为剧痛或惊恐所致。小儿阵发惊呼,多属受惊;成人惊呼,多见于惊恐,或剧痛,或精神错乱。

(5)喷嚏:是指肺气上冲于鼻而发出的声响。应注意喷嚏的次数及有无兼症。偶发喷嚏,不属病态。若新病喷嚏频作,兼有恶寒发热、鼻流清涕等症状,多因外感风寒,鼻窍不利所致。若久病阳虚之人,忽发喷嚏,多为阳气回复,病趋好转之象。

(6)呵欠:是指张口深吸气,微有响声的一种表现。因困倦欲睡而有呵欠者,不属病态。患者不拘时间,呵欠频频不止,多因身体虚弱,阴盛阳衰所致。

(7)太息:又称叹息,是指情志抑郁、胸闷不畅时不自觉地发出长吁或短叹声。多因情志不遂、肝气郁结所致。

2. **语言** 语言的辨别,主要是分析患者语言的表达与应答能力有无异常、吐字是否清晰等。言为心声,言语反映人的神明活动,故语言的异常多与心神病变有关。病态语言,主要包括谵语、郑声、独语、错语等。

(1)谵语:神志不清,语无伦次,声高有力,称为谵语。多为热扰心神所致,属实证。多见于外感热病,温邪内入心包或阳明实热证、痰热扰乱心神等。

(2)郑声:神志不清,语言重复,断断续续,声音微弱,称为郑声。多为久病脏气衰竭、心神散乱所致,属虚证。见于多种疾病的晚期、危重阶段。

(3)独语:自言自语,喃喃不休,见人则止,首尾不续,称为独语。多因心气不足、神失所养,或气郁痰阻、蒙蔽心神所致。常见于癫病、郁病。

(4)错语:语言错乱,说后自知,但不能自主,称为错语。证有虚实之分,虚证多因心脾两虚、心神失养所致,实证多因痰湿、瘀血、气滞阻碍心神所致。

(5)狂言:精神错乱,狂躁妄言,语无伦次,呼号怒骂,不避亲疏,称为狂言。多由长期情志不遂,或突遇重大精神刺激,而致气郁化火,痰火互结,内扰神明所致。属阳证、实证,多见于狂病、伤寒蓄血证。

(6)言謇:神志清楚,思维正常,但吐字困难,或吐字不清,称为言謇,又称“语言謇涩”。多为风痰阻络,或肝风夹痰蒙蔽清窍所致,每与舌强并见。常见于中风病患者。因习惯而成者,不属病态。

3. **呼吸** 呼吸与肺、肾诸脏及宗气相关,诊察患者呼吸频率、呼吸是否通畅及气息的强弱粗细、呼吸音的清浊等,有助于推测五脏以及宗气的虚实。常见的呼吸异常有喘、哮、短气、少气等。

(1)喘:呼吸困难,短促急迫,甚则张口抬肩,鼻翼煽动,难以平卧。常由肺、心病变及白喉、急喉风等导致,还与脾、肾等脏有关。气喘有虚实之分。实喘者发病急骤,呼吸气粗,声高息涌,仰首目突,唯以呼出为快,患者一般形体较壮实,脉实有力,多因风寒袭肺,或痰热壅肺,痰饮停肺,气道不畅,肺失宣肃,或水气凌心所致。虚喘者发病徐缓,病程较长,喘声低微,息短不续,动则加剧,但以引长一息为快;患者一般形体虚弱,脉虚无力,多因肺气虚或久病及肾,肺肾亏虚,气失摄纳,或心阳气虚所致。

(2)哮:呼吸急促似喘,喉间哮鸣有声,具有时发时止、缠绵难愈的特点。多为内有痰饮宿疾,复感外邪所诱发;久居寒湿之地,或过食酸咸生冷亦可诱发。

哮与喘不同,哮必兼喘,喘未必兼哮。喘以气息急迫、呼吸困难为主,哮以喉间哮鸣音为特征。临床上哮与喘常同时出现,故常并称为哮喘。

(3)短气:患者自觉呼吸气急而短促,气短不足以息,数而不相接续。其表现似喘而不抬肩,气虽急而喉中无痰鸣声。短气可见于多种疾病,有虚实之分。虚证气短息微,兼有体虚神疲、头晕乏力等,多属肺气不足或元气大伤;实证气短而粗,兼有胸部窒闷或胸腹胀满等,多由痰饮、胃肠积滞、气滞或瘀血等阻于胸腹所致。

Note:

（4）少气：是指呼吸微弱声低，气少不足以息，言语无力的症状。其多因体质虚弱，或久病肺肾气虚所致。

**4. 咳嗽** 咳嗽是指肺失宣肃，气逆于上而发出的声音。古人将其分为三种：有声无痰谓之咳，有痰无声谓之嗽，有痰有声谓之咳嗽。然而临床上多为声痰并见，难以截然分开，故常咳嗽并称。多因外邪犯肺所致，亦可由其他脏腑病变累及肺脏而引起。

咳嗽常伴咳痰，故其闻诊除听、辨咳声外，必须结合痰的量、色、质，以及发病的时间、兼症等，以辨别其具体的证候类型。

咳声重浊，痰白清稀，鼻塞不通，多为外感风寒。

咳声沉闷，痰白量多，易于咯出，多因寒痰、湿浊停聚于肺，肺失肃降。

咳声轻清低微，气短而喘，多因久病肺气虚损，失于宣降。

咳声不扬，痰稠色黄，不易咳出，多属肺热。

干咳无痰，痰少而黏，不易咯出，多为燥邪犯肺或肺阴亏虚。

某些咳嗽声音异常，具有特殊的诊断意义：①咳声短促，呈阵发性、痉挛性，发则连声不断，咳后有鸡鸣样回声，称为"顿咳"，亦名"百日咳"。其病程较长，缠绵难愈，反复发作。常见于小儿，多由风邪与伏痰搏结，阻于气道所致。②咳声如犬吠，伴见声音嘶哑，吸气困难，喉部有白色假膜者，为"白喉"。多由肺肾阴虚，疫毒攻喉所致。

**5. 呕吐** 呕吐是指食物或痰涎等由胃中上逆，经口而出的症状。总由胃失和降，胃气上逆所致。前人以有声有物为呕吐，有物无声为吐，有声无物为干呕，临床上难以截然分开，故统称呕吐。根据呕吐时声音的强弱、吐势的缓急以及呕吐物的性状、气味等，可判断证候的寒热虚实。

吐势徐缓，声音微弱，呕吐清水痰涎者，属虚寒证。吐势较猛，声音壮厉，呕吐黏稠黄水，或酸或苦，属实热证。呕吐呈喷射状，兼高热神昏者，多为热扰神明，或因头颅外伤，颅内有瘀血、肿瘤等，使颅内压增高所致，病情危重。呕吐势急，吐出酸腐不化食物，吐后为快，多由伤食所致。

**6. 呃逆** 呃逆是指胃气上逆，气从咽部冲出，发出一种不自主的冲击声，声短而频，呃呃作响的症状。俗称"打嗝"，唐代以前称"哕"。

新病呃逆，高亢而短，其声有力者，多属寒邪或热邪客于胃；久病、重病呃逆不止，声低气怯无力者，多属胃气衰败之危候。偶尔呃逆，呃声不高不低，无其他不适，多为进食仓促，或偶感风寒，一时气逆所致，一般很快自愈。

**7. 嗳气** 是指胃中气体上冲，出于咽喉而发出的一种长而缓的声音，古称"噫"，也是胃气上逆的一种表现。

饱食之后，或饮汽水后，偶有嗳气，而无其他兼症者，并非病态，是饮食入胃排挤胃中气体上出所致。

嗳气酸腐，兼脘腹胀痛者，多为宿食内停。嗳气频作，嗳声响亮，嗳后脘腹胀减，并随情绪变化而减轻或加剧者，多为肝气犯胃。嗳气频作连续，兼脘腹冷痛，得温则减者，多为寒邪犯胃，或胃阳亏虚。嗳气声低断续，无酸腐气味，兼见食欲减退者，多为胃虚气逆。

## 二、嗅气味

嗅气味是指嗅辨与疾病相关的气味，包括嗅病体的气味与病室的气味两种。病体之气包括口气、汗、痰、涕、二便、经、带、恶露等的异常气味，病室之气是由患者病体本身或其排出物所发出。嗅气味可以分析疾病的病因、病性和病位。一般气味酸腐臭秽者，多属实热；气味不重或微有腥臭者，多属虚寒。

### （一）病体气味

病体散发的各种异常气味，临床上除医生直接闻诊所得外，其他诸如痰、涕、二便、经、带、恶露等排出物的异常气味，还可通过问诊获取。

1. **口气** 口气是指从口中散发的异常气味。正常人呼吸或说话时口中无异常气味散出。口中散发出臭气者,称为口臭,多与口腔不洁、龋齿、便秘或消化不良等有关。口气酸臭,伴有食欲缺乏、脘腹胀满者,多属食积胃肠。口气臭秽者,多属胃热;口气臭秽难闻,牙龈腐烂者,多为牙疳。

2. **汗气** 汗气是指患者身体随排汗所散发出的气味。汗出腥膻,为湿热蕴蒸肌肤,蒸腾津液所致。汗出臭秽,多属瘟疫或暑热火毒炽盛之证。

3. **痰涕之气** 正常状态下,人体排出少量痰或涕,一般无异常气味。若咳痰黄稠臭秽,多为肺热壅盛;若咳吐腥臭脓血痰,为肺痈,多为热毒炽盛,血败肉腐成脓所致;若咳痰清稀无异味,多为寒证。鼻流清涕,无异常气味者,为外感风寒表证;久流浊涕,腥秽如鱼脑者,为鼻渊。

4. **二便之气** 二便闻诊时除注意了解其特殊气味外,还应结合望诊、问诊综合分析判断。大便臭秽难闻者,多属肠中郁热;大便溏泄而腥者,多属脾胃虚寒;大便泄泻,臭如败卵,或夹有不消化的食物,矢气酸臭者,多属伤食。小便浑浊,臊臭异常者,多属膀胱湿热;尿液若散发出烂苹果样气味者,为消渴病。

5. **经带恶露之气** 妇女月经臭秽者,多属热证;经血味腥者,多属寒证。带下臭秽而黄稠者,多属湿热;带下腥臭而清稀者,多属寒湿。崩漏或带下奇臭,兼颜色异常,应注意排除癌症。产后恶露臭秽者,多属湿热或湿毒下注。

6. **呕吐物之气** 呕吐物清稀无臭味者,多为胃寒所致;气味腐臭,呕吐物稠浊,多为胃热所致;气味酸腐,夹有不消化的食物残渣,为食滞胃脘所致;呕吐脓血而腥臭者,多为内有痈疡。

**(二) 病室气味**

病室气味常由患者身体或其分泌物、排泄物散发气味于室内所形成。病室有血腥味,提示患者曾有大出血或见于手术后。病室有难闻的腐臭味,提示患者多患溃腐疮疡。若有尸臭气味,多为脏腑衰败,病属危重。若有烂苹果味(酮体味),多见于消渴病之重症。若有尿臊臭味(氨气味),多见于水肿病的晚期。病室有蒜臭味,多见于有机磷中毒。

(沈宏春)

# 第三节 问 诊

问诊是医生通过对患者或陪诊者进行有目的地询问,了解疾病发生、发展、诊治经过、现在症状,以及其他与疾病有关的情况,以诊察疾病的方法。

## 一、问诊的意义及方法

问诊在四诊中占有重要地位。正如《难经》中所说"问而知之谓之工"。临床时能够恰当运用问诊的方法,对于明辨病证、提高疗效具有重要意义。

**(一) 问诊的意义**

问诊可以获取其他诊法无法获得的病情资料。如疾病的发生、发展、变化过程、诊治经过,患者的自觉症状、既往病史、个人生活史、家族史等。在有些疾病早期,患者仅自觉痛苦而缺乏客观体征,只有通过问诊才能获取诊断疾病的重要线索,有利于疾病的早期诊治。此外,通过问诊还能了解患者的情绪及思想动态等,及时地、有针对性地给患者心理治疗,从而减轻患者的心理负担,有助于疾病的早日康复。

**(二) 问诊的方法与注意事项**

问诊不是医患之间简单的交谈,而是医生根据主诉有目的、有步骤地进行询问。问诊时首先确定主诉(主要矛盾),然后围绕主诉进行全面询问,边问边辨,问辨结合,使问诊的目的明确,搜集的资料完整准确,有利于疾病的正确诊断。

问诊要在安静的诊室环境中进行,医生应做到不大声喧哗,不随意跟人开玩笑,不诽谤同行、借机炫耀自己的名声。医生应态度和蔼,关心体贴患者,要站在患者的角度为其着想,耐心听取患者的叙述,避免粗暴打断,全心全意地救治患者。当涉及一些敏感问题时,要尊重并保护患者的隐私。语言通俗易懂,忌用"审问式"交谈及医学术语。当患者对病情叙述不够清楚时,可适当给予患者启发式提问,但不可凭个人主观臆断去暗示、诱导患者,导致病情资料片面或失真。对于急性或危重疾病的患者,应抓住主症扼要询问,重点检查,不可因苛求资料完整而耽误抢救治疗。

## 二、问诊的内容

问诊的内容十分广泛,包括一般情况、主诉、现病史、既往史、个人生活史、家族史等,尤其应注重围绕主诉询问现病史。

### (一)一般情况

一般情况主要包括姓名、性别、年龄、婚况、民族、职业、籍贯或出生地、现住址、工作单位等。询问一般情况有两方面的意义:一是可使医生从中获取与疾病有关的资料,作为诊治疾病的参考;二是便于与患者或其家属进行联系和随访。

### (二)主诉

主诉是指患者就诊时最感痛苦的症状、体征及持续时间。如"反复心悸 5 年,加重 4 天""发热,头痛 2 天"等。

主诉是促使患者就诊的主要原因,一般只有 1~2 个症状,往往是疾病的主症。通过主诉可初步估计疾病的范畴、类别以及病势的轻重缓急。因此,主诉具有重要的诊断价值。记录主诉时,应当用简洁、精练的医学术语进行归纳书写,一般只能用具体的症状、体征,不能用诊断性术语,如"中风"等;若患者没有症状、体征,仅仅是体检、仪器检查发现异常可以例外。

### (三)现病史

现病史指患者从起病到此次就诊时疾病的发生、发展及诊治经过。具体内容包括四个方面。

1. **发病情况** 发病情况主要包括发病的时间、起病缓急、发病的病因和诱因、最初的症状及其特点、曾做过何种处理等。询问患者的发病情况,对于辨识病因、病位及病性等具有重要作用。一般起病急,病程短者,多为外感病,属实证;患病已久,反复发作,多为内伤病,属虚证或虚实夹杂证。

2. **病变过程** 病变过程是指患者从起病到就诊时的病情发展变化情况。一般按发病时间的先后顺序进行询问,如发病后症状的性质、程度有何变化,何时加重或减轻,何时出现新的症状,病情变化有无规律等,有助于了解疾病的病机演变情况及发展趋势。

3. **诊治经过** 诊治经过是指患者患病后至此次就诊前所接受过的诊断与治疗情况,一般按时间顺序详细询问。了解患者的既往诊治情况,对当前的诊断和治疗有重要的参考和借鉴作用。

4. **现在症状** 现在症状是指患者就诊时所感受到的痛苦和不适。现在症状是问诊的主要内容,是辨证与辨病的重要依据,本节将详细叙述。

### (四)既往史

既往史指患者平素的身体健康状况及过去所患疾病的情况。

1. **既往健康状况** 患者平素的身体健康状况与当前的疾病可能有一定联系,故可作为分析判断病情的参考依据。如:素体健壮者,现患疾病多为实证;素体虚弱者,现患疾病多为虚证。

2. **既往患病状况** 既往患病状况是指患者过去曾患过的疾病情况。曾患的疾病,可能与现患疾病有密切关系,因而对诊断现患疾病有一定的参考价值。如哮病、痫病等,虽经治疗后症状消失,但由于尚未根除,某些诱因可导致其复发,通过询问即可做出诊断。此外,既往患病状况还包括过敏史、手术外伤史、预防接种史等。

### (五)个人生活史

个人生活史包括患者的生活经历、精神情志、平素的饮食起居、婚姻生育及小儿出生前后情况等。分析这些情况可为辨证论治提供一定的依据。

### (六）家族史

家族史主要询问与患者有血缘关系的亲属（如父母、子女、兄弟姐妹等）的健康与患病情况。必要时应询问亲属的死亡原因，有助于某些遗传性疾病和传染性疾病的诊断。

## 三、问现在症

问现在症是指询问患者就诊时所感到的痛苦和不适，以及与病情相关的全身情况。现在症是患者当前病理变化本质的外在反映，是诊病、辨证的主要依据。症状是指疾病状态下患者的异常感觉，有些症状是患者的主观感觉，如胸闷、疼痛、麻木等，只有通过询问才能了解。因此，问现在症是问诊的主要内容。自明朝张景岳以来，一般认为"十问歌"是比较全面而重点突出的问诊方法。

> **知识拓展**
>
> ## 十 问 歌
>
> 历代医家非常重视问诊，明朝医家张景岳将其归纳为"十问篇"，后经清朝医家陈修园略做修改编成"十问歌"，即："一问寒热二问汗，三问头身四问便，五问饮食六问胸，七聋八渴俱当辨，九问旧病十问因，再兼服药参机变，妇女尤必问经期，迟速闭崩皆可见，再添片语告儿科，天花麻疹全占验。"十问歌虽然言简意赅，便于初学者记诵，但在临床应用中，应根据患者的不同情况，灵活而有主次地进行询问，不可机械套问。

### （一）问寒热

问寒热是指询问患者怕冷或发热的感觉。寒热是疾病的常见症状之一，是辨别病邪性质、机体阴阳盛衰的重要依据。

寒即怕冷的感觉。根据主观怕冷感觉的不同特点，分为恶寒、恶风、畏寒等。恶寒指患者自觉怕冷，加衣覆被或近火取暖不能缓解；恶风指患者遇风觉冷，避之可缓，程度较恶寒轻；畏寒指患者自觉怕冷，加衣覆被或近火取暖可以缓解。

热即发热，包括患者体温升高，或体温正常而自觉全身或局部发热的感觉，如五心烦热、骨蒸发热等。

寒与热的产生，主要取决于病邪的性质和机体阴阳盛衰两个方面。寒为阴邪，其性清冷，寒邪致病多见恶寒；热为阳邪，其性炎热，热邪致病多见发热。机体阴阳失调时，阳盛则热，阴盛则寒；阴虚则热，阳虚则寒。

问寒热应注意询问寒热的有无，单独存在还是同时出现，出现的时间、持续长短、轻重程度特点及有关兼症等。临床常见的寒热症状有四种类型。

1. **恶寒发热** 恶寒发热指恶寒与发热同时出现，是表证的特征性症状。恶寒重、发热轻，多为外感风寒所致的表寒证；发热重、恶寒轻，多为外感风热所致的表热证；发热轻而恶风，多为外感风邪所致的伤风表证。

外感表证的寒热轻重，不仅与病邪性质有关，还与邪正盛衰密切相关。如邪正俱盛者，恶寒发热皆较重；邪轻正衰者，恶寒发热均较轻；邪盛正衰者，多恶寒重而发热轻。

2. **但寒不热** 但寒不热指患者只感怕冷而不发热，多属阴盛或阳虚所致的里寒证。新病感觉怕冷，常伴脘腹或其他局部冷痛，喜温拒按，肢冷，或咳喘痰鸣，脉沉迟有力等，多为寒邪直中脏腑、经络的里实寒证；久病经常畏寒肢冷，得温可缓，常伴神疲乏力，舌淡，脉沉迟无力等，多为阳气虚衰的里虚寒证。

3. **但热不寒** 但热不寒指患者只发热而无怕冷感觉的症状，多为阳盛或阴虚所致的里热证。根据发热的轻重、时间、特点等不同，可分为三种类型。

(1)壮热:指高热(体温 39℃以上)持续不退,不恶寒只恶热的症状,常伴口渴、大汗出、脉洪大等,属里实热证。

(2)潮热:指定时发热,或定时热甚,发热如潮汐之有定时的症状。根据热势特点、发作时间,临床常见以下三种情况。

1)阳明潮热:日晡(下午 3—5 时)热甚,热势较高,常伴腹满胀痛、拒按、便秘、舌红苔厚干燥等症,属阳明腑实证。

2)湿温潮热:身热不扬(肌肤初扪不觉热,但扪之稍久即感灼手),午后尤甚,常伴身重、脘痞、苔腻等症,属湿温病。

3)阴虚潮热:午后及夜间低热,五心烦热,或骨蒸发热等,常伴颧红、盗汗、消瘦等症,属阴虚证。

(3)微热:指患者热势不高,体温一般在 38℃以下,或仅自觉发热的症状,又称低热。一般发热时间较长,临床常见有以下三种情况。

1)气虚发热:表现为长期微热,烦劳则甚,常伴神疲、懒言、自汗、脉虚等症。

2)阴虚发热:临床表现见"阴虚潮热"。

3)气郁发热:表现为情志不舒,时有微热,常伴急躁易怒、胁肋胀痛、脉弦等症。

4.**寒热往来** 寒热往来指恶寒与发热交替发作的症状,是邪正相争,互为进退的病理反应。

(1)寒热往来,发无定时:指患者寒热交替而作,无时间规律,常伴口苦、咽干、目眩、脉弦等症,多见于少阳病。

(2)寒热往来,发有定时:指寒战和高热交替发作,有明显的时间规律,一日或两三日一作,常伴剧烈头痛、口渴、多汗等症,常见于疟疾。

(二) 问汗

问汗指询问患者有无汗出异常的情况。汗是津液由阳气蒸化经汗孔达于体表而成,正常出汗有调和营卫、滋润皮肤、调节体温、排泄废物等作用。正常人在体力活动、进食辛辣、气候炎热、衣被过厚及情绪紧张等情况下出汗,属生理现象。

若当汗出而无汗,或不当汗出而汗多,或仅见身体某一局部的汗出,属病理现象。汗出异常与感受病邪、正气不足等因素有关,由于病邪的性质或正气亏虚的程度不同,故出现不同的病理性汗出。因此,询问汗出异常,对判别病邪的性质和人体阴阳盛衰有重要的意义。应重点询问患者有无汗出,汗出的时间、部位、多少及伴随的主要症状等。

1.**有汗无汗** 在疾病尤其是外感病的过程中,询问汗出的有无,是判断外邪性质的重要依据。

(1)表证:外感病初起阶段,表证有汗多见于外感风邪的伤风表证或外感风热的表热证,表证无汗多见于外感风寒的表寒证。

(2)里证:里证有汗多见于里热证或里虚证。前者因外邪入里化热,或其他原因导致里热炽盛,迫津外泄;后者多因阳气亏虚,肌表不固,或阴虚内热,蒸津外泄所致。里证无汗常见于久病、里虚证者,多因阳气不足,化汗无力;或阴虚血少、津液不足,汗源亏乏所致。

2.**特殊汗出** 特殊汗出指具有某些特征的病理性汗出,见于里证。

(1)自汗:指日间汗出不止,动则尤甚,多见于气虚、阳虚证。多因气虚或阳虚,肌表不固,津液外泄所致。动则耗气,故活动后汗出尤甚。

(2)盗汗:指入睡汗出,醒则汗止,多见于阴虚证。因阴虚生内热,迫津外泄,睡时卫阳入里,肌表失固,故汗出;醒后卫阳出表,肌表固密,故汗止。

(3)绝汗:指病情危重时出现大汗不止的症状,可导致亡阳证或亡阴证。亡阳之汗见冷汗淋漓,汗稀而凉,四肢厥冷,脉微欲绝;亡阴之汗见汗出如油,汗热而黏,躁扰烦渴,脉细数疾。

(4)战汗:指先恶寒战栗而后汗出的症状。战汗提示邪正剧争,为病情变化的转折点,多见于外感热病中。若汗出热退,脉静身凉,是邪去正复之佳兆;若汗出而身热不减,烦躁不安,脉来急疾,是邪盛正衰之危候。

**3. 局部汗出** 局部汗出是指身体的某一部位汗出异常,常见以下几种情况。

(1)头汗:指头部或头项部出汗较多的症状,亦称"但头汗出"。多因上焦热盛、迫津外泄,中焦湿热、湿郁热蒸,或元气将脱、虚阳上越所致。

(2)半身汗出:指患者仅一侧身体有汗出的症状。汗出常见于健侧,无汗的半身乃是病变的部位,多见于中风、偏瘫、痿病等。多因患侧经络闭阻,气血运行不周所致。

(3)手足心汗:指手足心汗出过多的症状。多为阴经郁热熏蒸,阳明燥热内结、迫津外泄,中焦湿热郁蒸或脾虚失运、津液旁达四肢所致。

(4)心胸汗:指心胸部易汗出或出汗过多的症状。多为心脾两虚或心肾不交所致。

(三)问疼痛

疼痛是临床上最常见的自觉症状之一,可见于机体的不同部位。疼痛的病因病机可概括为虚实两类:因实致痛者,多因感受外邪,或气滞血瘀,或痰食虫积等,阻滞脏腑经络气机,"不通则痛",其痛势较剧,持续时间长,痛而拒按;因虚致痛者,多因气血不足,阴精亏损,使脏腑组织经络失养,"不荣则痛",其痛势较缓,时痛时止,痛而喜按。

问疼痛,应注意询问疼痛的性质、部位、程度、时间、喜恶和兼症等。

**1. 疼痛的性质** 疼痛的病因病机不同,其性质特点表现各异。故询问疼痛的性质与特点,可以辨析疼痛的病因、病机。

(1)胀痛:指疼痛带有胀满的感觉,是气滞疼痛的特点。常见于胸胁、脘腹等处,多属气滞所致,但头目胀痛多见于肝阳上亢或肝火上炎。

(2)刺痛:指疼痛如针刺之感,是瘀血疼痛的特点。常见于头部及胸胁、脘腹等处。

(3)冷痛:指疼痛有冷感而喜暖,是寒证疼痛的特点。常见于腰脊、脘腹及四肢关节等处,多由寒邪阻络或者阳虚所致。

(4)灼痛:指疼痛有灼热感而喜凉,是热证疼痛的特点。常因火邪窜络或阴虚火灼所致。

(5)重痛:指疼痛伴有沉重感,是湿困气机所致。常见于头部、四肢及腰部。

(6)酸痛:指疼痛伴有酸楚不适感。它常见于四肢、腰背的关节及肌肉处,多因风湿侵袭,气血运行不畅,或肾虚、气血不足,组织失养所致。

(7)绞痛:指疼痛剧烈如刀绞。常见于胸部、腰腹部等处,多因瘀血、气滞、结石、虫积等有形实邪阻闭气机,或寒邪凝滞气机所致。

(8)空痛:指疼痛有空虚之感。常见于头部、小腹部等处,多因肾精不足,或气血亏虚,组织器官失养所致。

(9)隐痛:指痛势较缓,尚可忍耐,但绵绵不休。常见于头、脘腹、胁肋等处,多因精血亏虚,或阳气不足、机体失养所致。

(10)走窜痛:指疼痛的部位游走不定,或走窜攻痛。胸胁脘腹疼痛而走窜不定,多因气滞所致;肢体关节疼痛而游走不定,多见于风痹。

(11)固定痛:指疼痛部位固定不移。胸胁脘腹等处固定作痛,多属瘀血所致;肢体关节疼痛固定不移,多因寒湿、湿热阻滞所致。

(12)掣痛:指抽掣牵引作痛,由一处连及它处,多因筋脉失养或经脉阻滞不通所致。

**2. 疼痛的部位** 机体的各部位与一定的脏腑经络相联系,通过询问疼痛的部位,可以测知病变所在的脏腑经络。

(1)头痛:指整个头部或头的某一部分疼痛的症状。头痛有虚实之别,外感六淫,或痰浊、瘀血内阻,上扰清窍所致者,属实证;气血不足,肾精亏虚,髓海失充所致者,为虚证。

手、足三阳经均直接循行于头部,足厥阴肝经上行于头,与督脉相交,其他阴经也间接与头部联系。所以,根据头痛的具体部位,可确定病变在哪一经。如颠顶痛者,属厥阴经;后脑痛连项背者,属太阳经;两侧头痛者,属少阳经;前额连眉棱骨痛者,属阳明经。

(2)胸痛：指胸部某一部位疼痛的症状。胸居上焦，内藏心肺，故胸痛多为心肺病变。左胸心前区作痛，或痛引肩背内臂，病位在心；胸膺部作痛，伴咳嗽气喘，病位在肺。

(3)胁痛：指胁肋部的一侧或两侧疼痛的症状。两胁是肝胆经脉循行部位，故胁痛多与肝胆病变有关。

(4)脘痛：指上腹部剑突下疼痛的症状，此属胃腑所在部位，又称胃脘。各种原因导致胃失和降，气机阻滞，均可引起胃脘痛。一般进食后痛势缓解者，多属虚证；进食后加剧者，多属实证。胃脘冷痛，得热痛减者，为寒证；胃脘灼痛，喜凉恶热者，为热证。

(5)腹痛：指剑突下至耻骨毛际以上（胃脘部除外）部位疼痛的症状。腹有大腹、小腹和少腹之分，脐以上为大腹，属脾胃；脐以下至耻骨毛际以上为小腹，属膀胱、胞宫、大小肠；小腹两侧为少腹，属足厥阴肝经。

询问腹痛时，首先要结合按诊查明疼痛的确切部位，以判断病变所在脏腑，再根据腹痛性质，确定病性的寒热虚实。

(6)背痛：指后背两侧或脊骨部位疼痛的症状。背部中央为脊骨，督脉行于脊里，脊背两侧为足太阳膀胱经所过之处，两肩背部又有手三阳经分布。故脊痛不可俯仰者，多因督脉损伤所致；背痛连项者，多因风寒之邪客于足太阳经脉所致；肩背疼痛者，多为风湿阻滞，经气不利所致。

(7)腰痛：指腰脊正中，或腰部两侧疼痛的症状。腰为肾之府，腰痛绵绵，酸软无力，多属肾虚；腰部冷痛重着，阴雨天加重，多属寒湿；腰部刺痛拒按，固定不移，多为瘀血阻络；腰脊疼痛连及下肢，多属经络阻滞。

(8)四肢痛：指四肢的肌肉、筋脉、关节等部位疼痛的症状。常见于风寒湿三邪合而侵袭人体所致的痹病。疼痛游走不定者，为感受风邪为主的风痹，又称行痹；疼痛剧烈，遇寒加重者，为感受寒邪为主的寒痹，又称痛痹；重着而痛，固定不移者，为感受湿邪为主的湿痹，又称着痹；关节红肿热痛者，为风寒湿邪郁久化热所致的热痹。若独见足跟或胫膝痛者，属肾虚，多见于老年体衰之人。

(9)周身痛：指头身、腰背及四肢均觉疼痛的症状。一般新病周身痛多属实证，因感受风寒湿邪所致；久病卧床不起周身痛多属虚证，因气血亏虚，经脉失养所致。

### (四)问头身胸腹

问头身胸腹是指询问头身、胸腹部位除疼痛以外是否有其他不适或异常。常见症状主要有头晕、胸闷、心悸、胁胀、脘痞、腹胀、身重、麻木等。

1. **头晕** 头晕是指患者自觉头脑眩晕，轻者闭目即止，重者则感觉自身或景物旋转、站立不稳的症状。头晕而重，如物缠裹，多为痰湿中阻，清阳不升；头晕胀痛，口苦易怒，多为肝火上炎、肝阳上亢；头晕眼花，面白神疲，多为气血亏虚，脑失充养；头晕耳鸣，腰膝酸软，多为肾虚精亏，髓海不足。

2. **胸闷** 胸闷是指患者自觉胸部有痞塞满闷的症状。胸闷多与心、肺气机不畅有关。如胸闷不适，心悸气短者，多为心气不足，心阳不振；胸部憋闷，心痛如刺者，多为心血瘀阻；胸闷痰多，咳嗽气喘者，多为痰浊阻肺。

3. **心悸** 心悸是指患者自觉心跳不安，不能自主的症状，多为心与心神的病变。心悸有惊悸与怔忡之分：因受惊而发，或心悸易惊者，称为惊悸；若无明显外界诱因，心跳剧烈，上至心胸，下至脐腹者，称为怔忡，常由惊悸进一步发展而来，病情较重。

4. **胁胀** 胁胀是指患者自觉一侧或两侧胁部胀满的症状。胁胀多见于肝胆的病变，如胁胀抑郁，易怒太息者，多属肝气郁结；胁胀口苦，身目发黄者，多属肝胆湿热。

5. **脘痞** 脘痞是指患者自觉胃脘部窒塞满闷的症状。脘痞是脾胃病变的反映。如脘痞食少，腹胀便溏者，多为脾胃虚弱；脘痞腹胀，嗳腐吞酸者，多为食积胃脘。

6. **腹胀** 腹胀是指患者自觉腹部胀满，痞塞不舒，甚则如物支撑的症状。腹胀时作时减而喜按者，多为脾胃虚弱、失于健运所致；腹胀持续不减而拒按者，多为食积胃肠，或实热内结等，阻滞气机所致。

7. **身重** 身重是指患者自觉身体沉重的症状,多与湿邪困阻及气虚不运有关。如身重、浮肿、肢节酸楚者,多因湿邪内侵,水泛肌肤所致;身重、嗜卧、神疲者,多因脾气虚弱,机体失养所致。

8. **麻木** 麻木是指患者自觉肌肤感觉减退甚至消失的症状,多因气血亏虚、肝风内动、痰瘀阻络,肌肤、经脉失养所致。

(五)问耳目

耳目为闻声视物的感觉器官,分别与内脏、经络有密切的联系。所以问耳目不仅可以诊察耳目的局部病变,而且可以了解内在脏腑的病变情况。

1. **问耳** 肾开窍于耳,手、足少阳经脉分布于耳,耳为宗脉所聚。临床常见有耳鸣、耳聋、重听等症。

(1)耳鸣:指患者自觉耳内鸣响,妨碍听觉的症状。一般突发耳鸣,声大如雷,按之尤甚者,属实证;渐觉耳鸣,声细如蝉,按之可减者,属虚证。

(2)耳聋:指不同程度的听力减退,甚至听觉丧失的症状。一般新病暴聋者,属实证;久病渐聋者,属虚证。

(3)重听:指听力略有减退,听音不清,声音重复的症状。日久渐成者,属虚证;若骤发重听,属实证。

2. **问目** 目为肝之窍,心之使,五脏六腑之精气上注于目。目的症状繁多,临床常见有目痒、目痛、目眩、目昏等。

(1)目痒:指眼睑、眦内或目珠有痒感,轻者揉拭则止,重者极痒难忍的症状。如目痒甚如虫行,伴羞明流泪、灼热者,属实证;目微痒而势缓者,属虚证所致。

(2)目痛:指单目或双目疼痛。一般痛剧者属实,痛微者属虚。

(3)目眩:指自觉视物旋转动荡,或眼前如有蚊蝇飞动之感,又称眼花。由肝阳上亢、肝火上炎、肝阳化风及痰湿上蒙清窍所致之目眩,多属实证,或本虚标实之证;由气虚、血虚、阴精不足,目窍失养所致之目眩,多属虚证。

(4)目昏、雀盲、歧视:目昏指视物昏暗不明,模糊不清。雀盲指白昼视力正常,每至黄昏视物不清。歧视指视一物成二物而不清。三者均有不同程度的视力减退,其病机基本相同,多因肝肾亏虚,精血不足,目失充养所致,常见于年老、体弱或久病之人。

(六)问睡眠

睡眠是人体适应自然界昼夜节律性变化的重要生理活动,与人体卫气的循行、阴阳的盛衰、气血的盈亏及心肾的功能活动密切相关。正常情况下,卫气昼行于阳经,阳气盛则醒;夜行于阴经,阴气盛则眠。机体气血充盈,心肾相交,阴平阳秘,则睡眠正常;反之,则会出现睡眠失常。

问睡眠时主要询问睡眠时间的长短、入睡的难易、是否易醒、有无多梦等情况,并结合其他兼症,以探求其病因病机。睡眠异常主要有失眠和嗜睡。

1. **失眠** 失眠是指经常不易入睡,或睡而易醒,难以复睡,或时时惊醒,睡不安宁,甚至彻夜不眠的症状,又称不寐或不得眠。失眠多因阴虚阳盛,阳不入阴,神不守舍所致。阴虚火旺,营血亏虚,心神失养,或心胆气虚,心神不宁所致者,其证属虚;火邪、痰热内扰心神,心神不安,或食积胃脘,浊气上泛,扰动心神者,其证属实。

2. **嗜睡** 嗜睡是指精神疲倦,睡意很浓,经常不自主地入睡的症状,亦称多寐、多眠。嗜睡多因阳虚阴盛或痰湿内盛所致。困倦嗜睡,伴头目昏沉,胸闷脘痞,肢体困重者,乃痰湿困脾,清阳不升所致。若饭后嗜睡,伴神疲倦怠,食少纳呆者,多由中气不足,脾失健运所致。精神疲惫,困倦易睡,伴畏寒肢冷,蜷卧脉微者,多因心肾阳虚,神失温养所致。大病之后,神疲嗜睡,是正气未复的表现。

(七)问饮食口味

问饮食口味主要询问口渴与饮水、食欲与食量以及口味等情况。问饮食口味对于了解疾病性质、津液盈亏、胃气强弱等有重要意义。

**1. 口渴与饮水** 口渴指口中干渴的感觉,饮水指实际饮水量的多少。通过询问口渴与饮水的情况,可以了解体内津液的盛衰、输布情况及病性的寒热虚实。

(1)口不渴饮:指口中不渴,不欲饮水。提示津液未伤,多见于寒证、湿证。

(2)口渴多饮:指口渴明显,饮水较多。提示津液耗伤严重。如大渴喜冷饮,伴壮热,大汗,脉洪数者,属里实热证,提示里热炽盛,津液大伤;口渴多饮,伴多尿、多食、消瘦者,为消渴病;汗、吐、下及利尿太过,耗伤津液,故大渴引饮。

(3)渴不欲饮:指有口干、口渴的感觉,却不欲饮水或饮水不多。提示津液轻度耗伤或输布障碍。如口干微渴,伴发热,脉浮数者,多属外感表热证,伤津较轻。若口干而不欲饮,伴颧红盗汗者,属阴虚津亏。渴不多饮,伴身热不扬、头身困重者,属湿热内蕴。渴喜热饮,饮水不多,或水入即吐者,属痰饮内停。口干但欲漱水而不欲咽,舌紫黯或有紫斑者,属瘀血内阻。

**2. 食欲与食量** 食欲指对进食的要求和对进食的欣快感,食量指实际进食量的多少。询问患者的食欲与食量,对于判断患者脾胃及其相关脏腑功能的强弱,以及疾病的预后转归具有重要意义。

(1)食欲减退:指进食的欲望减退,甚至不想进食的症状,又称纳呆。一般外感疾病食欲减退,为正气抗邪的保护性反应,病情较轻。若食欲减退,伴腹胀便溏,消瘦乏力,多属脾胃虚弱;食少纳呆,伴头身困重,脘痞腹胀,多因湿邪困脾所致。

(2)厌食:指厌恶食物,或恶闻食味,又称恶食。厌食伴嗳气酸腐,脘腹胀满,多属食滞胃脘;厌食油腻,伴脘腹痞闷,呕恶便溏,多属湿热蕴脾;厌食油腻,伴胁肋胀痛灼热,身目发黄,多属肝胆湿热。妇女在妊娠早期,若有择食或厌食反应,属生理现象;若厌食明显,频繁呕吐,甚至食入即吐者,则为妊娠恶阻,是妊娠期常见的疾患。

(3)消谷善饥:指食欲过于旺盛,食量增大,食后不久即感饥饿的症状,又称多食易饥,多为胃火亢盛,腐熟太过所致。消谷善饥,伴多饮多尿,形体消瘦者,多见于消渴病;消谷善饥,伴大便溏泄者,多属胃强脾弱。

(4)饥不欲食:指虽有饥饿感,但不欲食,或进食不多的症状。多为胃阴不足,虚火内扰导致。

(5)偏嗜食物或异物:指偏嗜某种食物或异物的症状。正常人由于地域与生活习惯的不同,可有不同的饮食偏嗜,一般不会引起疾病,若偏嗜太过,则可导致病变。如偏嗜肥甘,易生痰湿;偏食生冷,易伤脾胃;过食辛辣,易病燥热等。此外,小儿嗜食生米、泥土、纸张等异物,兼见消瘦、腹胀腹痛者,多属虫积。妇女妊娠期间偏嗜酸辣等食物,一般不属病态。

(6)食量变化:指进食量的改变。在疾病过程中,食欲渐复,食量渐增,是胃气渐复,疾病向愈之兆;若食欲渐退,食量渐减,是脾胃功能渐衰的表现,提示病情逐渐加重。若久病或重病患者,本不欲食,甚至不能食,如突然欲食或暴食,称为除中,是胃气衰败,脾胃之气将绝的危象。

**3. 口味** 口味是指口中有无异常的味觉或气味。因脾开窍于口,五味与五脏相应,故口味异常,可体现脾胃功能失常或其他脏腑病变。口淡无味多为脾胃气虚或寒证。口甜多为脾胃湿热或脾虚之证;口甜而黏腻不爽,多属脾胃湿热;口甜而涎沫稀薄,多属脾虚。口酸多为肝胃不和或伤食;伤食者,口中多为酸腐气味。口苦多为肝胆火旺或心火上炎。口咸多与肾虚及寒水上泛有关。口黏腻指口中黏腻不爽,多为湿浊停滞、痰饮食积等。如前所述,口黏腻而甜,多属脾胃湿热;口黏腻而苦,多属肝胆湿热。

(八) 问二便

大便的排泄由大肠所司,但与脾胃的腐熟运化、肝的疏泄、命门的温煦、肺气的肃降等有密切关系;小便的排泄由膀胱所主,也与肾的气化、脾的运化转输、肺的肃降和三焦的通调等功能密不可分。故询问二便情况,可以了解机体消化功能、水液代谢的情况,亦是判断疾病寒热虚实的重要依据。问二便应注意询问大小便的次数、性状、颜色、气味、时间、便量、排便时的感觉及兼症等。

**1. 大便** 健康人一般每日或隔日大便一次,色黄质软成形,排便通畅,内无脓血、黏液及未消化的食物等。大便异常主要包括便次、便质及排便感等方面变化。

（1）便次异常：主要表现为便秘和泄泻。

便秘是指便次减少，大便燥结或便质正常，排便时间延长，或时间虽不延长但排便困难的症状，又称大便难。便秘有虚实之分，实证多因热结肠道，肠道津液减少，肠失濡润，或寒凝肠腑，气机滞塞所致；虚证多因津液亏虚，或阴血不足，肠道失润，传导失常，或气虚、阳虚，传导无力所致。

泄泻是指便次增多，便质稀薄，甚至便如水样的症状。泄泻也有虚实之分，一般新病暴泻者，多属实证；久病缓泻者，多属虚证。泄泻伴食欲缺乏，腹胀隐痛，神倦消瘦者，多属脾虚。黎明前腹痛作泻，泻后痛减，伴形寒肢冷，腰膝冷痛者，称为"五更泄"，多属脾肾阳虚。泄泻暴作，泻下黄糜臭秽，腹痛，排便不爽，肛门灼热者，多属湿热。泻下清稀，肠鸣腹痛，苔白腻者，多属寒湿。泻下臭秽，伴呕吐酸腐，腹胀纳少者，为食滞内停。腹痛作泻，泻后痛减，伴情绪抑郁，脉弦者，为肝郁乘脾。

（2）便质异常：指大便的质地、形态变化。便秘、泄泻已包括大便干稀等便质的改变，以下是常见的便质异常：一是完谷不化，指大便中含有较多未消化的食物，多为脾胃虚寒，肾虚命门火衰或伤食所致。二是溏结不调，指大便干稀不调。大便时干时稀，多属肝郁脾虚；大便先干后稀，多属脾虚。三是便血或脓血便。便血是指血自肛门排出，粪色鲜红、暗红或柏油样的症状；若便黑如柏油，或便血紫黯，称为远血，若便血鲜红，称为近血。脓血便是指大便中含有脓血黏液，多见于痢疾。

（3）排便感异常：指排便时的各种异常感觉，病变时常有以下变化。

1）肛门灼热：指排便时肛门有灼热感。多因大肠湿热所致，见于湿热泄泻或湿热痢疾。

2）里急后重：指腹痛窘迫，时时欲泻，肛门重坠，便出不爽。多因湿热内阻，肠道气滞所致，常见于痢疾。

3）排便不爽：指排便不通畅，有滞涩难尽之感。多因湿热蕴结，肠道气机传导不畅；或肝气犯脾，肠道气滞；或食滞胃肠，气机不畅所致。

4）滑泻失禁：指大便不能控制，滑出不禁，甚则便出而不自知的症状，又称滑泻。多因脾肾虚衰，肛门失约所致，见于年老体衰，久病正虚或久泻不愈者。若新病暴泻，大便不能控制，或神志昏迷而大便自行流出，也为肛门失约，但不属脾肾阳虚。

5）肛门气坠：指肛门有下坠之感，甚则脱肛，常于劳累或排便后加重。多属脾虚中气下陷，常见于久泻久痢或体弱者。

2. 小便 一般情况下，正常成年人日间排尿 3~5 次，夜间 0~1 次，每昼夜总尿量约 1 000~1 800ml，尿色淡黄而清亮，无特殊气味。尿次和尿量常受饮水、气温、汗出、年龄等多种因素的影响。小便失常是全身病理变化的反映，一般来说，对每个患者都应询问小便的尿量、尿次、排尿感有无异常等。

（1）尿量异常：指尿量发生的异常变化，有尿量增多和减少两大趋势。尿量增多是指每天的尿量较正常明显增多。小便清长量多者，属虚寒证；多尿、多饮、多食，消瘦者，为消渴病。尿量减少是指每天的尿量较正常明显减少。尿少而色黄者，为热盛，或汗、吐、下伤津所致；尿少而伴有水肿者，为肺、脾、肾功能失常，水湿内停所致。

（2）尿次异常：指排尿次数增多或减少，常见以下两种情况。一是小便频数，指排尿次数增多，时欲小便的症状。若新病小便频数，短赤而急迫者，多属膀胱湿热，气化失职所致；久病小便频数，量多色清，夜间尤甚者，多因肾阳不足，肾气不固，膀胱失约所致。二是癃闭，小便不畅，点滴而出为癃；小便不通，点滴不出为闭，合称癃闭。癃闭有虚实之分，虚证多因肾阳不足，气化无力，开合失司所致；实证多因湿热蕴结膀胱，或瘀血、结石阻塞，尿道不通所致。

（3）排尿感异常：指排尿时的异常感觉。①小便涩痛：指小便排出不畅而痛，或伴急迫、灼热等感觉。多因湿热下注，膀胱气化不利所致，常见于淋证。②余沥不尽：指小便之后点滴不尽的症状，又称尿后余沥。多因肾气不固，膀胱失约所致，常见于老年或久病体衰者。③小便失禁：指患者神志清醒，小便不能随意控制而自遗的症状。多属肾气不足，膀胱失约。若神昏而小便自遗者，属危重证。④遗尿：指睡眠中小便自行排出的症状，俗称尿床。多因肾气不足，膀胱失约所致。

Note:

（九）问经带

妇女有月经、带下、妊娠、胎产等生理特点。月经、带下等的异常，不仅是妇科的常见疾病，也是全身病理变化的反映。因此，即使患一般疾病，也应询问月经、带下的情况，作为诊断妇科或其他疾病的依据。

1. 月经　月经是指发育成熟的女子有规律的胞宫周期性出血的生理现象。月经周期一般为28天左右，行经日数3~5天，每次经量中等（一般20~60ml），经色正红无块，经质不稀不稠。女性一般14岁左右月经初潮，49岁左右绝经，妊娠期及哺乳期一般月经不来潮。

问月经时应注意询问月经的周期，行经的天数，月经的量、色、质，有无闭经或经行腹痛，末次月经日期，初潮和／或绝经年龄等。由此可以判断机体脏腑功能状况及气血的盛衰。

（1）经期异常：包括月经周期和行经天数异常。

月经先期是指月经周期提前7天以上，并连续提前2个月经周期以上者。多因气虚不摄或血热妄行所致。

月经后期是指月经周期延后7天以上，并连续延后2个月经周期以上者。多因血虚血瘀或痰湿阻滞所致。

月经先后无定期是指经期或提前，或延后7天以上，连续3个月经周期以上者。多因肝气郁滞，或瘀血阻滞，或脾肾虚损，冲任失调，血海蓄溢失常所致。

经期延长是指周期基本正常，行经时间超过7天，甚或淋漓半月方净者。多因气虚不摄，冲任失调；或气滞血瘀，阻滞胞脉；或阴虚内热，血海不宁所致。

（2）经量异常：健康女性每次月经总量约60ml，但由于个体素质、年龄等不同，经量可略有差异。常见的病理情况有月经过多、崩漏、月经过少及闭经。

月经过多是指月经量较常量明显增多。多因热伤冲任，迫血妄行；或气虚冲任不固，经血失约；或瘀阻胞络，络伤血溢等所致。

崩漏是指非正常行经期间阴道出血，来势急，出血量多者，称为崩（中）；来势缓，出血量少，淋漓不止者，称为漏（下），合称崩漏。二者常可相互转化，交替出现。崩漏多为热伤冲任，迫血妄行；或脾肾气虚，冲任不固；或瘀阻冲任，血不归经所致。

月经过少是指月经量较常量明显减少，甚至点滴即净。多因精亏血少，血海失充；或寒凝、血瘀、痰湿阻滞，冲任不畅所致。

闭经是指女子年逾18周岁，月经尚未来潮；或已行经，未受孕，不在哺乳期而又停经3个月以上的情况。多因肝肾不足，气血虚弱，阴虚血燥，导致血海空虚，无血可下；或气滞血瘀、痰湿阻滞，胞脉不通所致。

（3）经色、经质异常：经色淡红、质稀，多属气虚或血少不荣；经色深红、质稠，多属血热内炽；经色紫黯，夹有血块，小腹冷痛者，多属寒凝血瘀。

（4）痛经：指在行经期或行经前后，出现周期性小腹疼痛，或痛引腰骶，甚至剧痛昏厥的症状。若经前或经期小腹胀痛或刺痛，多属气滞或血瘀；经期小腹冷痛，得温痛减者，多属寒凝或阳虚；经期或经后小腹隐痛，多属气血两虚，肾精不足，胞脉失养。

2. 带下　妇女阴道内少量无色透明、无臭的分泌物，具有润泽阴道的作用，称为生理性带下。若带下量过多，淋漓不断，或伴有颜色、质地、气味等异常改变者，即为病理性带下。问带下时应注意询问带下量的多少、色、质和气味等情况。

（1）白带：带下色白量多、质稀少臭，多属脾肾阳虚，寒湿下注所致。

（2）黄带：带下色黄质黏、气味臭秽，多属湿热下注或湿毒蕴结所致。

（3）赤白带：白带中混有血液，赤白杂见，多因肝经郁热，或湿热下注所致。

（十）问小儿

由于小儿不会说话，或不能正确、完整地诉说病情，因此，小儿问诊不仅困难，而且所得病情资料也不定准确。如《景岳全书·小儿则》所说："小儿之病，古人谓之哑科，以其言语不能通，病情不易测……此甚言小儿之难也。"临床上,小儿问诊主要是询问陪诊者以下情况。

**1. 出生前后情况**　首先要了解小儿出生的胎次、产次和是否足月顺产等;其次,需了解小儿母亲妊娠期的营养和健康状况。早产、难产,以及母亲妊娠营养不良、健康状况欠佳等因素,常可导致小儿先天不足,表现为身体瘦弱,智力低下,生长发育迟慢等。若母亲妊娠期发生病毒感染或患过敏性疾病,使用某些激素、抗生素等药物,可引起胎儿畸形或小儿听力障碍等先天性疾病。

此外,还需询问小儿的喂养方法、食欲和食量,以及生长发育情况,并对照不同时期的各项生理指标,以了解小儿的体质强弱和生长发育是否正常。

**2. 预防接种与传染病史**　小儿出生后 6 个月到 5 周岁之间,受之于母体的先天免疫力逐渐消失,而后天免疫力尚未形成。在此期间内,小儿易患多种传染病,故应注意询问预防接种情况、传染病史和传染病接触史。若小儿已做过某种预防接种或已患过可以形成长期免疫力的某种传染病,那么,虽然临床症状与此种传染病相似,一般仍可排除患该病的可能性。若小儿未做过相应的预防接种,或未患过某种可以形成长期免疫力的传染病,而又有该传染病接触史,则须考虑发生该传染病的可能。

**3. 发病原因**　小儿的生理特点决定了小儿在发病原因方面有着与成人不同的显著特点,对某些致病因素反应较为敏感。如小儿调节、适应能力较差,易受气候、环境因素影响发生外感病;小儿消化能力弱,又往往不能自制,易伤于饮食,发生食滞病证;婴幼儿容易受惊吓,出现高热、惊叫、抽搐等症。

(甘慧娟)

# 第四节　切　　诊

切诊是医生用手指或手掌对患者的某些部位进行触、摸、按、压,从而了解病情,诊察疾病的方法,分为脉诊和按诊两个部分。切诊是医护人员所必备的技能,特别是脉诊,正如《难经》曰"切脉而知之谓之巧"。

## 一、脉诊

脉诊亦名切脉,是医生用手指切按患者特定部位的脉搏,感知脉动应指的形象,以了解病情、辨别病证的一种诊察方法,也是中医诊病的一种独特方法。

脉象是脉动应指的形象,或称手指感觉脉搏跳动的形象。人体的血脉贯通全身,内连脏腑,外达肌表,运行气血,周流不休,因此,脉象能反映全身脏腑和精气神的整体状况。

脉象的形成与心脏的搏动、脉道的通利、气血的盈亏以及整体脏腑的功能活动密切相关。首先,心主血脉,脉为血之府。在心气和宗气的作用下,心脏有规律地搏动,推动血液在脉道中运行,形成脉搏;其次,脉管是气血运行的通道,具有约束和推进血液沿着脉管运行的作用,是气血周流、循行不息的重要条件,脉管的功能状态,能直接影响脉象;最后,脉象的形成,不仅与心、脉、气、血有关,同时还与脏腑的整体功能活动息息相关。肺助心行血;脾胃为后天之本,气血生化之源,脾主统血;肝藏血,主疏泄,调节血量,使气血运行畅通;肾藏精,为元气之根,是脏腑功能活动的动力源泉。所以,脉象实际上是整体脏腑功能活动相互协调作用下的一种综合反映。

### (一) 诊脉部位

根据诊脉部位的不同,历代医家诊脉方法可分为遍诊法、人迎寸口法、三部诊法和寸口诊法 4 种。目前临床常用寸口诊法。

寸口又称气口或脉口,即腕后桡动脉搏动处。因此处皮薄脉显,诊法简便,易于按切,故为后世医家所普遍采用,也是现在通用的诊脉部位。寸口诊法是指切按前臂腕后桡骨茎突内侧桡动脉的搏动,根据其脉动形象,以推测人体生理、病理状况的一种诊察方法。

**1. 寸口分部**　寸口脉分寸、关、尺三部,以掌后高骨(桡骨茎突)为标志,其内侧部位为关,关前(腕端)为寸,关后(肘端)为尺。两手各有寸、关、尺三部,共六部脉(图 6-3),每部又分浮、中、沉三候,也称三部九候,与遍诊法的三部九候名同但实异。

**2. 寸口脉诊病的原理**　一是寸口为手太阴肺经原穴太渊穴所在之处,十二经脉之气汇聚于此,为"脉之大会",肺朝百脉,脏腑气血通过经脉汇合于肺而变见于气口,因而寸口脉能够反映脏腑气血的病变。二是手太阴肺经起于中焦,与脾胃同属太阴经,脉气相通,因此寸口脉可反映宗气的盛衰及胃气的强弱,进而推测全身脏腑气血之盛衰。

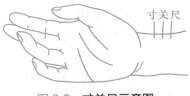

图 6-3　寸关尺示意图

**3. 寸口分候脏腑**　临床上常用的寸、关、尺三部分候脏腑的方法:左寸候心,右寸候肺;左关候肝胆,右关候脾胃,两尺候肾。

(二) 诊脉方法

切脉的正确性与脉诊的时间、体位、布指、指法和指力等有关。

**1. 时间**　《内经》认为清晨是诊脉的最好时间。清晨患者未进食、未活动,人体内、外环境比较安静,气血经脉受到的干扰因素最少,能更确切地反映病脉。但临床实际很难做到,关键在于诊脉时有一个安静的内外环境,减少各种因素的干扰,不必拘泥于清晨。

**2. 体位**　诊脉时患者取正坐位或仰卧位,前臂自然向前平伸,与心脏置于同一水平,直腕,手心向上,手指微微弯曲,并在腕关节背部垫一松软的脉枕,使寸口充分暴露,脉气通畅。

**3. 指法**　指法是指医生诊脉的具体操作方法。正确而规范地运用指法,是辨识不同脉象的关键。具体操作步骤如下:

(1)选指:便于寻找指感最清晰的部位,并可根据需要适当调节指力。

(2)布指:医生选用左手或右手的食指、中指和无名指三个手指诊脉,医生下指时,先用中指按在掌后高骨内侧关脉部位,称为中指定关,然后用食指在关前(腕端)定寸,用无名指按关后(肘端)定尺。三指呈弓形,指端平齐,指目(即指尖和指腹交界棱起之处,与指甲二角连线之间的部位)触按脉体,与受诊者体表约成 45°角。布指的疏密要与患者的身高、医生手指的粗细相适应,患者身高臂长或医生手指较细者,布指宜疏;反之宜密。小儿寸口部脉位短,可用"一指(拇指或食指)定关法",不必细分寸、关、尺三部。

(3)运指:医生布指之后,运用指力的轻重、挪移及布指变化以体察脉象。常用的运指方法有举、按、寻、总按、单按等。轻指力触及皮肤者为举,又称"浮取"。重指力按在肌肉与筋骨之间为按,又称"沉取"。手指用力不轻不重,按至肌肉,是"中取"。三指用同样的指力切三部脉,称为总按;仅一指用力,重点辨某部位的脉,称为单按。

(4)平息:指医生切脉时,全神贯注,保持呼吸均匀平静,清心宁神,以自己的呼吸计算患者脉搏的至数,又称调息定至。一呼一吸为一息,一息脉来四至、间或五至者为正常,不足四至为迟,五至以上不满七至为数。

(5)五十动:医生对患者每手每次诊脉不应少于 50 次脉跳,古人称"候五十动"。临床上诊脉每手每次应不少于 1 分钟,两手以 3 分钟为宜,以利于仔细辨别脉搏的节律变化,避免漏诊节律不齐的促、结、代脉。

**知 识 拓 展**

**脉 象 要 素**

脉象的辨识主要依靠医生手指的感觉。脉象种类繁多,传统脉象要素有位、数、形、势四大特征,以四大要素统括 28 脉,将各种脉象从其位、数、形、势四个方面进行归类分析,对于理解和辨识各种不同脉象的特征和机制,可以起到执简驭繁的作用。

1. **脉位** 脉位指脉搏显现的部位。如脉位表浅者为浮脉,脉位深沉者为沉脉。

2. **脉数** 脉数指脉搏搏动的至数和节律。成人一息不足四至者为迟脉,一息五至以上者为数脉;脉动节律出现歇止者,有促、结、代等脉的不同。

3. **脉形** 脉形指脉搏搏动的长度、宽度等形态。脉搏超越寸、关、尺三部者为长脉,脉搏不及寸、尺者为短脉;指下感觉脉道粗大者为大脉;脉道狭小者为细脉;脉管弹性差、欠柔和者有弦脉、紧脉;脉体柔软无力者有濡脉、缓脉等。

4. **脉势** 脉势指脉搏应指的强弱、流畅等趋势。如脉搏应指有力者为实脉,应指无力者为虚脉。流畅状态好,脉来圆滑流利者为滑脉;流畅状态差,往来艰涩不畅者为涩脉等。

脉象要素的确立,提供了比较规范、统一的辨识或表述各种脉象的标准,有助于在比较中识别、理解和分辨各种病脉。

### (三)正常脉象

正常脉象指正常人的脉象,亦称平脉、常脉。正常脉象既具有基本的特点,又有一定的变化规律和范围,反映机体气血充盈、气机健旺、阴阳协调、脏腑安和的生理状态,是健康的象征。

1. **正常脉象的特点** 正常脉象的形态:寸关尺三部皆有脉,不浮不沉,不快不慢,一息四五至,不大不小,从容和缓,柔和有力,节律一致,尺脉沉取有力,并随生理活动和气候环境等不同而有相应的正常变化。古人将正常脉象的特点归纳为有胃、有神、有根。

(1)有胃:指脉有胃气。脉之胃气,主要反映脾胃运化功能的盛衰、营养状况的优劣和能量的储备状况。现在一般认为,脉有胃气的表现特征是脉象从容、和缓、流利。即使是病脉,不论浮沉迟数,但有从容和缓之象,即为脉有胃气。

(2)有神:指脉有神气。脉之神气,主要反映精气之盈亏。脉之有神的表现特征是柔和有力,节律整齐。病中即使见微弱之脉,但未至散乱而完全无力,弦实之脉,仍带有柔和之象,皆属脉有神气。

(3)有根:指脉有根基。主要反映肾气的盛衰。沉以候肾,尺以候肾,有根脉的主要特征性表现是:尺脉沉取,应指有力,按之不绝。若病虽重,但尺脉沉取尚可见,表示肾气未绝,便有生机。

总之,脉之胃、神、根是从不同侧面强调了正常脉象所必备的条件,三者相互补充而不宜截然分开。

2. **脉象的生理变异** 脉象受个体因素和外部因素的影响,机体为适应内外因素的变化而进行自身调节,可以出现各种生理变异。

因性别差异,一般女性脉象较男性脉象濡弱而稍快。因年龄差异,3岁以内的婴幼儿,一息七八至为平脉;5~6岁的小儿,一息六至为平脉;青壮年脉象较大而有力,老年人脉象多偏弦。因体质差异,身材高大的人,脉较长;矮小的人,脉位较短;瘦人脉多浮,胖人脉多沉。由于禀赋体质的差异,有六脉同等沉细而无病者,称为六阴脉;有六脉同等实大而无病者,称为六阳脉,均不属病脉。因桡动脉异位,有少数人脉不见于寸口,而从尺部斜向手背,称斜飞脉;若脉出现于寸口的背侧,称反关脉,不属病脉。

因季节不同,有春季脉稍弦、夏季脉稍洪、秋季脉稍浮、冬季脉稍沉的差异。一日之中,脉象也有昼夜节律的变化,一般白昼脉象偏浮而有力,夜间脉象偏沉而细缓。因地理环境差异,南方地势低下,温热湿润,人体肌腠疏松,故脉多软或略数;北方地势高峻,干燥偏寒,人体肌腠紧缩,故脉多沉实。

### (四)病理脉象

疾病反映于脉象的变化,叫病理脉象,简称病脉。一般而言,除了正常生理变化范围以及生理特异之外的脉象,均属病脉。

历代医家对常见病脉的分类和命名很不一致。《内经》记载脉象21种,《伤寒杂病论》中共有26

种,《脉经》总结为 24 种,《景岳全书》分 16 种,《濒湖脉学》《三指禅》分为 27 种,《诊家正眼》分为 28 种。临床常见多用的脉象有浮、沉、迟、数、虚、实、洪、细、滑、弦、涩、濡、紧、缓、结、代、促脉 17 种。

**1. 浮脉**

脉象特征:举之有余,按之不足。

临床意义:主表证,亦主虚证。

机制分析:外邪侵袭肌表,卫阳抵抗外邪,脉气鼓动于外,故应指而浮。久病体虚,虚阳浮越于外,可见浮而无力,不可误作表证。

生理性浮脉可见于体瘦、脉位表浅者。夏秋之时阳气升浮,可见浮脉。

**2. 沉脉**

脉象特征:轻取不应,重按始得。

临床意义:主里证。有力为里实,无力为里虚。

机制分析:邪郁于里,气血内困,正邪相争,故脉沉而有力;若脏腑虚弱,气血不足,阳虚气陷,升举无力,脉沉而无力。

生理性沉脉可见于体胖、脉位深沉者。冬季气血收敛,脉象亦可偏沉。

**3. 迟脉**

脉象特征:脉来迟慢,一息不足四至(每分钟不足 60 次)。

临床意义:主寒证。有力为实寒,无力为虚寒。

机制分析:寒凝阳气失于宣通,脉来迟而有力;阳虚失于温运,脉来迟而无力。脉迟不可概认为寒证,如邪热结聚,阻滞气血运行,可见迟而有力,多见于阳明腑实证。故临证还当脉症合参。

生理性迟脉可见于运动员,以及经常锻炼的人。

**4. 数脉**

脉象特征:脉来急促,一息五六至(每分钟 90~120 次)。

临床意义:主热证。有力为实热,无力为虚热。

机制分析:实热内盛,气血运行加速,脉数而有力;久病阴虚,脉道不充,虚热内生,加速血行,脉细数而无力。若阳气虚衰,虚阳外浮,则脉数大而无力,按之豁然而空。数脉主病较广,表里寒热虚实皆可见之,不可概作热论。

生理性数脉可见于婴幼儿和儿童,且年龄越小,脉搏越快。正常人运动和情绪激动时,亦可见数脉。

**5. 虚脉**

脉象特征:三部脉举之无力,按之空虚。

临床意义:主虚证。

机制分析:气虚不足以运其血,故脉来无力;血虚不足以充其脉,则脉道空虚。故虚脉常提示气血两虚及脏腑诸虚。

**6. 实脉**

脉象特征:三部脉举按均有力。

临床意义:主实证。

机制分析:邪气亢盛而正气不虚,正邪相搏,气血壅盛,脉道坚满,故应指有力。

**7. 洪脉**

脉象特征:脉来浮大,充实有力,状若波涛汹涌,来盛去衰。

临床意义:主气分热盛。

机制分析:外感热病,邪热亢盛,内热充斥,脉道扩张,正气不衰,奋起抗邪,邪正交争剧烈,气盛血涌,故脉见洪象。

生理性洪脉可见于夏季。

**8. 细脉**

脉象特征：脉细如线,但应指明显。

临床意义：主气血两虚,诸虚劳损。又主湿证。

机制分析：血虚不能充盈脉道,气虚无力鼓动血行,故脉细小而软弱无力。湿邪阻遏脉道,气血运行不利,亦可出现细脉。

**9. 滑脉**

脉象特征：往来流利,如珠走盘,应指圆滑。

临床意义：主痰饮,食滞,实热。

机制分析：痰饮食积,皆为阴邪内盛,气实血涌,鼓动脉气,故脉滑;实热内盛,血行加速,故脉应指圆滑。

生理性滑脉见于妊娠妇女,是气血充盛而调和的表现。青壮年脉滑而冲和,是营卫充实之象。

**10. 弦脉**

脉象特征：端直以长,如按琴弦。

临床意义：主肝胆病,诸痛,痰饮。

机制分析：弦为肝脉,是脉气紧张的表现。邪气滞肝,疏泄失常,气机不利,诸痛、痰饮,阻滞气机,经脉拘急,脉气因而紧张,故见弦脉。

生理性弦脉见于春季,脉象微弦而柔和。老年人阴血渐亏,血脉失于濡润而渐失柔和之性,亦可见弦脉。

**11. 涩脉**

脉象特征：脉细而缓,往来艰涩不畅,如轻刀刮竹。

临床意义：主精伤血少,气滞血瘀、痰食内停。

机制分析：精亏血少,不能濡养经脉,血行不畅,故脉见涩而无力;若气滞血瘀或痰食胶固,脉道受阻,血行壅滞,则脉象涩而有力。

**12. 濡脉**

脉象特征：浮而细软。

临床意义：主虚证,又主湿。

机制分析：血少阴伤,脉道不充,故脉细;气虚阳衰,虚阳不敛,无力鼓动,则脉浮软。湿浊内困,阻遏脉道,脉气不振,也常见濡脉。

**13. 紧脉**

脉象特征：脉来紧急,状如牵绳转索。

临床意义：主寒证、痛证、宿食。

机制分析：寒邪侵袭人体,寒性收引凝滞,以致脉道紧束而拘急,故见紧脉。疼痛、食积之紧脉,亦为气机失和、脉气受阻所致。

**14. 缓脉**

脉象特征：一息四至,来去缓怠。

临床意义：主湿证、脾胃虚弱;亦见于正常人。

机制分析：缓脉有两种意义。一是脉来从容和缓,为平缓脉,见于正常人,是脉有胃气的表现;二是脉势纵缓,缓怠无力,为病缓脉,因湿性黏滞,困阻脾胃气机,或脾胃虚弱,气血不足,脉道不充,无力鼓动,故脉见缓怠。

**15. 结脉**

脉象特征：脉来缓慢,时有一止,止无定数。

临床意义：主阴盛气结,寒痰血瘀。亦主气血虚衰。

机制分析：阴寒内盛,血行迟缓,故脉来缓慢。气结,寒痰瘀血,邪积不散,脉气阻滞,故见脉结而有力。气血不足,脉气不续,则脉结而无力。

### 16. 代脉

脉象特征:脉来时有一止,止有定数,良久方来。

临床意义:主脏气衰微。亦主痹病疼痛,七情惊恐,跌打损伤。

机制分析:脏气衰微,元气不足,运血乏力,以致脉气不能衔接,则脉代应指无力。痹病疼痛、七情惊恐、跌打损伤诸病而见代脉,是因邪阻气郁,血行涩滞,而致脉气不相衔接,故脉见代而应指有力。

### 17. 促脉

脉象特征:脉来数而时有一止,止无定数。

临床意义:主阳盛实热,气滞血瘀,痰食停滞;亦主脏气衰败。

机制分析:阳盛实热,热迫血行,故脉来急数有力;气滞血瘀、痰饮宿食停滞,脉气不能接续而时见歇止。若脏气虚弱,阴血衰少,虚阳浮动,以致脉气不相衔接,则脉促而无力,多属虚脱之象。

临床上除了上述 17 种常见的病理脉象外,还有其他病理脉象。现将 28 种脉象按浮、沉、迟、数、虚、实六类进行归纳比较列表,见表 6-1。

表 6-1　常见病脉分类比较表

| 分类 | 共同特点 | 脉名 | 脉象 | 主病 |
|---|---|---|---|---|
| 浮脉类 | 轻取即得 | 浮脉 | 举之有余,按之不足 | 表证,亦见于虚阳浮越 |
| | | 洪脉 | 脉来浮大,充实有力,来盛去衰 | 热盛 |
| | | 濡脉 | 浮细无力而软 | 虚证,湿困 |
| | | 散脉 | 浮大无根,伴至数或脉力不匀 | 元气离散,脏气将绝 |
| | | 芤脉 | 浮大中空,如按葱管 | 失血,伤阴 |
| | | 革脉 | 浮而搏指,中空边坚 | 亡血,失精,小产,崩漏 |
| 沉脉类 | 重按始得 | 沉脉 | 轻取不应,重按始得 | 里证 |
| | | 伏脉 | 重按推至筋骨始得 | 邪闭,厥证,痛极 |
| | | 弱脉 | 沉细而软 | 阳气虚衰,气血俱虚 |
| | | 牢脉 | 沉按实大弦长 | 阴寒内积,疝气,癥积 |
| 迟脉类 | 一息不足四至 | 迟脉 | 一息不足四至 | 寒证,亦见于邪热积聚 |
| | | 缓脉 | 一息四至,脉来急缓 | 湿病,脾胃虚弱,亦见于正常人 |
| | | 涩脉 | 往来艰涩,迟滞不畅 | 精伤血少,气滞血瘀,痰食内停 |
| | | 结脉 | 迟而时一止,止无定数 | 阴盛气结,寒痰瘀血,气血虚衰 |
| 数脉类 | 一息五至以上 | 数脉 | 一息五至以上,不足七至 | 热证,亦主里虚证 |
| | | 疾脉 | 脉来急疾,一息七八至 | 阳极阴竭,元气欲脱 |
| | | 促脉 | 数而时一止,止无定数 | 阳盛实热,气滞血瘀,痰食停滞。亦主脏气衰败 |
| | | 动脉 | 脉短如豆,滑数有力 | 疼痛,惊恐 |
| 虚脉类 | 应指无力 | 虚脉 | 举按无力,应指松软 | 气血两虚 |
| | | 细脉 | 脉细如线,应指明显 | 气血俱虚,湿证 |
| | | 微脉 | 脉细极软,似有似无 | 气血大虚,阳气暴脱 |
| | | 代脉 | 动而中止,止有定数 | 脏气衰微,痹病疼痛,七情惊恐,跌打损伤 |
| | | 短脉 | 首尾俱短,不及本部 | 有力主气郁,无力主气损 |

续表

| 分类 | 共同特点 | 脉名 | 脉象 | 主病 |
|------|---------|------|------|------|
| 实脉类 | 应指有力 | 实脉 | 举按充实有力 | 实证 |
| | | 滑脉 | 往来流利,应指圆滑 | 痰湿,食积,实热 |
| | | 弦脉 | 端直以长,如按琴弦 | 肝胆病,疼痛,痰饮 |
| | | 紧脉 | 绷急弹指,状如转索 | 实寒证,疼痛,宿食 |
| | | 长脉 | 首尾端直,超过本位 | 阳气有余,阳证、热证、实证 |

### (五) 诊妇人脉和小儿脉

女属阴,男属阳,男女脉象有所不同。因小儿寸口短小,难以详分寸、关、尺三部;又因小儿诊脉时易于惊哭,导致脉来无序。故诊妇人脉和小儿脉时尤应注意。

**1. 诊妇人脉**　妇人有经、孕、产育等特殊的生理变化及相关疾病,其脉象亦有一定的特殊表现。

(1)诊月经脉:妇人经期脉多滑数,是气血调和的征象。妇人左关尺脉,忽洪大于右手,口不苦,身不热,腹不胀,是月经将至。寸关脉调和,而尺脉细涩者,月经多不利。

(2)诊妊娠脉:妇人平时月经正常,婚后突然停经,脉来滑数冲和,尺脉尤显,兼饮食偏嗜者,多为妊娠之征。

**2. 诊小儿脉**　诊小儿脉在《内经》中已有记述。自后世医家提出望小儿食指络脉的诊法以后,对3岁以下的婴幼儿,往往以望小儿食指络脉代脉诊,3岁以上者才采用脉诊。

(1)诊小儿脉方法:小儿脉位狭小,难分寸关尺,故采用一指总候三部诊法,简称为"一指定三关"。医生用左手握住小儿的手,对3岁以内的患儿,用右手拇指按在小儿掌后高骨脉上,不分三部,以定至数为主;对3~5岁患儿,以高骨中线为关,以一指向两侧滚动以寻三部;对6~8岁患儿,可以向高骨的两侧挪动拇指,分别诊寸关尺三部;9~10岁患儿,可以次第下指,依寸、关、尺三部诊脉;对10岁以上的病儿,可以按成人脉的方法诊脉。

(2)小儿正常脉象的特点:小儿脏腑娇嫩,形气未充,生机旺盛,发育迅速,故小儿年龄越小,脉搏越快。2~3岁的小儿,一息六七至为平脉;5~10岁的小儿,一息六至为平脉,七至以上为数脉,四五至为迟脉。

(3)小儿病脉:小儿疾病一般比较单纯,主要是诊脉的浮沉、迟数、强弱、缓急,以辨病证的表里、寒热、虚实、阴阳。浮脉主表,沉脉主里;迟脉主寒,数脉主热。浮数为表热,沉数为里热;沉滑为痰食,浮滑为风痰。紧急主寒,和缓主湿,大小不齐为积滞。

### (六) 脉症顺逆与从舍

脉症顺逆,指从脉与症的相应、不相应来判断疾病的顺逆。一般脉与症相一致者为顺,反之为逆。新病脉来浮、洪、数、实者为顺,提示正气充盛足以抗邪;久病脉见细、微、弱、虚者为顺,说明正气不足而邪亦不盛。暴病脉见细、微、弱、虚者,说明正气虚衰;久病脉反见浮、洪、数、实等,则提示正气虚而邪不退,均属逆证。

如果出现脉症不相应时,那么其中必有真假,临床应当根据疾病本质决定从舍,或舍脉从症,或舍症从脉。如阳明腑实证,症见腹胀满,疼痛拒按,大便燥结,舌红苔黄厚焦燥,而脉迟细。此处,症反映了实热内结胃肠的本质,是真象,而脉迟细是因热结于里、阻滞气血运行所致,为假象,故应当舍脉从症。又如,症见腹满胀痛,形瘦纳少,脉见微弱。腹满胀痛,属脾胃虚弱、运化无力、气机不畅所致,为假象,脉虚弱反映的是真虚,故当舍症从脉。

脉有从舍,说明脉象只是疾病临床表现的一个方面,因此不能把它作为疾病诊断的唯一依据。只有四诊合参,才能全面认识疾病的本质,获得正确的诊断。

## 二、按诊

按诊是医生用手直接触摸或按压患者某些部位,以了解局部冷热、润燥、软硬、压痛、肿块或其他异常变化,从而推断疾病部位、性质和病情轻重等情况的一种诊察方法。按诊是切诊的重要组成部分,不仅可以补充望诊之不足,而且可以为问诊提示重点,特别是对脘腹部疾病的诊断具有更为重要的作用。按诊的手法主要有触、摸、按、叩四类。触法是医生以手指掌面或全手掌轻轻触摸患者局部皮肤,如额部、四肢及胸腹部,了解肌肤的凉热、润燥等情况。摸法是医生以指掌稍用力抚摸某部,如胸腹、腧穴、肿胀部位等,来探明局部的感觉情况,有无疼痛及肿块的形态、大小等。按法是医生以手指或手掌用力按压或推寻局部,如胸腹、肿物部位,以了解深部脏器有无压痛或肿块,肿块的大小、形状、质地、表面平滑度、压痛及活动程度等。叩法是医生用手叩击患者身体某部,使之震动,产生叩击音、波动感或震动感,以此了解病变性质和程度的一种检查方法,有直接叩击法和间接叩击法两种。临床上,这些手法是综合运用的。按诊的顺序一般是先触摸,后按压,再叩击。由轻到重,由浅入深,逐层了解病变的情况。患者如有疼痛,一般从疼痛部位的对侧或远处,逐渐向患处靠近,以减少疼痛刺激造成周围组织的紧张。

按诊时,根据按诊的目的选择体位与手法。如对皮肤、手足、腧穴进行按诊,患者可采取坐位,医生面对患者,或坐或站立,医生左手稍扶病体,右手触摸按压某一局部。按胸腹时,患者须采取仰卧位,医生站在患者右侧,用右手或双手对患者胸腹某些部位进行切按。医生进行按诊时,举止要稳重大方,态度要严肃认真,手法要轻巧柔和,避免突然暴力,若双手过凉要先把手暖和后再进行检查,以避免患者肌肉紧张,可以通过交谈转移患者的注意力,缓解患者紧张情绪,同时嘱咐患者主动配合,随时反映自己的感觉。医生还要边检查边注意观察患者的反应及表情变化,注意健康部位与疾病部位的比较,以了解疼痛所在的准确部位及程度,保证按诊检查结果的准确性。

### (一)按胸胁

按胸胁是指有目的地对前胸和胁肋部进行触、摸、按、叩,以了解局部及内脏的病变。

胸胁即前胸、侧胸及胁下部的统称。前胸即缺盆(锁骨上窝)至横膈以上。侧胸部又称胁部,即胸部两侧,由腋下至十一、十二肋骨端的区域。胁下指侧胸下方、胃脘部两侧的部位。胸内藏心肺,包含虚里、乳房;胁内居肝胆,两胁下均为肝胆经脉所循。因此,按胸胁主要用来诊察心、肺、肝、胆、乳房等脏腑组织的病变。

**1. 胸部按诊** 可了解心、肺、虚里及乳房病变的情况。若前胸高起,叩之膨膨然,其音清者,多为肺胀;按之胸痛,叩之音实者,多为饮停胸膈或痰热壅肺。胸部外伤可见局部青紫肿胀,痛而拒按,提示气滞血瘀。

**2. 乳房按诊** 可重点了解乳癖、乳核、乳癌等病变。妇女乳房有肿块,边界不清,大小不一,质地不硬,活动度好,伴有疼痛,发展缓慢者,多为乳癖;乳房有形如鸡卵的硬结肿块,边界清楚,表面光滑,推之活动而不痛者,多为乳核;乳房肿块迅速增大,质硬,形状不规则,高低不平,边界不清,腋窝多可扪及肿块,考虑乳岩(乳癌)的可能。

**3. 虚里按诊** 虚里位于左乳下第四五肋间,乳头下稍内侧,即心尖冲动处,为诸脉之所宗。按虚里可测知宗气之强弱、疾病之虚实、预后之吉凶。按虚里时,注意诊察搏动范围、动气的强弱、至数和聚散等。

正常情况下,虚里搏动不显,仅按之应手,动而不紧,缓而不急,节律整齐,一息四或五至,是心气充盛,宗气积于胸中的征象。虚里按之其动微弱者为不及,是宗气内虚之征。此外,若因惊恐、大怒或剧烈运动后虚里动甚,静息片刻即能平复如常;或肥胖之人因胸壁较厚,虚里搏动常不明显,均不属病态。

**4. 胁部按诊** 胁部为厥阴、少阳经脉所过之处,按胁肋主要了解肝胆病变。正常情况下,两胁对称,胁下按之平软,叩按无痛。如胁痛喜按,多为肝虚;刺痛拒按,或胁下肿块,多为血瘀;右胁下肿块,质地坚硬,按之表面凹凸不平者,应考虑肝癌。

（二）按脘腹

按脘腹是指通过对胃脘及腹部的触、摸、按、叩，了解其凉热、软硬、胀满、肿块、压痛以及脏器等情况，从而推断有关脏腑的病变及证候的性质。

膈以下统称腹部，大体分为心下、胃脘、大腹、小腹、少腹等区域。剑突的下方，称为心下；心下至上腹部，称胃脘部；脐以上的部位称大腹；脐周部位称为脐腹；脐下至耻骨上缘为小腹；小腹两侧称为少腹。按腹部主要诊断肝、胆、脾胃、肾、小肠、大肠、膀胱、胞宫等脏腑组织的病变。通过局部的凉热、软硬、胀满、肿块、压痛、压痛程度等情况，来推测有关脏腑的病变及证之寒热虚实。一般情况下，腹痛喜按者属虚，拒按者属实；腹部肌肤按之凉而喜暖者属寒，灼热喜冷者属热。脘腹有肿块，若推之可移，痛无定处，聚散不定者，为瘕聚，病属气分；推之不移，痛有定处者，为癥积，病属血分。

1. **按大腹** 凡腹部胀满，按之手下饱满而有弹性、有压痛者，多为实满；按之手下虚软而无弹性、无压痛者，为虚满。腹部高度胀大，如鼓之状者，称为膨胀。医生可将两手分置于患者腹部两侧对称位置，一手轻轻叩拍腹壁；另一手若有波动感，按之如囊裹水者为水臌；另一手若无波动感，以手叩击如鼓之膨膨然者为气臌。肥胖之人腹如鼓，多按之柔软，无脐突、无病症表现，不属病态。

2. **按少腹及小腹** 左少腹作痛，按之累累有硬块者，多为肠中宿粪。右少腹剧痛而拒按，按之有包块应手者，多为肠痈。小腹按之疼痛，伴小便不利或月经不调者，多为膀胱或胞宫病变。

3. **按脐腹** 脐腹结块，按之起伏聚散，往来不定；或按之形如条索状，久按转移不定；或按之如蚯蚓蠕动者，多为虫积。

（三）按肌肤

按肌肤是指医生用手触摸某些部位的肌肤，从肌肤的寒热、润燥、滑涩、疼痛、肿胀、有无疮疡及疮疡情况等，分析疾病的寒热虚实及气血阴阳的盛衰。

1. **寒热** 凡肌肤寒冷，多为阳气衰少；肌肤灼热，多为阳热炽盛。若肌肤寒冷而大汗淋漓，脉微欲绝者，为亡阳之征；四肢肌肤尚温而汗出如油，脉躁疾无力者，为亡阴之象。身热，初按热甚，久按转轻者，为热在表；久按热愈甚者，为热在里。身灼热而肢厥者，属阳盛格阴之真热假寒证。

对于局部病变，还可以通过按局部肌肤之寒热辨证之阴阳。如皮肤不热，红肿不明显者，多为阴证；皮肤灼热而红肿疼痛者，多为阳证。

2. **润燥滑涩** 一般皮肤干燥者，尚未出汗；皮肤湿润者，身已出汗；肌肤干瘪者，为津液不足。新病皮肤滑润而有光泽者，为气血充盛，津液未伤；久病肌肤粗糙而枯涩者，多为气血亏虚，津液不足；肌肤甲错者，多为瘀血日久，血虚失荣所致。

3. **肿胀** 用重手按压肌肤肿胀，以辨别水肿和气肿。按之凹陷，不能即起者，为水肿；按之凹陷，举手即起者，为气肿。

4. **疮疡** 触按疮疡局部的软硬、凉热，可判断病证之寒热虚实及是否成脓。凡痈疮，按之肿硬而不热者，属寒证；按之高肿灼手者，属热证；根盘平塌漫肿者，为虚证；根盘紧束者，为实证。患处按之紧硬而热不甚者，为无脓；按之边硬顶软而热甚者，为有脓。

（四）按手足

按手足是指通过触摸患者手足部位的冷热程度，以诊察病情的寒热虚实及表里顺逆，正常情况手足是湿润的。凡手足俱热者，多为阳盛热炽，属热证；手足俱冷者，多为阳虚寒盛，属寒证。热证见手足热者，属顺候；热证反见手足逆冷者，属逆候，提示病情严重。此外，手足心与手足背比较，手足背热甚者，多属外感发热；手足心热甚者，多为内伤发热。

（五）按腧穴

按腧穴是指按压身体上某些特定穴位，通过穴位的变化和反应来判断内脏的某些疾病。腧穴是脏腑经络之气转输之处，是内脏病变反映于体表的反应点。按腧穴要注意发现穴位上是否有结节或条索状物，有无压痛或其他敏感反应，然后结合其他四诊资料综合分析判断内脏疾病。如在肺俞穴摸到结节，或按中府穴有压痛提示为肺病；按上巨虚穴有明显压痛，提示为肠痈。

患者,女,62岁。因"反复咳嗽、咳痰5年,加重6天"就诊。患者5年前因受凉出现咳嗽,咳痰色白,量少而黏,至医院就诊,给予消炎、止咳等药物治疗(具体药名剂量不详),症状逐渐缓解。此后,每年冬春季节或气候变化时咳嗽再发,迁延不愈,咳痰色白,量少而黏,间断服用止咳、化痰等药,药后症状缓解。6天前,患者因受凉及烟酒刺激,咳嗽加重,痰多、色白、黏腻,稠厚成块,咳声重浊,胸闷,便溏,体倦,面色晦滞带青,舌淡红偏黯,舌苔白腻,脉濡。

　　请根据所学内容,思考患者现在症的症状包括哪些。

(甘慧娟)

思 考 题

　　1. 简述望神要点、望神判断疾病轻重预后的机制。

　　2. 阐述常色与病色的区别及五色主病的临床意义。

　　3. 简述病理性舌色、舌苔的种类和临床各自主病。

　　4. 简述病变声音的辨别与临床意义。

　　5. 阐述问现在症的主要内容及临床意义。

　　6. 列举17种病脉的脉象特征与主病。

# 中 医 辨 证

07章　数字内容

───── 学 习 目 标 ─────

● 知识目标：

1. 掌握八纲辨证中各纲领的临床表现、证候特点及相互之间的鉴别要点。

2. 掌握气血津液辨证常见证候类型、临床表现及辨证要点。

3. 掌握脏腑辨证中各脏腑的常见证候类型、临床表现、证候分析及辨证依据。

4. 熟悉六经辨证、卫气营血辨证、三焦辨证的概念和内容。

5. 了解各辨证方法之间的关系。

● 能力目标：

1. 能运用八纲辨证对患者的四诊信息进行综合、归纳、分析和判断。

2. 初步学会运用脏腑辨证的知识对临床典型病例进行辨证分析。

● 素质目标：

激发学生学习动力，培养学生中医辨证思维，为将来服务民众健康奠定理论基础。

辨证是在中医理论指导下,通过对望、闻、问、切四诊所获得的症状、体征等资料进行综合分析,判断疾病的病因、病位、病性和邪正盛衰变化,从而对疾病当前本质做出判断,概括为某种证的过程。中医学的辨证主要有八纲辨证、气血津液辨证、脏腑辨证、六经辨证、卫气营血辨证、三焦辨证等。其中,八纲辨证是各种辨证的总纲;气血津液辨证、脏腑辨证主要应用于内科杂病,是各种辨证的基础;六经辨证、卫气营血辨证、三焦辨证主要用于外感病辨证。

# 第一节 八 纲 辨 证

八纲,即阴、阳、表、里、寒、热、虚、实八个纲领。八纲辨证即通过对望、闻、问、切四诊所获得的症状、体征等资料进行综合分析,辨别病变部位的深浅,疾病性质的寒热,邪正斗争的盛衰和疾病类别的阴阳,将疾病归纳为不同的证候。

尽管临床疾病的表现极其复杂,但基本可用八纲加以归纳。如疾病的类别,可分为阴证与阳证;病位的深浅,可分表证与里证;疾病的性质,可分为寒证与热证;邪正的盛衰,可分为实证与虚证。这样,运用八纲辨证就把错综复杂的临床表现归纳为表里、寒热、虚实、阴阳四对纲领性证候,从而找出疾病的关键,确定其类型,预测其趋势,为治疗指出方向。其中阴阳两纲又可以概括其他六纲,即表、热、实证为阳,里、寒、虚证属阴,故阴阳又是八纲中的总称。

八纲之间是互相联系、不可分割的,如表里与寒热、虚实相联系,寒热与虚实、表里相联系,虚实又与寒热、表里相联系。随着疾病的发展,证候也在不断发生变化,可同时出现性质互相对立的两纲证候,如寒热错杂、虚实夹杂等;也可以在一定条件下由某纲的证候向对立的一方转化,如表邪入里、里证出表,寒证化热,热证转寒,实证转虚、因虚致实等。当疾病发展到一定阶段时,还可以出现一些与疾病性质相反的假象,如真寒假热、真虚假实等。

## 知 识 拓 展

### 八 纲 溯 源

八纲辨证起源于《内经》,《内经》虽无"八纲"这一名词,但已有八纲具体内容论述,且提出阴阳、表里、寒热、虚实在一定条件下可以互相转化,这些理论为后世的"八纲辨证"奠定了基础。到了东汉,张仲景的《伤寒论》创立的六经辨证,无不贯穿着阴、阳、表、里、寒、热、虚、实的八纲辨证思想,极大丰富了八纲辨证的内容。隋代巢元方所著《诸病源候论》和唐代孙思邈所著《千金要方》,虽以脏腑学说为中心,但实则是八纲辨证的发挥。明朝张景岳首次在《景岳全书·传忠录》中提出"凡诊病施治,必须先审阴阳,乃为医道之纲领",认为"六变者,表、里、寒、热、虚、实也,是即医中之关键,明此六者,万病皆指诸掌矣",把阴阳两纲置于其他六纲之上,对表里、寒热、虚实诸纲进行了系统分析。到了清朝,程钟龄、祝味菊大力推崇八纲辨证,祝味菊在《伤寒质难》中明确提出八纲名称,八纲辨证得到医家的普遍应用。20世纪60年代,《中医诊断学》教材正式将"八纲"列为专章进行讨论,于是八纲辨证的内容得以普及。

## 一、表里辨证

表里有广义和狭义之分,广义的表里是一对相对的概念,根据参照物的不同,其含义有所不同。如躯壳与内脏,躯壳为表,内脏为里;经络与脏腑,经络为表,脏腑为里;脏与腑而言,腑为表,脏为里。狭义的表里专指皮毛、肌肉、经络为表,脏腑、气血、骨髓为里。八纲中的表里是指辨别疾病病位内外、病势深浅的一对纲领。

表里辨证对外感病诊断和治疗具有重要的意义,可以察知病情的轻重,明确病变部位的深浅,预测病理变化的趋势,从而把握其演变规律,取得诊疗上的主动权。

（一）表证

表证是指六淫、疫疠等邪气经皮毛、口鼻侵入机体的初期,正气（卫气）抗邪于肌表浅表部位,以新起恶寒发热为主要表现的轻浅证候。多具有起病急、病程短、病位浅的特点,常见于外感病的初期阶段。

**1. 临床表现** 临床以新起恶风寒,或恶寒发热（或自觉无发热）,头身疼痛,舌淡红,苔薄白,脉浮为主要表现,或见鼻塞,流清涕,喷嚏,咽喉痒痛,微咳,气喘等症。

**2. 证候分析** 表证一般由感受六淫之邪而致。外邪袭表,正邪相争,阻遏卫气的正常宣发、温煦功能,则恶寒发热;外邪束表,经气郁滞不畅,不通则痛,则头身疼痛;肺主皮毛,鼻为肺窍,皮毛受邪,内应于肺,鼻咽不利,则喷嚏、鼻塞、流清涕;邪留咽喉则咽喉痒痛;肺气失宣则微有咳嗽、气喘;病邪在表,尚未入里,没有影响胃气的功能,舌象无明显变化,故舌淡红、苔薄;正邪相争于表,脉气鼓动于外,则脉浮。

（二）里证

里证是泛指病变部位在内,由脏腑、气血、骨髓等受病所反映的证候。里证与表证相对而言,其概念非常笼统,范围非常广泛,可以说凡不是表证及半表半里证的特定证候,一般都可属于里证的范畴,即所谓"非表即里"。里证多具有起病缓、病程长、病情重、病位深的特点,常见于外感疾病中后期及内伤杂病。

**1. 临床表现** 里证的病因复杂,病位广泛,症状繁多,以或寒或热、或虚或实的形式出现,常见临床表现如壮热,烦躁神昏,潮热盗汗,五心烦热;或畏寒肢冷,蜷卧神疲,苔厚脉沉等。

**2. 证候分析** 形成里证的原因主要有以下几个方面:外邪袭表,表证不解,病邪传里,形成里证;或是外邪直接入里,侵犯脏腑等部位,即"直中";或是情志内伤、饮食劳倦等因素,直接损伤脏腑气血;或脏腑气血功能紊乱;或因病理产物引起。里证的范围极为广泛,病位虽然同属于里,但仍有浅深之别。病变在腑、在上、在气者轻浅,在脏、在下、在血者较深重。

（三）表证和里证的鉴别

辨别表证和里证,主要是审察寒热症状、内脏证候是否突出,以及舌象、脉象等。外感病中,发热恶寒同时并见者属表证,但热不寒或但寒不热者属里证。表证以头身疼痛、鼻塞或喷嚏等为常见症状,内脏证候不明显;里证以内脏证候如咳喘、心悸、腹痛、呕吐、泄泻之类表现为主症,鼻塞、头身痛等非其常见症状。表证舌苔变化不明显,里证舌苔多有变化。表证多见浮脉,里证多见沉脉或其他脉象。此外,辨别表里尚应参考起病的缓急、病程的长短等。表证与里证的鉴别见表 7-1。

表 7-1 表证与里证鉴别

| 鉴别 | 表证 | 里证 |
| --- | --- | --- |
| 发病 | 起病急,病程短 | 起病缓,病程长 |
| 寒热 | 恶寒发热并见 | 但寒不热或但热不寒 |
| 内脏证候 | 不明显 | 突出 |
| 舌象 | 正常或轻微变化 | 舌质、舌苔均异常 |
| 脉象 | 浮 | 沉 |

**半表半里证**

半表半里证是指外邪由表内传而尚未入里,或里邪透表而尚未达于表,邪正相搏于表里之间的证候。临床可见寒热往来,胸胁苦满,心烦喜呕,默默不欲饮食,口苦咽干,目眩,脉弦。对半表半里证的认识,基本上类同于六经辨证中的少阳病证,外邪由表入里,邪正交争于半表半里之间,少阳枢机不利,故见寒热往来,胸胁苦满等表现。临床以寒热往来,胸胁苦满为主要辨证依据。

## 二、寒热辨证

寒热是辨别疾病性质的一对纲领,也是阴阳偏盛、偏衰的具体表现。阴盛或阳虚表现为寒证,阳盛或阴虚表现为热证。正如《素问·阴阳应象大论》曰"阳胜则热,阴胜则寒",《素问·调经论》曰"阳虚则外寒,阴虚则内热"。

寒象、热象与寒证、热证是有区别的,寒象、热象是指疾病表现于外的现象;寒证、热证则是指疾病的本质属寒属热。一般情况下,疾病的本质和现象一致,即寒证表现寒象,热证表现热象。特殊情况下,即病情危重或比较复杂时,可出现现象和本质相背离,如真寒假热或真热假寒,应注意鉴别。

### (一) 寒证

寒证是指感受寒邪,或机体阴盛、阳虚,表现出具有冷、凉特点的证候,有实寒、虚寒之分。可因感受寒邪而致,或因久病、年老、先天阳虚,或过食生冷寒凉,阴寒内盛引起。

**1. 临床表现** 常见恶寒,畏冷,冷痛,喜暖,口淡不渴,肢冷蜷卧,痰、涎、涕清稀,小便清长,大便稀溏,面色白,舌淡苔白润,脉紧或迟。

**2. 证候分析** 寒邪遏制阳气,或阳虚阴寒内盛,形体失却温煦,则见恶寒、畏冷、肢凉、冷痛、喜暖、蜷卧等症。寒不消水,津液未伤则口不渴,痰、涎、涕、尿等分泌物、排泄物澄澈清冷,苔白而润。寒性凝滞,则见脉紧或迟。

### (二) 热证

热证是指感受热邪,或机体阴虚阳亢,导致机体功能活动亢进,表现出具有温、热特点的证候。多因热邪侵袭,或寒邪化热入里,或七情过极,郁而化热,或素体阳气亢盛,或过食辛甘厚味之品以及过用温燥药物所致。

**1. 临床表现** 常见发热,恶热喜冷,口渴欲饮,面赤,烦躁不宁,痰、涕黄稠,小便短黄,大便干结,舌红苔黄、干燥少津,脉数等。

**2. 证候分析** 阳热偏盛,津液被耗,或阴液亏虚而阳气偏亢,则见发热、恶热、面赤、烦躁不宁、舌红、苔黄、脉数等一派热象;热伤阴津,则见口渴欲饮、痰涕黄稠、小便短黄、大便干结、舌燥少津等症状。

### (三) 寒证和热证鉴别

寒证与热证,是机体阴阳盛衰的反映,是疾病性质的主要体现,故应对疾病的全部表现进行综合观察,尤其是恶寒发热,对寒热的喜恶,口渴与否,面色的赤白,四肢的温凉,二便、舌象、脉象等,是辨别寒证与热证的重要依据。

寒热喜恶方面,寒证恶寒喜暖,热证恶热喜凉。口渴饮水方面,寒证口不渴饮或喜热饮,热证口渴喜冷饮。面色方面,寒证面色白,热证面色红赤。肢体温凉方面,寒证四肢逆冷,热证四肢灼热。二便方面,寒证大便稀溏、小便清长,热证大便干结、尿少色黄。寒证舌淡苔白滑、脉迟或紧,热证舌红苔黄、脉数。寒证与热证的鉴别见表 7-2。

表 7-2 寒证与热证鉴别

| 鉴别 | 寒证 | 热证 |
| --- | --- | --- |
| 寒热 | 恶寒喜温 | 恶热喜凉 |
| 四肢 | 冷凉 | 温热 |
| 口渴 | 不渴 | 渴喜冷饮 |
| 面色 | 白 | 红 |
| 二便 | 大便稀溏,小便清长 | 大便干结,小便短赤 |
| 舌象 | 舌淡苔白润 | 舌红苔黄燥 |
| 脉象 | 迟或紧 | 数 |

### 三、虚实辨证

虚实是辨别邪正盛衰的两个纲领。虚主要指正气不足,即"精气夺则虚";实是指邪气盛实,即"邪气盛则实"。通过虚实辨证,可以掌握患者邪正盛衰情况,为扶正和祛邪治疗提供依据。只有辨证准确,攻补适宜,才能免于虚虚实实之误。

#### (一)虚证

虚证是指人体正气不足,邪气不甚,表现为不足、松弛、衰退特征的各种证候,多见于慢性病。其成因有先天不足和后天失养两个方面,但以后天失养为主。年老体弱,饮食失调,七情劳倦,久病失治或误治等因素均可导致虚证。虚证包括气、血、阴、阳不足以及脏腑各种不同的虚损。

**1. 临床表现** 各种虚证的表现不一致,各脏腑虚证的表现亦不尽相同。久病、病势缓者多虚证,耗损过度者多虚证,体质素弱者多虚证。常表现为体质较弱,精神萎靡,声低息微,身痛喜按,舌淡嫩,舌苔薄或少,脉象无力。

**2. 证候分析** 病因多属饮食失调,营血生化之源不足;或思虑太过、悲哀惊恐、过度劳倦等,耗伤气血营阴;或房室不节,耗损肾精元气;或久病失治、误治,损伤正气;或大吐、大泻、大汗、出血、失精等,使阴液气血耗损。气血不足,舌体失养,故舌淡嫩,苔薄少;气虚无以鼓动脉气,血虚无以充盈脉道,故脉来无力。

#### (二)实证

实证是指人体感受外邪,或疾病过程中阴阳气血失调,体内病理产物蓄积,以邪气盛、正气不虚为基本病理,表现为有余、亢盛、停聚特征的证候。实证的成因有两个方面:一是外邪侵袭,二是脏腑功能失调以致痰饮、水湿、瘀血等病理产物停积体内。随着外邪性质和致病之病理产物的不同,临床表现也各异。

**1. 临床表现** 由于实邪的性质及所在部位的不同,实证的临床表现亦不尽相同。常见呼吸气粗,痰涎壅盛,腹胀痛拒按,大便秘结,或下利,里急后重,小便淋沥涩痛,脉实有力,舌苔厚腻等。

**2. 证候分析** 邪气过盛,正气与之抗争。邪阻于肺,宣降失常,则呼吸气粗,痰涎壅盛;实邪积肠胃,腑气不通,则见大便秘结,腹胀痛拒按;湿热蕴结肠道,可见下利,里急后重;湿热下注膀胱,则小便淋沥涩痛;邪正相争,搏击于血脉,故脉实有力,舌苔厚腻为病理产物内停之征。

#### (三)虚证和实证鉴别

鉴别虚证与实证时,应综合运用多种诊察手段,进行全面分析,主要从病程、体质及症状、舌脉等方面加以鉴别。虚证和实证的鉴别见表 7-3。

表 7-3 **虚证与实证鉴别**

| 鉴别 | 虚证 | 实证 |
|---|---|---|
| 病程 | 较长(久病) | 较短(新病) |
| 体质 | 多瘦弱 | 多强壮 |
| 精神 | 多萎靡 | 多亢奋 |
| 声息 | 声低息微 | 声高气粗 |
| 疼痛 | 喜按 | 拒按 |
| 胀满 | 按之不痛,胀满时减 | 按之痛甚,胀满不减 |
| 发热 | 五心烦热,骨蒸潮热 | 壮热 |
| 恶寒 | 畏寒怕冷 | 恶寒 |
| 舌象 | 舌嫩,苔少或无 | 舌红苔腻 |
| 脉象 | 无力 | 有力 |

Note:

## 四、阴阳辨证

阴阳是辨别疾病类别的一对纲领。根据疾病症状、体征表现特点,用阴阳归类能起到提纲挈领和对比鉴别的作用,故《素问·阴阳应象大论》说:"善诊者,察色按脉,先别阴阳。"阴阳是八纲中的总纲,在诊断上可以用阴阳概括八纲中其余六纲,即表、热、实属阳,里、寒、虚属阴。故有人称八纲为"两纲六变",以阴阳为两纲,以表里寒热虚实为六变,并以两纲统六变。

### (一) 阴证

凡符合属阴性质的证候,临床表现为抑制、沉静、衰退、晦暗,向内的、向下的、不易发现的,以及病邪性质为阴邪,病情变化较慢的病证,称为阴证。

**1. 临床表现** 不同的疾病,所表现的阴性症状不尽相同。常见的有少气懒言,语言低怯,倦怠无力,精神萎靡,蜷卧,呼吸微而缓,面色白或晦暗,身重,畏寒肢冷,口淡不渴,痰、涎、涕清稀,小便清长,大便稀溏而腥臭,舌淡、胖嫩,苔白滑,脉沉迟或细涩或微弱等。

**2. 证候分析** 阴证多为里证、寒证、虚证的概括。气虚则精神萎靡、声低乏力;里虚寒则畏冷肢凉、口淡不渴、小便清长、大便稀溏,舌淡胖嫩,脉沉迟或微弱、细。

### (二) 阳证

凡符合属阳性质的证候,临床表现为兴奋、躁动、亢进、明亮,向外的、向上的、容易发现的,以及病邪性质为阳邪,病情变化较快的病证,称为阳证。

**1. 临床表现** 不同的疾病,表现出来的阳性症状不尽相同。常见的有恶寒发热,或壮热,面红目赤,心烦,痰、涕黄稠,口渴喜冷饮,大便秘结或热结旁流,尿少、色黄而涩痛,躁动不安,或神昏谵语,呼吸气粗而快,语声高亢,喘促痰鸣,舌红绛起芒刺,苔黄、灰黑而干,脉实、洪、数、浮、滑等。

**2. 证候分析** 阳证多为表证、热证、实证的概括。恶寒发热并见为表证的特征;面色红赤,神烦躁动,肌肤灼热,口干渴饮为热证的表现;语声粗浊,呼吸气粗,喘促痰鸣,大便秘结等又是实证的表现。舌质红绛,苔黄黑起刺,脉洪、大、数、滑、实均为实热之征。

### (三) 阴证和阳证鉴别

一般来说,凡是急性的,兴奋、功能亢进、明亮的均属阳证;凡是慢性的,抑郁、静而不躁、清冷、功能衰退、晦暗的均属阴证。阴证、阳证是总括表里、寒热、虚实的纲领,其所涵盖的具体内容是多方面、多层次的,一般可以从四诊的角度进行鉴别。阴证与阳证的鉴别见表 7-4。

表 7-4　阴证与阳证鉴别

| 四诊 | 阴证 | 阳证 |
|---|---|---|
| 望诊 | 面色苍白或黯淡,蜷卧,精神萎靡,舌淡胖嫩,苔润滑白 | 面色潮红或通红,口唇干裂,舌红绛,苔黄燥或黑、芒刺 |
| 闻诊 | 语声低微,静而少言,呼吸怯弱,气短 | 语声高亢,烦而多言,呼吸气粗,喘促痰鸣 |
| 问诊 | 恶寒喜暖,手足凉,口淡不渴,或渴喜热饮,冷痛喜温,尿清便稀 | 身热,烦躁,胸闷不适,痰涎壅盛,便干尿赤 |
| 切诊 | 腹痛喜按,肢凉,脉沉、细、迟、无力等 | 腹胀痛拒按,肌肤灼热,脉浮、洪、数、大、滑、有力等 |

### (四) 阳虚证

阳虚证是指体内阳气不足,机体失去温煦,推动、蒸腾、气化等作用减退所表现的虚寒证候,又称"里虚寒证"。

**1. 临床表现** 形寒肢冷,畏寒,面色㿠白,唇舌色淡,眩晕,不欲食,口淡多涎,口不渴或渴喜热饮,自汗或无汗,小便清长或尿少浮肿,大便溏或五更泄泻,舌淡胖,苔白润滑,脉沉迟无力等。常兼有疲乏气短等气虚证候,甚至出现喘咳身肿,腹大胫肿,或阳痿早泄,精冷不育,宫寒不孕等症状。多见

Note:

于病久体弱者,病势较缓。

**2. 证候分析**　病久阳气损伤,或气虚进一步发展,或年老命门火衰,或久处寒凉之地,或过服苦寒之品,或脏腑功能减退,使得阳气亏少,损伤阳气,累及真阳,阳不制阴,致阴寒内盛,出现阳虚症状。阳虚温煦失常,则见形寒肢冷、畏寒、小便清长、渴喜热饮;阳虚运化不足,则见口淡多涎,不欲食、口不渴;精微物质无法上承,则见面色㿠白、唇舌色淡、眩晕;阳虚固摄无权则见自汗。肾虚火衰,肾主纳气、主水的功能失常,则见喘咳身肿,腹大胫肿、便溏或五更泄泻;肾阳虚衰,肾主失殖功能失常,则见阳痿早泄,精冷不育,宫寒不孕。

### (五) 阴虚证

阴虚证是指体内津液精血等阴液亏少而无以制阳,滋润、濡养等作用减退所表现的虚热证候,又称"里虚热证"。

**1. 临床表现**　形体消瘦,口燥咽干,潮热颧红,五心烦热,盗汗,小便短黄,大便干结,舌红少津少苔,脉细数等。甚者腰腿痠软无力,噩梦,遗精。病程较长,病势较缓。

**2. 证候分析**　热病之后或杂病伤阴,或因情志、房劳、过服温燥之品等导致阴液暗耗,阴虚无以制阳而虚热内生、虚火偏旺。阴虚则阳亢,热甚则阴液无以滋润濡养全身、四肢、脏腑,则见形体消瘦、口燥咽干、潮热、五心烦热、小便短黄、大便干结、舌红少津少苔、脉细数等虚热之象;虚热上扰则见两颧潮红、唇红干裂。肾阴虚火旺,精微物质无以固摄,则见腰腿痠软无力、噩梦、遗精。

### (六) 亡阳证

亡阳证是指体内阳气极度虚衰而表现出阳气将脱的证候。凡汗、吐、下太过或失血过多,均可使阳气亡脱,全身功能严重衰竭,而致亡阳证。

**1. 临床表现**　冷汗淋漓,味淡质稀,面色苍白,四肢厥冷,口不渴或喜热饮,呼吸气短,舌淡而润,脉微欲绝。

**2. 证候分析**　寒盛之病,或阳虚之体,容易引起亡阳的病证;大汗淋漓,阳随汗泄过度,也容易导致亡阳的病证。阳虚固摄无权,则见冷汗淋漓,汗味淡质稀;阳气耗散,无以温煦机体,则见一系列虚寒的现象。阳脱难固甚至阳气消亡,则见脉微欲绝。

### (七) 亡阴证

亡阴证是指体液大量消耗,阴液严重亏乏而欲竭所表现出的证候。汗吐下太过,或大出血,导致机体阴液突然大量耗失,全身功能严重衰竭,而致亡阴证。

**1. 临床表现**　汗热味咸而黏,呼吸短促,恶热,手足温,躁狂不安,口渴喜冷饮,面色潮红,舌干无津,脉细数疾而按之无力。

**2. 证候分析**　可为久病阴虚的发展,或因高热、大吐大泻、大汗、严重烧伤等,致阴液欲竭,或仍有火热内炽,多引起亡阴的病证。阴液消耗过度,外越欲竭,则见汗味咸而黏稠;阴液至极无以制阳,虚阳外浮于体表,则见一系列虚热盛的表现。阴脱难固甚至阴液消亡,则见脉细数疾而按之无力。

### (八) 亡阳证和亡阴证的鉴别

亡阴、亡阳都出现在疾病的危重阶段,极易导致死亡,需及时准确辨别治疗。亡阳、亡阴两证鉴别需注意汗、四肢、舌脉象的情况。其鉴别见表 7-5。

表 7-5　**亡阳证与亡阴证鉴别**

| 鉴别 | 亡阴 | 亡阳 |
|---|---|---|
| 汗 | 汗热,味咸而黏 | 汗冷,味淡,质稀 |
| 四肢 | 温和 | 厥冷 |
| 舌象 | 红干 | 白润 |
| 脉象 | 细数无力 | 微细欲绝 |
| 其他 | 身热,烦躁不安,口渴,喜冷饮 | 身冷,蜷卧,神疲,口淡,喜热饮 |

Note:

### 五、八纲证候之间关系

用八纲来分析、判断、归类证候，并不是彼此孤立、绝对对立、静止不变的，而是可有相互兼夹、错杂，可有中间状态，并且随病变发展而不断变化。临床辨证时，不仅要注意八纲基本证候的识别，更应把握八纲证候之间的相互关系，只有将八纲联系起来，对病情作综合性的分析考察，才能对证候有比较全面、正确的认识。八纲证候间的相互关系，主要可归纳为证候相兼、证候错杂、证候真假和证候转化四个方面。

#### （一）证候相兼

证候相兼，是指在疾病某一阶段，在病位（表、里）、性质（寒、热）、邪正盛衰（虚、实）三者之间相互联系所形成的综合性证候。

表里、寒热、虚实各自是从不同的侧面反映疾病某一方面的本质，故互相之间不能概括、替代。临床上的证候，包括病位、病性、邪正盛衰等多种因素，所以在辨证时，常常既要论病位之在表在里，也要区分寒热、虚实性质。证候相兼的原则是除对立两纲（表里、寒热、虚实）之外的其他任意三纲均可组成相兼证候。常见有表实寒证、表实热证、表虚寒证、表虚热证、里实寒证、里实热证、里虚寒证、里虚热证等证候。

1. **表实寒证**　表实寒证是指风寒之邪侵袭肌表所表现的证候，常简称为"表寒证"或"表实证"。主要表现为恶寒重，发热轻，身痛，无汗，脉浮紧。

2. **表实热证**　表实热证是指温热邪气侵犯肌表所表现的证候，常简称为"表热证"。主要表现为发热重，恶寒轻，口微渴，汗出，脉浮数。

3. **表虚寒证**　表虚寒证是指因肺脾气虚，卫表不固，外邪袭表所表现的证候，又称为"卫表不固证"。主要表现为短气，乏力，食少，便溏，自汗，易外感，舌质淡，脉虚。

4. **表虚热证**　表虚热证是指外感风邪所表现的证候，又称为"风邪袭表证"。主要表现为恶风，微发热，微汗出，脉浮缓。

5. **里实寒证**　里实寒证是指寒邪侵袭脏腑，困遏阳气，阴寒内盛所表现的证候，常简称为"里寒证"或"实寒证"。主要表现为形寒肢冷，面白，痰稀，尿清，腹痛拒按，苔白，脉沉或紧。

6. **里实热证**　里实热证是指因邪气内犯脏腑，体内邪热炽盛，阳热亢旺所表现的证候，常简称为"里热证"或"实热证"。主要表现为壮热，面赤，口渴，大便干结，小便短赤，或烦躁，谵语，舌苔黄干，脉滑数或洪数。

7. **里虚寒证**　里虚寒证是指因阳气亏损而致阳不制阴的虚寒证候，又称"阳虚证"。主要表现为神疲乏力，少气懒言，蜷卧嗜睡，畏寒肢冷，口淡不渴，或渴喜热饮，尿清便溏，或尿少浮肿，面白，舌淡胖，脉沉迟无力等。

8. **里虚热证**　里虚热证是指因阴精亏损而致阴不制阳的虚热证候，又称"阴虚证"或"虚热证"。主要表现为形体消瘦，口燥咽干，头晕目眩，心悸，失眠，脉细，舌红少苔，甚则五心烦热，潮热，盗汗，颧红，舌红绛，脉细数等。

通常情况下，实热证和虚热证、实寒证和虚寒证的区别除了症状之外，还应注意病程长短、起病快慢、病史等，这些都有重要的鉴别意义。

#### （二）证候错杂

证候错杂是指八纲中相互对立的两纲病症同时并见的综合性证候。在证候错杂的证候中，两对矛盾双方都反映着疾病的本质，临床辨证当分清标本缓急，因果主次，才能正确治疗。八纲中的错杂关系，通常有表里同病、寒热错杂、虚实夹杂三种类型。

1. **表里同病**　表证和里证同时在一个患者身上出现的，称为表里同病。如患者既有恶寒发热、头身疼痛等表证，又有腹胀、便秘、小便黄等里证，此即为表里同病。表里同病，一般多见于表证未解，邪已入里，或病邪同时侵犯表里；亦有旧病未愈，复感外邪所致。

2. **寒热错杂**　寒证和热证同时并存，称为寒热错杂。临床上所见上寒下热、上热下寒、表寒里

Note:

热、表热里寒等皆属此类。

**3. 虚实夹杂**　虚证和实证在患者身上同时出现,此谓虚实夹杂。虚实夹杂的证候,有的是以实证为主,而夹有虚证;有的以虚证为主,而夹有实证;亦有虚实证并见、并重者。

（三）证候真假

指某些疾病的危重阶段,可出现一些与疾病本质相反的假象,掩盖了病情真象的证候。所谓"真",是指与疾病内在本质相符的证候;所谓"假",是指疾病表现的某些不符合常规的假象,即与病理本质不相符的某些症状。临床证候的真假,必须认真辨别,才能去伪存真,抓住疾病的本质,对病情做出准确的判断,否则易造成误诊。证候真假通常有寒热真假、虚实真假两类。

**1. 寒热真假**　当病情发展到寒极或热极的时候,有时会出现一些与其病理本质相反的"假象"症状与体征,主要有真寒假热、真热假寒两类证候。

（1）真热假寒证:指内有真热而外见某些假寒的"热极似寒"的证候。常有"热深厥亦深"的特点,又称为"阳盛格阴证""热厥"。可见恶寒、手足厥冷、大便下利、苔黑、脉沉等寒象。但患者虽然恶寒,却不欲盖衣被;虽手足厥冷,但体温增高,腹部灼热;虽大便下利,但臭秽难当,或挟燥屎;舌苔虽黑,但干而不润;脉虽沉,但按之有力。更见咽干口臭、渴喜冷饮、舌质红绛、唇红或焦、小便短赤,甚至神昏谵语等症状。

（2）真寒假热证:指内有真寒而外见某些假热的"寒极似热"的证候,常被称为"虚阳浮越证",或称为"阴盛格阳证""戴阳证"。可见身热、面色红、咽痛、脉大等,好像是热证。但患者身虽热,却反欲盖衣被;面色浮红,时隐时现,不似真热之满面通红;虽口渴,却欲热饮,饮水不多,甚至但欲漱口而不欲咽;咽喉或痛,但不红肿;脉虽大,但按之无力,并可见四肢厥冷、尿清、便溏、舌淡、苔白等症状。

辨别寒热真假,一般可以从下述两方面注意诊察:一是假象的出现多在四肢、皮表或面色方面,而脏腑、气血、津液方面的变化,乃为疾病的本质,故辨证时应以里证、脉象、舌象等为诊断的依据。二是假象毕竟和真象不同,例如,假热的面赤,是面白而仅在额头或者面颊上浅红娇嫩,时隐时现,和真热的满面通红不一样;假寒常表现为四肢厥冷,而胸腹部却是大热,或虽周身寒凉但反不欲近衣被,这与真寒的身体蜷卧、欲近衣被也不同。

**2. 虚实真假**　虚证或实证发展到严重阶段,会出现一些与病理本质相反的"假象",称为虚实真假。主要有真实假虚、真虚假实两类证候。

（1）真实假虚证:病的本质是实证,但外表看上去反见虚弱现象的证候,即《顾氏医镜》中所谓的"大实有羸状",称为真实假虚证。可见神情默默、不愿多言、身体倦怠、大便下利、脉象沉细等假象症状。仔细观察,患者虽然神情默默,不愿多言,但语声高亢、气粗;身体倦怠,但稍动即觉舒适;大便下利,但泻后反而感到痛快;脉象沉细,但按之有力。

（2）真虚假实证:病的本质为虚证,但外表看上去反见实盛现象的证候,即《顾氏医镜》中所谓的"至虚有盛候",称为真虚假实证。可见腹满、腹胀、腹痛、脉弦等假象症状。仔细观察,患者虽然腹满,却有时减轻,不似实证之常满不减;腹虽胀,但有时和缓,不似实证之常急不缓;腹虽痛,不似实证之拒按,而是按之痛减;脉虽弦,重按则无力。

辨别虚实的真假,主要审察脉象的有力无力、有神无神,舌质的嫩胖与苍老,言语呼吸的高亢粗壮与低怯微弱,结合患者体质状况、病之新久、治疗经过等作为辨析的依据。通常情况下,临床上反映于虚实方面的证候,往往虚实夹杂者最为常见,既有正气虚的方面,又有邪气实的方面。临床辨证时,应区分虚实的孰轻孰重,并分析其间的因果关系。

（四）证候转化

疾病在发展过程中,八纲中某一证候在一定条件下可以转化成与其对立的另一纲证候,称为证候转化。通常有表里出入、寒热转化、虚实转化三类。一般来说,证候转化发生在相兼、错杂等证候关系之后,是一个量变到质变的过程。

**1. 表里出入**　在一定条件下,病邪从表入里,或由里透表,致使表里证候发生变化,称为表里出入。

（1）表证入里：先出现表证，后出现里证，而表证随之消失的病变，即是表证转化成里证。一般见于外感病的初、中期阶段，提示病情由浅入深，反映病势的发展。

（2）里邪出表：是指在里的邪毒有向外透达的过程。一般见于疾病经过治疗后向好的方向发展，提示病情由深出浅，反映病势的发展。

表证入里和里邪出表的变化，主要取决于邪正双方斗争的情况。表证入里，多因病邪过盛，或护理不当，或误治、失治等因素，造成机体抗病能力降低所致。里邪出表，多为治疗、护理得当，机体抗病能力增强而成。一般来说，表证入里，表示病势加重，凡伤寒、温病，入里一层，病深一层；里邪出表，反映邪有出路，病势减轻。因此，掌握病势的表里出入变化，对于预测疾病的发展转归有重要意义。

**2. 寒热转化**  一定的条件下，寒证或热证相互转化，形成对应的证候，称为寒热转化。

（1）寒证化热：先有寒证，后出现热证，而寒证随之消失的病变，为寒证化热。常见外感寒邪未及时发散，而机体阳气偏盛，阳热内郁到一定程度，出现寒证变成热证；或是寒湿之邪郁遏而机体阳气不衰，由寒而化热；或因使用温燥之品太过，亦可使寒证转化为热证。

（2）热证化寒：先有热证，后出现寒证，而热证随之消失的病变，为热证化寒。常见邪热、毒气严重的情况下，或因失治、误治，以致邪气过盛，耗伤正气，正不胜邪，功能衰败，阳气散失，转化为虚寒证，甚至表现为亡阳的证候。

寒证与热证的相互转化，是由邪正力量的对比所决定，其关键在于机体阳气的盛衰。寒证转化为热证，是人体正气尚强，阳气较为旺盛，邪气才会从阳化热，提示人体正气尚能抗御邪气；热证转化为寒证，是邪气虽衰而正气不支，阳气耗伤并处于衰败状态，提示正不胜邪，病情险恶。

**3. 虚实转化**  在疾病发展过程中，由于正邪力量对比的变化，致使虚证与实证相互转化，形成对应的证候，称为虚实转化。实证转虚临床常见，是病情转变的一般规律；虚证转实临床少见，常常是因虚而致实，形成虚实夹杂证。

（1）实证转虚：先出现实证，后出现虚证，而实证随之消失的病变，即实证转虚。这种证候，病本为实证，因失治、误治等原因，以致病程迁延，虽然邪气渐去，但身体中阳气或阴血已伤，渐由实证变成虚证。

（2）虚证转实：从理论上说，"虚证转实"应该是指先有虚证，后出现实证，而虚证随之消失的病变，但对此临床上亦难见到。临床的"虚证转实"一般有三种情况：①正气蓄积，以抗邪气：是指病情本为虚证，由于积极治疗、休养、锻炼等，正气逐渐聚集，与邪气相争，以驱邪外出，故表现为"属实"的证候。如腹痛加剧，或出现发热汗出，或咳嗽而吐出痰涎等，此时虽然症状反应激烈、亢奋，但为正气奋起欲驱邪外出，故脉象较之以前有力，于病情有利。②正虚为本，邪实为标：是指本来患有虚证，但因感受外邪等原因，以致当前病情主要表现为高热、无汗、疼痛剧烈、咳唾痰涎、呕吐、腹泻、苔厚、脉实之类的实证，而虚证暂时表现不明显，此时应急则治标，以祛邪为主。这虽然不是直接由虚证转化实证，但从虚实证候之间的主次关系来说，已发生变化。③素体虚证，因虚致实：即病本为虚证，由于正气不足，不能布化，以致产生实邪，而出现种种实证，如阳虚水停、脾虚生湿、阴虚便秘等，虽然此时可能实证较虚证更为突出，但据治病求本的原则，治疗往往仍以扶正为主，标本兼顾。以上并不是真正的虚证转化为实证，属于因虚致实，导致虚实夹杂范畴。

 ———————————————————————  案例思考  ———————————————————————

患者，男，17岁。因"恶寒发热3天"就诊。患者3天前打篮球出汗后未及时添加衣服，后出现恶寒发热，喷嚏时作，鼻塞流涕，咽喉痒痛，干咳。现上述症状仍在，且伴有头痛，舌苔薄白，脉浮紧。

根据所学内容，结合患者主诉，分析患者感受的六淫邪气与其致病特点。注意应用表里辨证的理论。

# 第二节 气血津液辨证

气血津液辨证是根据气血津液的生理特性及病理特点,通过分析四诊所获得的临床资料,在八纲辨证的基础上,分析、辨识其所反映的不同证候。气血津液是脏腑功能活动的物质基础,其生成及运行又有赖于脏腑的功能活动。因此,在病理上,脏腑病变可以影响气血津液的变化,而气血津液的病变也能影响脏腑的功能,故气血津液病变与脏腑病变密切相关。气血津液辨证与脏腑辨证应互相结合,互为补充。

## 一、气病辨证

《素问·举痛论》曰:"百病生于气也。"指出了因气为病的广泛性。根据气病发生发展的特点,将气病的证候归纳为气虚证、气滞证、气逆证、气陷证、气闭证、气脱证等。

（一）气虚证

气虚证是指元气不足,气的推动、固摄、防御、气化等功能减退,或脏器组织的功能减退所表现的证候。

**1. 临床表现** 神疲乏力,少气懒言,头晕目眩,自汗,活动时诸症加剧,舌淡苔白,脉虚无力。

**2. 证候分析** 本证多由久病体虚,劳累过度,年老体弱,或先天不足、后天饮食失调等因素引起。元气亏虚,脏腑组织功能减退,表现为神疲乏力,少气懒言。气虚清阳不升,不能温养头目,则头晕目眩。卫气虚弱,腠理疏松,卫外不固,则自汗。劳则耗气,故活动时诸症加剧。气虚无力鼓动血脉,血不上营于舌,而见舌淡苔白。气虚运血无力,故脉按之无力。

本证以神疲乏力、少气懒言、头晕目眩、自汗,活动时诸症加剧,脉虚为辨证的主要依据。

（二）气滞证

气滞证是指以人体某一部分或某一脏腑、经络的气机阻滞,运行不畅为主要表现的证候,又称气郁证、气结证。

**1. 临床表现** 胸胁、乳房、脘腹等处或损伤部位胀闷或疼痛,疼痛性质可为胀痛、窜痛,时轻时重,部位不定,按之一般无形,痛胀常随嗳气、肠鸣、矢气等而减轻,或症状随情绪变化而增减,脉象多弦,舌象可无明显变化。

**2. 证候分析** 本证多因情志不舒,忧郁悲伤,思虑过度,而致气机郁滞;或痰饮、瘀血、宿食、蛔虫、砂石等病理物质的阻塞,或阴寒凝滞,湿邪阻碍,外伤络阻等所致。气机郁滞,运行不畅,轻则胀闷,重则疼痛,可表现为胀痛、窜痛。气聚散无常,故其痛时轻时重,痛无定处,按之无形。嗳气、矢气、叹息或情绪舒畅时,气机暂时得以通畅,故胀、痛可缓解。情绪不舒时,气机郁滞加重,故症状加剧。

本证以胀闷、疼痛、气行则舒、气郁加重为辨证的主要依据。

（三）气逆证

气逆证是指气机失调,气上冲逆所表现的证候。它主要是指肺胃之气不降反而上逆,或肝气升发太过而上逆。

**1. 临床表现** 咳嗽频作、呼吸喘促;呃逆、嗳气不止,呕吐、呕血;头痛、眩晕,甚至昏厥、咯血等。

**2. 证候分析** 本证多因外邪或某些病理产物侵犯肺胃;或情志异常,恼怒伤肝所致。肺失肃降,肺气上逆发为咳喘。胃失和降,胃气上逆而为呃逆、嗳气、恶心、呕吐。肝气升发太过,气火上逆而见头痛、眩晕,甚至昏厥、咯血,气从少腹上冲于胸咽。

本证以咳喘、呃逆、嗳气、呕吐、头痛、眩晕等为辨证的主要依据。

（四）气陷证

气陷证是指气虚无力升举,清阳之气下陷所表现的虚弱证候。

**1. 临床表现** 头晕目眩,少气倦怠,便意频频,久痢久泻,形体消瘦,腹部有坠胀感,脱肛,子宫脱垂,舌淡苔白,脉弱。

**2. 证候分析**　本证是气虚的一种特殊表现形式,多是气虚证的进一步发展,一般指脾(中)气的下陷。中气亏虚,脾运失健,清阳不升,气陷于下,则便意频频,久痢久泻。气虚化源不足,机体失于滋养,故见形体消瘦。气虚升举无力,则不能维持脏器固有的位置,故觉腹部坠胀,或见内脏下垂,如胃下垂、肾下垂、脱肛、子宫脱垂。

本证以体弱、气短、气坠、脏器下垂等为辨证的主要依据。

（五）气闭证

气闭证是指邪气阻闭神机或脏器、官窍所表现的急重证候。

**1. 临床表现**　突然昏仆或晕厥,四肢厥冷,或见绞痛,二便不通,并有呼吸气粗,声高,舌黯苔厚,脉沉实有力。

**2. 证候分析**　本证多因大怒、暴惊,忧思过极,闭阻气机;或瘀血、砂石、蛔虫、痰浊阻塞脉络、管腔而致。气机逆乱,心窍闭塞,故见突然昏仆或晕厥。气机闭塞,肺气不宣,息道不通,则呼吸气粗、声高。瘀血、砂石、蛔虫、痰浊等阻塞脉络、管腔,气机闭塞,而发绞痛,二便不通。气机闭塞,阳气内郁,不能外达,则四肢厥冷。舌苔厚,脉沉实有力,为实邪内阻之征。

本证以突然昏厥、绞痛、二便不通、呼吸气粗等为辨证的主要依据。

（六）气脱证

气脱证是指元气亏虚已极,气息奄奄欲脱的危重证候。

**1. 临床表现**　呼吸微弱而不规则,汗出不止,面色苍白,手撒尿遗,神志朦胧,昏迷或昏仆,二便失禁,舌质淡白,苔白润,脉微欲绝。

**2. 证候分析**　本证可由气虚证、气不固证进一步发展而来。或因大汗、剧烈吐泻、大出血,气随津血脱失;或因长期饥饿、极度疲劳等所致。

元气亏虚至极,肺无力司呼吸,故呼吸微弱而不规则。气脱无以养心,则神失所养,而见神志朦胧,昏迷或昏仆。气脱失于固摄,则汗出不止,二便失禁。气脱无以运血,血不上荣,故见面色苍白。元气亏虚欲脱,脾气外泄,故见手撒尿遗。气脱无以鼓动血脉,故见脉微欲绝。

本证病势危重,以气息微弱、汗出不止、脉微、二便失禁等为辨证的主要依据。

## 二、血病辨证

血病的主要病理变化为血液不足,或血行障碍。根据血病发生发展的特点,将血病的证候归纳为血虚证、血瘀证、血寒证、血热证等。

（一）血虚证

血虚证是指血液亏虚,不能濡养脏腑、经络、组织所表现的虚弱证候。

**1. 临床表现**　面色淡白或萎黄,眼睑、口唇、舌质、爪甲的颜色淡白,头晕眼花,两目干涩,心悸,多梦,健忘,神疲,手足发麻,或妇女月经量少、色淡、延期甚或经闭,脉细无力等。

**2. 证候分析**　本证可因各种出血所致,也见于久病、大病之后,或因劳神太过,阴血暗耗而致;或因虫积肠道,耗伤营血而致;或因脾胃后天生化不足,或瘀血阻塞脉络影响新血化生所致。血液亏虚,脉络空虚,形体组织缺乏濡养荣润,则颜面、眼睑、口唇、舌质、爪甲的颜色淡白,脉细无力。血虚而脏器、组织失养,则头晕眼花,两目干涩,神疲,手足发麻,月经量少、色淡。血虚而心神失养,则心悸,多梦,健忘。

本证以面色萎黄,或面、舌、唇、爪甲色淡白、全身虚弱、脉虚而细为辨证的主要依据。

（二）血瘀证

血瘀证是指由瘀血内阻而产生的证候。

**1. 临床表现**　疼痛,刺痛,痛处拒按,固定不移,常在夜间痛甚。体表包块色青紫,腹内者触及质硬而推之不移。出血反复不止,色紫黯或夹血块,或大便色黑如柏油状。面色黑,或唇甲青紫,或皮下紫斑,或肌肤甲错,或腹露青筋,或皮肤出现丝状红缕,或舌有紫色斑点、舌下络脉曲张,脉多细涩或结或代等。

**2. 证候分析** 本证可因外伤、跌仆等损伤造成离经之血蓄积体内形成;可因气滞血行不畅而形成;可因寒邪凝滞血脉而成;可因血液受邪热煎熬浓缩而成;也可因气虚推动无力,导致血行缓慢而形成。瘀血内停,络脉不通,不通则痛,故疼痛如针刺、部位固定、拒按。夜间阳气入脏,阴气用事,阴血凝滞更盛,故夜间疼痛加重。瘀血凝聚局部,日久不散,在体表呈青紫色,在体内形成坚硬而按之不移的肿块。瘀阻血脉,血不循经,故见各种出血并反复不止。瘀血内阻,气血运行不利,肌肤失养,故见面色黧黑,唇甲青紫,肌肤甲错。瘀血阻滞皮下及脉络,故见皮下紫斑,皮肤丝状红缕,腹壁青筋暴露,舌质紫黯、紫点、紫斑,舌下络脉曲张,脉涩等症。瘀血内阻,新血不生,则妇女可见闭经。

本证以痛如针刺、痛有定处、肿块、出血、唇舌爪甲瘀斑青紫、脉涩为辨证的主要依据。

(三)血寒证

血寒证是指寒邪客于血脉,凝滞气机,血行不畅所表现的实寒证候。

**1. 临床表现** 手足、颠顶、少腹、小腹等处冷痛拘急,得温则痛减,遇寒则加剧,皮肤紫黯发凉,形寒肢冷,妇女月经愆期,经色紫黯,夹有血块,舌淡紫苔白,脉沉迟涩或紧。

**2. 证候分析** 本证多因寒邪侵犯血脉,或阴寒内盛,凝滞脉络而成。寒邪侵犯血脉,脉道收引,血行不畅,致手足络脉瘀滞,气血不得畅达,故见手足冷痛拘急,皮肤紫黯发凉。血得温则行,得寒则凝,所以喜暖怕冷,得温则痛减。寒滞肝脉,则见颠顶、少腹冷痛拘急。寒凝胞宫,则见妇女小腹冷痛,月经愆期,经色紫黯,夹有血块。寒邪伤阳,肌肤失却温煦,故形寒肢冷。舌淡紫苔白,脉沉迟涩或紧,为阴寒内盛、血行不畅的表现。

本证以局部冷痛拘急,肤色紫黯,唇舌青紫,形寒肢冷,妇女月经后期、经色紫黯、夹有血块,脉沉迟涩或紧为辨证的主要依据。

(四)血热证

血热证是指火热内炽,迫血妄行所表现的实热证候。

**1. 临床表现** 咳血、吐血、衄血、尿血、便血、月经过多、崩漏等急性出血症,血色鲜红、质稠,身热,面红,口渴,心烦,失眠,或局部疮疡,红、肿、热、痛,舌红绛,脉滑数或弦数。

**2. 证候分析** 本证多由外感温热之邪或其他邪气化热,或情志过极,气郁化火,或过食辛辣燥热之品等致火热内炽,侵迫血分所致。其常见于外感温热病,即卫气营血辨证的血分证,也可见于外科疮疡病、妇科月经病及其他杂病。热为阳邪,其性燔灼蒸腾而煎熬津液,火热炽盛,内迫血分,损伤脉络,致血液妄行而溢于脉外,故见各种急性出血症,血色鲜红质稠。火热内炽,灼伤津液,则身热,面红,口渴。血热上扰心神,故见心烦,失眠。火热邪毒积于局部,灼血腐肉,使局部血液壅聚,故见局部疮疡,红、肿、热、痛。舌红绛,脉滑数或弦数为血热炽盛的表现。

本证以急性出血,血色鲜红,身热,口渴,局部红肿热痛,舌红绛,脉数有力等为辨证的主要依据。

## 三、气血同病辨证

气和血具有相互依存、相互资生和相互为用的密切关系,因此,当气病或血病发展到一定的程度,往往影响到另一方的生理功能而发生病变,从而表现为气血同病的证候。临床常见的有气滞血瘀证、气虚血瘀证、气血两虚证、气不摄血证和气随血脱证。

(一)气滞血瘀证

气滞血瘀证是指气机郁滞而致血行障碍、出现瘀阻的证候。

**1. 临床表现** 胸胁胀满,走窜疼痛,性情抑郁或急躁,兼胁下痞块、刺痛拒按,妇女可见经闭,或痛经,经色紫黯夹有血块,乳房胀痛等症,舌质紫黯或有紫斑,脉弦涩。

**2. 证候分析** 本证多因外感寒邪,内伤忧怒,或跌仆外伤等引起。本证有缓急之分,一般来说,由外伤或感受外邪引起者,发病较急;由情志不遂,忧怒内伤所致者,发病较缓。以肝病而论,初起多因疏泄失职,肝气郁滞,而致胸胁胀闷,走窜作痛,情绪急躁易怒。若肝郁日久不解,气滞血瘀,络脉不畅,终致瘀血内停,阻滞脉络,而见胁下痞块,疼痛如刺,质地坚硬,按之不移。由于瘀血已停,故多见舌质紫黯,或紫斑、紫点,涩脉或沉涩脉。

本证以病程较长和肝经循行部位出现的疼痛、痞块为辨证的主要依据。

（二）气虚血瘀证

气虚血瘀证是指气虚运血无力,血行瘀滞所表现的证候。

1. 临床表现　身倦乏力,少气懒言,或有自汗,胸腹或其他局部有固定痛处、刺痛不移、拒按,面色淡白,舌质淡紫或有紫斑,脉沉涩无力。

2. 证候分析　本证多由病久气虚,或高年脏气日衰,运血无力,渐致血行瘀滞所引起。本证属于虚中夹实证,一般多见于慢性病,尤以老年人发病率较高。气虚则身倦乏力,少气懒言;卫外不固则自汗。气虚运血乏力,久则瘀血内停,瘀血形成则气血运行不畅,不通则痛,则局部有固定痛处、刺痛不移、拒按。气虚血瘀,机体失于充养,则面色淡白;瘀血形成则舌质淡紫或有紫斑;血行乏力失畅,故脉沉涩无力。

本证以气虚证和血瘀证共见为辨证的主要依据。

（三）气血两虚证

气血两虚证是指气虚与血虚同时存在的证候。

1. 临床表现　少气懒言,神疲乏力,或有自汗,心悸、失眠、多梦,头晕目眩,面色淡白无华或萎黄,口唇、爪甲、目眦淡白不荣,耳鸣,肢麻不知痛痒,形体消瘦,舌质淡嫩,脉细无力。

2. 证候分析　气虚则全身功能活动减退,血虚则脏腑百脉失濡。故气虚见少气懒言,神疲乏力,自汗,血虚见面色淡白无华或萎黄,口唇爪甲淡白不荣,心悸失眠,舌淡脉细。气能生血,血能化气,气血具有相互资生的作用。若气虚不能生血,或血虚不能化气,均有可能发展为气血两虚证。

本证以气虚证和血虚证共见为辨证的主要依据。

（四）气不摄血证

气不摄血证是指气虚不能统摄血液而致出血的证候。

1. 临床表现　面色萎黄或苍白无华,神疲乏力,气短懒言,或食少便溏,并见出血,或便血,或溺血,肌衄、鼻衄,或妇女月经过多、崩漏,舌淡,脉细无力等。

2. 证候分析　本证多因久病气虚,或劳倦过度,损伤脾气,以致气虚统血失权所致。气虚统血无权,血溢脉外,故见便血、尿血、肌衄、齿衄、崩漏、月经过多。气虚不能健运,则纳呆、腹胀、便溏、气短乏力。气不摄血,血液亏损,则血虚不荣,可见面色苍白或萎黄,头晕目眩,舌淡脉细无力。

本证以慢性出血与气血两虚症状共见为辨证的主要依据。

（五）气随血脱证

气随血脱证是由大量出血而引起气随之暴脱的危重证候。

1. 临床表现　大量出血的同时,见面色苍白,四肢厥冷,大汗淋漓,气息微弱,甚至昏厥,脉微欲绝。

2. 证候分析　各种因素的出血,血量耗损过大,皆可导致元气暴脱的危候。血为气母,血脱则气无所附,故气亦随之而脱。气脱阳亡,不能温煦固护肤表,则冷汗淋漓。阳气不能达于四末,所以四肢厥冷。气血不能上荣,故见面色苍白。气血两亡,无以养神,则心烦神昏,甚则昏厥。血脉无气血之鼓动与充盈,故脉微。

本证以大失血的同时,出现面色苍白,四肢厥冷,大汗淋漓,喘促神衰,甚至晕厥,舌质淡白,脉微细欲绝或散大无根为辨证的主要依据。

## 四、津液病辨证

津液证候,是根据患者所表现的症状、体征等,对照津液的生理、病理特点,通过分析,辨别疾病当前病理本质中是否有津液亏虚或运行障碍存在。它主要包括津液亏虚证和水液停聚而形成的痰证、饮证、水停证等。

（一）津液亏虚证

津液亏虚证是指由于津液亏少，导致脏腑、组织、器官失去滋养润泽所表现的证候。

1. **临床表现** 口燥咽干，渴欲饮水，唇焦而裂，鼻孔干燥，皮肤枯瘪而缺乏弹性，眼球深陷，小便短少，大便干结，舌红少津，脉细数无力等。

2. **证候分析** 本证多因大汗、大吐、大泻、高热、烧伤等，使津液耗损过多；或阳气偏亢，津液暗耗；或饮水过少，脏气虚衰，津液生成不足而致。津液亏耗，上不能滋润口、咽、鼻，则口燥咽干，唇焦而裂，鼻孔干燥；外不能润泽肌肤，则皮肤干燥枯槁；下不能化生尿液，滋润大肠，则小便短少，大便干结。津液亏少，阴不能制阳，故舌红少津，脉见细数。

本证以皮肤、口唇、舌咽干燥及尿少便干为辨证的主要依据。

（二）痰证

痰证是指痰浊停聚或流窜于脏腑、经络、组织之间所表现的证候。

1. **临床表现** 胸闷，咳喘，痰多黏稠，喉中痰鸣，脘痞，纳呆，恶心，呕吐痰涎，头晕目眩，表情淡漠，神昏神乱，肢体麻木，半身不遂，瘰疬气瘿，痰核乳癖，喉中异物感，舌苔白腻，脉滑。

2. **证候分析** 本证多因外感六淫、饮食不当、情志刺激、过逸少动等，影响肺、脾、肾等脏的气化功能，以致水液未能正常输布，停聚凝结而成。痰浊内停，肺失宣降，则咳吐痰多、胸闷。痰浊中阻，胃失和降，则脘痞、纳呆、恶心、呕吐痰涎。痰凝局部，可见圆滑包块。痰随气流窜全身，痰蒙清窍，则头晕目眩。痰蒙心神则神昏、神乱。痰泛于肌肤则多见痰核或形体肥胖。痰浊停聚或流窜经络，气血运行不利，可见肢体麻木，半身不遂。痰结皮下、肌肉，局部气血不畅，凝聚成块，在颈多见瘰疬、气瘿，在乳房多见乳癖，在咽喉多见梅核气。痰浊内阻而见苔腻、脉滑。痰浊为病，范围广泛，病情复杂，见症多端，故有"百病多因痰作祟""怪病多痰"之说。

本证以咳吐痰多、胸闷、呕恶、眩晕、体胖，或局部有圆滑包块、苔腻、脉滑等为辨证的主要依据。

（三）饮证

饮证是指饮邪停滞于胃肠、胸胁、心肺、四肢等处所表现的证候。

1. **临床表现** 脘腹痞满，沥沥有声，泛吐清水。咳嗽气喘，痰多清稀，喉中有哮鸣声，胸闷心悸，甚或咳逆倚息不得平卧。或胸胁饱满，支撑胀痛，随呼吸、咳嗽、转身而痛加剧。小便不利，肢体浮肿、重痛。头晕目眩，苔白滑，脉弦或滑。

2. **证候分析** 本证多因外邪侵袭，或中阳素虚，或饮食劳倦以致水液转输、敷布发生障碍，从而停聚而成。根据饮邪停积的部位不同，而将饮证分为四种：痰饮、悬饮、支饮、溢饮。饮邪停于胃肠，则见脘腹痞满，沥沥有声，泛吐清水，谓之痰饮。饮邪停于胸胁，则见胸胁饱满，支撑胀痛，随呼吸、咳嗽、转身而痛加剧，谓之悬饮。饮邪停于心肺，则见咳嗽气喘，痰多清稀，喉中有哮鸣声，胸闷心悸，甚或咳逆倚息不得平卧，谓之支饮。饮邪留滞于四肢肌肤，则见肢体浮肿、重痛，谓之溢饮。饮邪内阻，清阳不升，则头晕目眩，苔白滑，脉弦或滑。

本证以咳痰清稀量多，呕吐清水痰涎，胃脘有振水声，胸胁饱满，苔滑，脉弦为辨证的主要依据。

（四）水停证

水停证是指体内水液停聚所表现的证候。

1. **临床表现** 水肿，或见于下肢，或见于面睑，甚或全身皆肿，按之凹陷而不易起，或腹满如鼓，叩之声浊，水肿可随体位而改变；小便短少、不利；舌苔润滑，脉象濡缓。

2. **证候分析** 本证多因风邪外袭，或湿邪内阻，亦可因房劳伤肾，或久病肾虚等，影响肺、脾、肾的气化功能，使水液运行、输布失常而停聚为患。此外，瘀血内阻，经脉不利，亦可影响水液的运行，使水蓄腹腔等部位，而成血瘀水停。肺、脾、肾等脏腑输布水液功能的失常，以致水液停聚，泛溢肌肤则见水肿，或见于下肢，或见于面睑，甚或全身皆肿，按之凹陷而不易起。水停于腹腔则腹满如鼓，叩之

Note:

声浊。水的流动性大、趋于低处,故水肿可随体位而改变。水液内停,膀胱气化失司,见小便短少,不利。舌苔润滑,脉象濡缓均为水湿内停之征。

本证以肢体浮肿、小便不利,或腹大痞胀,舌淡胖等为辨证的主要依据。

(罗尧岳)

# 第三节 脏腑辨证

脏腑辨证是根据脏腑的生理功能、病理表现,将四诊所收集的症状、体征及相关资料,进行综合分析、归纳,从而判断病变所在的脏腑部位、病因、病性等,为临床治疗提供依据的一种辨证方法。它是临床各科疾病(特别是内伤病)的诊断基础,是辨证体系中的重要组成部分。

脏腑病证是脏腑病理变化反映于外的客观现象。由于每一脏腑有其各自的生理活动特点,各脏器组织间的相互联系有一定的规律,故当某一脏腑发生病变时,其反映于临床的症状也各不相同,其相互间的影响、传变,也就有一定的规律可循。所以,藏象学说是脏腑辨证的理论依据,脏腑的生理特点,决定了脏腑病变的特殊性。脏腑辨证是在判断出疾病病位的基础上,进一步分辨出脏腑病变的不同证候性质,它实际上是各种辨证方法的综合运用。因此,前面介绍的八纲辨证、气血津液辨证等,将在脏腑病辨证中具体运用。

## 一、心与小肠病辨证

心居胸中,为君主之官。手少阴心经循手内侧后缘,下络小肠,与小肠互为表里。心开窍于舌,在体合脉,其华在面。心的主要生理功能是主血脉,主神明。小肠主受盛化物,泌别清浊,为受盛之官。

心的病变主要反映在心脏本身及其主血脉、主神明功能的异常。所以,临床心病的常见症状为心悸、怔忡、心痛、心烦、失眠多梦、健忘、神昏谵语,脉结代或促等。此外,某些舌体病变,如舌痛、舌疮等症,亦常归属于心。小肠的病变主要反映在泌别清浊的功能和气机失常方面,可见腹胀、腹痛、肠鸣、泄泻或小便赤涩疼痛、小便浑浊等。

心病的证候有虚实之分,虚证包括心气虚、心阳虚、心阳暴脱、心阴虚、心血虚等证;实证包括心火亢盛、心脉痹阻等证。小肠实证有小肠实热证,虚证有小肠虚寒证,这里主要介绍小肠实热证。

### (一) 心血虚证

心血虚证是指心血不足,心失濡养所表现的证候。

**1. 临床表现** 心悸,失眠多梦,头晕健忘,面色淡白或萎黄,唇舌色淡,脉细无力。

**2. 证候分析** 本证多因劳心耗血,或失血过多,或久病失养所致;也可因脾气虚弱或肾精亏损,生血之源匮乏所致。心血不足,心失所养,故见心悸;血不养神,则失眠多梦,健忘;血虚不能上荣于头面,则见头晕,面色淡白或萎黄,唇舌色淡;血少脉道失充,故脉细无力。

本证以心悸、失眠多梦及血虚证共见为辨证的主要依据。

### (二) 心阴虚证

心阴虚证是指心阴不足,虚热内扰所表现的证候。

**1. 临床表现** 心悸,心烦,失眠多梦,口燥咽干,形体消瘦,五心烦热,午后潮热,两颧潮红,盗汗,舌红少津,脉细数。

**2. 证候分析** 本证多因思虑劳神太过,暗耗心阴,或因热病后期,耗伤阴液,或肝肾等脏阴亏及心所致。阴虚则阳亢,虚热内生,故五心烦热,午后潮热。寐则阳气入阴,营阴受蒸则外流而为盗汗。虚热上炎则两颧潮红。阴不制阳,虚热内生,则舌红少津。脉细主阴虚,数为阴不制阳、虚热内生之象。

本证以心悸、心烦、失眠及阴虚证共见为辨证的主要依据。

### (三) 心气虚证

心气虚证是指心气不足,鼓动无力,功能活动减退所表现的证候。

**1. 临床表现**　心悸,气短,神疲乏力,或有自汗,活动后诸症加重,面色淡白,舌色淡,脉虚。

**2. 证候分析**　本证多由素体久虚,或久病失养,或禀赋不足,或年高脏气衰弱所致。心气虚,鼓动无力,心动失常,故见心悸;心气不足,胸中宗气运转无力,故气短;气虚功能活动减退,故神疲;卫外不固,则见自汗;动则气耗,故活动劳累后诸症加剧;心气虚运血无力,不能上荣于面,气血不充,故面色淡白,舌淡,脉虚。

本证以心悸及气虚证共见为辨证的主要依据。

**(四) 心阳虚证**

心阳虚证是指心阳虚衰,鼓动无力,虚寒内生所表现的证候。

**1. 临床表现**　心悸怔忡,心胸憋闷或痛,气短,自汗,畏寒肢冷,神疲乏力,面色白,或面唇青紫,舌质淡胖或紫黯,苔白滑,脉弱或结代。

**2. 证候分析**　本证多由久病伤正、禀赋不足、思虑伤心,导致心气虚,进一步发展成心阳虚而来。心阳不足,心失所养,故轻则心悸,重则怔忡;胸阳不展,阳虚寒凝经脉,心脉痹阻不通,故心胸憋闷心痛;气虚运转无力,故气短;阳虚失于温煦,故见畏寒肢冷;功能减退则神疲;阳气虚不能卫外则自汗。阳气虚无力推动血行致络脉瘀阻,血行不畅,故见面色白或面、唇、舌青紫,阳虚阴盛,无力推动血行,脉道失充或脉气不能衔接,则脉迟弱或结代。舌质淡胖,苔白滑,为阳虚寒盛之象。

本证以心悸怔忡、胸闷或痛及阳虚证共见为辨证的主要依据。

**(五) 心阳暴脱证**

心阳暴脱证是指心阳衰极,阳气暴脱所表现的危重证候。

**1. 临床表现**　在心阳虚证表现的基础上,突然冷汗淋漓,面色苍白,四肢厥冷,呼吸微弱,或心痛剧烈,唇舌青紫,脉微欲绝,甚或神志模糊,昏迷。

**2. 证候分析**　本证多由寒邪暴伤心阳,或痰瘀阻塞心窍,或心阳虚进一步发展所致。阳气虚脱,津随气泄,则冷汗淋漓;不能温煦肢面,故四肢厥冷,面色苍白;心阳衰,宗气泄,故呼吸微弱;阳亡运血无力,血行不畅,瘀阻心脉,则见心痛剧烈,唇舌青紫;心阳虚脱,神气涣散,故神志模糊,甚则昏迷;阳气外脱,脉气不绝,故见脉微欲绝。

本证以心阳虚证和亡阳证共见为辨证的主要依据。

**(六) 心火亢盛证**

心火亢盛证是指心火内炽所表现的实热证候。

**1. 临床表现**　心烦失眠,面赤口渴,尿黄便秘,舌尖红绛,苔黄,脉数有力。或见口舌生疮,或见吐血、衄血;或见狂躁不安,精神错乱,甚或狂躁谵语、神志不清。

**2. 证候分析**　本证多因情志抑郁,气郁化火,或火热之邪内侵,或过食辛热温补之品,久蕴化火,内炽于心所致。心主神明,火热内扰心神,则心烦失眠,甚则狂躁不安;心者,其华在面,火热上炎则面赤;火邪伤津,故口渴,尿黄便秘,苔黄,脉数有力,是里实热征象;心火亢盛,火热循经上炎,故舌尖红绛,灼伤脉络则口舌生疮;心火炽盛,血热妄行,见吐血、衄血;火热内犯,扰乱神明,故见精神错乱,甚或狂躁谵语、神志不清。

本证以发热、心烦、吐衄、舌赤生疮与实火症状共见为辨证的主要依据。

**(七) 心脉痹阻证**

心脉痹阻证是指由于瘀血、痰浊、阴寒、气滞等因素阻痹心脉所表现的证候。

**1. 临床表现**　心悸怔忡,心胸憋闷疼痛,痛引肩背内臂,时发时止。或见痛如针刺,并见舌紫黯,脉细涩或结代;或为体胖痰多,身重困倦,闷痛特甚,舌苔白腻,脉沉滑;或遇寒痛剧,得温痛缓,形寒肢冷,舌淡苔白,脉沉迟或沉紧;或疼痛而胀,其发作往往与情志因素有关,喜太息,舌淡红,脉弦。

**2. 证候分析**　本证多因正气先虚,心阳不振,有形之邪阻滞心脉所致。因其成因之不同,又有瘀阻心脉证、痰阻心脉证、寒凝心脉证、气滞心脉证等不同证型。本因正气先虚,阳气不足,心失温养,故见心悸怔忡;由于阳气不足,血液运行无力,容易继发瘀血内阻、痰浊停聚、阴寒凝滞、气机阻滞等病理变化,以致心脉痹阻,气血不得畅通而发生疼痛;手少阴心经之脉循肩背过内臂,故痛引肩背内臂。瘀阻心脉的疼痛以刺痛为特点,伴见舌色紫黯、脉细涩或结代等瘀血内阻的症状;痰浊阻滞心脉的疼痛以闷痛为特点,多见体胖痰多、身重困倦、舌苔白腻、脉象沉滑等痰浊内盛的症状;阴寒凝滞心脉的疼痛,以痛势剧烈、突然发作、得温痛减为特点,伴见形寒肢冷,舌淡苔白,脉象沉迟或沉紧等寒邪内盛的症状;气滞心脉的疼痛以胀痛为特点,其发作往往与精神因素有关,痛症脉多见弦象。

本证以心悸怔忡、心胸憋闷作痛为辨证的主要依据,但因致痛之因有别,故应分辨疼痛特点及兼证。

（八）痰蒙心神证

痰蒙心神证是指痰浊蒙蔽心神所致以神志失常为主的证候。

1. **临床表现**　痴呆,精神抑郁,表情淡漠,喃喃自语,举止失常;或突然昏仆,不省人事,口吐涎沫,喉中痰鸣;或面色晦滞,脘闷恶心,意识模糊,甚则昏不知人;舌苔白腻,脉滑。

2. **证候分析**　本证多因湿浊酿痰,或情志不遂,气郁生痰,痰气互结,蒙蔽心神所致。常见于癫病、痫病、郁证及其他抑郁性精神疾病。癫病多由肝气郁结、气郁痰凝、痰气搏结、蒙蔽心神所致,故可见痴呆、精神抑郁、表情淡漠、喃喃自语、举止失常。痫病多由肝风夹痰、上窜蒙蔽心窍所致,故突然昏仆,不省人事,口吐涎沫,喉中痰鸣。若湿浊酿痰,痰阻中焦,清阳不升,浊气上泛,则面色晦滞;胃失和降,胃气上逆,则脘闷恶心;痰浊上蒙心窍,则意识模糊,甚则昏不知人。舌苔白腻,脉滑,为痰浊内盛之象。

本证以痴呆、精神抑郁、表情淡漠等抑郁性精神失常与痰浊内盛共见为辨证的主要依据。

（九）痰热扰神证

痰热扰神证是指痰热内盛,扰乱心神,以神志失常为主的证候。

1. **临床表现**　发热气粗,面红目赤,躁狂谵语,便秘尿黄,或胸闷,喉间痰鸣,痰黄稠,心烦失眠,甚则狂躁妄动,打人毁物,力逾常人,胡言乱语,哭笑无常,不避亲疏,舌红苔黄腻,脉滑数。

2. **证候分析**　本证多因七情郁结,气郁化火,灼津为痰;或外感热邪,炼津为痰,以致痰火扰乱心神所致。痰热扰神证有外感和内伤之分。外感热病时,邪热内炽,则发热气粗,面红目赤,便秘尿黄;痰火扰乱心神,见躁狂谵语;邪热灼津,痰阻气道,故见胸闷,痰黄稠,喉间痰鸣。内伤杂病时,痰火内扰心神,轻则心烦失眠,重则出现神志狂乱,故见胡言乱语、哭笑无常、不避亲疏等痰火蒙蔽心神之症;而火属阳,阳主动,故病发则狂躁妄动,打人毁物,力逾常人。舌红苔黄腻,脉滑数,为痰火内盛之征。

本证以神志狂躁、神昏谵语与痰热症状共见为辨证的主要依据。

（十）小肠实热证

小肠实热证,是指心火下移于小肠,小肠里热炽盛所表现的证候。

1. **临床表现**　小便赤涩,尿道灼痛,尿血,心烦口渴,口舌生疮,舌红苔黄,脉数。

2. **证候分析**　本证多因心经有热,下移小肠所致。心与小肠相表里,小肠有分清泌浊的功能,使水液入于膀胱。心热下移小肠,故小便赤涩,尿道灼痛;热甚灼伤阴络则可见尿血;心火内炽,热扰心神,则心烦;津为热灼则口渴;心火上炎则口舌生疮。舌红苔黄,脉数为里热之征。

本证以小便赤涩灼痛及心火炽盛为辨证的主要依据。

## 二、肺与大肠病辨证

肺居胸中,上通咽喉,开窍于鼻,在体合皮,其华在毛。肺为娇脏,为脏腑之华盖,其经脉下络大肠,与大肠相表里。肺的主要生理功能有主气,司呼吸,主宣发肃降,通调水道,朝百脉,主治节;大肠主吸收水分,排泄糟粕,为"传导之官"。

肺病的主要病理为宣发、肃降功能失常,常见症状如咳嗽、气喘、咳痰、胸闷胸痛、咽喉疼痛、声音嘶哑、喷嚏、鼻塞、流涕等,以咳、痰、喘为特征表现。大肠的病变主要反映在传化功能失常方面,症见便秘、泄泻、腹胀、腹痛、肠鸣矢气、下痢脓血等。

Note:

肺的病证有虚实之分,虚证多见气虚、阴虚,实证多见风、寒、燥、热等邪气侵袭或痰湿阻肺。大肠病常见的证候有肠热腑实证、肠燥津亏证、大肠湿热证等。

(一)肺气虚证

肺气虚证是指肺气不足而致功能活动减弱所表现的证候。

**1. 临床表现**　咳喘无力,气少息短,动则益甚,痰液清稀,语声低怯,面色淡白,神疲体倦。或有自汗,畏风,易感冒,舌淡苔白,脉虚。

**2. 证候分析**　本证多因久病咳喘,耗伤肺气;或因脾虚失运,生化不足,肺失充养所致。肺气被耗,则宗气不足,呼吸功能减弱,因而咳喘无力,气少不足以息,且动则耗气,故喘息益甚;肺气不足,输布水液功能相应减弱,则水液停聚肺系,随肺气而上逆,所以出现清稀痰液;肺气虚,则声音低怯;面色淡白,神疲体倦,是气虚常见症状;肺气虚,卫表不固,故见自汗,畏风,易感冒;舌淡苔白,脉虚,为气虚之征。

本证以咳喘无力、痰液清稀及气虚证共见为辨证的主要依据。

(二)肺阴虚证

肺阴虚证是指肺阴不足,虚热内生所表现的证候。

**1. 临床表现**　干咳无痰,或痰少而黏,口咽干燥,形体消瘦,午后潮热,五心烦热,盗汗颧红,甚则痰中带血,声音嘶哑,舌红少津,脉细数。

**2. 证候分析**　本证多因燥热伤肺,或痨虫蚀肺,或汗出伤津,或素嗜烟酒、辛辣燥热之品,或久病咳喘,年老体弱,渐致肺阴亏虚而成。肺阴不足,虚热内生,肺失清肃,气机上逆而为咳嗽;津为热灼,炼液成痰,量少质黏;肺阴亏虚,上不能滋润咽喉,则咽干口燥,外不能濡养肌肉,则形体消瘦;虚热内炽,则午后潮热,五心烦热;热扰营阴为盗汗;虚热上炎则颧红;肺络受灼,络伤血溢,则痰中带血;喉失阴津濡润,并为虚火所蒸,以致声音嘶哑;舌红少津,脉象细数,皆为阴虚内热之象。

本证以干咳,痰少而黏、难咯和阴虚内热证共见为辨证的主要依据。

(三)风寒犯肺证

风寒犯肺证是指风寒外袭,肺卫失宣所表现的证候。

**1. 临床表现**　咳嗽,痰稀色白,鼻塞,流清涕,微有恶寒,发热,无汗,舌苔薄白,脉浮紧。

**2. 证候分析**　本证多因风寒外邪,侵袭肺卫,致使肺卫失宣而成。外感风寒,肺气被束,失于宣发,逆而为咳;寒属阴,故痰液稀薄色白;肺气失宣,鼻窍通气不畅,致鼻塞而流清涕;恶寒发热,无汗,脉浮紧,为感受风寒之征。

本证以咳嗽与风寒表证共见为辨证的主要依据。

(四)风热犯肺证

风热犯肺证是指风热侵犯肺系,肺卫受病所表现的证候。

**1. 临床表现**　咳嗽,痰稠色黄,鼻塞,流黄浊涕,身热,微恶风寒,口干咽痛,舌尖红,苔薄黄,脉浮数。

**2. 证候分析**　本证多因风热外邪侵袭肺卫,致使肺卫失宣而成。风热袭肺,肺失清肃则咳嗽;风热为阳邪,灼液为痰,故质稠色黄;肺气失宣,鼻窍不利,津液为风热所熏,所以鼻塞不通,流黄浊涕;肺卫受邪,卫气抗邪则发热,卫气郁遏故恶风寒;风热上扰,津液被耗则口干,咽喉不利故咽痛;舌尖红,苔薄黄,脉浮数,为风热犯肺的常见舌脉。

本证以咳嗽与风热表证共见为辨证的主要依据。

(五)燥邪犯肺证

燥邪犯肺证是指燥邪侵犯肺卫,肺失清润所表现的证候。

**1. 临床表现**　干咳无痰,或痰黏难咯,唇、舌、咽、鼻干燥,甚则胸痛,痰中带血,或见发热恶寒,苔薄而干燥少津,脉数。

**2. 证候分析**　本证多因时处秋令,或干燥少雨之地,感受燥邪,耗伤肺津,肺卫失和,或因风温之邪化燥伤津及肺所致。肺津受伤,肺失滋润,清肃失职,故干咳无痰,或痰少而黏,难以咯出;伤津化燥,气道失其濡润,故唇、舌、咽、鼻可见干燥现象;肺为燥邪所袭,卫气失和,故往往兼见身热恶寒的卫表症状;若燥邪灼伤肺络,可见胸痛,痰中带血;燥邪袭肺,苔多薄而干燥少津,脉数。

本证与气候干燥有关,以肺系症状及干燥少津共见为辨证的主要依据。

(六) 肺热炽盛证

肺热炽盛证是指邪热壅肺,肺失宣肃所表现的证候。

**1. 临床表现** 咳嗽,气喘,甚则鼻煽气灼,面赤气粗,发热烦渴,口鼻干燥,胸痛汗多,咽喉肿痛,尿黄便秘,舌红苔黄燥,脉洪数有力。

**2. 证候分析** 本证多因外感风热犯肺,或风寒化热入肺,热邪壅盛所致。热邪犯肺,肺失宣降,肺气逆滞,故见咳嗽喘急,气粗鼻煽;热邪壅盛上熏,故发热烦躁,渴喜冷饮,面赤气灼,咽喉肿痛,汗多胸痛;热盛伤津,则尿黄便秘;舌红苔黄燥,脉洪数有力,为肺热炽盛之征。

本证以咳嗽、气喘、胸痛与里实热证共见为辨证的主要依据。

(七) 痰热壅肺证

痰热壅肺证是指痰热内壅肺金,肺失宣降所表现的证候。

**1. 临床表现** 咳嗽,痰稠色黄量多,气喘息粗,发热口渴,烦躁不安,甚则鼻翼煽动,或胸痛,咳吐脓血腥臭痰,大便干结,小便短赤,舌红苔黄腻,脉滑数。

**2. 证候分析** 本证多因邪热犯肺,肺热炽盛,灼伤肺津,炼液成痰;或宿痰内盛,郁而化热,痰热互结,壅阻于肺所致。痰热内壅肺金,肺气上逆而为咳嗽,气喘息粗,甚则肺气郁闭,可见鼻翼煽动;痰热互结,随气上逆,则痰稠色黄量多;里热蒸腾,故发热;内灼阴津,故口渴欲饮;热扰心神,则烦躁不安;若痰热阻滞肺络,导致气滞血壅,则出现胸痛,血腐化脓则咳吐脓血腥臭痰;里热炽盛,津液被耗,肠失濡润,则大便干结;化源不足,则小便短赤;舌红苔黄腻,脉滑数,为痰热内盛之征。

本证以咳嗽、气喘息粗和里痰热证共见为辨证的主要依据。

(八) 寒痰阻肺证

寒痰阻肺证是指寒痰阻滞肺系,肺失宣降所表现的证候。

**1. 临床表现** 咳嗽,气喘,痰多色白,易咯,胸闷,甚则气喘痰鸣,舌淡苔白腻,脉滑。

**2. 证候分析** 本证多因素有痰疾,复感寒邪,内客于肺;或因外感寒湿,侵袭于肺,转化为痰;或因脾阳不足,寒从内生,聚湿成痰,上干于肺所致。本证可见于急、慢性肺系疾患,而以慢性病为多见。由于痰湿阻肺,肺气上逆,故咳嗽气喘,痰多色白易咯;痰湿阻滞气道,肺气不利,则见胸闷,甚则气喘痰鸣;舌淡苔白腻,脉滑,为痰湿内阻之征。

本证以咳嗽、气喘与寒痰症状共见为辨证的主要依据。

(九) 肠热腑实证

肠热腑实证是指邪热入里与肠中糟粕相搏,燥屎内结所表现的里实热证。

**1. 临床表现** 高热,或日晡潮热,汗出,口渴,脐腹部胀满硬痛,拒按,大便秘结,或热结旁流,气味恶臭,小便短黄,甚则神昏谵语、狂乱,舌红,苔黄厚而燥或焦黑起刺,脉沉数有力或沉实有力。

**2. 证候分析** 本证多因邪热炽盛,汗出过多,或误用发汗,津液外泄,里热炽盛,燥屎内结,腑气不通所致。邪热入里与肠中糟粕相搏,燥屎内结,腑气不通,则脐腹部胀满硬痛,拒按,大便秘结不通;若燥屎内积,邪热迫津下泄,则泻下青黑色恶臭粪水,称为"热结旁流";大肠属阳明,日晡(申时)为阳明经气旺盛之时,邪正交争,则日晡潮热;热盛伤津,则汗出、口渴、小便短黄;邪热壅盛,与秽浊上扰神明,则神昏谵语,狂乱;舌红,苔黄厚而燥或焦黑起刺,脉沉数有力或沉实有力,均为里热亢盛之征。

本证以腹满硬痛、大便秘结与里热炽盛证共见为辨证的主要依据。

(十) 肠燥津亏证

肠燥津亏证是指大肠阴血、津液亏虚,濡润失职,传导不利所表现的证候。

**1. 临床表现** 大便秘结,干燥难下,数日一行,腹胀作痛,左少腹或可触及包块,口干咽燥,或口臭,或头晕,舌红少津,苔黄燥,脉细涩。

**2. 证候分析** 本证多因素体阴亏,或年老阴血不足,或嗜食辛辣燥烈食物,或汗、吐、下、高热、产后、久病等耗伤阴津,引起肠道失润,传导不利所致。津液亏虚,肠失濡润,传导迟滞,粪便在大肠中燥化太过,故干结难下,甚至数日一行;燥屎内停,肠道气机不畅,故腹部胀满,或见左下腹触及包块;腑气不通,浊气不得下泄而上逆,则口臭、头晕;津液亏损,不能上承,则口干咽燥;阴亏燥热内生,故舌红少津;脉道失于充盈濡润,则脉细涩。

本证以大便燥结、难以排出与津亏症状共见为辨证的主要依据。

(十一)大肠湿热证

大肠湿热证是指湿热蕴结大肠,导致大肠传导功能失职所表现的证候。

**1. 临床表现** 腹痛,泄泻,肛门灼热,或暴注下泄,色黄而臭;或下利赤白脓血黏液便,里急后重,身热,口渴,小便短赤,舌红苔黄腻,脉濡数或滑数。

**2. 证候分析** 本证多由夏秋之季,感受暑湿热邪,或饮食不洁,酿生湿热,蕴蒸肠道所致。湿热蕴结大肠,壅阻气机,则腹痛;湿热侵犯大肠,津为热迫而下注,则便次增多,下利黄色臭秽稀便;湿热下注,则肛门灼热;湿热熏灼肠道,损伤脉络,血肉腐败,则下痢脓血黏液;热迫肠道,湿邪黏滞,肠道气机不畅,则腹痛阵作而欲泻,但排便不爽,肛门滞重;湿热蒸达于外,则身热;热邪伤津,泻下耗液,则口渴,小便短黄;舌红苔黄腻,脉滑数,为湿热内蕴之征。

本证以腹痛、泄泻与湿热证共见为辨证的主要依据。

## 三、脾与胃病辨证

脾与胃同居中焦,通过经脉相互络属而互为表里。脾主肌肉、四肢,开窍于口,其华在唇,外应于腹。脾的主要生理功能是运化水谷、水液,脾主升主统血,喜燥恶湿;胃为水谷之海,主受纳腐熟水谷,胃主通降,喜润恶燥。脾胃阴阳相合,燥湿相济,升降相因,纳运相助,共同完成饮食物的消化、吸收及精微的输布过程,化生气血,营养全身,故脾胃又有"气血生化之源""后天之本"之称。

脾的病变主要以运化、升清功能失职,致使水谷不运、化源不足,水液不运、水湿潴留,以及脾不统血、清阳不升为主要病理改变。临床以腹胀、腹痛、纳少、便溏、浮肿、头身困重、内脏下垂、慢性出血等为脾病的常见症状。胃的病变主要是受纳腐熟功能障碍,可见胃脘疼痛不适,纳少或消谷善饥、饥不欲食等;胃失和降,胃气上逆,则见恶心、呕吐、嗳气、呃逆等。

脾病和胃病的证候均有虚、实之分。脾病虚证包括脾气虚、脾阳虚、脾气下陷、脾不统血等证;脾病实证包括湿热蕴脾、寒湿困脾等证。胃病虚证包括胃气虚证、胃阳虚证、胃阴虚证,胃病实证包括胃热炽盛证、食滞胃脘证等。

(一)脾气虚证

脾气虚证是指脾气不足,运化失职所表现的虚弱证候。

**1. 临床表现** 腹胀纳少,食后胀甚,大便溏薄,或肢体倦怠,形体消瘦,神疲乏力,少气懒言,面色萎黄,或见肥胖、浮肿,舌淡苔白,脉缓弱。

**2. 证候分析** 本证多因饮食不节,或劳倦过度,或忧思日久,损伤脾土,或禀赋不足,素体虚弱,或年老体衰,或大病初愈,调养失慎等所致。脾失健运,精津失布,则纳呆、腹胀、便溏、消瘦,或浮肿、肥胖;气虚不运,体失充养,则神疲乏力、少气懒言、面色淡白或萎黄,舌淡苔白,脉缓弱。

本证以食少腹胀、便溏及气虚证共见为辨证的主要依据。

(二)脾虚气陷证

脾虚气陷证是指脾气亏虚,升举无力而反下陷所表现的证候,又称中气下陷证。

**1. 临床表现** 脘腹坠胀,食后益甚,或便意频数,肛门重坠,或久泻不止,甚或脱肛,或子宫下垂,或小便浑浊如米泔。常伴见头晕目眩,食少便溏,气短乏力,倦怠懒言,面白无华,舌淡苔白,脉缓弱。

**2. 证候分析** 本证多由脾气虚证进一步发展,或久泻久利,或劳累太过,或妇女孕产过多,产后失于调护等原因损伤脾气所造成。脾气升举无力,内脏下垂,精微布散失常,清浊不分,则脘腹重坠作胀,便意频频,肛门重坠,久泻脱肛,阴挺,尿浑浊如米泔;脾虚运化失职,则食少便溏,气短懒言,头晕目眩,面淡白或萎黄,舌淡苔白,脉缓弱。

本证以脘腹坠胀、内脏下垂与脾气虚证共见为辨证的主要依据。

(三)脾阳虚证

脾阳虚证是指脾阳虚衰,失于温运,阴寒内生所表现的虚寒证候。

1. **临床表现** 纳少腹胀,或腹痛绵绵,喜温喜按,或畏寒肢冷,少气懒言,神疲乏力,面白不华或虚浮,或口淡不渴,大便稀溏,或见肢体浮肿,小便短少,或见带下量多而清稀色白,舌质淡胖或有齿痕,苔白滑,脉沉迟无力等。

2. **证候分析** 本证多因脾气虚衰进一步发展而成,也可因饮食失调,过食生冷,或因寒凉药物太过,损伤脾阳,或肾阳不足,命门火衰,火不生土而致。脾阳亏虚,温运失职,精津失布,则纳呆,腹胀,便溏清稀,浮肿尿少,白带清稀;阳虚阴盛,阴寒内生,则畏寒肢冷,腹痛绵绵,喜温喜按,口不渴,舌淡胖嫩,边有齿痕,苔白滑,脉沉迟无力。

本证以腹胀、腹痛绵绵、便溏清稀与虚寒症状共见为辨证的主要依据。

(四)脾不统血证

脾不统血证是指脾气虚弱,不能统摄血液,而致血溢脉外为主要表现的证候。

1. **临床表现** 面色萎黄或苍白无华,神疲乏力,气短懒言,或食少、便溏,并见出血,或便血,或溺血,肌衄,鼻衄,或妇女月经过多、崩漏,舌淡,脉细无力。

2. **证候分析** 本证多由久病气虚,或劳倦过度,损伤脾气,气虚统血失权所致。脾气亏虚,统血无权,血溢脉外,则出现便血、尿血、肌衄、齿衄、崩漏、月经过多等;脾运失职则纳呆、腹胀、便溏,气短乏力;血虚不荣,则面色淡白或萎黄,头晕目眩,舌淡脉细无力。

本证以慢性出血与气血两虚症状共见为辨证的主要依据。

(五)寒湿困脾证

寒湿困脾证是指寒湿内盛,困阻脾阳,脾失温运,以纳呆、腹胀、便溏、身重等为主要表现的寒湿证候。

1. **临床表现** 脘腹胀闷,口腻纳呆,泛恶欲呕,口淡不渴,腹痛便溏,头身困重,或小便短少,肢体肿胀,或身目发黄,面色晦暗不泽,或妇女白带量多,舌体淡胖,舌苔白滑或白腻,脉濡缓或沉细。

2. **证候分析** 本证多因淋雨涉水,居处潮湿,气候阴雨,寒湿内侵伤中;或饮食失节,过食生冷、瓜果,寒湿停滞中焦;或嗜食肥甘,湿浊内生,困阻中阳所致。脾阳受寒湿所困,运化失职,脾气郁滞,则脘腹痞胀或痛,食少;脾失健运,湿滞气机,则口腻、纳呆;水湿下渗则大便稀溏;脾失健运,致使胃失和降,胃气上逆则泛恶欲呕;湿为阴邪,其性重浊,泛溢肢体,郁遏清阳,则头身困重;寒湿困脾,阳气被遏,水湿不运,泛溢肌肤,则肢体肿胀,小便短少;湿困中阳,肝胆疏泄失职,胆汁外溢,气血运行不畅,则面目肌肤发黄,晦暗不泽;若寒湿下注,损伤带脉,带脉失约,则白带量多;寒湿内盛则口淡不渴,舌体胖大,苔白滑腻,脉濡缓或沉细。

本证以腹胀、纳呆、便溏、身重与寒湿症状共见为辨证的主要依据。

(六)湿热蕴脾证

湿热蕴脾证是指湿热内蕴,脾失健运,以腹胀、纳呆、发热、身重、便溏不爽等为主要表现的湿热证候。

1. **临床表现** 脘腹胀闷,纳呆,恶心欲呕,口中黏腻,渴不多饮,便溏不爽,小便短黄,肢体困重,或身热不扬,汗出热不解,或见面目发黄,色泽鲜明,或皮肤发痒,舌质红,苔黄腻,脉濡数或滑数。

2. **证候分析** 本证多因外感湿热之邪;或脾气虚弱,湿邪中阻,湿郁化热;或嗜食肥甘厚腻,饮酒无度,酿成湿热,内蕴脾胃所致。湿热阻滞中焦,纳运失健,升降失常,气机阻滞,则脘腹痞闷,纳呆食少,恶心呕吐;湿热蕴脾,上蒸于口,则口中黏腻,渴不多饮;湿热下注,阻碍气机,大肠传导失司,则便溏而不爽;湿热交结,热蒸于内,湿泛肌肤,阻碍经气,气化不利,则肢体困重,小便短黄;湿遏热伏,郁蒸于内则身热不扬;湿热之邪,黏滞缠绵则汗出热不解;湿热蕴结脾胃,熏蒸肝胆,疏泄失权,胆汁不循常道,泛溢肌肤则面目发黄,色泽鲜明;湿热行于皮里则皮肤发痒;湿热内蕴,故舌质红,苔黄腻,脉濡数或滑数。

本证以腹胀、纳呆、便溏不爽与湿热症状共见为辨证的主要依据。

（七）胃气虚证

胃气虚证是指胃气不足,受纳、腐熟功能减弱,胃失和降所表现的证候。

1. 临床表现　胃脘隐痛或痞胀,按之觉舒,不思饮食,或食后胀甚,时作嗳气,口淡不渴,面色萎黄,神疲乏力,倦怠懒言,舌质淡,苔薄白,脉弱。

2. 证候分析　本证多因饮食不节,饥饱失常,劳倦过度,久病失养,或其他脏腑病证的影响,胃气损伤所致。胃气亏虚,胃气失和,受纳、腐熟功能减退,故见胃脘痞胀或隐隐作痛,不思饮食;胃气本已虚弱,食后难负消化之任,故食后胀甚;病性属虚,故按之觉舒;气不降而反上逆,则恶心呕逆,时作嗳气,或干呕反胃;胃气虚,影响及脾,脾失健运,化源不足,面失所荣,故见面色萎黄;气虚,功能衰减,则见少气,神疲乏力,声低懒言,自汗眩晕;舌质淡,苔薄白,脉虚弱均为气虚之征。

本证以胃脘痞满、隐痛喜按、食少与气虚证共见为辨证的主要依据。

（八）胃阳虚证

胃阳虚证是指胃阳不足,虚寒内生,胃失和降所表现的证候。

1. 临床表现　胃脘绵绵冷痛,时发时止,喜温喜按,食后缓解,泛吐清水或夹有不消化食物,食少脘痞,口淡不渴,倦怠乏力,畏寒肢冷,舌淡嫩或淡胖,脉沉迟无力。

2. 证候分析　本证多因饮食失调,嗜食生冷,或过用寒凉、攻伐药物,或脾胃虚弱,阳气自衰,或久病失养,或其他脏腑病变的影响等,胃阳亏虚所致。胃阳不足,虚寒内生,凝滞气机,故胃脘隐隐冷痛;寒得温而散,气得按而行,故喜温喜按;胃中虚寒,无力受纳、腐熟水谷,胃失和降,胃气上逆,故食少脘痞,泛吐清水或夹有不消化食物;阳虚气弱,机体失于温养,故见畏寒肢冷,神疲乏力;阳虚内寒,津液未伤,则口淡不渴;舌质淡胖,脉沉迟无力,为阳虚生寒之征。

本证以胃脘冷痛、喜温喜按与阳虚证共见为辨证的主要依据。

（九）胃阴虚证

胃阴虚证是指胃阴不足,胃失濡润、和降,虚热内生所表现的证候。

1. 临床表现　胃脘隐隐灼痛,饥不欲食,或胃脘嘈杂,或脘痞不舒,或干呕、呃逆,口燥咽干,大便干结,小便短少,舌红少津,脉细数。

2. 证候分析　本证多因饮食不节,过食辛辣香燥之品,或用温燥药物太过,或情志不遂,气郁化火,或因温热病后期,胃阴耗伤,或因吐泻太过,耗伤胃阴,虚热内生所致。胃阴不足,虚热内生,热郁于胃,胃气失和,故胃脘隐隐灼痛,嘈杂不舒;胃失濡润,胃纳失权,故饥不欲食;胃失和降,胃气上逆,则见干呕、呃逆;阴亏津不上承,故口燥咽干;不能下润肠道,则大便干结;津液不足,则小便短少;舌红少津,脉细数均为阴虚内热之征。

本证以胃脘隐隐灼痛、饥不欲食与阴虚证共见为辨证的主要依据。

（十）胃热炽盛证

胃热炽盛证是指胃中火热炽盛,胃失和降所表现的实热证候。

1. 临床表现　胃脘灼痛、拒按,渴喜冷饮,消谷善饥,口臭,或牙龈肿痛溃烂,齿衄,大便秘结,小便短赤,舌红苔黄,脉滑数。

2. 证候分析　本证多因过食辛辣温燥之品,或肥甘厚味,化热生火;或情志不遂,肝郁化火犯胃;或感受外界邪热,蕴结于胃,胃火亢盛所致。胃热炽盛,胃腑气机不利,故胃脘灼热疼痛;胃火炽盛,受纳、腐熟功能亢进,则消谷善饥;胃中郁热,浊气上逆则口臭;胃经过齿龈,胃火循经上熏,气血壅滞,故见牙龈肿痛、溃烂;热伤血络,迫血妄行,则齿衄;热盛伤津,故渴喜冷饮;大肠失润,小便化源不足,故见大便秘结,小便短赤;舌红苔黄,脉滑数,为火热内盛之征。

本证以胃脘灼痛、消谷善饥与实热证共见为辨证的主要依据。

（十一）食滞胃脘证

食滞胃脘证是指饮食物停滞胃脘,导致胃气逆滞所表现的证候。

**1. 临床表现** 脘腹胀满疼痛,拒按,嗳腐吞酸,或呕吐酸腐食物,吐后胀痛得减,纳呆厌食,或腹痛,肠鸣矢气,泻下不爽,大便酸腐臭秽,或大便秘结,舌苔厚腻,脉滑或沉实。

**2. 证候分析** 本证多因饮食不节,暴饮暴食,或素体胃气虚弱,加之饮食不慎,损伤脾胃所致。饮食停滞胃脘,胃气郁滞,则见胃脘胀满,疼痛拒按;食积于内,拒于受纳,故厌食;胃失和降,浊气上逆,则吞酸嗳腐,或呕吐酸腐食物;吐后宿食得以排出,胃气暂时舒通,故胀痛得减;宿食下移肠道,肠内腐气充斥,故见矢气、便溏,泻下物酸腐臭秽;若食积气滞,腑气闭塞,则见便秘不通;舌苔厚腻,脉滑或沉实为食积之征。

本证多有伤食病史,以脘腹胀满疼痛、吐泻酸腐臭秽等为辨证的主要依据。

## 四、肝与胆病辨证

肝位于右胁,胆附于肝,肝胆经脉相互络属,有表里之称。肝之经脉起于足,绕阴器,循少腹,络胆,布两胁,上系目,交颠顶。肝开窍于目,在体为筋,其华在爪,其志为怒,主谋虑,藏魂,为罢极之本。肝主藏血,主疏泄;胆主贮藏和排泄胆汁,主决断。

肝的病变主要反映在肝的疏泄及藏血功能失调等方面。肝病的常见症状主要表现为胁肋胀痛、乳房胀痛、颠顶痛、偏头痛、少腹痛、胁下癥块、梅核气,抑郁太息、急躁易怒,抽搐、震颤、麻木、项强、爪甲病变,月经不调、崩漏,目赤肿痛、目涩目昏、失明等。胆的病变主要反映在贮藏、排泄胆汁和主决断的功能异常,多表现为厌食油腻、口苦、黄疸、胆怯、易惊等。

肝病常见虚证包括肝血虚证、肝阴虚证;常见实证包括肝郁气滞证、肝火上炎证、肝经湿热证、寒凝肝脉证等;虚实夹杂证多见肝阳上亢证、肝风内动证。胆病常见证候有胆郁痰扰证。

（一）肝血虚证

肝血虚证是指肝血亏虚,所系组织器官失养所表现的证候。

**1. 临床表现** 头晕目眩,视力减退,或夜盲,爪甲枯槁不泽,或肢体麻木,关节拘急不利,手足震颤,肌肉瞤动;妇女可见月经量少色淡,甚至闭经,头晕,面唇淡白无华,舌淡,脉细。

**2. 证候分析** 本证多由脾胃虚弱,化源不足,或失血过多,或久病耗伤阴血等原因所致。肝开窍于目,肝血不足,目失所养,则头晕目眩,视力减退或夜盲;肝血不足,无以荣爪甲,则爪甲枯槁不泽;肝主筋,肝血亏损,筋脉失去濡养,血虚生风,则肢体麻木,关节拘急不利,手足震颤,肌肉瞤动;女子以血为本,肝血不足,血海空虚,冲任失充,故经少色淡、经闭;血虚不能上荣头面,则面白无华、头晕;舌淡、脉细为血虚之征。

本证以头晕目眩,视力减退,肢体麻木与血虚证共见为辨证的主要依据。

（二）肝阴虚证

肝阴虚证是指肝之阴液亏损,阴不制阳,虚热内扰所表现的证候。

**1. 临床表现** 头晕眼花,两目干涩,视力减退,或胁肋隐隐灼痛,或手足蠕动,面部烘热或颧红,五心烦热,潮热盗汗,口咽干燥,舌红少津,脉弦细数。

**2. 证候分析** 本证多由情志不遂,气郁化火,或温热病后期,耗损肝阴,或因肾阴亏虚,水不涵木,累及肝阴所致。肝阴不足,头目失于滋养,故头晕眼花,两目干涩,视力减退;肝络失养,虚热内灼,则胁肋隐隐灼痛;肝主筋,肝阴亏损,筋脉失养,阴虚动风,则手足蠕动;阴虚不能制阳,虚热内生,则面部烘热或颧红,潮热盗汗,五心烦热;阴液不能上承,则口咽干燥;舌红少津,脉弦细数,为虚热内扰之征。

本证以眩晕、目涩、胁肋隐隐灼痛、肝络失于滋润与阴虚证共见为辨证的主要依据。

（三）肝郁气滞证

肝郁气滞证是指肝失疏泄,气机郁滞所表现的证候。

1. **临床表现** 情志抑郁或易怒,喜太息,胸胁或少腹胀闷、窜痛,或咽部异物感,或见瘿瘤、瘰疬,或见胁下癥块;妇女可见乳房作胀疼痛,痛经,月经不调,甚则闭经,苔薄,脉弦或涩。发病及病情轻重多与情志变化有关。

2. **证候分析** 本证多因精神刺激,情志不遂,或病邪侵扰,或其他脏腑病变影响,使肝失疏泄、条达所致。肝性喜条达恶抑郁,肝气郁结,肝失条达,情志不调,故情绪抑郁、易怒、善太息;疏泄失常,肝之经气不畅,故胸胁、少腹胀痛或窜痛;若气滞痰凝,痰气搏结于咽颈,则可见咽部异物感,或瘿瘤、瘰疬;若气滞日久,肝络瘀阻于胁,则可见胁下癥块;肝郁气滞,气机紊乱,冲任失调,故妇女可见乳房胀痛、痛经、月经不调,甚至经闭;弦脉主肝病。情志不舒常可导致或加重肝气郁结,故病情轻重每随情绪波动而改变。

本证多与情志因素有关,以情志抑郁、胸胁或少腹胀痛与气滞证等为辨证的主要依据。

（四）肝火上炎证

肝火上炎证是指肝经气火上逆,表现以火热炽盛于上为特征的实热证候。

1. **临床表现** 头晕胀痛,面红目赤,口苦口干,耳鸣如潮,或突发耳聋,胁肋灼痛,急躁易怒,失眠或噩梦纷纭,或吐血、衄血,小便短黄,大便秘结,舌红苔黄,脉弦数。

2. **证候分析** 本证多由情志不遂,气郁化火,或外感火热之邪,或因嗜好烟酒辛辣之物,酿热化火,或他脏火热累及肝所致。肝火上炎,循经上攻头目,故头晕胀痛,面红目赤;肝经布两胁,热灼气阻,则胁肋灼痛;肝热移于胆,胆热循经入耳,则可见耳鸣如潮,甚则突发耳聋;肝火夹胆气上溢,则口苦;火热内扰,神魂不安,则急躁易怒,失眠多梦;热伤血络,迫血妄行,则可见吐血、衄血;火热内盛,灼伤津液,则口干,小便短黄,大便秘结;舌红苔黄,脉弦数,为肝火炽盛之征。

本证以头晕胀痛,耳鸣如潮,胁肋灼痛,急躁易怒与实热证共见为辨证的主要依据。

（五）肝阳上亢证

肝阳上亢证是指肝肾阴虚,水不涵木,肝阳亢扰于上所表现的上盛下虚的证候。

1. **临床表现** 眩晕耳鸣,头目胀痛,面红目赤,急躁易怒,失眠多梦,腰膝酸软,头重脚轻,舌红少津,脉弦或弦细数。

2. **证候分析** 本证多由恼怒焦虑,情志过极化火,火热耗伤肝肾之阴,或素体阴虚,或房劳太过,或年老久病,导致肝肾阴亏于下,阳亢于上。肝肾之阴不足,肝阳亢逆无制,气血上冲,故头目胀痛,眩晕耳鸣,面红目赤;肝失柔和之性,则急躁易怒;亢阳扰及神魂,故失眠多梦;肝肾阴亏,筋骨失养,故腰膝酸软;阳亢于上,阴亏于下,上盛下虚,则头重脚轻;舌红,脉弦有力或弦细数,为肝肾阴虚、肝阳亢盛之征。

本证以头目眩晕、胀痛,头重脚轻,腰膝酸软等上盛下虚症状为辨证的主要依据。

（六）肝风内动证

肝风内动证泛指因风阳、邪热、阴血亏虚等所致肝阳升动无制,表现为以眩晕欲仆、抽搐、震颤等具有"动摇"特点的症状为主的一类证候。临床常见有肝阳化风证、热极生风证、阴虚动风证和血虚生风证等证候类型。

1. **肝阳化风证** 肝阳化风证是指阴虚阳亢,肝阳升发无制,引动肝风所表现的证候。

（1）临床表现:眩晕欲仆,头摇而痛,言语謇涩,肢体震颤,手足麻木,步履不正,或突然昏倒,不省人事,口眼㖞斜,半身不遂,舌强不语,喉中痰鸣,舌红苔腻,脉弦有力或弦细。

（2）证候分析:本证多由久病阴亏,或情志不遂,肝郁化火伤阴,或素体肝肾阴亏,阴不制阳,阳亢日久而化风所致。肝阳亢极化风,风阳冲逆于上,故眩晕欲仆,头摇;气血随风阳上逆,壅滞络脉,则头胀痛,面赤;足厥阴肝经络舌本,风阳窜扰,夹痰阻滞舌络,则言语謇涩;风动筋脉挛急,故肢体震颤;肝阴亏虚,筋脉失养,则手足麻木;阳亢于上,阴亏于下,上盛下虚,故步履不正;若风阳暴升,阳盛灼津成痰,肝风夹痰上犯,蒙蔽清窍,则见突然昏倒,不省人事,喉中痰鸣;风痰流窜脉络,故口眼㖞斜,半身不遂,舌强不语;舌红苔腻,脉弦有力,为风痰内盛之征。

本证以眩晕欲仆,肢体震颤,手足麻木,或突然昏倒,口眼㖞斜,半身不遂等症为辨证的主要依据。

**2. 热极生风证**　热极生风证是指由于邪热炽盛,燔灼肝筋,引动肝风所表现的证候。

(1)临床表现:高热,烦躁不宁或神志昏迷,颈项强直,两目上视,四肢抽搐,甚则角弓反张,牙关紧闭,舌红绛,苔黄燥,脉弦数。

(2)证候分析:本证多因外感温热病邪,邪热亢盛,燔灼肝经,热闭心神,引动肝风所致。邪热炽盛,则高热持续;热扰心神,则烦躁不宁;邪热闭阻心窍,则神志昏迷;邪热炽盛,燔灼肝经,筋脉挛急,则颈项强直,两目上视,手足抽搐,甚则角弓反张,牙关紧闭;舌红绛,苔黄燥,脉弦数,为肝经热盛之征。

本证以高热、神昏、抽搐与实热证共见为辨证的主要依据。

**3. 阴虚动风证**　阴虚动风证是指阴液亏虚,筋脉失于濡养,引动肝风所表现的证候。

(1)临床表现:手足震颤、蠕动,或肢体抽搐,眩晕耳鸣,口燥咽干,形体消瘦,五心烦热,潮热颧红,舌红少津,脉弦细数。

(2)证候分析:本证多由外感热性病后期,阴液耗损;或内伤久病,阴液亏虚,筋脉失养所致。肝阴不足,筋脉失养而挛急,则手足震颤、蠕动,或肢体抽搐;阴虚不能上濡头面,故眩晕耳鸣;阴虚不能制阳,虚热内扰,故五心烦热,潮热颧红;阴虚不能上承,则口燥咽干;形体失却濡养,则形体消瘦;舌红少津,脉弦细数,为肝阴虚内热之征。

本证以手足震颤、蠕动等症与阴虚证共见为辨证的主要依据。

**4. 血虚生风证**　血虚生风证是指血液亏虚,筋脉失养,引动肝风所表现的证候。

(1)临床表现:眩晕,肢体震颤、麻木,手足拘急,肌肉瞤动,皮肤瘙痒,爪甲不荣,面白无华,舌质淡白,脉细或弱。

(2)证候分析:本证多因久病血虚或急、慢性失血而致营血亏虚,筋脉肌肤失养而引起。肝血不足,不能上荣头面,故眩晕,面白无华;肝在体为筋,爪甲为筋之余,筋失血养,则肢体震颤,手足拘急,肌肉瞤动,爪甲不荣;血虚不能营养肢体、皮肤,则见肢体麻木,皮肤瘙痒;舌淡,脉细或弱,为血虚之征。

本证以手足颤动、肢体麻木与血虚证共见为辨证的主要依据。

**(七)寒凝肝脉证**

寒凝肝脉证是指寒邪侵袭,凝滞肝脉所表现的实寒证候。

**1. 临床表现**　少腹牵引睾丸坠胀冷痛,或阴囊收缩引痛,或见颠顶冷痛,遇寒加重,得温则减,形寒肢冷,苔白,脉沉紧或弦紧。

**2. 证候分析**　本证多因感受寒邪所致。足厥阴肝经环阴器,抵少腹,上颠顶,寒主收引、凝滞,寒凝肝脉,阳气被遏,脉道拘急,故见肝经循行部位疼痛,如少腹牵引阴部冷痛,或阴囊收缩引痛,或颠顶冷痛;阴寒内盛,得温则散,遇寒加重,故得温则痛减,遇寒则痛甚;寒盛阳气被困,失于温运,故形寒肢冷;苔白润、脉沉迟或弦紧,是寒盛之征。

本证以少腹、阴部、颠顶冷痛与实寒证共见为辨证的主要依据。

**(八)胆郁痰扰证**

胆郁痰扰证是指胆失疏泄,痰热内扰所表现的证候。

**1. 临床表现**　胆怯易惊,惊悸不寐,烦躁不宁,失眠多梦,胸闷胁胀,善太息,头晕目眩,口苦呕恶,舌红,苔黄腻,脉弦数。

**2. 证候分析**　本证多由情志不遂,气郁化火生痰,痰热内扰,胆气不宁所致。痰热内扰,胆气不宁,故胆怯易惊,惊悸失眠,烦躁不安;胆居胁内,痰热内扰,胆气不舒,则胸胁闷胀,善太息;痰热上扰头目,故头晕目眩;热蒸胆气上逆,故口苦呕恶;舌红,苔黄腻,脉弦数,乃痰热内盛之征。

Note:

本证以惊悸、失眠、胆怯易惊与痰热证共见为辨证的主要依据。

### 五、肾与膀胱病辨证

肾位于腰部,左右各一,其经脉与膀胱相互络属,二者相为表里。肾开窍于耳及前后二阴,在体主骨,生髓,充脑,其华在发。肾的主要生理功能是藏精,主生殖、生长和发育,肾内寄元阴、元阳,为脏腑阴阳之根本,为"先天之本""水火之宅";肾又主水,主纳气;膀胱主贮尿和排尿,为"州都之官"。

肾病主要以人的生长、发育和生殖功能障碍,水液代谢失常,呼吸功能减退和脑、髓、骨、耳、发及二便异常为主要病理改变。故肾病的常见症状为腰膝软或疼痛,耳鸣,耳聋,发白早脱,牙齿动摇,男子阳痿遗精,精少不育,女子经少、经闭,以及水肿,虚喘,二便异常等。膀胱的病变主要反映在排尿异常,临床常见尿频、尿急、尿痛、尿闭以及遗尿、小便失禁等症。

肾为病多虚证,常见的证候有肾阳虚证、肾虚水泛证、肾阴虚证、肾精不足证、肾气不固证等。膀胱病常见证候为膀胱湿热证。

#### (一)肾阳虚证

肾阳虚证是指肾阳虚衰,温煦失职,气化无权所表现的虚寒证候。

**1. 临床表现**　腰膝酸软冷痛,畏寒肢冷,尤以下肢为甚,精神萎靡,面色白或黧黑,或见性欲减退,男子阳痿、早泄、精冷、滑精,女子宫寒不孕,或见大便久泄不止,完谷不化,五更泄泻,或见小便频数、清长,夜尿增多,舌淡苔白,脉沉细无力,尺部尤甚。

**2. 证候分析**　本证多由素体阳虚,或年高肾亏,或久病伤肾,以及房劳过度等因素所致。腰为肾之府,肾主骨,肾阳虚衰,不能温养腰府及骨骼,则腰膝酸软冷痛;肾处下焦,阳气不足,阴寒盛于下,不能温煦肌肤,则畏寒肢冷,尤以下肢为甚;阳虚不能鼓舞精神,则精神萎靡不振;阳虚无力运行气血上荣于面,故面色白;肾阳衰惫,阴寒内盛,本脏之色外现,故面色黧黑无泽;肾主生殖,肾阳不足,命门火衰,生殖功能减退,男子则阳痿、早泄、滑精、精冷,女子则宫寒不孕;肾司二便,命门火衰,火不生土,脾失健运,故久泄不止,完谷不化或五更泄泻;肾阳虚,气化失职,故小便频数、清长,夜尿增多;舌淡苔白,脉沉细无力,尺部尤甚,均为肾阳虚的表现。

本证以腰膝冷痛,性欲、生殖功能减退与阳虚证共见为辨证的主要依据。

#### (二)肾虚水泛证

肾虚水泛证是指肾阳虚衰,气化失权,水液泛滥所表现的证候。

**1. 临床表现**　身体浮肿,腰以下为甚,按之凹陷不起,小便短少,甚则腹部胀满,腰膝酸冷,畏寒肢冷,或见心悸气短,咳喘痰鸣,舌淡胖,苔白滑,脉沉迟无力。

**2. 证候分析**　本证多因久病伤肾,或素体阳虚,或年高肾亏,或房劳过度等所致。肾主水,肾阳不足,不能蒸腾气化津液,水液内停,泛溢肌肤,则身体浮肿,小便短少;肾居下焦,阳虚气化不行,水性趋下,故腰以下肿甚,按之凹陷不起;水湿犯脾,阻滞气机,则腹部胀满;肾阳虚衰,不能温养腰府、骨骼和肌肤,则腰膝酸软冷痛,畏寒肢冷;水气上逆,凌心射肺,则心悸气短,咳喘痰鸣;舌淡胖,苔白滑,脉沉迟无力,均为阳虚水停之征。

本证以水肿、腰以下为甚,小便短少与阳虚证共见为辨证的主要依据。

#### (三)肾阴虚证

肾阴虚证是指肾阴不足,失于滋养,虚热内生所表现的证候。

**1. 临床表现**　腰膝酸软疼痛,眩晕耳鸣,齿松发脱,男子阳强易举,遗精,早泄,妇女经少、经闭,或见崩漏,失眠健忘,形体消瘦,潮热盗汗,五心烦热,或骨蒸发热,咽干颧红,溲黄便干,舌红少津、少苔或无苔,脉细数。

**2. 证候分析**　本证多因禀赋不足,或房劳过度,或久病伤肾,或温热病后期伤阴,或过服温燥劫阴之品所致。肾阴不足,骨骼失养,则腰膝酸软而痛;脑海失充,则头晕耳鸣,健忘;齿为骨之余,肾之华在发,肾阴失滋,则齿松发脱;肾阴亏虚,虚热内生,相火妄动,则阳强易举;相火扰动精室,精关不固,则遗精、早泄;妇女以血为用,阴亏则经血来源不足,冲任不充,故经量减少,甚至闭经;阴虚则阳亢,虚热迫血可致崩漏;心肾为水火既济之脏,肾水亏虚,水火失济则心火偏亢,致心神不宁,而见失眠多梦;形体消瘦,潮热盗汗,五心烦热,咽干颧红,溲黄便干,舌红少津、少苔或无苔,脉细数等均为肾阴亏虚之征。

本证以腰膝酸软,眩晕耳鸣,男子遗精,女子月经失调与阴虚证共见为辨证的主要依据。

### (四)肾精不足证

肾精不足证是指肾精亏损,表现以生长发育迟缓,生殖功能减退,早衰为主症的证候。

**1. 临床表现** 小儿发育迟缓,身材矮小,智力低下,骨骼痿软,动作迟钝,囟门迟闭;男子精少不育,女子经闭不孕,性功能减退;成人早衰,腰膝酸软,发脱齿摇,耳鸣耳聋,健忘恍惚,足痿无力,神情呆钝等,舌淡,脉弱。

**2. 证候分析** 本证多因先天禀赋不足,或后天调养失宜,或房劳过度,或久病伤肾,肾精亏损所致。肾藏精,为生长发育之本,小儿肾精不足,不能化气生血,生长肌肉,亦不能益骨生髓充脑,故小儿发育迟缓,身材矮小,囟门迟闭,骨骼痿软,动作迟钝,智力低下。肾主生殖,肾精亏损,不能兴动阳事,故成人性功能减退,生育能力低下,男子精少不育,女子经闭不孕。若肾精不足,可致成人早衰;肾之华在发,齿为骨之余,肾精不足,则发脱齿摇;耳为肾窍,脑为髓海,精少髓亏,脑海空虚,故见耳鸣耳聋,健忘恍惚,神情呆钝;精亏髓减,骨骼失养,则腰膝酸软,足痿无力;舌淡、脉弱为精亏之征。

本证以小儿生长发育迟缓,成人生殖功能减退及早衰等为辨证的主要依据。

### (五)肾气不固证

肾气不固证是指肾气亏虚,封藏固摄无权所表现的证候。

**1. 临床表现** 腰膝酸软,神疲乏力,耳鸣失聪,小便频数而清,或尿后余沥不尽,或遗尿,或小便失禁,或夜尿频多;男子滑精早泄,女子带下清稀量多,或月经淋漓不断,或胎动易滑;舌淡苔白,脉弱。

**2. 证候分析** 本证多因年幼肾气未充,或年高肾气亏虚,或房劳过度伤肾,或久病伤肾所致。腰为肾之府,肾主骨生髓,开窍于耳,肾气亏虚,腰膝、脑神、耳窍失养,则腰膝酸软,神疲乏力,耳鸣失聪;肾为封藏之本,肾气亏虚,固摄无权,膀胱失约,则见小便频数清长,或尿后余沥不尽,或夜尿频多,或遗尿,甚或小便失禁;精关不固则精易外泄,故男子可见滑精、早泄;女子带脉失固则见带下清稀量多,冲脉失约则月经淋漓不断,任脉失约、胎元不固,则见胎动不安,以至滑胎;舌淡苔白,脉弱,为肾气亏虚之征。

本证以小便、精液、经带、胎元不固与肾气虚证共见为辨证的主要依据。

### (六)膀胱湿热证

膀胱湿热证是指湿热蕴结膀胱,气化不利所表现的证候。

**1. 临床表现** 尿频,尿急,尿道灼热、涩痛,小便短黄,或浑浊,或尿血,或尿有砂石,小腹胀痛,或伴有发热,腰痛,舌红苔黄腻,脉滑数。

**2. 证候分析** 本证多因外感湿热之邪,侵及膀胱,或饮食不节,湿热内生,下注膀胱,膀胱气化不利所致。湿热蕴结膀胱,气化不利,热迫尿道,故小便次数频繁,并有急迫、灼热、疼痛感,小腹胀闷;湿热熏灼津液,则尿短而色黄;湿热灼伤血络,则为尿血;湿热久郁不解,煎熬尿中杂质成砂石,则尿中可见砂石;膀胱湿热波及肾脏,则见腰痛;发热,舌红苔黄腻,脉数,均为湿热内蕴之征。

本证以尿频、尿急、尿痛、尿黄与湿热证共见为辨证的主要依据。

## 六、脏腑兼病辨证

脏腑兼证是指两个或两个以上脏腑证候同时并见的复杂证候。脏腑兼证多见于生理、病理上有着一定的内在联系的脏腑,如存在生克乘侮关系的脏腑、经络相通的脏腑或直接相连的脏腑,才常在其相关的方面出现兼病关系。因此,辨证时应当注意辨析脏腑之间有无先后、主次、因果、生克等关

Note:

系,这样才能明确其病理机制,进行恰当的辨证施治。

（一）心肾不交证

心肾不交证是指心肾水火既济失调,心肾阴虚火旺所表现的虚热证候。

1. **临床表现** 心烦不寐,惊悸不安,头晕耳鸣,健忘多梦,腰膝酸软,遗精,五心烦热,或潮热盗汗,咽干口燥,舌红少苔或无苔,脉细数。

2. **证候分析** 本证多因虚劳久病,或房室不节,或思虑太过,或情志忧郁化火,或外感热病等,耗伤心肾之阴,以致心肾阴虚阳亢,水火既济失调而心肾同病。肾水亏于下,心火炽于上,水火不济,心阳偏亢,上扰心神,故见心烦少寐,惊悸多梦;肾阴亏虚,骨髓不充,脑髓失养,则见头晕,耳鸣,健忘;腰为肾之府,腰膝失养,则见腰膝酸软;虚火内炽,扰动精室,故见遗精;五心烦热,潮热盗汗,口咽干燥,为阴虚失润,虚热蕴蒸所致;舌红少苔或无苔,脉细数,亦为阴虚火旺之征。

本证以心烦、失眠、遗精、腰膝酸软与阴虚证共见为辨证的主要依据。

（二）心肾阳虚证

心肾阳虚证是指心肾阳气虚衰,温运无力,阴寒内盛所表现的虚寒证候。

1. **临床表现** 心悸怔忡,腰膝酸冷,肢体浮肿,小便不利,畏寒肢冷,神疲乏力,或唇甲青紫,舌质淡黯或青紫,苔白滑,脉弱。

2. **证候分析** 本证多因心阳虚衰,病久及肾,或肾阳亏虚,气化失权,水气凌心所致。心为阳脏,属火,能温运、推动血行;肾中阳气为人身阳气之根本,肾阳不振,膀胱气化失司,则见腰膝酸冷,小便不利;水湿内停,泛溢肌肤,则肢体浮肿;阳气衰微,心失温养、鼓动,故见心悸怔忡;运血无力,血行不畅而瘀滞,则唇甲青紫,舌质淡紫;阳虚,形神失于温养,故形寒肢冷,神疲乏力;苔白滑,脉弱,为心肾阳虚、阴寒内盛之征。

本证以心悸怔忡、腰膝酸冷、浮肿、尿少与虚寒证共见为辨证的主要依据。

（三）心肺气虚证

心肺气虚证是指心肺两脏气虚,功能减退所表现的证候。

1. **临床表现** 心悸胸闷,咳喘气短,动则尤甚,痰液清稀,面色淡白,头晕自汗,神疲乏力,语声低怯,舌淡苔白,或口唇青紫,脉弱或结或代。

2. **证候分析** 本证多因久病咳喘,耗伤肺气,波及心脏,或因年老体虚,劳倦太过等,引起心肺气虚,功能低下所致。心气亏虚,鼓动无力,则见心悸怔忡;肺气虚弱,主气功能减弱,肃降无权,气机上逆,则为咳喘气短;动则耗气,故喘息亦甚;肺气虚,气机不畅,则感胸闷;不能输布津液,水液停聚为痰,故痰液清稀;气虚、全身功能活动减弱,则头晕,自汗,神疲乏力,语气低怯;气虚血弱,则面色淡白,舌淡苔白;气血运行无力或心脉之气不续,则脉弱或结或代。

本证以心悸、咳喘与气虚证共见为辨证的主要依据。

（四）心脾两虚证

心脾两虚证,亦称心脾气血两虚证,是指心血不足、脾气虚弱所表现的心神失养、脾失健运、统摄无权的证候。

1. **临床表现** 心悸怔忡,失眠多梦,眩晕健忘,食欲缺乏,腹胀便溏,面色萎黄或淡白无华,神疲乏力,或见慢性出血,血色淡,舌质淡嫩,脉细弱。

2. **证候分析** 本证多因思虑过度,或饮食不节,或慢性出血,或病久失养,使心血、脾气亏虚所致。心血不足,心失所养,心神不宁,则心悸、健忘、失眠、多梦;头目失养,则眩晕;脾虚气弱,运化失健,水谷不化,故食欲缺乏,腹胀便溏;脾虚不能摄血,血不归经,可见慢性出血,血色淡;面色萎黄或淡白无华,神疲乏力,舌质淡嫩,脉细弱,均为气血亏虚之征。

本证以心悸失眠、食少便溏、慢性出血与气血两虚证共见为辨证的主要依据。

（五）心肝血虚证

心肝血虚证是指心肝两脏血液亏虚,表现以心神及所主组织官窍失养为主的血虚证候。

1. **临床表现**　心悸健忘,失眠多梦,头晕目眩,视物模糊,爪甲不荣,肢体麻木,甚则震颤、拘挛,妇女月经量少、色淡,甚则经闭,面白无华,舌淡苔白,脉细。

2. **证候分析**　本证多因久病体虚,或思虑过度,或失血过多,或脾虚化源不足等所致。心血不足,心失所养,心神不宁,故见心悸健忘,失眠多梦。肝血不足,目失所养,则视力下降,视物模糊;肝主筋,其华在爪,爪甲、筋脉失于濡养,则爪甲不荣,肢体麻木,甚者震颤、拘挛。女子以血为本,心肝血虚,冲任失养,则月经量少色淡,甚则经闭;血虚头目失养,则头晕目眩,面白无华;舌、脉失充,则舌淡白,脉细。

本证以心悸、失眠、眩晕、肢麻等与血虚证共见为辨证的主要依据。

**(六) 脾肺气虚证**

肺脾气虚证是指肺脾两脏气虚,脾失健运、肺失宣降的虚弱证候。

1. **临床表现**　食欲缺乏,腹胀便溏,久咳不止,气短而喘,痰多稀白,声低懒言,神倦乏力,面色无华,甚则面浮足肿,舌淡苔白滑,脉弱。

2. **证候分析**　本证多因久病咳喘,耗伤肺气,子病及母,或饮食不节,劳倦伤脾,累及肺脏所致。脾气虚,运化失健,则见食欲缺乏,腹胀便溏;若脾虚水湿不运,泛溢肌肤,则面浮肢肿;久病咳喘,肺气虚损,宣降失职,气逆于上,则咳喘日久不止,气短;气虚水津不布,聚湿生痰,故痰多而清稀;气虚则全身功能活动减退,故声低懒言,神疲乏力;气虚运血无力,面失所荣,故面白无华;舌淡苔白滑,脉弱,均为气虚之征。

本证以咳喘、短气、纳少、腹胀便溏与气虚证共见为辨证的主要依据。

**(七) 肺肾气虚证**

肺肾气虚证是指肺肾两脏气虚,表现以摄纳无权为主的气虚证候。

1. **临床表现**　咳嗽无力,呼多吸少,气短而喘,动则尤甚,咳痰清稀,声低懒言,神疲乏力,自汗,耳鸣,腰膝酸软,或尿随咳出,舌淡,脉弱。

2. **证候分析**　本证多因久病咳喘,耗伤肺气,日久及肾;或劳伤太过,先天不足,年老体弱,肾气亏虚,纳气无权所致。肺为气之主,肾为气之根;肺司呼吸,肾主纳气。肺气虚,主司呼吸功能减退,宣降失职,气逆于上,则咳嗽无力,气短而喘,咳痰清稀;肾气虚,摄纳无力,气不归元,则呼多吸少;耳窍失充,则耳鸣;腰膝失养,则腰膝酸软;肾气不固,则尿随咳出;动则耗气,肺肾更虚,故诸症加重。气虚则全身功能活动减退,故声低懒言,神疲乏力;舌淡,脉弱,为气虚之征。

本证以久病咳喘,呼多吸少,动则尤甚与气虚证共见为辨证的主要依据。

**(八) 肺肾阴虚证**

肺肾阴虚证是指肺肾两脏阴液不足,虚火内扰,肺失清肃所表现的虚热证候。

1. **临床表现**　干咳少痰,或痰中带血,口燥咽干,或声音嘶哑,腰膝酸软,骨蒸潮热,颧红盗汗,形体消瘦,男子遗精,女子月经不调,舌红少苔,脉细数。

2. **证候分析**　本证多因燥热、痨虫耗伤肺阴,或久病咳喘,肺阴亏损,累及于肾;或房劳太过,肾阴耗伤,由肾及肺所致。肺肾两脏金水相生,阴液相资。肺阴亏损,虚热内生,清肃失职,则干咳少痰;阴虚火旺,灼伤肺络,则痰中带血;虚火熏灼会厌,则声音嘶哑;肾阴亏虚,腰膝失于滋养,则腰膝酸软;虚火扰动精室,精关不固,则遗精;若阴精不足,精不化血,冲任空虚,则月经量少;若虚火迫血妄行,则女子崩漏;肺肾阴虚,失于滋养,虚热内生,则形体消瘦、口燥咽干、骨蒸潮热、盗汗颧红;舌红少苔,脉细数为阴虚内热之征。

本证以干咳少痰、腰膝酸软、遗精等症与阴虚证共见为辨证的主要依据。

**(九) 肝火犯肺证**

肝火犯肺证是指肝火炽盛,上逆犯肺,肺失清肃所表现的证候。

1. **临床表现**　胸胁灼痛,急躁易怒,头胀头晕,面红目赤,烦热口苦,咳嗽阵作,痰黏色黄,甚则咳血,舌红苔薄黄,脉弦数。

2. **证候分析** 本证多因郁怒伤肝,气郁化火,或邪热蕴结,肝经热盛,上犯于肺,肺失清肃所致。肝主升发,肺主肃降,升降相因,调节气机平衡。肝火内郁,经气不畅,则胸胁灼痛,急躁易怒;火邪上扰,气血逆上,则头晕头胀,面红目赤;热蒸胆气上逆,则口苦;肝火循经上逆犯肺,肺失清肃,气机上逆,则咳嗽阵作;津为火灼,炼液成痰,故痰黄黏稠;火灼肺络,络损血溢,则为咳血。舌红,苔薄黄,脉弦数,为肝经实火内炽之征。

本证以胸胁灼痛、急躁易怒、咳嗽痰黄或咳血等症与实热证共见为辨证的主要依据。

(十) 肝胆湿热证

肝胆湿热证是指湿热蕴结肝胆,疏泄功能失职所表现的证候。

1. **临床表现** 胁肋灼热胀痛,或胁下有痞块,纳呆腹胀,厌食油腻,口苦泛恶,大便不调,小便短赤,发热或寒热往来,身目发黄,或阴部潮湿、瘙痒、湿疹,或睾丸肿胀热痛,或带下黄稠臭秽、外阴瘙痒等,舌红苔黄腻,脉弦滑数。

2. **证候分析** 本证多由感受湿热之邪,或偏嗜肥甘厚腻,或嗜酒,酿生湿热;或脾胃运化失常,湿浊内生,郁而化热,湿热蕴结肝胆所致。湿热蕴结肝胆,疏泄失常,故胁肋灼热胀痛;肝胆失疏,脾失健运,胃失和降,则纳呆腹胀,泛恶欲呕,大便不调;湿热内阻,胆汁不循常道,外溢肌肤,故身目发黄;胆气上逆,则口苦;肝经湿热下注,可见男性睾丸肿胀热痛,阴囊湿疹,女性带下黄臭,阴部瘙痒;邪居少阳胆经,枢机不利,正邪相争,则寒热往来;小便短赤,舌红苔黄腻,脉弦数或滑数,乃湿热内蕴之征。

本证以胁肋胀痛、厌食腹胀、身目发黄等症与湿热证共见为辨证的主要依据。

(十一) 肝胃不和证

肝胃不和证是指肝失疏泄,横逆犯胃,胃失和降所表现的证候。

1. **临床表现** 脘胁胀闷疼痛,或窜痛,嗳气呃逆,嘈杂吞酸,食纳减少,情志抑郁,善太息,或烦躁易怒,舌苔薄白或薄黄,脉弦或弦数。

2. **证候分析** 本证多因情志不舒,肝气郁结,横逆犯胃,胃失和降所致。肝气郁滞,疏泄失职,横逆犯胃,胃气郁滞,则见胸胁、胃脘胀满疼痛,或窜痛;胃失和降,气机上逆,则呃逆、嗳气;胃纳失司,故见食纳减少;若肝郁化火犯胃,则吞酸嘈杂;肝失条达,情志不畅,则精神抑郁,善太息;若气郁化火,肝性失柔,则急躁易怒;苔薄白,脉弦为肝气郁结之征;若气郁化火,则见苔薄黄,脉弦带数。

本证以脘胁胀痛或窜痛、嗳气、吞酸、情绪抑郁与气滞证为辨证的主要依据。

(十二) 肝郁脾虚证

肝郁脾虚证是指肝失疏泄,脾失健运所表现的证候。

1. **临床表现** 胸胁胀满窜痛,喜太息,情志抑郁或急躁易怒,纳呆腹胀,便溏不爽,肠鸣矢气,或腹痛欲泻,泻后痛减,舌苔白,脉弦或缓。

2. **证候分析** 本证多因情志不遂,郁怒伤肝,木郁克土;或饮食、劳倦伤脾,脾失健运而反侮于肝所致。肝失疏泄,经气郁滞,故胸胁胀满窜痛;太息则气郁得达,胀闷得舒,故喜太息;肝气郁结,情志不畅,则精神抑郁;气郁化火,肝失柔顺之性,则急躁易怒;肝气横逆犯脾,脾失健运,则纳呆腹胀;气滞湿阻,则便溏不利,肠鸣矢气;气滞于腹则痛,便后气机得畅,故泻后疼痛得以缓解;苔白,脉弦或缓,为肝郁脾虚之征。

本证以胸胁胀痛、腹胀、便溏与情志抑郁等症为辨证的主要依据。

(十三) 肝肾阴虚证

肝肾阴虚证是指肝肾两脏阴液亏虚,阴不制阳,虚热内扰所表现的证候。

1. **临床表现** 头晕目眩,耳鸣健忘,失眠多梦,腰膝酸软,胸胁隐痛,咽干口燥,五心烦热,颧红盗汗,男子遗精,女子经少,舌红少苔,脉细数。

2. **证候分析** 本证多因久病失调,阴液亏虚,或情志内伤,化火伤阴,或房室不节,肾阴耗损,或温热病日久,阴液被劫所致。肾阴亏虚,水不涵木,肝阳上扰,则见头晕目眩;肾之阴精不足,耳失充养则耳鸣；髓海不足则健忘；腰膝失于滋养则腰膝酸软；肝肾阴虚，肝络失养，则胁部隐痛；虚火上扰，心神不安，故失眠多梦；虚火扰动精室，精关不固，则遗精；阴亏不足，冲任失充，则女子月经量少；阴虚失润，虚火内炽，故见五心烦热，口燥咽干，盗汗颧红，舌红少苔，脉细数。

本证以胸胁隐痛、腰膝酸软、耳鸣遗精等症与阴虚证共见为辨证的主要依据。

### （十四）脾肾阳虚证

脾肾阳虚证是指脾肾两脏阳气亏虚，温化失权所表现的虚寒证候。

**1. 临床表现** 面色白，畏寒肢冷，腰膝或下腹冷痛，久泻久利不止，或五更泄泻，完谷不化，粪质清冷，或小便不利，面浮肢肿，甚则腹胀如鼓，舌淡胖，苔白滑，脉沉迟无力。

**2. 证候分析** 本证多由脾肾久病耗气伤阳，或久泻久利，脾阳久虚不能充养肾阳，或水邪久踞，肾阳虚衰，不能温暖脾土所致。脾肾阳气俱伤，不能温养肌肤血脉，则面色白，畏寒肢冷，腰膝或下腹冷痛；脾肾阳虚，运化、吸收水谷精微及排泄二便功能失职，则久泻久利不止；不能温运水谷，则完谷不化，粪质清冷；寅卯之交，阴气极盛，阳气未复，命门火衰，则黎明前腹痛泄泻；脾肾阳虚，不能温化水液，则小便不利；泛溢肌肤，则面浮肢肿，甚则腹胀如鼓；舌淡胖，苔白滑，脉沉迟无力为虚寒之征。

本证以腰腹冷痛、泄利浮肿等症与阳虚证共见为辨证的主要依据。

---

### 知识拓展

#### 证 素

所谓"证素"，即辨证的基本要素。证素是通过对证候（症状、体征等病理信息）的辨识，而确定证的病位和病性，是构成证名的基本要素。证素包括病位证素和病性证素，其中，病性证素是对正邪相争的本质概括，病性的概念中包含了病因。如"肝肾阴虚证"包括病位证素"肝"和"肾"以及病性证素"阴虚"；"寒湿阻络证"包括病性证素"寒""湿"和病位证素"经络"。朱文锋教授总结性地提出基本证素包括病位、病性两大类，共53项。证素是证候分类的最小单元，证素之间有一定的组合规则，临床上应用较多的证名多由两种或以上证素组合而成，相对于目前出现在各种书籍及临床运用中多达上千种的、繁杂的证候名称而言，证素的数目要少得多。因此准确判断证素，便抓住了疾病当前的病理本质，并可执简驭繁地把握灵活复杂、动态的证。

（王浩中）

---

## 第四节 其 他 辨 证

中医学辨证方法有很多种，除八纲辨证、气血津液辨证、脏腑辨证外，还有六经辨证、卫气营血辨证、三焦辨证等。

### 一、六经辨证

六经辨证，是东汉医家张仲景创立的一种论治外感病的辨证方法。以六经（太阳、阳明、少阳、太阴、少阴、厥阴）所系经络、脏腑的生理病理为基础，将外感病过程中所出现的各种证，综合归纳为太阳病证、阳明病证、少阳病证、太阴病证、少阴病证、厥阴病证六类证候，为后世各种辨证方法的形成奠定了基础。

### （一）太阳病证

太阳病证指外感病初期所表现的证。太阳主一身之表，抵御外邪侵袭，为一身之藩篱，外邪侵袭人体，多从太阳而入，因此首先表现出太阳病证。由于患者体质有差异，感受病邪性质不同，有太阳中风（表虚）与太阳伤寒（表实）的区别。

**1. 太阳中风证**　太阳中风证是指风邪袭表,卫气不固所表现的证候。

(1)临床表现:发热,恶风,自汗出,头痛,苔薄白,脉浮缓。

(2)证候分析:太阳主表,统摄营卫,风邪袭表,营卫失调,肌表失于温煦则恶风;风为阳邪,邪正交争于表则发热;风性开泄,卫外不固,肌腠疏松,营阴不能内守则汗出;汗出肌腠疏松,营阴不足,脉道松弛,则脉浮缓。

本证以发热、汗出、恶风、脉浮缓为辨证的主要依据。

**2. 太阳伤寒证**　太阳伤寒证是指寒邪袭表,卫阳被郁所表现的证候。

(1)临床表现:恶寒发热,头项强痛,肢体疼痛,无汗而喘,脉浮紧。

(2)证候分析:寒邪袭表,卫阳被郁,温煦失职则恶寒;卫阳被遏,邪正交争,卫阳奋起抗邪则发热;卫阳郁遏,寒凝收引,营阴郁滞,太阳经气不利,则头项强痛,肢体疼痛;寒束于表,肌腠闭塞,邪闭于外,肺气不利,则无汗而喘;正气欲驱邪于外而寒邪束于表,则脉浮紧。

本证以恶寒、无汗、头身疼痛、脉浮紧为辨证的主要依据。

(二)阳明病证

阳明病证是指外感病发展过程中,阳热亢盛,胃肠燥热所表现的证候。临床分为阳明经证和阳明腑证。

**1. 阳明经证**　阳明经证是指邪客阳明,邪热弥漫全身所表现的证候。

(1)临床表现:身大热,汗大出,口大渴,面赤,心烦,舌红,苔黄燥,脉洪大。

(2)证候分析:邪入阳明,燥热亢盛,充斥阳明经脉,则身大热;邪热炽盛,迫津外泄则汗出;热灼津伤,且汗出复伤津液,则大渴。邪热扰动心神,神志不宁,则面赤心烦;热盛津亏,则舌红、苔黄燥;热壅脉道,气血涌盛,则脉洪大。

本证以壮热、汗出、口渴、脉洪大为辨证的主要依据。

**2. 阳明腑证**　阳明腑实证是指邪热内炽阳明之腑,并与肠中糟粕相搏,燥屎内结,阻塞肠道所表现的证候。

(1)临床表现:日晡(即午后3至5时)潮热,手足濈然汗出,脐腹胀满硬痛而拒按,大便秘结不通,甚者谵语,狂乱,不得眠,舌苔多黄厚干燥,或起芒刺,甚至苔焦黑燥裂,脉沉迟而实,或滑数。

(2)证候分析:阳明经气旺于日晡,实热弥漫于经,邪正剧争,则日晡潮热;四肢禀气于阳明,热蒸津泄,则手足濈然汗出;邪热与糟粕充斥肠道,腑气不通,则脐腹胀满硬痛而拒按,大便秘结;邪热炽盛上扰心神,轻则不得眠,重则谵语,狂乱;邪热内结,津液被劫,则舌苔黄厚干燥,或起芒刺,甚则苔焦黑燥裂;邪热与燥屎内结肠道,脉道壅滞则脉沉迟而实;邪热迫急,结而不甚,则脉滑数。

本证以潮热汗出、腹满硬痛、大便秘结、苔燥、脉实为辨证的主要依据。

(三)少阳病证

少阳病证是指邪犯少阳,邪正分争,少阳枢机不利所表现的证候。

**1. 临床表现**　寒热往来,胸胁苦满,默默不欲饮食,心烦喜呕,口苦,咽干,目眩,脉弦。

**2. 证候分析**　邪犯少阳,邪正分争,正胜则发热,邪胜则恶寒,邪正互有胜负,则见寒热往来;少阳之经循行经过胸胁,邪郁少阳,经气不利,则胸胁苦满。胆热木郁,影响及胃,胃失和降,则喜呕,默默不欲饮食;胆热上扰心神,则心中烦扰;少阳受病,邪热熏蒸,胆热上泛则口苦;津为热灼则咽干;少阳风火上逆,则目眩;肝胆气机郁滞,脉气紧张,则脉弦。

本证以寒热往来、胸胁苦满、口苦、咽干、目眩、脉弦为辨证的主要依据。

(四)太阴病证

太阴病证是指脾阳虚弱,邪从寒化,寒湿内生所表现的证候。太阴病证为三阴病证之初期阶段,以脾虚寒湿为病变特点。

**1. 临床表现**　腹满而吐,食不下,自利,口不渴,时腹自痛,四肢欠温,脉沉缓而弱。

**2. 证候分析**　太阴病的病机多为脾胃虚寒,寒湿内聚。脾土虚寒,中阳不足,脾失健运,寒湿内生,湿滞气机则腹满;寒邪内阻,气血运行不畅,故腹痛阵发;中阳不振,寒湿下注,则腹泻便溏,甚则下利清谷,下焦气化未伤,津液尚能上承,所以太阴病口不渴;寒湿之邪,弥漫太阴,故舌苔白腻,脉沉缓而弱。

本证以腹满时痛、自利、口不渴与虚寒症状共见为辨证的主要依据。

（五）少阴病证

少阴病证是指六经病变的后期阶段出现的,以心肾功能衰惫所表现的证候。属疾病后期的危重阶段。临床上有寒化、热化两种证候。

**1. 少阴寒化证** 少阴寒化证是指病邪深入少阴,从阴化寒,阴盛阳衰所表现的证候。

（1）临床表现:畏寒蜷卧,四肢厥冷,下利清谷,舌淡苔白,脉沉微。

（2）证候分析:少阴阳气衰微,阴寒内盛,失于温养,则畏寒蜷卧;四肢为诸阳之本,阳衰失于温煦,则四肢厥冷;肾阳虚衰,火不暖土,脾胃功能失调,则下利清谷;心肾阳衰,无力鼓动血行,则舌淡苔白,脉沉微。

本证以畏寒蜷卧、四肢厥冷、下利清谷、脉微细为辨证的主要依据。

**2. 少阴热化证** 少阴热化证是指病邪深入少阴,心肾阴虚,从阳化热所表现的证候。

（1）临床表现:心烦不寐,口燥咽干,或咽痛,舌红少苔,脉细数。

（2）证候分析:邪入少阴,从阳化热,热灼真阴,津伤不能上承则故口燥咽干;心肾不交,水火失济,水亏不能上济于心,心神不宁,则心烦不寐;阴不制阳,虚火循肾经上攻咽喉,则咽痛;少阴心肾阴虚,虚火内炽,则舌红少苔,脉细数。

本证以心烦不寐、口燥咽干、舌红少苔、脉细数为辨证的主要依据。

（六）厥阴病证

厥阴病证是指病至厥阴,所表现的阴阳对峙、寒热错杂、厥热胜复的证候,为六经病证的最后阶段。其证以寒热错杂为特征。

**1. 临床表现** 消渴,气上撞心,心中疼热,饥不欲食,食则吐蛔。

**2. 证候分析** 本证为上热下寒,胃热肠寒证。在上,为胃中有热,表现为消渴,气上撞心,心中疼热;在下,为肠中有寒,表现为饥不欲食,食则吐蛔。邪入厥阴,阴阳交争,寒热错杂,阳热趋上,灼伤阴津,则消渴;肝热上冲胃脘,则气上撞心,心中疼热;阴寒趋下,脾失健运,更因肝木之乘,胃失和降,中焦气机逆乱,则饥不欲食;上热下寒,蛔虫不安,则食则吐蛔。

本证以消渴、心中疼热、饥不欲食为辨证的主要依据。

## 二、卫气营血辨证

卫气营血辨证,是清朝医家叶天士首创的一种论治外感温热病的辨证方法。它是将外感温热病在其病程发展过程中所表现的证候进行分析、归纳,概括为卫、气、营、血四个不同阶段的证候类型。卫气营血辨证是在六经辨证的基础上发展起来的,是外感温病的辨证纲领,它弥补了六经辨证的不足,丰富了中医学对外感病的辨证方法和内容。

（一）卫分证

卫分证是指温热病邪侵袭肌表,卫气功能失调所表现的证候。卫分证常见于温热病的初期阶段。

**1. 临床表现** 发热,微恶风寒,舌边尖红,苔薄黄,脉浮数。常伴有头痛,咳嗽,口微渴,无汗或少汗,咽喉肿痛。

**2. 证候分析** 温热之邪侵犯卫表,卫气被郁,奋而抗邪,则发热、微恶风寒,卫阳与温热邪气郁蒸,则发热重、恶寒轻;温邪上犯,肺失宣降,则咳嗽;上灼咽喉,则咽喉肿痛;上扰清窍,则头痛;温邪袭表,卫气被郁,开合失司,则无汗或少汗;温热之邪在肺卫,津伤较轻,则口微渴;温热之邪在卫表,则舌边尖红,脉浮数。

本证以发热、微恶风寒、舌边尖红、脉浮数为辨证的主要依据。

（二）气分证

气分证是指温热病邪内入脏腑，正盛邪实，阳热亢盛所表现的里实热证候。由于邪入气分所在脏腑、部位之不同，临床表现各有不同。常见者有气分大热的阳明经证及热结肠道的阳明腑证。

**1. 临床表现**

（1）气分大热：大热，大渴，大汗，喜冷饮，面赤，心烦，舌红苔黄燥，脉洪大。

（2）热结肠道：日晡潮热，大便燥结，腹满硬痛，拒按，舌苔黄燥，脉沉实。

**2. 证候分析** 邪热炽盛，弥漫全身，灼伤津液，则大热，大渴，喜冷饮；邪热迫津外泄，则汗出；热扰心神，则心烦；热盛血涌，则面赤；舌红苔黄燥，脉洪大，皆为里热炽盛之征象。肠道属阳明经，阳明经气旺于日晡。热入气分，燥热内盛，正邪交争，则日晡潮热；热结肠道，耗伤津液，肠道津亏，则大便燥结；邪热与燥屎相结，腑气不通，则腹满硬痛，拒按；舌苔黄燥，脉沉实为里实热之征象。

本证以发热、舌红苔黄、脉数有力为辨证的主要依据。

（三）营分证

营分证是指温热病邪内陷，营阴受损，心神被扰所表现的证候。营分证是温热病发展过程中的深重阶段。

**1. 临床表现** 身热夜甚，心烦不寐，口干不欲饮，或见神昏谵语，斑疹隐现，或见高热，手足厥冷，舌质红绛，苔少或无，脉细数。

**2. 证候分析** 邪热入营，灼伤营阴，阴虚则身热夜甚；营分有热，侵扰心神，心神被扰，则心烦不寐；热邪内陷心包，阻闭心窍，则高热，甚或神昏谵语；邪热闭遏于内，则自觉身灼热而手足厥冷；邪热蒸腾营阴，上潮于口，则口干不欲饮；热伤血络，则斑疹隐现；邪热入营，营阴灼伤，则舌质红绛，苔少或无，脉细数。

本证以身热夜甚、心烦不寐、舌红、脉细数为辨证的主要依据。

（四）血分证

血分证是指温热病邪深入血分，耗血、动血、动风所表现的证候。血分证是温热病发展过程中最为深重阶段，病变主要累及心、肝、肾三脏，主要表现为热盛动血证、热盛动风证、热盛伤阴证等多种类型。

**1. 临床表现** 在营分证的基础上，出现躁扰不宁，斑疹显露，吐衄，便血，尿血，血色鲜红或深红，舌质深绛，脉细数；或见神昏谵语、手足抽搐，角弓反张；或见低热不退，夜热早凉，五心烦热，口燥咽干，神疲欲寐，耳聋，形体消瘦等。

**2. 证候分析** 邪热入血，血热扰心，则躁扰不宁、神昏谵语；邪热迫血妄行，则见出血诸症，且血色鲜红；若血热深重，则血色深红；血分热炽，燔灼肝经，肝阴不足，筋失所养，筋脉挛急，则见动风诸症。邪热久羁血分，劫灼肝肾之阴，则低热不退，夜热早凉，五心烦热；阴津不能上承于口，则口干舌燥、舌红少津；肾阴亏耗，耳窍失养则耳聋，神失所养则神疲欲寐；舌质深绛，脉细数，为热邪深入血分之征象。

本证以身热夜甚、神昏谵语、出血、动风，舌质深绛、脉细数为辨证的主要依据。

## 三、三焦辨证

三焦辨证，是清代医家吴瑭对外感温热病进行辨证归纳的一种方法。依据《内经》关于三焦所属部位的概念，在六经辨证和卫气营血辨证的基础上，将外感温热病的证候归纳为上焦病证、中焦病证、下焦病证。上焦病证主要包括肺和心包的病变，多为温病的初起阶段；中焦病证主要包括脾胃和大肠的病变，多为温病极期阶段；下焦病证主要包括肝、肾的病变，多为温病的末期阶段。

（一）上焦病证

上焦病证是指温热病邪侵袭手太阴肺和手厥阴心包所表现的证候。

**1. 临床表现** 发热，微恶风寒，头痛，汗出，口渴，咳嗽，舌边尖红，脉浮数或两寸独大；或见但热不寒，咳嗽，气喘，口渴，苔黄，脉数；甚则高热，大汗，神昏谵语或昏愦不语，舌謇肢厥，舌红绛。

2. **证候分析** 温热病邪侵袭肺卫,卫表失和,肺失宣肃,则见发热,微恶风寒,咳嗽,舌边尖红,脉浮数或两寸独大等症;温邪上扰清窍则头痛,伤津则口渴,迫津外泄则汗出;温邪入里,则但热不寒;温邪壅肺,肺失宣肃,则咳嗽、气喘;邪热内盛,则苔黄,脉数。

若温邪逆传心包,热扰心神,甚或热闭心神,则神昏谵语或昏愦不语,舌謇;里热炽盛,则高热,大汗;阳热内郁不达四肢,则肢厥;灼伤营阴,则舌红绛。

本证以发热汗出、咳嗽气喘,或神昏谵语等为辨证的主要依据。

**(二) 中焦病证**

中焦病证是指温热之邪侵袭中焦脾胃,邪从燥化或邪从湿化所表现的证候。

1. **临床表现** 身热面赤,腹满便秘,神昏谵语,渴欲饮冷,口干唇裂,小便短赤,苔黄燥或焦黑起刺,脉沉实有力;或身热不扬,头身重痛,呕恶脘痞,大便不爽或溏泄,苔黄腻,脉濡数。

2. **证候分析** 温热之邪侵袭中焦,若邪从燥化,则表现为阳明燥热证;若邪从湿化,则表现为太阴湿热证。邪入阳明,热盛津伤,胃肠失润,燥屎内结,则腹满便秘;邪热蒸腾,则身热面赤;邪热扰神,则神昏谵语;热灼津伤,则渴欲饮冷,口干唇裂,小便短赤;燥热内结,津液被劫,则苔黄燥或焦黑起刺,脉沉实有力。邪从湿化,湿热阻滞中焦,脾失健运,胃失和降,则呕恶脘痞,大便不爽或溏泄,湿遏热伏,郁于肌腠,则身热不扬;湿性重浊,阻滞气机,气机不畅,则头身重痛;湿热内蕴则苔黄腻,脉濡数。

本证以发热口渴、腹满便秘,或身热不扬、呕恶脘痞、便溏等为辨证的主要依据。

**(三) 下焦病证**

下焦病证是指温热病邪犯及下焦,劫灼肝肾之阴所表现的证候。

1. **临床表现** 身热颧红,手足心热,口咽干燥,神倦,耳聋,或见手足蠕动、瘛疭,心中憺憺大动,舌绛少苔,脉细数或虚大。

2. **证候分析** 温病后期,邪犯下焦,劫灼肝肾之阴。肾阴亏耗,耳失所养,则耳聋;阴精亏损,神失所养,则神倦。阴亏不能制阳,虚热内生,则身热颧红,手足心热,口咽干燥,舌绛少苔,脉细数或虚大;真阴被灼,水亏木旺,筋失所养,虚风内扰,则手足蠕动、瘛疭,心中憺憺大动。

本证以身热颧红、手足蠕动或瘛疭、舌绛苔少等为辨证的主要依据。

 ━━━━━━━━━━━ 案例思考 ━━━━━━━━━━━

患者,男,53岁。因"反复头痛眩晕,加重半月"就诊。患者3年前因工作压力大而出现头痛、眩晕,逐渐加重,测血压155/100mmHg,服用降压药后血压仍未控制稳定。近半月病情加剧。现症见头痛且胀,时有眩晕耳鸣,面红目赤,急躁易怒,口苦咽干,失眠,多噩梦,腰膝酸软,头重脚轻,步履不稳,舌红少苔,脉弦细数而有力。

请根据所学内容,应用脏腑辨证理论对患者病情进行分析。

(罗尧岳)

━━━━━━━━━━━ 思 考 题 ━━━━━━━━━━━

1. 简述寒证与热证的含义及各自的临床表现和鉴别要点。
2. 简述心与小肠病的常见证型、临床表现和病机特点。
3. 简述脾气虚证、脾阳虚证、脾气下陷证和脾不统血证之间的区别与联系。
4. 简述肝风内动四证的鉴别。
5. 简述气虚证、气陷证、气不固证、气脱证各自的临床表现及辨证要点。
6. 简述血瘀证的临床表现及辨证要点。

# 第八章

# 疾病的防治与康复

08章 数字内容

---

学 习 目 标

- **知识目标：**

  1. 掌握未病先防的内容和方法、常用治则和康复的基本原则。

  2. 熟悉既病防变的内容和方法、常用的治则。

  3. 了解常用的康复方法和适用范围。

- **能力目标：**

  能为患者及家属提供预防保健、养生康复的知识和方法。

- **素质目标：**

  培养学生尊重病患、关爱服务对象的意识。

中医学在长期的发展过程中,形成了比较完整的预防、治疗及康复的理论和方法,至今仍有效地指导着中医临床实践,为保障人们的健康作出了巨大的贡献。

# 第一节　预　防

预防,即采取一定的措施,以防止疾病的发生和发展。中医历来十分重视疾病的预防,早在《内经》中就提出了"治未病"的预防思想,强调"防患于未然"的原则,如《素问·四气调神论》提到:"圣人不治已病治未病,不治已乱治未乱……夫病已成而后药之,乱已成而后治之,譬犹渴而穿井,斗而铸锥,不亦晚乎。"所谓治未病,包括未病先防和既病防变两方面内容。

## 一、未病先防

未病先防是指在人体未发生疾病之前,采取各种措施,做好预防工作,以防止疾病的发生。由于人体疾病的发生关系到邪正两个方面——正气不足是疾病发生的内在因素,邪气入侵是疾病发生的重要条件,因此,未病先防的具体措施包括增强人体正气和防止邪气入侵两个方面。

### (一) 提高正气抗邪能力

正气强弱与体质密切相关。一般而言,体质强壮,正气充足;体质虚弱,正气不足。因此增强体质,是提高防病能力的关键。增强体质的措施主要有顺应自然、调摄精神、调摄饮食起居、加强锻炼等方面。

**1. 顺应自然**　人与自然界是一个整体,人体的生理活动应与自然界的变化规律相适应,这样才能保持健康,增强正气,避免邪气的侵害,从而预防疾病的发生。顺应自然养生应当顺应四时昼夜的阴阳变化,动静结合,衣着适当,饮食调配合理,时时适应自然界春生、夏长、秋收、冬藏的变化。

**2. 调摄精神**　精神情志活动是脏腑功能活动的体现。突然强烈的精神刺激,或反复、持续性的刺激,可以使人体气机紊乱、气血阴阳失调而发病;而在疾病的过程中,情志变动又能使疾病恶化。因此,调摄精神一方面可以使人体内正气运行正常,从而增强正气抗邪能力;另一方面可以提高人体对不良精神刺激的适应能力,以减轻不良刺激对人体气血运行的干扰。

**3. 调摄饮食**　饮食是充养机体、维持生命活动的基本物质条件之一。如果饮食失当,首先会伤及脾胃的运化,不利于水谷精微的吸收和敷布,进一步则导致疾病的发生和发展。所以调摄饮食是预防疾病的重要内容。

(1)饮食有节:饮食要有节制,不可过饱或过饥,否则容易损伤脾胃,导致气血生化乏源,抗病能力下降。饮食要干净卫生,不食不洁、腐败变质的食物或自死、疫死的家畜,以免得肠胃疾病、寄生虫病或食物中毒;此外,饮食五味不可偏嗜,并应控制肥甘厚味的摄入,以免痰浊、瘀血内生。

(2)药膳保健:药膳保健是在中医学理论指导下,将食物与中药,以及食物的辅料、调料等相配合,通过加工调治而成的膳食,是中医特色养生的一种方法。常用中药有人参、枸杞子、何首乌、桑椹、莲子、百合、薏米、芡实、菊花等,药性多平和,适应面较广。

**4. 起居有常**　起居作息要有规律性,要适应四时时令的变化,安排适宜的作息时间,以达到预防疾病、增进健康的目的。此外,日常生活中还要注意劳逸结合,适当的体力劳动,可以使气血流通,身体健康。但过劳则耗气伤血,过逸则易致气血阻滞,而发生各种疾病。

**5. 加强锻炼**　生命在于运动,人体通过适当运动,可使气机调畅,筋骨强健,脏腑功能增强,提高抗病力,减少疾病的发生。运动对消渴、眩晕、胸痹等多种慢性病均有一定的防治作用。

### (二) 防止病邪毒气侵入

病邪是导致疾病发生的重要条件,因此在注重提高正气抗病能力的同时,还应当注重防止病邪毒气对人体的侵害。

**1. 避其邪气**　《素问·上古天真论》说:"虚邪贼风,避之有时。"即是说应当根据不同的季节,躲避四时邪气的侵害,如夏日防暑、秋季防燥、冬季防寒等。《素问·刺法论》又说"五疫之至,皆相染易",因此在瘟疫发生时一方面要注意隔离患者,另一方面要注意居处清洁、空气清新、水源洁净,尽量减少在公共场所的活动,避免与患者及其日常生活用品接触,防止传染。

**2. 药物预防**　在瘟疫流行的季节,可以采用药物杀灭病菌,如用雄黄和水洒满房屋以除邪气;端午节时用艾叶挂在大门两边,以驱除蚊蝇、清洁空气、消除病毒。也可以预先服用药物,以防止瘟疫的传染,如服用大青叶、板蓝根预防流行性感冒、腮腺炎,茵陈、贯众预防肝炎等。

### 二、既病防变

既病防变是指在疾病发生以后,应早期诊断、早期治疗,以防止疾病的发展与传变。

**(一) 早期诊治**

《素问·阴阳应象大论》指出:"故邪风之至,疾如风雨,故善治者治皮毛,其次治肌肤,其次治筋脉,其次治六腑,其次治五脏。治五脏者半死半生也。"说明疾病越早诊治,效果越好。这是因为疾病初期,病情轻浅,正气未衰,病较易治。如若未及时治疗,病邪由表入里,正气耗损,病情加重,甚至可导致死亡。因此既病之后,要争取时间及早诊治,这是防治疾病的重要原则。

**(二) 控制传变**

控制传变包括阻截病传途径和先安未受邪之地两个方面。

**1. 阻截病传途径**　疾病一般都有其一定的传变规律和途径。可以根据其传变规律,早期诊治,阻断其病传途径,防止疾病的深化与恶化。如伤寒病,在太阳病阶段进行正确有效的治疗,可以防止往他经传变。

**2. 先安未受邪之地**　《金匮要略·脏腑经络先后病脉证》记载:"见肝之病,知肝传脾,当先实脾。"临床上治疗肝病时常配补脾胃之法,使脾气旺盛而不受邪,以防止肝病传脾。据此清朝医家叶天士提出了"务在先安未受邪之地"的防治原则,指出在温热病发展过程中,由于热邪伤阴,胃阴受损,病情进一步发展,可致肾阴耗伤,因此应当在甘寒养胃阴的方药中,加入咸寒养肾阴之药,以防止肾阴耗伤。

---

#### 知 识 拓 展

**"治未病"理论溯源**

"治未病"一词源于《素问·四气调神大论》:"是故圣人不治已病治未病,不治已乱治未乱,此之谓也。夫病已成而后药之,乱已成而后治之,譬犹渴而穿井,斗而铸锥,不亦晚乎?"形象阐释了治未病的重要性。《难经·七十七难》指出:"所谓治未病,见肝之病,则知肝当传之与脾,故先实其脾气,无令得受肝之邪,故曰治未病焉。""治未病"在张仲景《伤寒杂病论》中又有进一步发展,他注重对未病脏腑的保护,开创临床实践先河。唐代著名医家孙思邈将疾病分为未病、欲病、已病三个层次,并在《千金要方》中提出"上医医未病之病,中医医欲病之病,下医医已病之病",充分阐述了"治未病"思想。清朝名医叶天士的《温热论》对"治未病"思想进行了深入研究,将"未病先防、已病早治"精神贯穿始终。可见,"治未病"思想起源于《内经》《难经》,在《伤寒杂病论》中有了进一步发展,逐渐成熟于《温热论》。这些认识对"治未病"理论和实践的产生发展都有深远的影响。

(程绍民)

## 第二节　治　　则

治则,即治疗疾病所必须遵循的基本原则。治则是在整体观念和辨证论治理论指导下,制订治疗疾病的准绳,对临床立法、处方、遣药等具有普遍指导意义的原则。

治法是在治则指导下制订的治疗疾病的具体方法。

治则与治法二者既有区别，又有联系。治则是治疗疾病时指导治法的原则，具有普遍性意义；治法是在治则指导下所确立的具体治疗方法，具有较强的操作性。如在治疗上，扶正祛邪是治疗的基本原则，在这一原则指导下，根据具体病情所采取的益气、养血、滋阴、补阳等方法就是扶正的具体方法，而发汗、攻下、清热等方法则是祛邪的具体方法。

治病求本是中医学治疗疾病总的指导思想。本，即本质、本原，是疾病发展过程中的主要矛盾或矛盾的主要方面。治病求本，就是在治疗疾病时，必须寻找出疾病的根本原因，抓住疾病的本质，并针对疾病的本质进行治疗。它是中医辨证论治的一个根本原则，也是中医最高治疗原则，在此原则指导下产生了治标与治本、扶正与祛邪、正治与反治、调整阴阳、三因制宜等治则。

## 一、治标与治本

治标与治本，是针对复杂多变的病证中病情轻与重、先与后、现象与本质等矛盾关系的主次不同及其相互转化，所确立的治疗原则。

标和本的概念是相对的，中医学主要用它来概括病变过程中矛盾的主次和先后关系。从邪正关系来说，正气为本，邪气为标；从病因与症状而言，病因为本，症状为标；从疾病先后而言，先病为本，后病为标；从现象和本质而言，本质为本，现象为标。掌握疾病的标本主次，就能分清主次，抓住治疗的关键。在复杂多变的疾病过程中，常有标本主次的不同，因而治疗上就有先后缓急之分。

### （一）急则治标

急则治标，是指在标病/症紧急、有可能危及生命的情况下，或后发之标病/症影响到先发之本病治疗时，必须先治其标病/症，待危重的标病/症缓解之后，再治其本病的一种治疗原则。如哮喘一病，是由于肺、脾、肾代谢障碍，津液凝聚成痰，伏藏于肺；在气候突变、饮食不当、情志失调、劳累等诱因存在的情况下，"伏痰"随气上升，壅塞气道，肺管狭窄，通畅不利，致气息喘促，甚至胸高气促，张口抬肩、面色青紫，危及生命。因此在哮喘发作时，治疗当以祛痰利气、宣肺平喘为主，以控制发作，即急则治标。再如，素有宿疾，复感外邪，治疗当先治新感（标病）之急，表解再治其旧病（本病）之缓。

### （二）缓则治本

缓则治本，是指在标病/症不急，即标病/症没有危及机体生命的情况下，应当着眼于疾病的本质进行治疗。如哮喘是由于肺、脾、肾功能失常，水液代谢障碍，津液凝聚成痰伏藏于肺，复感外邪而发作；在未发作时当采用补肺、健脾、益肾等方法，以防止伏痰的产生，从根本上杜绝哮喘产生的原因，即缓则治本。

### （三）标本兼治

标本兼治是指在标病/症与本病错杂并重时所采取的一种治疗原则。如体虚感冒，平素气虚为本，反复感受外邪为标；此时当益气解表，益气为扶正治本，解表为祛邪治标，表里同治，使正盛邪退而病愈。

## 二、扶正与祛邪

扶正祛邪，是针对疾病过程中，正气与邪气之间相互斗争时所发生的盛衰变化而制订的治疗原则。邪正斗争的消长盛衰，便形成了虚证、实证。虚证治以扶正，实证治以祛邪，即"虚则补之""实则泻之"之意。

### （一）扶正

扶正指扶助正气，以增强体质，提高机体的抗病力，从而达到祛除邪气、恢复健康的目的。"虚者补之"，养阴、温阳、益气、补血都是扶正的具体方法。

### （二）祛邪

祛邪指祛除病邪，消除体内致病因素及其病理产物，从而达到邪去正安、恢复健康的目的。"实者泻之"，发汗、清热、化湿、行气、活血都是祛邪的具体方法。

Note:

### （三）扶正祛邪的应用

扶正和祛邪应用原则有三：一是攻补应用合理，扶正用于虚证，祛邪用于实证；二是扶正不留邪，祛邪不伤正；三是分清虚实的主次缓急，以决定扶正祛邪的主次、先后。

**1. 单独应用** 扶正与祛邪单独运用的第一要领是分清证候虚实。凡虚证可补而不可泻，实证可泻而不可补。

（1）扶正：适用于以正虚为主、邪气不盛的虚证。即在扶正原则指导下，根据正气虚弱的不同情况制订不同扶正方法，如临床常用的益气、温阳、养阴、补血等。

（2）祛邪：适用于以邪实为主、正虚尚不明显的实证。即是在祛邪原则指导下，根据邪气的不同制订的不同祛邪方法，如临床上常用的汗、吐、下、温、清、消等。

**2. 同时应用** 即扶正与祛邪并用，适用于正虚邪实、虚实夹杂的病证。具体运用时必须分清正虚邪实的主次关系，灵活运用。

（1）扶正兼顾祛邪：若以正虚为主要矛盾，应以扶正为主，兼顾祛邪。

（2）祛邪兼顾扶正：若以邪实为主要矛盾，应以祛邪为主，兼顾扶正。

**3. 先后应用** 适用于虚实错杂证，但又不宜扶正与祛邪同时并用者。

（1）先攻后补：即先祛邪后扶正。它适用于邪盛正虚，以邪气盛为主要矛盾的情况。由于正气尚可耐攻，若祛邪的同时兼顾扶正，反会助邪，故应先攻邪，邪去之后再使用补法，恢复正气。如肺虚咳嗽，本应补肺，但因患者出现悬饮，导致气短喘息，不能平卧，当先用攻下逐水之品先祛水邪，以解除喘促症状，再用补肺药以补肺气。

（2）先补后攻：即先扶正后祛邪。它适用于邪盛正虚，以正虚为主要矛盾的情况。由于正气虚、不耐攻伐，如先祛邪则更伤正气，故必须先用补法扶正，使正气恢复后再攻其邪。如《伤寒论》说："伤寒医下之，续得下利清谷不止，身疼痛者，急当救里；后身疼痛，清便自调者，急当救表。救里宜四逆汤，救表宜桂枝汤。"表证误下之后，患者下利清谷，脾阳衰微，虽然有表证，但不能用汗法解表祛邪，因为发汗会损伤阳气，可造成亡阳的不良后果，所以应当先治其里之虚寒，待里之虚寒解除之后，再以桂枝汤解其在表之身疼痛。

## 三、正治与反治

正治与反治，是指针对方药性质的寒热补泻与疾病本质和现象之间的关系所确立的治疗原则，对临床选方用药具有普遍的指导意义。

### （一）正治

正治，指选用方药的性质与疾病的性质相反的治疗原则，又称"逆治"，适用于疾病的本质和现象相一致的病证。正治包括：

**1. 寒者热之** 寒性病变出现寒的症状，用温热药治疗，即以热治寒。如表寒证用辛温解表方药，里寒证用辛热温里方药。

**2. 热者寒之** 热性病变出现热的症状，用寒凉的药物治疗，即以寒治热。如表热证用辛凉解表方药，里热证用苦寒清热方药。

**3. 虚者补之** 虚性病变出现虚损症状，用补益的药物治疗。如阳虚证用温阳方药，阴虚证用补阴方药。

**4. 实者泻之** 实性病变出现实的症状，用祛邪的药物治疗。如食积证用消导方药，血瘀证用活血化瘀方药，阳明腑实证用攻下方药等。

### （二）反治

反治，指选用方药的性质与疾病的假象相一致，又称"从治"，适用于疾病的本质与临床表现症状不完全一致的病证。反治包括：

**1. 热因热用** 热因热用是指用热性药物治疗具有假热症状的病证。它适用于阴寒内盛，格阳于外的真寒假热证。阴寒内盛，阳气被格拒于外，因其本质是寒，所以当用温热方药治其真寒，里寒一散,阳气得复,而表现于外的假热亦随之消失。

**2. 寒因寒用** 寒因寒用是指用寒性药物治疗具有假寒症状的病证。它适用于里热炽盛,阳盛格阴的真热假寒证。阳盛于内,格阴于外,因其本质是热,所以用寒凉方药治其真热,里热一去,假寒自然消失。

**3. 塞因塞用** 塞因塞用是指用补益的药物治疗具有闭塞不通症状的病证。它适用于因虚而致闭塞不通的真虚假实证。如脾胃虚弱所致的脘腹胀满,治疗时应采取补脾益胃的方法,使脾胃运化正常,脘腹胀满自除。

**4. 通因通用** 通因通用是用通利的药物治疗具有实性通泄症状的病证。它适用于真实假虚之候,如食积腹泻,治以消导泻下;瘀血所致的崩漏,治以活血化瘀等。

## 四、调整阴阳

调整阴阳,是针对机体阴阳偏盛偏衰的变化,采取损其有余、补其不足的原则,使阴阳恢复到相对的平衡状态。

### (一) 损其有余

损其有余又称损其偏盛,是指阴或阳的一方偏盛有余的病证,应当用“实则泻之”的方法来治疗。

**1. 抑其阳盛** 对“阳盛则热”所致的实热证,应用清泻阳热,“治热以寒”的治则治疗。

**2. 损其阴盛** 对“阴盛则寒”所致的实寒证,应当温散阴寒,“治寒以热”的法则治疗。

阴阳是互根的,阴胜则阳病,阳胜则阴病。在阴阳偏盛的病变中,如其相对的一方出现偏衰时,应当兼顾其不足,配以扶阳或滋阴之药。

### (二) 补其不足

补其不足是指对于阴阳偏衰的病证采用“虚者补之”的方法予以治疗。病有阴虚、阳虚、阴阳两虚之分,治则有滋阴、补阳、阴阳双补之别。

**1. 阳病治阴,阴病治阳** 阴虚则热,因阴虚出现的虚热证,采用“阳病治阴”的原则,滋阴以制阳亢。阳虚则寒,因阳虚出现的虚寒证,采用“阴病治阳”的原则。阴虚者补阴,阳虚者补阳,以平为期。

**2. 阳中求阴,阴中求阳** 根据阴阳互根的理论,临床上治疗阴虚证时,在大量滋阴药中适当佐以补阳药,使阴得阳升而泉源不竭,即所谓“阳中求阴”。治疗阳虚证时,在大量温阳药中适当佐以滋阴药,使阳得阴助而生化无穷,即所谓“阴中求阳”。

**3. 阴阳双补** 由于阴阳是互根的,所以阴虚可累及阳,阳虚可累及阴,从而出现阴阳两虚的病证,治疗时当阴阳双补。阴阳互济之调补和阴阳并补两法,虽然用药上都是滋阴、补阳并用,但主次分寸不同,且适应的证候有别。

## 五、三因制宜

三因制宜是指因时、因地、因人制宜。疾病的发生、发展与转归,受气候变化、地理环境、个体的体质差异等的影响,因此治疗疾病时,必须考虑上述因素,根据具体情况,采取适宜的治疗方法。

### (一) 因时制宜

因时制宜是指根据不同季节气候的特点,来考虑治疗用药的原则。例如:春夏季节,气候由温渐热,阳气升发,人体腠理疏松开泄,即使外感风寒,也应慎用麻黄、桂枝等发汗力强的辛温发散之品,以免开泄太过,耗伤气阴;而秋冬季节,气候由凉变寒,阴盛阳衰,人体腠理致密,阳气潜藏于内,此时若感受热邪,应当慎用石膏、薄荷等寒凉之品,以防苦寒伤阳。故《素问·六元正纪大论》说:“用寒远寒,用凉远凉,用温远温,用热远热。”

### (二) 因地制宜

因地制宜是指根据不同地理环境特点,来考虑治疗用药的原则。不同的地理环境,气候条件及生活习惯不同,人的生理活动和病变特点也有区别,所以治疗亦应有所差异。如我国西北地区,地势高

Note:

而寒冷,其病多寒,治宜辛温;东南地区,地势低而温热,其病多热,治宜苦寒。此外,某些地区还有地方病,治疗时也应加以注意。

### (三)因人制宜

因人制宜是指根据患者年龄、性别、体质等不同特点,来考虑治疗用药的原则。

**1. 年龄** 年龄不同,人体生理功能及病变特点不同。老年人气血衰少,身体功能衰退,患病多虚证或正虚邪实,治疗时,虚证宜选大补之品,而邪实须攻者亦应注意配方用药,以免损伤正气。小儿生机旺盛,但气血未盛,脏腑娇嫩,多病饥饱不匀,寒温失调,故治疗小儿当慎用峻剂和补剂。一般用药剂量亦必须根据年龄加以区别。

**2. 性别** 性别不同,人体生理特点不同,用药亦当有所区别。女性有月经期、怀孕、产后等情况,治疗用药需要考虑。如在月经期,应慎用峻下、破血之品,以防月经过多;在妊娠期间,则当禁用或慎用峻下、破血、滑利、走窜伤胎或有毒药物,以防影响胎儿的生长和发育,甚至导致流产;产后妇女用药时应考虑哺乳及恶露等情况。

**3. 体质** 体质是指个体在形态结构、代谢和生理功能等方面相对稳定的特性。每个人的先天禀赋和后天调养不同,个体体质存在着差异,故虽患同一疾病,由于体质不同,治疗用药亦有所区别。

因时、因地、因人制宜的治疗原则,充分体现了中医治疗疾病的整体观念和辨证论治在实际应用上的原则性和灵活性,强调了在应用各种治则时,必须具体情况具体分析。

(程绍民)

# 第三节 康 复

康复,在中医中多指病后身心的恢复。中医学在康复医疗方面,不仅有较为完整、独特的康复理疗,而且还有简便易行、用之有效的康复治疗方法,对于帮助伤残者消除或减轻功能障碍,帮助慢性病、老年病等患者祛除疾病、恢复身心健康发挥着极为重要的作用。

## 一、中医康复的基本原则

康复的目的是促进和恢复病残者的身心健康。其基本原则包括形神共养和调养气血阴阳两方面。

### (一)形神共养

形神共养是以形与神的统一与协调为目的来进行调养,即形体保养与精神调摄相结合。中医康复理论认为,人体一切疾病的发生和发展变化,都是形神失调的结果。因此康复医疗,必须从形和神两个方面进行调理。养形,一是重在补益精血,所谓"欲治形者,必以精血为先"(《景岳全书·传忠录中·治形论》);二是注意适当运动,以促进周身气血运行,增强抗御病邪的能力。调神主要是通过语言疏导、以情胜情、娱乐等方法,使患者摒除有害情绪,创造良好的心境,保持乐观开朗、心平气和的状态,以避免病情恶化。这样以形体健康减轻精神负担,以精神和谐促进形体恢复,使得形体健康,精神健旺,身体和精神都得到均衡发展,达到形与神俱,身心整体康复的目的。

### (二)调养气血阴阳

气血阴阳是人体生命活动的基本物质。气血阴阳不足或失调与疾病的发生、发展变化密切相关,同时也关系到人体健康的恢复。因此,调养气血阴阳,就成为人体康复的重要原则。

**1. 调养气血** 人体的气和血流行于全身,是脏腑、经络等组织器官进行生理活动的主要物质基础。如果气血失常,必然会影响机体的各种生理功能,而导致疾病的发生。所以《素问·调经论》说:"血气不和,百病乃变化而生。"临床上各种残疾、老年病、精神病和慢性疾病,都与气血失调有关。所以,针对气血失调的具体情况进行调养,如气滞者理气,气虚者补气,血瘀者活血化瘀,血虚者补血,气血两虚者气血双补等,对病后康复都十分重要。

**2. 调养阴阳** 人体内阴阳两种物质的充足并维持平衡协调对于正常生命活动的进行是非常必

要的。一旦阴阳不足或失去平衡协调状态，出现阴阳偏衰或偏盛，疾病即随之产生，而在许多疾病患者的康复阶段，都或多或少存在着阴阳不足或失调的情况。因此，康复的原则之一就是要调养阴阳，借以促进人体健康的恢复。调养阴阳要"以平为期"，运用这一原则时，应根据患者的阴阳偏盛偏衰来确定具体方法，总的原则是"不足补之，有余泻之"。

调养阴阳、以平为期的理论，不但适用于药物医疗康复，同样也适用于针灸、按摩、食疗、生活起居等康复医疗手段。如食疗康复，即是运用食物性味的阴阳以补偏救弊，借以达到调养人体阴阳的目的。

**3. 协调脏腑**　脏腑学说是以五脏为中心，以心为主导，通过经络系统联络沟通，把人体各组织器官联结成一个有机整体。疾病的发生，主要是由人体脏腑的气血阴阳不足或失调，导致脏腑功能紊乱的结果。所以康复的基本原则除以上调养气血阴阳外，还必须协调脏腑，使之恢复正常的功能。

**4. 疏通经络**　经络具有通行气血阴阳，联络脏腑肢节等功能。人体气血阴阳贵乎流通，若流行不畅甚或阻滞，必然会影响脏腑及其他组织器官，而引起各种疾病，也会直接影响健康的恢复。因此，疏通经络，不但是临床治疗的主要手段，也是康复医学的重要原则。

## 二、中医康复的方法

中医康复的对象主要是伤残者、慢性病患者、老年患者及急性病缓解期患者。常用的康复方法有药物康复法、饮食康复法、针灸推拿康复法、体育康复法、娱乐康复法等。

### （一）药物康复法

药物康复法是以中医辨证论治和康复的基本原则为指导，利用药物性能的四气、五味、归经和升降浮沉等特点，针对疾病的性质和部位等不同，通过内服和外治的方法，促进身心康复。内服可制成汤、膏、丸、散、丹等剂型，但从康复医疗的特点来看，治疗对象的治疗周期长，往往在长期缓慢的积累中见效，所以较少使用汤剂，而多用膏、丸、散、丹等剂型，这几种剂型使用方便、经济，适合长期服药，有利于缓慢吸收，是汤剂所不可比拟的。内服药多以补虚强壮为目的，所选药品以补益气血阴阳为主，毒副作用小或无，使用较为安全。若有需攻邪破瘀者，可暂时配合使用，但不可久服。外治法是将药物经炮制加工后，在体表局部或穴位进行洗、擦、搽、熏、熨、贴，可对局部造成持续的药物刺激，有类似于针灸的作用，同时还可通过局部吸收部分药气，针对性地疏通相关的经络和脏腑，达到治疗的目的。

### （二）饮食康复法

康复期患者的机体一般均处于脾胃虚弱、气阴两虚、津液亏损、余邪未尽等的病理状态，通过合理的饮食调摄配合疾病的康复治疗，能够增强脾胃的吸收运化功能，提高机体的免疫力，从而起到祛除外邪、促进患者病后康复的作用。饮食康复包括饮食有节，适时适量；合理膳食，不可偏嗜；重视脾胃，注意卫生；辨证施食，相因相宜等原则。具体体现在一是饮食要适时、适量，不可过饥，更不能暴饮暴食；二是食物有四气五味，各有归经，若饮食偏嗜则可导致人体脏腑阴阳失调而发生多种疾病；三是脾胃为后天之本，气血生化之源，是人体消化饮食及化生气血的重要器官，脾胃功能的健全与否直接影响食物的消化、吸收及输布；四是疾病有寒、热、虚、实之分，食物有四性五味之别，故在饮食调护中应根据病位、病性及患者的年龄、体质强弱、天时地利诸因素，结合食物的性味归经加以选择，遵循"寒者热之，热者寒之""虚则补之，实则泻之"的调护原则，注意不同疾病的饮食宜忌，做到因证、因时、因地和因人施食。

### （三）针灸推拿康复法

针灸推拿康复法是指运用针刺、艾灸、推拿等方法来刺激患者某些穴位或特定部位，以激发、疏通经络气血的运行，恢复脏腑经络生理功能的方法。针刺法是利用不同的针具，刺激人体的经络腧穴或相应部位，以通经活血、行气导滞、镇静止痛，主要用于实证、郁证。常用的针法除了体针以外，还包括近代发展起来的耳针、头针、电针、水针、埋线等疗法。艾灸法是对人体一定部位或穴位，利用艾绒或其他药物点燃后的热力和药力来进行刺激，具有温通经络、行气活血、散寒除湿、消肿散结及扶正补虚的作用。常用的灸法分为艾炷灸、艾条灸和温针灸等。无论是针法还是灸法，都要根据病证的寒热虚实，辨证选穴组方，并采取不同的操作手法，补虚泻实。就针、灸两法比较而言，灸法偏重于补虚，针法偏重于泻实。

Note:

推拿具有疏通经络、理筋整复、活血祛瘀、流通气血及调整阴阳的作用,多用于伤残、病残等损伤性疾患,尤宜于陈旧性损伤。其中的自我按摩法,可增强体质,消除疲劳,延缓衰老,对慢性病及老年患者更为适宜。推拿的手法特点包括揉、摩、推、按、搓、拍等多种,并有强刺激和弱刺激之分。如为老弱虚损、小儿疾病等,应用力轻缓,时间稍短;若是痛证、旧伤、实证等,应用力重强,时间较长。

### (四)体育康复法

运用体育运动方法进行锻炼,以达到祛除疾病、增进健康的目的,称为体育康复法。传统的体育康复方法很多,且各有特色。但传统体育锻炼方法与现代体育锻炼方法有很大差异。从目的来看,传统体育锻炼是纯粹的健身法,不具有竞赛的特征;从功效来看,传统体育锻炼不只是形体锻炼,它讲究对人体气机的激发及经络气血运行的导引,如太极拳,不只是肢体的锻炼,它对人体气机运行的导引及神与气的相互作用等都有特殊意义。

现代体育锻炼方法很多,康复医疗中主要采用不太剧烈的运动项目,同时也设计了一些康复医疗专用体育疗法。其中,使用特殊器械的锻炼,对局部肢体功能障碍的恢复具有特殊意义。而一般的医疗体操、步行等,则具有一般的强身健体的作用。实际上现代体育主要是增强局部肌肉的运动能力及增强心肺功能,而对整体气机的调整远不及传统锻炼方法优良。

### (五)娱乐康复法

娱乐康复法是利用音乐、舞蹈等文娱活动的形式,促进患者在情志心理、智能或身体功能方面康复的一种方法,简称"娱疗"。这些娱乐活动是一般人所喜爱的,这种"喜爱"可以使人心情愉悦,可消除压抑的心理因素对康复的不良作用。同时,某些娱乐活动能产生一些良性刺激作用于人体,使人体气机趋于调和,以利于康复。娱乐活动除了心理治疗作用外,某些项目(如舞蹈)有附带的肢体锻炼作用,某些项目(如棋牌、游艺等)具有明显的益智功效。

应用娱乐康复法也应注意适度。如音乐疗法,应考虑乐曲的节奏、旋律、速度、响度、协调等多种因素对人体的不同作用,若选曲不当,或播放不加控制,则易成为不利于康复的噪声。歌舞不宜狂放,不宜过度疲劳。棋牌、游艺不加节制,可造成身心疲惫,尤其是带有赌博性质的棋牌、游艺,对康复是有害的。一般来说,娱乐疗法只作为康复治疗中的一种辅助方法,而不宜作为主要的康复手段。如果娱乐活动占用了过多的时间,就会妨碍其他康复疗法的实施。

---

案 例 思 考

---

患者,女,45岁。2010年2月21日初诊。因"月经紊乱3月"就诊。患者近3个月来月经非时而下,血色偏黯,夹有血块,少腹疼痛,后期经血淋漓不净,盆腔B超未发现器质性病变。1个月前行诊刮术,术后病理检查报告提示非特异性增生性内膜,化验排除内科血液系统及其他疾病。末次月经2010年2月7日,月经至今未干净,量少,色黯。无头昏目眩,饮食睡眠无特殊,大小便正常,舌质黯苔薄白,脉弦。盆腔B超提示子宫内膜厚0.8cm,子宫附件未见异常。四诊合参,中医辨证属血瘀型崩漏,以血府逐瘀汤加减治疗。患者服药后有中量经血排出,后经血彻底干净。嘱患者下次月经来潮第5天用药,方药同前。连用3个月后随访,患者月经周期、经行时间、经量均恢复正常,无经期腹痛,舌质由黯转红。

请根据本章所学知识,分析医生在治疗过程中运用的治疗原则。

(程绍民)

---

思 考 题

---

1. 简述治未病中培养正气的主要方法。
2. 简述正治与反治的异同。

# 中药基本知识

09章 数字内容

---

## 学 习 目 标

- **知识目标：**
  1. 掌握中药配伍理论和中药性能的内容。
  2. 熟悉中药的分类和常用中药。
  3. 了解中药的炮制方法。
- **能力目标：**
  能根据患者的病情指导其安全使用中药和药物养生。
- **素质目标：**
  培养学生保护环境,保护药源和安全、合理用药的意识及科学探索精神,加深对祖国传统医学的热爱。

中药是我国传统药物的总称,是指在中医药理论指导下认识和应用的药物。中药大多来自天然药及其加工品,包括植物药、动物药、矿物药及部分化学、生物制品类药物。由于中药以植物药居多,故自古以来人们习惯把中药称为"本草"。中药经过加工炮制,在辨证审因、确定治法后,按照一定的组方结构,妥善配伍,制成合适的剂型即为方剂。中药和方剂,是中国医药学的重要组成部分,也是中医学防病治病的重要手段。

# 第一节 中 药 概 述

中药学是专门研究中药基本理论和各种药物的来源、采集、炮制及其临床应用等知识的一门学科,是中医学的重要组成部分。历代中医药学家在长期医疗实践中,大胆探索,不懈努力,积累了丰富的用药经验与方法,并逐步形成了独特的中药理论体系和应用形式。数千年来,中药作为防病治病的主要武器,在保障我国人民健康和民族繁衍中发挥着巨大作用。本节主要介绍中药的采集、炮制、性能及用法等。

## 一、中药的采集

药材采收的季节、时间、方法对药材品质的好坏有明显影响,与有效成分的组成及其含量高低密切相关,与药物的疗效也有较大差异。合理的采收对保证药材质量、医疗效果以及保护资源都十分重要。我国历代医药学家都十分重视中药采收时节,并在长期的实践中积累了丰富的经验和知识。一般多在其有效成分含量最高时采收,通常以药用部位的成熟程度作为依据。

### (一)植物类药材的采集

植物类药材因入药部位(根、茎、叶、花、果实、种子)的生长成熟期有明显的季节性,采收时节和方法通常以相应部位的生长特性为依据,大致归纳为以下几种情况:

1. **全草类** 全草类药材多在植物充分生长、枝叶茂盛的花前期或刚开花时采收。有的割取植物的地上部分入药,如薄荷、荆芥、益母草等。以带根全草入药,则连根拔起全株,如车前草、蒲公英、紫花地丁等。以茎叶同时入药的藤本植物,其采收原则与此相同,应在生长旺盛时割取,如首乌藤、忍冬藤。

2. **叶类** 叶类药材通常在花蕾将开或正在盛开的时候进行采收。此时正当植物生长茂盛的阶段,性味充足,叶中有效成分含量最高,药力雄厚,最适于采收,如大青叶、艾叶、枇杷叶等。然而,有些特定的品种须在特定时候采收,如桑叶须在深秋或初冬经霜后采集。

3. **花类** 花类药材一般在花正开放时进行,由于花朵次第开放,所以要分次适时采摘。若采收过迟,则易致花瓣脱落和变色,气味散失,影响质量,如菊花、旋覆花。有的应在含苞欲放时采摘花蕾,如金银花、辛夷;有的在刚开放时采摘最好,如月季花;而红花则宜于管状花充分展开呈金黄色时采;以花粉入药,须于花朵盛开时采收,如蒲黄。

4. **果实和种子类** 果实类药材多在果实成熟后或将成熟时采收,如瓜蒌、枸杞、马兜铃。少数品种以幼果入药者,应按要求及时采集,如枳实、青皮、乌梅等。以种子入药者,如果同一果序的果实成熟期相近,可以割取整个果序,悬挂在干燥通风处,待果实全部成熟,再进行脱粒。若同一果序的果实次第成熟,则应分次摘取成熟果实。有些干果成熟后很快脱落,或果壳裂开,种子散失,如茴香、白豆蔻、牵牛子等,故最好在开始成熟时适时采取。容易变质的浆果,如枸杞、女贞子,在略熟时于清晨或傍晚采收为好。

5. **根和根茎类** 根和根茎类药材多数以秋末或春初采集为佳。此时采收有效成分含量高,质量好,产量高,如天麻、苍术、葛根、桔梗、大黄等。少数除外,如半夏、延胡索等以夏季采挖为宜。

6. **树皮和根皮类** 树皮类药材通常在春末夏初采收,此时植物生长旺盛,不仅质量较佳,而且树木枝干内浆汁丰富,形成层细胞分裂迅速,树皮易于剥离,如黄柏、厚朴、杜仲。但肉桂多在十月含油多时剥离。根皮类药材大多于秋后苗枯或早春萌发前采集,如牡丹皮、地骨皮、苦楝根皮。

（二）动物类药材的采集

动物类药材的采集,不具有明显的规律性。采集时,应以保证药效、容易获得及保护资源为原则。如驴皮应在冬至后剥取,其皮厚质佳。桑螵蛸则应在每年秋季至翌年春季采集,此时虫卵未孵化。小昆虫等应于数量较多的活动期捕获。

（三）矿物类药材的采集

矿物类药材大多可随时采收。

综上所述,采集药材,总以保证药材质量为重。在兼顾产量、生产成本的同时,还应充分注意药材资源的可持续再利用和注意保护生态环境,绝不能采用可能造成资源枯竭、生态环境破坏的掠夺式方法。

---

**知 识 拓 展**

### 道 地 药 材

"道"曾是古代的行政区划,"地"指地域或地区。《神农本草经》已提出"土地所出,真伪陈新,并各有法"。孙思邈《千金翼方》中论"药出州土"时,首先按十三个"道"来归纳药材产地,强调用药须知所出土地。明朝《本草品汇精要》在药物条文中设有"道地"专项。其后汤显祖《牡丹亭》中有"好道地药材"一语。说明前人很早就认识到药材产地与药材质量的关系。

我国地域辽阔,不同地区环境条件差别大,经过长期的生产实践,各个地区逐渐形成了一批适合本地条件的道地药材。如四川的黄连、川芎、附子,江苏的薄荷、苍术,广东的砂仁、佛手、广藿香,东北的人参、细辛、五味子,云南的茯苓,浙江的贝母、杭白菊,安徽的滁菊、牡丹皮,河南的地黄、山药、牛膝,山东的阿胶等。

---

## 二、中药的炮制

炮制是药物在应用或制成各种剂型之前必要的加工处理过程,包括对原药材进行一般修治整理和部分药材的特殊处理。古代称为炮炙、修治、修事等。

（一）炮制的目的

不同的药物,有不同的炮制目的。炮制目的大致可以归纳为以下六个方面:

**1. 保证用药安全**　一些毒副作用较强的药物生用内服易于中毒,炮制后能降低其毒性。如巴豆、千金子去油取霜,醋煮甘遂、大戟,甘草银花水煮川乌、草乌,姜矾水制南星、半夏,胆巴水制附子等,均能降低毒副作用。

**2. 提高临床疗效**　如醋制延胡索增强活血止痛作用,姜汁炙川连、竹茹可加强止呕作用,蜜炙麻黄、紫菀、款冬花增强润肺止咳作用,煅明矾增强燥湿、收敛作用,酒制红花增强活血作用。

**3. 改变药物的性能**　药物的某些性味功效,在某种条件下不一定适应临床应用的需要,但经过炮制处理,则能在一定程度上改变药物的性能和功效,以适应不同的病情和体质的需要。如生地黄药性本为甘、苦、寒,以清热凉血见长,经黄酒反复蒸晒后而为熟地黄,其药性微温而以补血见长,适宜于血虚证;吴茱萸其性味辛热燥烈,宜于里寒之证,若以黄连水拌炒,或甘草水浸泡,去其温烈之性,肝火犯胃之呕吐腹痛亦常用之。

**4. 便于贮存和制剂**　由于产地、季节等因素的限制,多种药材无法直接使用鲜品,皆需干燥处理,才可贮存、运输。多数药材可以日光暴晒,或人工烘烤进行干燥,但有少数动物药及富含汁液的植物药,需经特殊处理。如肉苁蓉之肉质茎富含汁液,春季采者所含水分较少,可半埋于沙中晒干;而秋季采者,茎中水分较多,需投入盐水湖中,加工为盐苁蓉,方可避免腐烂变质。桑螵蛸为螳螂之卵鞘,内有虫卵,应蒸后晒干,杀死虫卵,以防贮存过程中因虫卵孵化而失效。

**5. 保证药材品质**　中药在采收、运输、保管过程中常混有泥沙、霉变品及残留的非药用部位等。

因此必须进行严格的分离和洗刷,使其达到规定的净度,保证药材品质和用量准确。如根和根茎类药物去泥沙,花叶类去枝梗,动物类去头、足、翅等。

**6. 便于病患服用**　某些药物具有令人不适的气味,难以口服或服后出现恶心呕吐、心烦等反应。为了利于服用,常将这些药物采用漂洗、酒制、醋制、麸炒等方法处理,以起到矫味矫臭的效果。如酒制乌梢蛇,麸炒僵蚕,醋炙乳香、没药,用水漂去海藻、昆布的咸腥味等。

**(二) 炮制的方法**

随着炮制方法逐步发展和充实,炮制方法一般有以下五类:

**1. 修治**　修治包括纯净、粉碎、切制药材三道工序,为进一步加工贮存、调剂、制剂和临床用药做好准备。

(1)纯净药材:借助一定的工具,用手工或机械的方法去掉灰屑、杂质、非药用部分及药效作用不一致的部分,使药物清洁纯净。如刷除枇杷叶、石韦叶背面的绒毛,刮去厚朴、肉桂的粗皮等。

(2)粉碎药材:以捣、碾、研、磨、镑、锉等方法,使药材粉碎达到一定粉碎度,便于制剂或服用。如龙骨、牡蛎捣碎便于煎煮,琥珀研末便于吞服,水牛角、羚羊角等锉成粉末服用。

(3)切制药材:采用适合的切制工具或机械把药物切制成一定类型规格的饮片,使药物有效成分易于溶出,便于进行其他炮制,也利于干燥、贮藏和调剂时称量。根据药材性质或制剂及临床需要的不同,还有不同的切制规格要求。如天麻、槟榔宜切薄片,泽泻、白术宜切厚片,黄芪、鸡血藤宜切斜片。

**2. 水制**　用水或其他辅料处理药材的方法称为水制法。常见的方法有漂洗、闷润、浸泡、喷洒、水飞等。

(1)漂洗:其方法是将药物置于宽水或长流水中,反复地换水,以除去杂质、盐味及腥味。如将芦根、白茅根洗去泥土杂质,海藻、昆布漂去盐分,紫河车漂去腥味等。

(2)闷润:根据药材质地的软坚、加工时的气温、工具的不同,采用洗润、泡润、浸润、晾润、复润等多种方法,使清水或其他液体辅料徐徐渗入药物组织内部,至内外的湿度均匀,便于切制饮片。如淋润荆芥、泡润槟榔等。

(3)水飞:是借药物在水中的沉降性质分取药材极细粉末的方法。将不溶于水的药材粉碎后置乳钵、碾槽、球磨机等容器内,加水共研,细粉混悬于水中,倾出沉淀后,干燥后即成极细粉末。它常用于矿物类、甲壳类药物的制粉,如水飞朱砂、炉甘石、滑石、蛤粉、雄黄等。

**3. 火制**　火制是将药物经火加热处理的方法。根据加热的温度、时间和方法的不同,可分为炒、炙、煅、煨、烘焙等。

(1)炒:有炒黄、炒焦、炒炭等程度不同的清炒法。用文火炒至药物表面微黄,称炒黄;用武火炒至药材表面焦黄或焦褐色,内部颜色加深,并有香气者,称炒焦;用武火炒至药材表面焦黑,部分炭化,内部焦黄,但仍保留有药材固有气味(即存性)者,称炒炭。炒黄、炒焦使药物易于粉碎加工,并缓和药性,种子类药物炒后则煎煮时有效成分易于溶出。炒炭能缓和药物的烈性、副作用,或增强其收敛止血的功效。除清炒法外,还可拌固体辅料如土、麸、米炒,可减少药物的刺激性,增强疗效,如土炒白术、麸炒枳壳、米炒斑蝥等。与砂、滑石、蛤粉等同炒的方法习称"烫",它是先在锅内加热中间物体,用以烫制药物,使药物受热均匀、膨胀酥脆,易于煎出有效成分或便于服用,如蛤粉烫阿胶珠等。

(2)炙:是将药材与液体辅料拌炒,使辅料逐渐渗入药材内部的炮制方法。通常使用的液体辅料有蜜、酒、醋、姜汁、盐水等。如蜜炙黄芪、酒炙川芎、醋炙香附、盐水炙杜仲等。炙可以改变药性、增强疗效或减少副作用。

(3)煅:将药材用猛火直接或间接煅烧,使质地松脆,易于粉碎,充分发挥疗效。其中直接放炉火上或容器内而不密闭加热者,称为明煅,此法多用于矿物药或动物甲壳类药,如煅牡蛎、煅石膏等。将药材置于密闭容器内加热煅烧者,称为密闭煅或焖煅,本法适用于质地轻松、可炭化的药材,如煅血余炭、煅棕榈炭。

(4)煨:将药材包裹于湿面粉、湿纸中,放入热火灰中加热,或用草纸与饮片隔层分放加热的方法,称为煨法。将药材直接埋入火灰中,使其高热发泡者,称为直接煨。

(5)烘焙:将药材用微火加热,使之干燥的方法称烘焙。如焙虻虫、焙蜈蚣,焙后可降低毒性和腥臭气味,且便于粉碎。

**4. 水火共制** 这类炮制方法主要包括煮、蒸、燀、淬等方法。

(1)煮:是将药物与水或辅料置锅中同煮的方法。它可降低药物的毒性、烈性或附加成分,增强药物的疗效。如水煮乌头、醋煮芫花都可降低药物毒性,甘草水煮吴茱萸可降低药物烈性。

(2)蒸:是以水蒸气或附加成分将药物蒸熟的加工方法。它分清蒸与加辅料蒸两种方法。前者如清蒸玄参、桑螵蛸,后者如酒蒸山茱萸、大黄等。蒸制的目的在于改变或增强药物的性能,降低药物的毒性。如何首乌经反复蒸晒后,不再有泻下之力,而功专补肝肾、益精血;黄精经蒸制后可增强其补脾益气、滋阴润肺之功。

(3)燀:是将药物快速放入沸水中短暂加热,立即取出的方法。它常用于种子类药物的去皮和肉质多汁药物的干燥处理,如燀杏仁、桃仁以去皮,燀马齿苋、天门冬以便于晒干贮存。

(4)淬:是将药物煅烧红后,迅速投入冷水或液体辅料中,使其酥脆的方法。淬后不仅易干粉碎,且辅料被其吸收,可发挥预期疗效。如醋淬自然铜、鳖甲,黄连煮汁淬炉甘石等。

**5. 其他制法** 其他制法包括制霜、发酵、发芽等。

(1)制霜:种子类药材压榨去油或药物与物料经过加工析出细小结晶后的制品,称为霜。其相应的炮制方法称为制霜。前者如巴豆霜,后者如西瓜霜。

(2)发酵:将药材与辅料拌和,置一定的湿度和温度下,利用霉菌使其发泡、生霉,并改变原药的药性,以生产新药的方法,称为发酵法,如神曲、淡豆豉。

(3)发芽:将具有发芽能力的种子药材用水浸泡后,经常保持一定的湿度和温度,使其发幼芽,称为发芽,如谷芽、麦芽、大豆黄卷等。

## 三、中药的性能

中药的性能是对中药作用特点的高度理论概括,故亦称为药性理论,简称药性。它是以中医理论为基础,以阴阳、脏腑、经络学说为依据,根据药物的各种性质及其治疗作用总结出来的用药规律,是中药基本理论的核心,也是中医学理论体系的重要组成部分。中药性能是正确认识和使用中药的重要理论依据,是学习、研究、运用中药所必须掌握的基本理论知识。中药性能主要包括四气、五味、升降浮沉、归经和毒性等。

### (一)四气

四气,即指寒、热、温、凉四种药性,又称四性。四气反映了药物在影响人体阴阳盛衰,寒热变化方面的作用倾向,是说明药物作用性质的重要概念之一。

四气中温热与寒凉属于两类不同的性质。温热属阳,寒凉属阴,温次于热,凉次于寒,即在共同性质中又有程度上的差异。对于有些药物,通常还标以大热、大寒、微温、微寒等予以区别,这是对中药四气程度不同的进一步区分。

此外,还有一些平性药,其寒热偏性不明显,称其性平是相对而言的,未超出四性的范围。故四性从本质而言,实际上是寒热两性。

药性寒热温凉,是根据药物作用于机体所发生的反应概括出来的,与所治疾病的寒热性质相对应。故药性的确定是以用药反应为依据,以病证寒热为基准。能减轻或消除热证的药物,一般属于寒性或凉性,如黄芩、板蓝根对于发热口渴、咽痛等热证有清热解毒作用,表明这两种药物具有寒性。反之,能够减轻或消除寒证的药物,一般属于温性或热性,如附子、干姜对于腹中冷痛、四肢厥冷、脉沉无力等寒证具有温中散寒作用,表明这两种药物具有热性。

一般来讲,寒凉性药物具有清热泻火、凉血解毒等作用,治疗阳热证;温热性药物具有温里散寒、补火助阳、温经通络、回阳救逆等作用,治疗阴寒证。

Note:

（二）五味

五味,即辛、甘、酸、苦、咸五种药味。有些药物具有淡味或涩味,实际不止五种味,因长期以来将涩附于酸,淡附于甘,故习称五味。

味的产生最初是依据药物的真实滋味,即通过口尝等方式直接感知认识药物的真实滋味。随着药物品种的日益增多,药物功效的不断拓展,人们发现有些药物的作用很难用其滋味来解释,因而采用了以其作用推定其"味"的方法。例如,葛根本无辛味,但有解表散邪作用,常用于治疗表证,作用与"辛能散"相关,故标以辛味。由此可知,确定"味"的主要依据,一是药物的滋味,二是药物的作用。而五味的实际意义,就是标示药物的真实滋味或作用特征。多数药物的真实滋味和作用特点是一致的,可以二者兼顾,只有少部分药物所标定的味仅用以表示作用特点,或只表示真实滋味。在历代本草序列和当代中药学总论中论述的五味,基本属于性能的内容,与实际滋味关系不大。而在各论中的具体药物条下"药性"中介绍的味,则并不如此,或表示性能,或表示滋味,或二者兼而有之。

综合前人的论述和用药经验,五味的作用如下述:

1. **辛**　辛能散、能行,有发散、行气、行血等作用。一般用于治疗表证的药物,如麻黄、薄荷,或治疗气血阻滞的药物,如木香、红花等,都有辛味。

2. **甘**　甘能补、能和、能缓,有补益、和中、调和药性、缓急止痛的作用。如人参大补元气,熟地黄滋补精血,饴糖缓急止痛,甘草调和诸药等。某些甘味药还具有解药食中毒的作用,如甘草、绿豆等,故又有甘能解毒之说。

3. **淡**　淡能渗、能利,即有渗湿利水作用。多用于治疗水肿、小便不利等症,如猪苓、茯苓、薏苡仁、通草等。

4. **酸**　酸能收、能涩,有收敛固涩作用。多用于体虚多汗、久泻久痢、肺虚久咳、遗精滑精、尿频遗尿等症,如山茱萸、五味子涩精、敛汗,五倍子涩肠止泻,乌梅敛肺止咳、涩肠止泻等。

5. **涩**　涩能收敛固涩,与酸味作用相似。如赤石脂、禹余粮涩肠止泻,乌贼骨收敛止血、固精止带等。

6. **苦**　苦能泄、能燥,有通泄、降泄、清泄和燥湿作用。有通泄作用,如大黄泻下通便,用于热结便秘。有降泄作用,如杏仁降泄肺气,用于肺气上逆之咳喘;枇杷叶降泄胃气,用于胃气上逆的呕吐呃逆。有与寒性相结合的清泄作用,如栀子、黄芩清热泻火,用于火热上炎,神躁心烦、目赤口苦等症。燥即燥湿,有与药性相结合的苦寒燥湿和苦温燥湿之别。苦寒燥湿用于湿热证,如黄连、黄柏、苦参等;苦温燥湿用于寒湿证,如苍术、厚朴等。

7. **咸**　咸能软、能下,有软坚散结和泻下作用。可用于瘰疬、瘿瘤、痰核、癥瘕及大便秘结等病证,如海藻、昆布消散瘰疬,鳖甲软坚消癥,芒硝泻下通便等。

四气和五味分别从不同的角度说明药物的作用,二者合参才能较全面地认识药物的性能和作用。如紫苏、薄荷皆有辛味,能发散表邪;但紫苏辛温,能发散风寒,薄荷辛凉,能发散风热。又如麦冬、黄芪皆有甘味,而前者甘寒,有清热养阴生津的作用,后者甘温,有温养中焦、补中益气的作用。

由于四气和五味都属于性能范围,只反映药物作用的共性和基本特点,因此不仅要四气五味合参,还必须与药物的具体功效结合起来,方能得到比较全面、准确的认识。

（三）升降浮沉

升降浮沉反映药物作用的趋向性,是说明药物作用性质的概念之一。升,即上升提举,趋向于上;降,即下达降逆,趋向于下;浮,即向外发散,趋向于外;沉,向内收敛,趋向于内。升降浮沉就是指药物对机体有向上、向下、向外、向内四种不同作用趋向,它是与疾病所表现的趋向性相对而言的。升降浮沉之中,升浮属阳,沉降属阴。一般具有升阳发表、祛风散寒、涌吐、开窍等功效的药物,都能上行向外,其药性均为升浮;具有泻下、清热、利水渗湿、重镇安神、平肝息风、消导积滞、降逆止呕、收敛固涩、止咳平喘等功效的药物，则能下行向内，其药性均为沉降。有的药物升降浮沉的特性不明显，如南瓜子的杀虫功效。有的药物则存在二向性，如麻黄既能发汗解表，又能利水消肿。

药性的升降浮沉与性味、药材质地、炮制、配伍运用等具有相关性。

**1. 升降浮沉与性味的关系**　一般来说，药性升浮的大多具有辛甘之味和温热之性，药性沉降的大多具有酸苦咸涩之味和寒凉之性。

**2. 升降浮沉与药材质地的关系**　一般认为花、叶、皮、枝等质轻的药物药性大多数升浮，而种子、果实、矿物、贝壳等质重者的药性大多沉降。但是也有例外，如旋覆花药性沉降，能降气消痰，止呕止噯；苍耳子药性升浮，能祛风解表，善通鼻窍。

**3. 炮制对升降浮沉的影响**　通过炮制可改变药物升降浮沉的特性。如酒制提升、盐制润下、姜制则散、醋炒则敛等。

**4. 配伍对升降浮沉的影响**　在复方配伍中，性属升浮的药物在同较多沉降药配伍时，其升浮之性可受到一定的制约；反之，性属沉降的药物同较多的升浮药同用，其沉降之性亦能受到一定程度制约。利用升阳之药配伍相关药物，能起协同作用，增强药力。如补中益气汤补气升阳，方中以升麻、柴胡升阳之品协同黄芪、人参升举下陷之阳气，用治脏器下垂。

掌握药物的升降浮沉性能，可以更好地指导临床用药，以纠正机体功能的失调，使之恢复正常，或因势利导，有助于祛邪外出。一般说来，病变在上、在表，宜升浮而不宜沉降，如外感风寒，用麻黄、桂枝以发表；病变在下、在里，宜沉降而不宜升浮，如里实便秘之证，用大黄、芒硝以攻下。病势逆上者，宜降不宜升，如肝阳上亢之头痛，当用牡蛎、石决明以潜降；病势陷下者，宜升而不宜降，如久泻、脱肛，当用黄芪、升麻、柴胡以升阳。

### (四) 归经

归经是药物作用的定位概念，即表示药物的作用部位。归经反映了药物在机体产生效应的部位各有侧重，是以脏腑经络理论为基础，以所治病证为依据而确定的。例如，心主神志，当出现精神、思维、意识异常的症状表现，如昏迷、癫狂、呆痴、健忘等，可以推断为心的病变。能缓解或消除上述病变的药物，如开窍醒神的麝香、镇惊安神的朱砂、补气益智的人参皆入心经。同理，桔梗、杏仁能治胸闷、咳喘，归肺经；全蝎能止抽搐，归肝经。

经络辨证体系的形成早于脏腑辨证。历史上不同时期、不同医家，在确定药物的归经时，或侧重于经络理论，或侧重于脏腑理论。这样一来，便会出现有些药物归经相同，但所治病症迥异的情况。例如，本草文献记载，羌活、泽泻皆归膀胱经；其中，羌活能治疗外感风寒湿邪所致的头痛身痛、肢体关节酸楚之症状，依据足太阳膀胱经主表，确定羌活归膀胱经；而泽泻能利水渗湿，依据膀胱主贮藏和气化排尿的脏腑辨证认识，泽泻也归膀胱经。至于有的药物只归一经，有的药物则归数经，提示药物的作用范围有广、狭之分。

掌握归经，有助于提高用药的准确性。如里实热证有肺热、心火、肝火、胃火等不同，应当分别选用清肺热、清心火、清肝火、清胃火的药物来治疗。头痛的原因很多，疼痛的性质和部位亦各有不同：羌活善治太阳经头痛，葛根、白芷善治阳明经头痛，柴胡善治少阳经头痛，吴茱萸善治厥阴经头痛，细辛善治少阴经头痛。治疗头痛时，考虑到药物的归经特点可以提高疗效。

由于各脏腑经络在生理上互相联系，在病理上互相影响，因此，临证时常根据脏腑经络间的关系选用合适药物配伍运用，以达到理想的治疗效果。如肺病见脾虚者，每兼用补脾的药物，使肺有所养而向愈；肝阳上亢往往是因为肾阴不足，每以平肝潜阳药与滋补肾阴的药同用，使肝有所涵而亢阳自潜。若拘泥于见肺治肺、见肝治肝，单纯分经用药，其效果必受影响。

### (五) 毒性

毒性是指药物对机体的损害性。毒性反应与副作用不同，它对人体的危害性较大，甚至可危及生命。为了确保用药安全，必须认识中药的毒性，了解毒性反应产生的原因，掌握中药中毒的解救方法和预防措施。

古代药物毒性的含义较广,把"毒药"作为一切药物的总称。古代所说的毒性实际上主要是指药物的偏性而言,其中包括了药物的治疗作用和毒副作用。随着医药学的不断发展,人们逐渐从概念上将药物的毒性与治疗作用分离,后世历代本草书籍在其药物性味下标明"有毒""大毒""小毒"等记载,大都是指药物的毒副作用大小而言。从毒、药连称到有毒、无毒的区分,反映了人们对毒性认识的进步。

前人是以偏性的强弱来解释有毒、无毒及毒性大小的。有毒药物的治疗剂量与中毒剂量比较接近或相当,因而治疗用药时安全度小,易引起中毒反应。无毒药物安全度较大,但并非绝对不会引起中毒反应。人参、艾叶、知母等皆有产生中毒反应的报道,这与剂量过大或服用时间过长等有密切关系。

毒性反应是临床用药时应当尽量避免的。对本教材中的有毒药物,沿用历代本草的记载,分别表述为"有大毒""有毒""有小毒"。由于毒性反应的产生与药物用量、使用时间、品种、加工炮制、贮存、配伍、剂型、给药途径以及患者个体差异等都有密切关系。因此,使用有毒药物时,应从上述各个环节进行控制,避免发生中毒。

合理利用有毒药物。有毒药物的偏性强,根据以偏纠偏、以毒攻毒的原则,有毒药物也有其可利用的一面。古今利用某些有毒药物治疗恶疮肿毒、疥癣、麻风、瘰疬瘿瘤、癌肿癥瘕,积累了大量经验,获得肯定疗效。

对于药物中毒的诊断和解救,古代文献有不少记载,包含了不少宝贵经验。在当今条件下,应结合现代认识及诊断、解救措施和方法,以取得更好的解救效果。

## 四、中药的用法

中药的用法包括配伍、用药禁忌、剂量等。掌握这些知识和方法,按照病情和治疗要求应用药物,采取正确的治护措施,对于充分发挥药效和确保用药安全具有十分重要的意义。

### (一)中药配伍

配伍,是指有目的地按病情需要和药性特点,有选择地将两味或两味以上药物配合使用。

前人把单味药的应用及药物之间的配伍关系概括为七种情况,称为"七情"。单行是指用单味药治病,病情比较单纯时,选用一味针对性较强的药物即能获得疗效,如清金散单用一味黄芩治轻度的肺热咳血,现代单用鹤草芽驱除绦虫,以及许多行之有效的"单方"等。某些药物单用,乃取其功专力宏,以应急用,如独参汤,以一味人参补气救脱。但若病情较重,或病情比较复杂,单味药力量有限,且难全面兼顾治疗要求,或有的药物偏性较强,具有毒副作用,单味药使用难以避免不良反应,当用相应药物佐制,以减轻其不良反应。前人总结的"七情",除单行外,其余六个方面都是讲配伍关系的。现分述如下:

1. **相须**　相须指两种性能功效相类似的药物配合应用,可以增强原有疗效。如大黄与芒硝配伍,能明显增强攻下泻热的治疗效果;石膏与知母配合,能明显增强清热泻火的治疗效果。

2. **相使**　相使是指两种性能功效方面有某些共性的药物配合应用,以一种药为主,另一种药为辅,能提高主药疗效。如补气利水的黄芪与利水健脾的茯苓合用时,茯苓能提高黄芪补气利水的治疗效果。

3. **相畏**　相畏是指一种药物的毒性反应或副作用,能被另一种药物减轻或消除。如生半夏的毒性能被生姜减轻或消除,所以说生半夏畏生姜。

4. **相杀**　相杀是指一种药物能减轻或消除另一种药物的毒性或副作用。如生姜能减轻或消除生半夏的毒性或副作用,所以说生姜杀生半夏的毒。

5. **相恶**　相恶是指两药合用,一种药物能使另一种药物原有功效降低,甚至丧失。如人参恶莱菔子,因莱菔子能削弱人参的补气作用。

6. **相反**　相反是指两种药物合用,能产生或增强毒性反应或副作用。如甘草反甘遂,贝母反乌

Note:

头等。详见用药禁忌"十八反""十九畏"中若干药物。

上述七情，除单行外，相须、相使可以起到协同作用，能提高药效，是临床常用的配伍方法；相畏、相杀可以减轻或消除毒副作用，以保证安全用药，是使用毒副作用较强药物的配伍方法，也可用于有毒中药的炮制及中毒解救；相恶是因为药物的拮抗作用，抵消或削弱药物原有的功效；相反则是药物相互作用，能产生或增强毒性反应或副作用，故相恶、相反是配伍用药的禁忌。

（二）用药禁忌

为保证用药安全和药物疗效，应注意用药禁忌。中药用药禁忌主要包括配伍禁忌、妊娠用药禁忌、服药食忌、病证药忌等内容。

**1. 配伍禁忌**　配伍禁忌是指两种或者多种药物禁止配伍应用，此类药物相互配伍后会降低或消除原有的功效，甚至产生或增强毒副作用。目前医药界共同认可的配伍禁忌，有"十八反"和"十九畏"。

十八反：甘草反甘遂、大戟、海藻、芫花；乌头反贝母、瓜蒌、半夏、白蔹、白及；藜芦反人参、沙参、丹参、玄参、苦参、细辛、芍药。

十九畏：硫黄畏朴硝，水银畏砒霜，狼毒畏密陀僧，巴豆畏牵牛，丁香畏郁金，川乌、草乌畏犀角，牙硝畏三棱，官桂畏石脂，人参畏五灵脂。

对于十八反、十九畏作为配伍禁忌，历代医药学家虽然遵信者居多，但古今方剂中也有不少反药同用的记载，如海藻玉壶汤中的甘草与海藻同用，甘遂半夏汤中甘遂与甘草同用治留饮，十香返魂丹中郁金与丁香同用等，故有人认为十八反、十九畏并非绝对禁忌，目前尚无统一定论，说明对"十八反""十九畏"的科学研究还需长期细致深入的工作，才能得出准确的结论。

**2. 妊娠禁忌**　妊娠禁忌药是指妇女妊娠期除中断妊娠、引产外，禁忌使用或须慎重使用的药物。根据药物作用的强弱，妊娠禁忌药分为禁用与慎用两大类。

（1）禁用药：禁用的药物多系剧毒药，或药性作用峻猛之品，及堕胎作用较强的药。如水银、砒霜、雄黄、轻粉、斑蝥、马钱子、蟾酥、川乌、草乌、藜芦、胆矾、瓜蒂、巴豆、甘遂、大戟、芫花、牵牛子、商陆、麝香、干漆、水蛭、虻虫、三棱、莪术等。

（2）慎用药：慎用的主要指活血祛瘀药、理气药、攻下药、温里药中的部分药，如牛膝、川芎、红花、桃仁、姜黄、牡丹皮、枳实、大黄、番泻叶、芦荟、芒硝、附子、肉桂等。

随着对妊娠禁忌药的认识逐渐深入，对妊娠禁忌理由的认识也逐步加深。归纳起来，主要包括：①对母体不利；②对胎儿不利；③对产程不利；④对小儿不利。无论从用药安全的角度还是从优生优育的角度，这几点都是应当给予高度重视的。

**3. 服药食忌**　服药食忌是指服药期间对某些食物的禁忌，简称食忌，也就是通常所说的忌口。古今中医皆重视药、食之间的服用避忌，目的是避免发生不良反应和疗效降低、导致病情恶化、影响患者康复。一般而言，服药期间应忌食生冷、辛热、油腻、腥膻、有刺激性的食物。此外，根据病情的不同，饮食禁忌也有区别。如热性病应忌食辛辣、油腻、煎炸类食物；寒性病应忌食生冷；胸痹患者应忌食肥肉、脂肪、动物内脏及烟、酒；肝阳上亢，头晕目眩、烦躁易怒者等应忌食胡椒、辣椒、大蒜、酒等辛热助阳之品；脾胃虚弱者应忌食油炸、黏腻、寒冷、固硬、不易消化的食物；疮疡、皮肤病患者，应忌食鱼、虾、蟹等腥膻发物及辛辣刺激性食品。古代文献上记载的特色饮食禁忌，可供参考，如地黄、何首乌、常山、蜂蜜忌葱、蒜、萝卜，茯苓忌醋，商陆忌犬肉，鳖甲忌苋菜，薄荷，甘草、黄连、桔梗、乌梅、苍耳子忌猪肉等。

（三）中药用量

剂量，即药剂的用药量，一般是指单味药的成人内服一日用量，也有指在方剂中药与药之间的比例分量，即相对剂量。单味中药成人一日的常用剂量，一般干品药为5~10g，部分为15~30g。各单味药后所标用量即此。

**1. 古今计量单位及换算**　中药的计量单位，古今有别。明清以来，普遍采用16位进制，即1斤=

16 两 =160 钱。现在我国对中药生药计量采用公制,即 1 千克 =1 000g。为了方便处方和配药,特别是古方剂量的换算,通常按规定以近似值进行换算,即一两(16 位制)=30g,一钱 =3g,一分 =0.3g,一厘 =0.03g。

2. **确定剂量的依据**　剂量是否得当,是能否确保用药安全、有效、合理的重要因素之一。临床应用的中药剂量主要依据所用药物的性质性能、用药方法、患者情况及四时气候等诸方面来确定。

(1)药物的性质性能:质优力强药用量宜小;质次力不足药用量可大;剧毒药或作用峻烈的药物,用量宜小;质松量轻的药物如花、叶、皮、枝或干品药材等用量宜小;质坚体重的药物如矿物、介壳类用量宜大;鲜药含水分较多,用量宜大。

(2)用药方法:单味应用时剂量宜大,复方应用时剂量宜小;在复方中作为主药时用量宜稍大,而作辅药则用量宜小;入汤剂时用量宜大;入丸、散剂时用量宜小;某些药因用量不同可出现不同作用,如槟榔行气消积用 6~15g,而驱绦虫则用 60~120g。

(3)患者情况:根据患者的体质、年龄、性别、疾病情况酌情用药。体强者用量宜重,体弱者用量宜轻。青壮年气血旺盛,对药物耐受力较强,故用量宜大;而小儿发育未全,老人气血渐衰,对药物耐受力均较弱,故用量宜减小。小儿五岁以下通常用成人量的四分之一,五六岁以上可按成人量减半用。新病患者用量可稍重,久病用量宜稍轻;病急病重者用量宜重,病缓病轻者用量宜轻。妇女月经期、妊娠期,应用活血化瘀药则宜减小。

(4)因时、因地制宜:确定剂量时,还应当依据四时气候的冷暖和地域的干燥或潮湿增减用量等。

(覃文慧)

## 第二节　中药分类及常用中药

根据药物的功效和主治,中药一般可分为解表药、清热药、温里药、泻下药、祛风湿药、化湿药、利水渗湿药、理气药、活血化瘀药、止血药、化痰止咳平喘药、消食药、驱虫药、安神药、开窍药、平肝息风药、补益药、固涩药等。

### 知识拓展

#### 中药药名来源

中药药名繁杂,每一味药物名称均有一定的意义和来历,涉及药物产地、功效、形态及人文历史等多方面知识。以药材的功效而得名,如能治周身之风、防御外风的"防风",能治妇女多种疾患的"益母草",能续筋骨的"续断",有上升透邪、升提气陷功效的"升麻"等。以形态而得名,如钩藤有弯曲的钩,乌头形如乌鸟之头。而仲夏成熟的半夏,忍冬藤经冬不凋谢,桑寄生寄生于桑树等,是以植物的生长特性而得名。丹参、赤芍、红花、黄连、黄柏、白芷、白芍、紫草、青黛等则是因颜色而得名。甘草、苦参、细辛、五味子、鱼腥草、败酱草等,则是因药物特殊的气味而得名。川贝母、滁菊、怀山药则是依产地而得名。何首乌、使君子、徐长卿、杜仲、刘寄奴等是为纪念最先发现与使用者,或民间传说中的人物而得名。还有一些是因生长环境而得名,如车前草、石菖蒲、水蛭、土鳖虫等。而番泻叶、胡椒、曼陀罗、诃子、荜澄茄,是因外来药物的译名或国外药物而得名。

### 一、解表药

凡以发散表邪为主要作用,用于治疗表证的药物,称为解表药,又称发表药。本类药物大多辛散,主入肺、膀胱经,具有发散解表作用,主要用于感受外邪所致的表证,症见恶寒、发热、头痛、身痛、无汗或有汗、脉浮等。部分解表药还兼具宣肺利水、止咳平喘、胜湿止痛、透疹等作用。根据解表药的药性辛温、辛凉之别,功效主治之异,常将其分为发散风寒药与发散风热药两类。

发汗之力较强的解表药,易于耗气伤津,故用量不宜过大。本类药物在使用时还应考虑时令、地域之异,如春夏或南方炎热地区,腠理较为疏松,用量宜轻;冬季或北方严寒地区,腠理较为致密,用量宜重。对于表虚自汗、阴虚盗汗、疮疡日久、淋证、失血者,虽有表证,也应慎用或忌用解表药。本类药物多为辛散之品,入汤剂不宜久煎,以免降低药效。

### (一)发散风寒药

本类药物味多辛,性多温燥,主归肺、膀胱经,具有发散风寒邪气之功,部分药物兼有利水消肿、止咳平喘、透疹、止痛等作用。其主治风寒表证,症见恶寒发热,鼻塞流涕,舌苔薄白,脉浮紧;部分药物还可用治水肿、喘咳、痹证等。

## 麻　黄

为多年生草本植物草麻黄、中麻黄或木贼麻黄的干燥草质茎,主产于河北、山西、陕西、甘肃等地。切段生用或蜜炙用。

【性味归经】辛、微苦,温。归肺、膀胱经。

【功效主治】

1. **发汗解表**　用治外感风寒表实证,常与桂枝等配伍,增强发汗解表作用。

2. **宣肺平喘**　用治风寒外束,肺气壅遏所致的咳喘证,常与干姜、杏仁等同用。风热犯肺之喘咳痰多,常与生石膏、黄芩、杏仁等配伍。

3. **利水消肿**　用治风水泛滥证。风寒偏盛,常与生姜、紫苏叶等同用;风热偏盛,常与生石膏、白术等同用。

【用量用法】煎服,2~10g。解表生用,平喘炙用或生用。

【使用注意】本品发汗力强,故表虚自汗及阴虚盗汗、肾不纳气之喘咳者忌用。

## 桂　枝

本品为樟科植物肉桂的干燥嫩枝。主产于广西、广东、云南等地。切片生用。

【性味归经】辛、甘,温。归心、肺、膀胱经。

【功效主治】

1. **发汗解肌**　用治外感风寒表虚有汗证,常与白芍配伍,以调和营卫;用治外感风寒表实无汗证,常配伍麻黄同用,增强发汗解表作用。

2. **温通经脉**　用治寒凝血滞诸痛证。胸阳不振,心脉瘀阻,胸痹心痛,常与枳实、薤白等同用;中焦虚寒,脘腹冷痛,常与白芍、干姜等同用;寒凝血滞,月经不调,经闭痛经,产后腹痛,常与当归、吴茱萸同用;风寒湿痹,肩臂疼痛,常与附子等同用。

3. **助阳化气**　用治痰饮、蓄水证。痰饮病之眩晕、心悸、咳嗽者,常与茯苓、白术等同用;膀胱气化失司之水肿、小便不利者,常与茯苓、猪苓等同用。

4. **助心阳**　用治心阳不振,心脉不宣所致的心悸动、脉结代,常与炙甘草、人参等同用。

【用量用法】煎服,3~10g。

【使用注意】本品辛温助热,易伤阴动血,凡外感热病、阴虚火旺、血热妄行等,均当忌用。孕妇及月经过多者慎用。

其他发散风寒药见表 9-1。

表 9-1 其他发散风寒药

| 药物 | 性味 | 归经 | 功效 | 主治 | 用量 | 备注 |
|---|---|---|---|---|---|---|
| 紫苏 | 辛,温 | 肺、脾、胃 | 解表散寒,行气和胃,安胎,解鱼蟹毒 | 风寒表证;脾胃气滞胸闷呕吐;妊娠呕吐,胎动不安,胎漏下血;鱼蟹中毒,腹痛吐泻 | 5~10g | 不宜久煎。解表散寒、解鱼蟹毒用叶;安胎用梗 |
| 生姜 | 辛,微温 | 肺、脾、胃 | 解表散寒,温中止呕,化痰止咳,解毒 | 风寒感冒;胃寒呕吐,寒痰咳嗽;生半夏、生南星等药物中毒及鱼蟹等食物中毒 | 3~10g,或捣汁服 | 阴虚内热及热盛者忌服 |
| 香薷 | 辛,微温 | 肺、脾、胃 | 发汗解表,化湿和中,利水消肿 | 暑湿感冒;水肿,小便不利 | 3~10g | 表虚多汗当忌用 |
| 荆芥 | 辛,微温 | 肺、肝 | 解表散风,透疹消疮,止血 | 风寒表证;麻疹不透;风疹瘙痒;疮疡初起兼有表证;吐衄下血 | 5~10g | 不宜久煎。发表透疹消疮宜生用;止血宜炒炭用;荆芥穗长于祛风 |
| 防风 | 辛、甘,微温 | 膀胱、肝、脾 | 祛风解表,胜湿止痛,止痉 | 外感表证;风疹瘙痒;风湿痹痛;破伤风证 | 5~10g | 阴血亏虚、热病动风者慎用或忌用 |
| 羌活 | 辛、苦,温 | 膀胱、肾 | 解表散寒,祛风胜湿,止痛 | 风寒感冒,头痛项强;风寒湿痹,肩背疼痛 | 3~10g | 阴虚血热者忌用。用量过多,易致呕吐,脾胃虚弱者不宜服 |
| 藁本 | 辛,温 | 膀胱 | 祛风散寒,除湿止痛 | 风寒感冒,颠顶疼痛;风湿痹痛 | 3~10g | 血虚头痛及热证均慎用 |
| 白芷 | 辛,温 | 胃、大肠、肺 | 解表散寒,祛风止痛,宣通鼻窍,燥湿止带,消肿排脓 | 风寒感冒,头痛,牙痛鼻塞,鼻渊;寒湿带下;疮痈肿痛 | 3~10g | 阴虚血热者忌服 |
| 细辛 | 辛,温;有小毒 | 心、肺、肾 | 散寒解表,祛风止痛,宣通鼻窍,温肺化饮 | 风寒感冒,阳虚外感头痛牙痛,风湿痹痛;鼻渊;痰饮喘咳 | 1~3g(煎服);0.5~1g(散剂) | 阴虚阳亢头痛及肺燥伤阴干咳者忌用。不宜与藜芦同用 |
| 苍耳子 | 辛、苦,温;有毒 | 肺 | 散寒解表,宣通鼻窍,祛风除湿,止痛 | 风寒头痛;鼻渊;风湿痹痛 | 3~10g,或入丸散 | 血虚头痛不宜服用。过量服用易致中毒 |
| 辛夷 | 辛,温 | 肺、胃 | 发散风寒,宣通鼻窍 | 风寒头痛;鼻渊 | 3~10g | 阴虚火旺者忌服 |

(二)发散风热药

本类药物味多辛,性多凉,具有发散风热邪气之功,部分药物兼有清热利咽、明目、透疹、止咳等作用。主治风热表证及温病初起邪在卫分,症见发热、微恶风寒、咽干口渴、目赤头痛、舌边尖红、舌苔薄黄,脉浮数;部分药物还可用治咽喉肿痛、风热目赤、麻疹不透、风疹、风热咳嗽等。

Note:

## 薄　荷

本品为唇形科植物薄荷的干燥地上部分。主产于江苏、浙江、湖南等地。切段,生用。

【性味归经】辛,凉。归肺、肝经。

【功效主治】

1. **疏散风热**　用治风热感冒或温病初起,症见发热、微恶风寒、头痛咽痛等,常与金银花、连翘、荆芥等同用。

2. **清头目,利咽喉**　用治风热上攻之头痛、目赤多泪,常与桑叶、菊花等同用;风热上犯之咽喉肿痛,常与桔梗、生甘草等同用。

3. **透疹止痒**　用治风热束表,麻疹不透,常与蝉蜕、牛蒡子等同用;风疹瘙痒,可与荆芥、防风等同用。

4. **疏肝行气**　用治肝郁气滞,胸胁胀痛,月经不调等,常与柴胡、白芍等同用。

此外,本品芳香辟秽,还可用治夏令感受暑湿秽浊之气,脘腹胀痛、呕吐泄泻者。

【用量用法】煎服,3~6g;宜后下。薄荷叶长于发汗解表,薄荷梗偏于行气和中。

【使用注意】本品芳香辛散,发汗耗气,故体虚多汗者不宜使用。

## 牛　蒡　子

本品为菊科植物牛蒡的干燥成熟果实。主产于东北及浙江。生用或炒用,用时捣碎。

【性味归经】辛、苦,寒。归肺、胃经。

【功效主治】

1. **疏散风热**　用治风热表证,或温病初起,发热,咽喉肿痛,常与金银花、连翘、薄荷等同用;风热咳嗽,咳痰不畅者,常与桑叶、桔梗等同用。

2. **宣肺透疹**　用治麻疹透发不畅,常与薄荷、竹叶等同用;疮疥及风疹瘙痒,常与荆芥、蝉蜕等同用。

3. **解毒利咽**　用治痈肿疮毒,常与大黄、栀子等同用;乳痈肿痛,尚未成脓者,常配金银花、连翘、瓜蒌等同用;痄腮、喉痹等热毒证,常与玄参、黄芩等同用。

【用量用法】煎服,6~12g。炒用可使其苦寒及滑肠之性略减。

【使用注意】本品性寒,能滑肠通便,故气虚便溏者慎用。

其他发散风热药见表 9-2。

表 9-2　**其他发散风热药**

| 药物 | 性味 | 归经 | 功效 | 主治 | 用量 | 备注 |
|---|---|---|---|---|---|---|
| 桑叶 | 甘、苦,寒 | 肺、肝 | 疏散风热,清肺润燥,平抑肝阳,清肝明目,凉血止血 | 风热表证,或温病初起;肺热、燥热咳嗽;肝阳上亢,头痛眩晕;风热上攻、肝火上炎之目赤、涩痛、多泪;血热吐血轻证 | 5~10g | 外用煎水洗眼。桑叶蜜制能增强润肺止咳的作用,故肺燥咳嗽多用蜜制桑叶 |
| 菊花 | 辛、甘、苦,微寒 | 肺、肝 | 疏散风热,平抑肝阳,清肝明目,清热解毒 | 风热表证,或温病初起;肝阳上亢,头痛眩晕;肝经风热,或肝火上炎所致目赤肿痛;疮痈肿毒 | 5~10g | 疏散风热宜用黄菊花,平肝、清肝明目宜用白菊花 |

续表

| 药物 | 性味 | 归经 | 功效 | 主治 | 用量 | 备注 |
|------|------|------|------|------|------|------|
| 蝉蜕 | 甘,寒 | 肺、肝 | 疏散风热,利咽开音,透疹止痒,明目退翳,息风解痉 | 风热外感,温病初起;咽痛音哑;麻疹不透,风疹瘙痒;目赤翳障;惊风抽搐,破伤风证 | 3~6g | 孕妇慎用 |
| 蔓荆子 | 辛、苦,微寒 | 膀胱、肝、胃 | 疏散风热,清利头目 | 风热感冒,头昏头痛;目赤肿痛,齿龈肿痛,目暗不明,耳聋耳鸣 | 5~10g,外用适量 | |
| 柴胡 | 辛、苦,微寒 | 肝、胆、肺 | 疏散退热,疏肝解郁,升举阳气 | 感冒发热,少阳证;肝郁气滞,胁肋胀病,月经不调;气虚下陷,脏器脱垂 | 3~10g | 和解退热宜生用;疏肝解郁宜醋炙;升举阳气可生用或酒炙;骨蒸劳热宜鳖血拌炒 |
| 升麻 | 辛、微甘,微寒 | 肺、脾、胃、大肠 | 发表透疹,清热解毒,升举阳气 | 风热头痛,麻疹不透,齿痛口疮,咽喉肿痛,温毒发斑;中气下陷,脏器脱垂,崩漏下血 | 3~10g | 阴虚阳浮,喘满气逆及麻疹已透者忌用 |
| 葛根 | 甘、辛,凉 | 脾、胃、肺 | 解肌退热,生津止渴,透疹,升阳止泻 | 外感发热,头痛项强;热病口渴,内热消渴;麻疹不透;湿热泄泻,痢疾 | 10~15g | 解热、透疹、生津宜生用,升阳止泻宜煨用 |
| 淡豆豉 | 苦、辛,凉 | 肺、胃 | 解表除烦,宣发郁热 | 外感表证,寒热头痛;烦躁胸闷,虚烦不眠 | 6~12g | |
| 浮萍 | 辛,寒 | 肺 | 宣散风热,透疹,利尿 | 风热感冒;麻疹不透;风疹瘙痒;水肿尿少 | 3~9g,外用适量,煎汤浸洗 | |

 —————————— 案 例 思 考 ——————————

患者,男,30岁。因"发热1天"就诊。患者昨日出现恶寒发热,体温38.4℃,鼻塞,流鼻涕,身痛,头痛,舌质红,舌苔薄白,脉浮紧。

请思考该病例的中医辨证分型,并分析该病证首选的治疗药物。

## 二、清热药

凡以清解里热为主要作用,用于治疗里热证的药物,称为清热药。本类药物药性多寒凉,具有清热、泻火、解毒、凉血、清虚热等作用,主要用于温热病、湿热泻痢、温毒发斑、咽喉肿痛、痈肿疮毒及阴虚发热等里热证。根据其功效主治的差异,一般分为清热泻火药、清热燥湿药、清热解毒药、清热凉血药、清虚热药五类。

本类药物因药性寒凉,易伤脾胃,故脾胃虚寒、食少便溏者慎用。苦寒药物易化燥伤阴,故热证阴伤或阴虚者慎用。清热药禁用于阴盛格阳或真寒假热之证。

（一）清热泻火药

本类药物性味多苦寒或甘寒，以清泄气分邪热为主要作用，主治气分实热证，症见高热、口渴、汗出、烦躁，甚则神昏谵语，脉洪大等；也可用治肺热、胃热、心火、肝火等脏腑实热证。

## 石　膏

本品为硫酸盐类矿物硬石膏族石膏，主含含水硫酸钙。产于湖北、安徽、山东等地，以湖北应城产者为佳。研细生用或煅用。

【性味归经】辛、甘，大寒。归肺、胃经。

【功效主治】

1. **清热泻火**　为治肺胃气分实热之要药，常与知母相须为用；肺热喘咳，常与麻黄、杏仁等同用；胃火上攻之牙龈肿痛、齿痛，常与黄连、升麻等同用。

2. **除烦止渴**　用治胃热消渴证，常与知母、生地黄等同用。

3. **敛疮生肌，收湿，止血**　用治溃疡不敛、湿疹瘙痒、水火烫伤、外伤出血等。

【用量用法】15~60g，入汤剂多用生品，打碎先煎。外用多用煅品，适量，研末撒敷患处。

【使用注意】脾胃虚寒及阴虚内热者忌用。

## 知　母

本品为百合科植物知母的干燥根茎。产于河北、山西、陕西、内蒙古等地。生用或盐水炙用。

【性味归经】苦、甘，寒。归肺、胃、肾经。

【功效主治】

1. **清热泻火**　用治气分实热证，常与石膏相须为用；肺热燥咳，常与贝母、黄芩等同用。

2. **滋阴润燥**　用治阴虚火旺所致骨蒸潮热、盗汗，或遗精，常与黄柏、生地黄等同用；阴虚内热之消渴证，常与天花粉、葛根等同用；肠燥便秘，常与生地黄、玄参等同用。

【用量用法】6~12g，煎服。

【使用注意】本品性寒质润，有滑肠作用，故脾虚便溏者不宜用。

## 栀　子

本品为茜草科植物栀子的干燥成熟果实。产于江西、湖南、湖北、浙江等地。生用、炒焦或炒炭用。

【性味归经】苦，寒。归心、肺、三焦经。

【功效主治】

1. **泻火除烦**　为治热病心烦、躁扰不宁之要药，常与淡豆豉等同用；热病火毒炽盛，症见高热烦躁、神昏谵语者，常与黄连、黄芩、黄柏等同用。

2. **清热利湿**　用治湿热黄疸，常与茵陈、大黄、黄柏等同用；热淋证，常与木通、车前子等同用。

3. **凉血解毒**　用治火热炎上之口舌生疮、牙龈肿痛、目赤眩晕、咽喉肿痛等，常与金银花、大黄、黄连等同用；疮痈肿毒、红肿热痛，常与金银花、连翘等同用。

4. **凉血止血**　用治血热妄行之吐血、衄血、尿血或血淋涩痛等，常与小蓟、白茅根等同用。

5. **消肿止痛**　用治扭挫肿痛，可单用研末，醋调外敷。

【用量用法】6~10g，煎服。外用生品适量，研末调敷。清热泻火多生用，止血多炒焦或炒炭用。

【使用注意】本品苦寒伤胃，脾虚便溏者不宜用。

其他清热泻火药见表9-3。

表 9-3　其他清热泻火药

| 药物 | 性味 | 归经 | 功效 | 主治 | 用量 | 备注 |
|---|---|---|---|---|---|---|
| 夏枯草 | 辛、苦,寒 | 肝、胆 | 清肝明目,散结消肿 | 目赤肿痛、目珠疼痛;头痛眩晕;瘰疬、瘿瘤;乳痈肿痛 | 9~15g | |
| 芦根 | 甘,寒 | 肺、胃 | 清热生津,除烦,止呕,利尿,透疹 | 热病烦渴;胃热呕哕;肺热咳嗽,肺痈吐脓;热淋涩痛;麻疹 | 15~30g | |
| 天花粉 | 甘、微苦,微寒 | 肺、胃 | 清热生津,清肺润燥,消肿排脓 | 热病烦渴;肺热燥咳;内热消渴;疮疡肿毒 | 10~15g | 孕妇慎用。不宜与川乌、制川乌、草乌、制草乌、附子同用 |
| 竹叶 | 甘、辛、淡,寒 | 心、胃、小肠 | 清热除烦,生津,利尿 | 热病烦渴;口疮尿赤 | 煎服 6~15g,鲜品 15~30g | |
| 决明子 | 甘、苦、咸,微寒 | 肝、大肠 | 清肝明目,润肠通便 | 目赤肿痛、羞明多泪、目暗不明;头痛、眩晕;肠燥便秘 | 9~15g | 用于润肠通便,不宜久煎 |
| 谷精草 | 甘,寒 | 肝、胃 | 疏散风热,明目退翳 | 目赤翳障;头痛齿痛 | 5~10g | |
| 鸭跖草 | 甘、苦,寒 | 肺、胃、膀胱 | 清热解毒,利水消肿 | 温病发热;喉痹疮疡;水肿风水;热淋涩痛 | 煎服 15~30g,鲜品 60~90g | |
| 寒水石 | 甘、咸,寒 | 心、胃、肾 | 清热泻火,除烦止渴 | 热病烦渴;丹毒,烫伤 | 10~15g | |
| 密蒙花 | 甘,微寒 | 肝 | 清热养肝,明目退翳 | 目赤翳障;多泪羞明 | 3~9g | |

### (二) 清热燥湿药

本类药物性味苦寒,以清热燥湿为主要作用,主治湿热诸证。如湿温或暑湿的身热不扬、胸膈痞闷、小便短赤;湿热蕴结脾胃所致的恶心、呕吐、痞满;湿热壅滞大肠所致的泄泻、痢疾、痔疮肿痛;湿热蕴蒸肝胆所致的黄疸、耳肿流脓、胁肋疼痛;湿热下注所致的带下黄臭,或热淋涩痛;湿热流注关节所致的关节红肿热痛;以及湿热浸淫肌肤之湿疹、湿疮等。

## 黄　芩

本品为唇形科植物黄芩的干燥根。产于河北、山西、内蒙古、陕西等地。生用、酒炙或炒炭用。

【性味归经】苦,寒。归肺、胆、脾、胃、大肠经。

【功效主治】

1. **清热燥湿**　用治湿温、暑湿证,常与滑石、豆蔻等同用;湿热之泄泻、痢疾,常与黄连、葛根等同用;湿热黄疸,常与茵陈、栀子等同用。

2. **泻火解毒**　用治肺热咳嗽痰稠或气喘,轻证可单用,但一般常与苦杏仁、瓜蒌等同用;亦可用治外感热病,症见高热面赤、唇燥尿赤、苔黄者,如凉膈散;治火毒炽盛之痈肿疮毒,常与黄连、栀子等同用。

3. **凉血止血**　用治火毒炽盛迫血妄行之吐血、衄血等症,常与大黄同用;用治血热便血,常与地榆、槐花等同用;用治崩漏,常与益母草、茜草等同用。

**4. 除热安胎** 用治胎热或血热所致胎动不安,常与生地黄、续断等同用;胎动不安因气虚、肾虚兼热者,经过适当配伍也均可应用。

【用量用法】3~10g,煎服。外用适量,煎水洗,或研末调敷。清热多生用,安胎多炒用,清上焦热可酒炙用,止血可炒炭用。

【使用注意】本品苦寒伤胃,脾胃虚寒者不宜使用。

## 黄 连

本品为毛茛科植物黄连、三角叶黄连或云连的干燥根茎。产于四川、云南、湖北等地。生用或清炒、姜汁炙、酒炙、吴茱萸水炙用。

【性味归经】苦,寒。归心、脾、胃、胆、大肠经。

【功效主治】

**1. 清热燥湿** 用治湿热阻滞中焦所致的脘腹痞满、恶心呕吐,常与黄芩、半夏、木香等同用;湿热泻痢,常与木香、白头翁等同用;湿疹、湿疮、耳道流脓,可单用外敷。

**2. 泻火解毒** 用治火热扰心,常与黄芩、栀子等同用;胃火上炎,常与升麻、牡丹皮等同用;三焦热盛的高热烦躁,常与黄芩、黄柏、栀子等同用;痈疮疔毒症见红肿热痛者,常与黄柏、连翘、金银花等同用。

【用量用法】2~5g,煎服。外用适量。生用清热力较强,炒用能降低其苦寒性。酒黄连善清上焦火热,姜黄连清胃和胃止呕,萸黄连舒肝和胃止呕。

【使用注意】脾胃虚寒及阴虚津伤者慎用。

## 黄 柏

本品为芸香科植物黄皮树或黄檗的干燥树皮。产于四川、贵州、辽宁、吉林、河北等地。生用或盐水炙、炒炭用。

【性味归经】苦,寒。归肾、膀胱、大肠经。

【功效主治】

**1. 清热燥湿** 用治湿热泻痢,常与白头翁、黄连等同用;湿热黄疸,常与栀子等同用;湿热带下,常与芡实、车前子等同用;热淋证,小便短赤热痛,常与木通、车前子等同用;脚气肿痛,常与苍术、牛膝同用;足膝痿软,则常与知母、龟甲等同用。

**2. 泻火除蒸** 用治阴虚火旺,潮热盗汗、腰酸遗精,常与知母相须为用,并常配生地黄等养阴清热药同用。

**3. 解毒疗疮** 用治湿热所致的疮疡肿毒、湿疹瘙痒,内服外用均有效。

【用量用法】3~12g,煎服。外用适量。清热燥湿、泻火多生用,退虚热多盐水炙用。

【使用注意】脾胃虚寒者慎用。

其他清热燥湿药见表9-4。

表9-4 其他清热燥湿药

| 药物 | 性味 | 归经 | 功效 | 主治 | 用量 | 备注 |
|------|------|------|------|------|------|------|
| 龙胆 | 苦,寒 | 肝、胆 | 清热燥湿,泻肝胆火 | 湿热黄疸、阴痒阴肿、带下、湿疹;肝经热证;惊风抽搐 | 3~6g | 脾胃寒者不宜用,阴虚津伤者慎用 |
| 苦参 | 苦,寒 | 心、肝、胃、大肠、膀胱 | 清热燥湿,杀虫止痒,利尿 | 湿热泻痢、便血、黄疸;湿热带下、阴痒阴肿、湿疹湿疮、疥癣;湿热小便不利 | 4.5~9g | 不宜与藜芦同用 |

续表

| 药物 | 性味 | 归经 | 功效 | 主治 | 用量 | 备注 |
|------|------|------|------|------|------|------|
| 秦皮 | 苦、涩,寒 | 肝、胆、大肠 | 清热燥湿,收涩止痢,止带,明目 | 热毒泻痢,湿热带下;目赤肿痛,目生翳膜 | 6~12g | |
| 白鲜皮 | 苦,寒 | 脾、胃 | 清热燥湿,祛风解毒 | 湿热疮毒,湿疹疥癣,黄疸尿赤,湿热痹痛 | 5~10g | |
| 椿皮 | 苦、涩,寒 | 肝、大肠 | 清热燥湿,止带止泻,收敛止血 | 湿热泻痢,赤白带下,崩漏经多,便血痔血 | 6~9g | |

（三）清热解毒药

本类药物性味多苦寒,主治热毒证,如痈疮肿毒、咽喉肿痛、痢疾等病证;有的药物还可用治水火烫伤、虫蛇咬伤以及癌肿等病证。

金 银 花

本品为忍冬科植物忍冬的干燥花蕾或带初开的花。产于山东、河南等地。生用,炒用或制成露剂使用。

【性味归经】甘,寒。归肺、心、胃经。

【功效主治】

1. 清热解毒　用治疮痈初起,红肿热痛,常与蒲公英、野菊花、紫花地丁等同用;热毒血痢,下利脓血,可与马齿苋、白头翁等同用。

2. 疏散风热　用治外感风热或温病初起,身热、头痛、咽痛者,常与连翘相须为用;热入营血之证,常与连翘、生地黄、黄连等同用;加水蒸馏制成金银花露,可用治暑热烦渴,咽喉肿痛,小儿热疮、痱子等症。

【用量用法】6~15g,煎服,热毒重者可用至 30~60g。

【使用注意】脾胃虚寒及气虚疮疡脓清者忌用。

连 翘

本品为木犀科植物连翘的干燥果实。产于山西、河南、陕西、湖北、山东等地。生用。

【性味归经】苦,微寒。归肺、心、小肠经。

【功效主治】

1. 清热解毒　用治热入心包之高热神昏,多与水牛角、莲子心等同用;热入营分,身热夜甚,神烦少寐,常与生地、玄参、黄连等同用;热淋涩痛,可与车前子、木通、竹叶等同用。

2. 消痈散结　连翘有"疮家圣药"之称,用治疮痈肿毒,常与金银花、蒲公英等同用;痰火郁结,瘰疬痰核,常与海藻、昆布等同用。

3. 疏散风热　用治风热表证或温病初起,常与金银花、薄荷等同用。

【用量用法】6~15g,煎服。

【使用注意】脾胃虚寒及气虚脓清者不宜用。

板 蓝 根

本品为十字花科植物菘蓝的干燥根。产于河北、江苏、陕西等地。切片,生用。

【性味归经】苦,寒。归心、胃经。

【功效主治】

1. 凉血利咽　用治外感风热或温病初起,发热头痛咽痛,常与金银花、连翘等同用;温热病气血两燔,或热入营血之高热、发斑等,常与紫草、生地黄、玄参等同用。

2. 清热解毒 用治温毒发斑,痄腮,丹毒,痈肿疮毒,常与黄芩、黄连、牛蒡子等同用。

【用量用法】9~15g,煎服。

【使用注意】体虚而无实火热毒者忌服,脾胃虚寒者慎用。

其他清热解毒药见 9-5。

表 9-5 其他清热解毒药

| 药物 | 性味 | 归经 | 功效 | 主治 | 用量 | 备注 |
|---|---|---|---|---|---|---|
| 蒲公英 | 苦、甘,寒 | 肝、胃 | 清热解毒,消痈散结,利湿通淋 | 痈肿疔毒,乳痈内痈;咽喉肿痛,毒蛇咬伤;热淋涩痛,湿热黄疸;肝火上炎之目赤肿痛 | 10~15g | 用量过大可致缓泻 |
| 鱼腥草 | 辛,微寒 | 肺 | 清热解毒,消痈排脓,利尿通淋 | 肺痈吐脓,肺热咳嗽;热毒疮毒;湿热淋证 | 15~25g | 本品含挥发油,不宜久煎 |
| 紫花地丁 | 苦、辛,寒 | 心、肝 | 清热解毒,凉血消肿 | 疔疮肿毒,乳痈、肠痈;毒蛇咬伤;肝热目赤肿痛 | 15~30g | |
| 大青叶 | 苦,寒 | 心、胃 | 清热解毒,凉血消斑 | 热入营血,温毒发斑;喉痹口疮,痄腮丹毒 | 煎服 9~15g,鲜品 30~60g | |
| 穿心莲 | 苦,寒 | 心、肺、大肠、膀胱 | 清热解毒,凉血,消肿,燥湿 | 外感风热,温病初起;肺热咳喘,肺痈吐脓,咽喉肿痛;湿热泻痢,热淋涩痛,湿疹瘙痒;痈肿疮毒,蛇虫咬伤 | 6~9g | 不宜多服久服。煎剂易致呕吐,故多用丸、散、片剂 |
| 贯众 | 苦,微寒;有小毒 | 肝、脾 | 清热解毒,凉血止血,杀虫 | 风热感冒,温毒发斑;血热出血;虫证 | 5~10g | 本品有小毒,用量不宜过大。服用本品时忌油腻 |
| 射干 | 苦,寒 | 肺 | 清热解毒,祛痰利咽 | 咽喉肿痛;痰盛咳喘 | 3~10g | |
| 山豆根 | 苦,寒;有毒 | 肺、胃 | 清热解毒,利咽消肿 | 咽喉肿痛;牙龈肿痛 | 3~6g | 本品有毒,用量不宜过大 |
| 金荞麦 | 微辛、涩,凉 | 肺 | 清热解毒,排脓祛瘀 | 肺痈吐脓,肺热喘咳;瘰疬疮疖,乳蛾肿痛 | 煎服 15~45g,亦可用水或黄酒隔水密闭炖服 | |
| 败酱草 | 辛、苦,微寒 | 胃、大肠、肝 | 清热解毒,消痈排脓,祛瘀止痛 | 肠痈腹痛,肺痈吐脓,痈肿疮毒;产后瘀阻腹痛;肝热目赤肿痛及赤白下痢 | 6~15g | |
| 大血藤 | 苦,平 | 大肠、肝 | 清热解毒,活血止痛,祛风 | 肠痈腹痛,热毒疮疡;跌打损伤,经闭痛经;风湿痹痛 | 9~15g | 孕妇慎服 |

续表

| 药物 | 性味 | 归经 | 功效 | 主治 | 用量 | 备注 |
|---|---|---|---|---|---|---|
| 白头翁 | 苦,寒 | 胃、大肠 | 清热解毒,凉血止痢 | 热毒血痢;疮痈肿毒 | 9~15g | |
| 青黛 | 咸,寒 | 肝、肺、胃 | 清热解毒,凉血消斑,清肝泻火,定惊 | 温病热毒斑疹,血热吐衄,肝热惊痫,咽喉肿痛,痄腮喉痹,火毒疮疡,蛇虫咬伤 | 1~3g | |
| 马齿苋 | 酸,寒 | 肝、大肠 | 清热解毒,凉血止痢,除湿通淋 | 热毒泻痢,热淋,尿闭,赤白带下,崩漏,痔血;疮疡痈疖,丹毒,湿癣 | 9~15g | |
| 鸦胆子 | 苦,寒;有小毒 | 大肠、肝 | 清热解毒,截疟止痢,外用腐蚀赘疣 | 热毒血痢,疟疾,鸡眼赘疣 | 0.5~2g | |
| 胖大海 | 甘,寒 | 肺、大肠 | 清热润肺,利咽开音,润肠通便 | 咽喉肿痛,咳嗽失音,肠燥便秘 | 2~3枚 | |
| 绿豆 | 甘,寒 | 心、胃 | 清热解毒,消暑利尿 | 疮痈肿毒,药食中毒,暑热,烦渴尿赤 | 15~30g | |
| 地锦草 | 辛,平 | 肝、大肠 | 清热解毒,凉血止血,利湿退黄 | 温病泻痢,咯血,尿血,便血,崩漏,疮疖痈肿,湿热黄疸 | 煎服9~20g,鲜品30~60g | |
| 土茯苓 | 甘、淡,平 | 肝、胃 | 解毒除湿,通利关节 | 梅毒,汞中毒所致的肢体拘挛疼痛,湿热淋浊,带下,痈肿,瘰疬,疥癣 | 15~60g | |
| 白蔹 | 苦,微寒 | 心、胃 | 清热解毒,消痈散结,敛疮生肌 | 痈疽发背,疔疮,瘰疬;烧烫伤,手足皲裂 | 5~10g | |

### (四)清热凉血药

本类药物多为甘苦咸寒之品,多归心、肝二经,具有清解营分、血分热邪的作用,主治外感温热病热入营血分实热证。热入营分常见身热夜甚,心烦不寐,斑疹隐隐,舌红绛,脉细数;热入血分常见神昏谵语,吐衄便血,身发斑疹,躁扰不安,甚则昏狂。同时,本类药物亦适用于内科杂病中的各种血热证。

## 生 地 黄

本品为玄参科植物地黄的新鲜或干燥块根。产于辽宁、河北、河南、山东等地。切片,鲜用、干燥生用或炒炭用。

【性味归经】甘,寒。归心、肝、肾经。

【功效主治】

1. **清热凉血**　用治温热病热入营血,常与玄参、连翘、丹参等同用;血热吐血、衄血、便血、尿血或崩漏等均可随证配伍应用。

2. **养阴生津**　用治热病伤津及阴虚内热所致的发热口渴、大便秘结,常与玄参、麦冬等同用;骨

Note:

蒸潮热,常与青蒿、鳖甲等同用。

【用量用法】10~15g,煎服。

【使用注意】脾虚湿滞,腹满便溏者慎用。

## 玄　参

本品为玄参科植物玄参的干燥根。产于湖北、安徽、江苏、浙江等地。切片,生用。

【性味归经】甘、苦、咸,微寒。归肺、胃、肾经。

【功效主治】

1. **清热凉血**　用治温病热入营分,身热夜甚、心烦口渴、舌绛脉数者,常与生地黄、丹参等同用;温病邪陷心包,神昏谵语,常与连翘心、竹叶卷心等同用;温热病气血两燔,发斑发疹,常与石膏、知母等同用。

2. **滋阴降火**　用治热病伤阴,肠燥便秘,常与生地黄、麦冬同用;肺肾阴虚,劳嗽骨蒸,常与百合、生地黄等同用。

3. **解毒散结**　用治热毒炽盛,咽喉肿痛,常与黄芩、栀子、桔梗等同用;痰火郁结之瘰疬痰核,常与浙贝母、牡蛎同用;热毒蕴结之痈肿疮毒,常与金银花、连翘等同用。

【用量用法】9~15g,煎服。

【使用注意】脾胃虚寒,食少便溏者不宜服用。不宜与藜芦同用。

其他清热凉血药表见 9-6。

表 9-6　其他清热凉血药

| 药物 | 性味 | 归经 | 功效 | 主治 | 用量 | 备注 |
|------|------|------|------|------|------|------|
| 牡丹皮 | 苦、辛,微寒 | 心、肝、肾 | 清热凉血,活血祛瘀 | 温毒发斑,血热吐衄;阴虚发热,无汗骨蒸;血滞经闭,痛经,跌打伤痛;痈肿疮毒 | 6~12g | |
| 赤芍 | 苦,微寒 | 肝 | 清热凉血,活血散瘀止痛 | 温毒发斑,血热吐衄;目赤肿痛,痈肿疮疡;肝郁胁痛,经闭痛经,癥瘕腹痛,跌打损伤 | 6~12g | 不宜与藜芦同用 |
| 水牛角 | 苦,寒 | 心、肝 | 清热凉血,解毒,定惊 | 温病高热,神昏谵语,惊风,癫狂;血热斑疹、吐衄;痈肿疮疡,咽喉肿痛 | 镑片或粗粉煎服15~30g,浓缩粉冲服1.5~3g | 宜先煎3h以上 |
| 紫草 | 甘、咸,寒 | 心、肝 | 清热凉血,活血,解毒透疹 | 温病热盛,斑疹紫黑,麻疹不透;痈肿疮疡,湿疹阴痒,水火烫伤 | 5~10g | |

### (五) 清虚热药

本类药物多为苦寒或甘寒之品,主归肝、肾经,以清虚热、退骨蒸为主要功效,主治热邪伤阴、阴虚发热所致的骨蒸潮热、手足心热、虚烦不眠、遗精盗汗、舌红少苔、脉细数等,亦可用于热病后期,余热未清,伤阴劫液所致之夜热早凉、热退无汗、舌质红绛等。

## 青　蒿

本品为菊科植物黄花蒿的干燥地上部分。全国大部分地区均有分布。鲜用或阴干,切段生用。

【性味归经】苦、辛,寒。归肝、胆经。

【功效主治】

1. **退热除蒸** 用治温病后期,邪伏阴分之夜热早凉,热退无汗,常与鳖甲、知母、牡丹皮等同用;阴虚发热,骨蒸潮热,五心烦热等,常与银柴胡、胡黄连、知母等同用。

2. **解暑** 用治外感暑热,头昏头痛,发热口渴等,常与藿香、香薷等同用。

3. **截疟** 用治疟疾寒热,单用鲜品捣汁服,或与草果、黄芩、柴胡等同用。

4. **退黄** 用治湿热黄疸,常配茵陈、栀子等。

【用量用法】6~12g,煎服,后下;或鲜用绞汁服。

【使用注意】脾胃虚弱,肠滑泄泻者忌服。

## 地 骨 皮

本品为茄科植物枸杞或宁夏枸杞的干燥根皮。我国大部分地区均产。生用。

【性味归经】甘,寒。归肺、肝、肾经。

【功效主治】

1. **凉血除蒸** 用治阴虚发热,骨蒸盗汗,常与知母、鳖甲、银柴胡等同用;血热妄行之咯血、吐血、衄血等,常与大蓟、侧柏叶等药同用。

2. **清肺降火** 用治肺热咳嗽气喘,常与桑白皮、甘草等同用。

【用量用法】9~15g,煎服。

【使用注意】外感风寒发热及脾虚便溏者不宜用。

其他清虚热药见表9-7。

表9-7 其他清虚热药

| 药物 | 性味 | 归经 | 功效 | 主治 | 用量 | 备注 |
|------|------|------|------|------|------|------|
| 胡黄连 | 苦,寒 | 肝、胃、大肠 | 退虚热,除疳热,清湿热 | 骨蒸潮热;小儿疳热;湿热泻痢;痔疮肿痛 | 3~10g | |
| 银柴胡 | 甘,微寒 | 肝、胃 | 清虚热,除疳热 | 阴虚发热;疳积发热 | 3~10g | |
| 白薇 | 苦、咸,寒 | 肝、胃、肾 | 清热凉血,利尿通淋,解毒疗疮 | 温邪伤营发热,阴虚发热,骨蒸劳热,产后血虚发热,热淋,血淋,痈疽肿毒,刀伤 | 5~10g | |

## 三、温里药

凡以温里祛寒为主要功效,治疗里寒证的药物,称为温里药,亦称祛寒药。本类药物多味辛而性温热,主入脾、胃经,部分药物还兼入肝、肾、肺、心经,均有温里祛寒之功,多数还能散寒止痛,主要用于治疗外寒入里,或阴寒内生之里寒证,尤适宜于里寒实证。

温里药多辛热燥烈,易伤阴动火,故热证、阴虚证忌用。部分有毒之品,应注意炮制、剂量及用法。

## 附 子

本品为毛茛科植物乌头的子根的加工品。产于四川等地。可加工炮制成盐附子、黑顺片、白附片。

【性味归经】辛、甘,大热;有毒。归心、肾、脾经。

【功效主治】

1. **回阳救逆** 为"回阳救逆第一品药",用治大汗淋漓、四肢厥冷、脉微欲绝之亡阳证,常与干姜相须为用;亡阳兼气脱者,需与人参配伍使用。

2. **补火助阳**　用治心阳不足,常与人参、桂枝等同用;肾阳不足,命门火衰,常配伍肉桂、杜仲等;脾阳不足,常与白术、干姜等同用;阳虚外感风寒,常与麻黄、细辛等同用。

3. **散寒止痛**　用治寒湿痹痛,常与桂枝、甘草等同用;虚寒腹痛,常与干姜、白术等同用。

【用量用法】3~15g,煎服。入汤剂宜先煎 0.5~1h,以口尝无麻辣感为度。

【使用注意】热证、阴虚阳亢及孕妇忌用。不宜与半夏、瓜蒌、天花粉、贝母、白蔹、白及同用。

## 肉　　桂

本品为樟科植物肉桂的干燥树皮。产于广西、广东等地。切片,生用。

【性味归经】辛、甘,大热。归肾、脾、心、肝经。

【功效主治】

1. **补火助阳,引火归原**　用治肾阳不足,命门火衰,常与附子、熟地黄等同用;元阳亏虚,虚阳上浮,常配山茱萸、五味子等。

2. **散寒止痛**　用治胸阳不振、寒邪内侵之胸痹心痛,常与附子、桂枝等同用;胃寒脘腹冷痛,可单用,或配伍干姜、高良姜等;寒疝腹痛,常与乌药、小茴香等同用。

3. **温经通脉**　用治寒凝血滞之月经不调、痛经、闭经,常与当归、川芎等同用;寒湿痹痛,常与独活、桑寄生等同用。

此外,对于久病体虚气血不足者,常在补益气血方中加入少量肉桂,以鼓舞气血生长。

【用量用法】1~5g,煎服。

【使用注意】阴虚火旺者忌用,有出血倾向者及孕妇慎用,不宜与赤石脂同用。

## 干　　姜

本品为姜科植物姜的干燥根茎。产于四川、贵州、湖北、广东、广西等地。生用或炒炭用。

【性味归经】辛,热。归脾、胃、肾、心、肺经。

【功效主治】

1. **温中散寒**　用治脾胃虚寒之脘腹冷痛、呕吐、泄泻,常与党参、白术等同用;寒邪直中之腹痛,轻者可单用,重者常与高良姜相须为用。

2. **回阳通脉**　用治四肢厥逆、脉微欲绝之亡阳证,常配附子相须为用。

3. **温肺化饮**　用治寒饮伏肺之形寒背冷、痰多清稀、咳喘者,常与细辛、五味子等同用。

【用量用法】3~10g,煎服。

【使用注意】阴虚内热、血热妄行者忌用,孕妇慎用。

其他温里药见表 9-8。

表 9-8　**其他温里药**

| 药物 | 性味 | 归经 | 功效 | 主治 | 用量 | 备注 |
|---|---|---|---|---|---|---|
| 吴茱萸 | 辛、苦,热;有小毒 | 肝、脾、胃、肾 | 散寒止痛,降逆止呕,助阳止泻 | 寒凝诸痛证;呕吐吞酸;虚寒泄泻;湿疹、湿疮 | 2~5g | 有小毒,较大量服用可引起腹痛腹泻、视力障碍及错觉等 |
| 小茴香 | 辛,温 | 肝、肾、脾、胃 | 散寒止痛,理气和胃 | 寒疝腹痛,痛经;中焦寒凝气滞证 | 3~6g | |
| 丁香 | 辛,温 | 脾、胃、肺、肾 | 温中降逆,补肾助阳 | 脾胃虚寒;肾虚阳痿 | 1~3g | |

续表

| 药物 | 性味 | 归经 | 功效 | 主治 | 用量 | 备注 |
|------|------|------|------|------|------|------|
| 花椒 | 辛,温 | 脾、胃、肾 | 温中止痛,杀虫止痒 | 脾胃寒证;虫积腹痛;湿疹,阴痒 | 3~6g | |
| 荜茇 | 辛,热 | 胃、大肠 | 温中散寒,下气止痛 | 脾胃寒证;胸痹心痛,头痛,牙痛 | 1~3g | |
| 高良姜 | 辛,热 | 脾、胃 | 温胃止呕,散寒止痛 | 脘腹冷痛,胃寒呕吐,嗳气吞酸 | 3~6g | |
| 胡椒 | 辛,热 | 胃、大肠 | 温中散寒,下气消痰 | 胃寒呕吐,腹痛泄泻,食欲缺乏,癫痫痰多 | 0.6~1.5g | |
| 荜澄茄 | 辛,温 | 脾、胃、肾、膀胱 | 温中散寒,行气止痛 | 胃寒呕逆,脘腹冷痛,寒疝腹痛,寒湿郁滞,小便浑浊 | 1~3g | |

## 四、泻下药

凡以泻下通便为主要功效,治疗里实积滞证的药物,称为泻下药。本类药物一般味苦,多为沉降之性,主入大肠经,能引起腹泻,或滑利大肠、促进排便,主要用于大便秘结,胃肠积滞,或水饮内停等里实证。部分泻下药还兼有清热泻火、利水消肿、解毒、活血祛瘀等作用,可治疗里热证、水肿、疮痈肿毒、瘀血证等。一般分为攻下药、润下药和峻下逐水药三类。

攻下药、峻下逐水药作用峻猛,或有毒性,易伤及脾胃,故年老体虚、脾胃虚弱者当慎用,妇女胎前产后及月经期当忌用。应用作用较强的泻下药时,当中病即止,切勿过剂,以免损伤正气;应用作用峻猛而有毒性的泻下药时,应严格炮制法度,控制用量。

### (一) 攻下药

攻下药大多苦寒沉降,攻下通便力较强,又能清热泻火,主要适用于实热积滞及多种里实热证。

## 大　黄

本品为蓼科植物掌叶大黄、唐古特大黄或药用大黄的干燥根和根茎。产于青海、甘肃、四川等地。切片,生用、酒炙、酒炖、酒蒸或炒炭用。

【性味归经】苦,寒。归脾、胃、大肠、肝、心包经。

【功效主治】

1. **泻下攻积**　用治实热积滞便秘,常与芒硝相须为用;冷积便秘,常与附子、干姜等配伍使用。

2. **清热泻火**　用治火热上炎之烦躁口渴、咽喉肿痛、口舌生疮等,常与连翘、黄芩、栀子等配伍。

3. **凉血解毒**　用治血热妄行之吐血、衄血,常与黄连、黄芩等同用;热毒疮痈肿痛,常与蒲公英、金银花、连翘等同用;肠痈腹痛,常与牡丹皮、桃仁等同用;水火烫伤,常配地榆粉,用麻油调敷。

4. **活血逐瘀**　用治妇女血瘀之月经不调、闭经、痛经,产后瘀阻腹痛、恶露不尽,常与桃仁、红花等同用;跌打损伤,瘀血肿痛,常与当归、红花等同用。

5. **利湿退黄**　用治湿热黄疸,常与茵陈、栀子同用;湿热泻痢,常与黄连、木香等同用;湿热淋证,常与木通、车前子等同用。

【用量用法】3~15g,煎服,入汤剂宜后下或开水泡服;外用适量,研末敷于患处。泻下宜生用,活血宜酒炙用,止血多炒炭用。

【使用注意】孕妇及月经期、哺乳期慎用。

## 芒 硝

本品为硫酸盐类矿物芒硝族芒硝，经加工精制而成的结晶体，主含含水硫酸钠（$Na_2SO_4 \cdot 10H_2O$）。产于沿海各产盐区及四川、内蒙古、新疆等内陆盐湖等地。生用。

【性味归经】咸、苦，寒。归胃、大肠经。

【功效主治】

1. **泻下通便，润燥软坚**　用治实热积滞，大便燥结，常与大黄相须为用。

2. **清火消肿**　用治口舌生疮，咽喉肿痛，常配伍冰片、硼砂等；目赤肿痛，可用本品化水点眼，或煎汤熏洗；肠痈初起，可与大黄、大蒜同用，捣烂外敷；痔疮肿痛，可单用水煎局部熏洗。

【用量用法】6~12g，烊化冲服。外用适量。

【使用注意】孕妇慎用；不宜与硫黄、三棱同用。

其他攻下药见表 9-9。

表 9-9　其他攻下药

| 药物 | 性味 | 归经 | 功效 | 主治 | 用量 | 备注 |
|------|------|------|------|------|------|------|
| 芦荟 | 苦，寒 | 肝、胃、大肠 | 泻下通便，清肝泻火，杀虫疗癣 | 热结便秘；肝火上炎证；小儿疳积；痤疮、顽癣、疮疖等皮肤瘙痒 | 2~5g | 本品刺激性强，用量过大可引起腹痛、盆腔充血，甚至导致肾炎 |
| 番泻叶 | 甘、苦，寒 | 大肠 | 泻热行滞，通便，利水 | 热结积滞；水肿胀满 | 2~6g | 本品大剂量服用，可导致腹痛、恶心、呕吐等副作用 |

### （二）润下药

润下药多为植物种子或种仁，味甘质润性平，能润滑大肠，缓下通便，主要适用于肠燥津枯的便秘。

## 火 麻 仁

本品为桑科植物大麻的干燥成熟种子。产于山东、河北、黑龙江、吉林、辽宁等地。生用或炒用。

【性味归经】甘，平。归脾、胃、大肠经。

【功效主治】

**润肠通便**　用治老人、产妇、体弱血虚津亏之肠燥便秘，可单用，或与大黄、厚朴等同用。

【用量用法】10~15g，煎服。

## 郁 李 仁

本品为蔷薇科植物欧李、郁李或长柄扁桃的干燥成熟种子。产于内蒙古、河北、辽宁、吉林、黑龙江等地。生用，用时捣碎。

【性味归经】辛、苦、甘，平。归脾、大肠、小肠经。

【功效主治】

1. **润肠通便**　用治肠燥便秘，常与火麻仁、柏子仁等同用。

2. **下气利水**　用治水肿、小便不利，常配伍桑白皮、赤小豆等。

【用量用法】6~10g，煎服。

【使用注意】孕妇慎用。

（三）峻下逐水药

峻下逐水药多为苦寒有毒之品，药力峻猛，能引起剧烈腹泻，主要适用于水肿、臌胀、水饮内停等正气未衰之证。

## 甘　遂

本品为大戟科植物甘遂的干燥块根。产于陕西、山西、河南等地。生用或醋炙用。

【性味归经】苦，寒；有毒。归肺、肾、大肠经。

【功效主治】

1. **泻水逐饮**　用治水肿、大腹臌胀、胸胁停饮而正气未衰者，可单用研末服，或与大戟、芫花、大枣等同用；风痰癫痫，以甘遂为末，入猪心煨后，与朱砂末为丸服用。

2. **消肿散结**　用治疮痈肿毒，可用甘遂末调水外敷。

【用量用法】0.5~1.5g；炮制后多入丸散。外用适量，生用。

【使用注意】孕妇禁用；不宜与甘草同用。

## 京　大　戟

本品为大戟科植物大戟的干燥根。产于河北、山西、甘肃、山东、江苏等地。切片，生用或醋煮用。

【性味归经】苦，寒；有毒。归肺、脾、肾经。

【功效主治】

1. **泻水逐饮**　用治水肿、臌胀、胸胁停饮等而正气未衰者，常与甘遂、芫花相须为用。

2. **消肿散结**　用治痈肿疮毒，可单用生品捣烂外敷；瘰疬痰核，可与鸡蛋同煮，食鸡蛋。

【用量用法】煎服，1.5~3g；入丸散服，每次1g；内服醋制用。外用适量，生用。

【使用注意】孕妇禁用；不宜与甘草同用。

其他峻下逐水药见表9-10。

表 9-10　**其他峻下逐水药**

| 药物 | 性味 | 归经 | 功效 | 主治 | 用量 | 备注 |
|------|------|------|------|------|------|------|
| 芫花 | 苦、辛，温；有毒 | 肺、脾、肾 | 泻水逐饮；外用杀虫疗疮 | 水肿，臌胀，胸胁停饮；疥癣秃疮，痈肿；咳嗽痰喘 | 煎服1.5~3g，醋芫花研末吞服0.6~0.9g | 不宜与甘草同用 |
| 牵牛子 | 苦，寒；有毒 | 肺、肾、大肠 | 泻水通便，消痰涤饮，杀虫攻积 | 水肿，臌胀；胃肠积滞证；痰饮咳喘；虫积腹痛 | 煎服3~6g，入丸散1.5~3g | 不宜与巴豆、巴豆霜同用 |
| 巴豆霜 | 辛，热，有大毒 | 胃、大肠 | 峻下冷积，逐水退肿，豁痰利咽；外用蚀疮 | 寒积便秘；小儿乳食停积；腹水臌胀，二便不通；喉风，喉痹，痈肿脓成未溃，疥癣恶疮，疣痣 | 0.1~0.3g | |
| 商陆 | 苦，寒 | 肺、脾、肾、大肠 | 逐水消肿，通利二便，解毒散结 | 水肿胀满，二便不通，痈肿疮毒 | 3~9g | |
| 千金子 | 辛，温 | 肝、肾、大肠 | 泻下逐水，破血消癥，疗癣蚀疣 | 二便不通，水肿，痰饮，积滞胀满，血瘀经闭；外治顽癣、赘疣 | 生用1~2g，千金子霜0.5~1g | |

## 五、祛风湿药

凡以祛除风寒湿邪为主要功效，用于治疗风湿痹证的药物，称为祛风湿药。此类药物辛散祛风，苦燥除湿,能祛除留着于肌肉、关节、经络等处的风寒湿邪。有的药物还兼有舒筋、活血、通络、止痛或补肝肾、强筋骨等作用。部分祛风湿药兼有发汗解表、利水消肿、息风定搐等作用。

祛风湿药多辛香苦燥,易耗伤阴血,故阴虚血亏者慎用。

## 独　活

本品为伞形科植物重齿毛当归的干燥根。产于四川、湖北、安徽等地。切片,生用。

【性味归经】辛、苦,微温。归肾、膀胱经。

【功效主治】

1. **通痹止痛**　用治痹证日久,腰膝酸软,关节屈伸不利,常与桑寄生、杜仲等同用。

2. **祛风湿**　用治外感风寒夹湿所致的恶寒发热、无汗、头痛头重、一身尽痛,常与羌活相须为用。

【用量用法】3~10g,煎服。

【使用注意】阴虚血燥者慎用。

## 威　灵　仙

本品为毛茛科植物威灵仙、棉团铁线莲或东北铁线莲的干燥根及根茎。产于江苏、安徽、浙江等地。切段,生用。

【性味归经】辛、咸,温。归膀胱经。

【功效主治】

**祛风湿,通经络**　用治风湿痹痛,肢体麻木、筋脉拘挛、屈伸不利者,常与羌活、防己等同用。

【用量用法】6~10g,煎服。

【使用注意】气血虚弱者及孕妇慎服。

## 防　己

本品为防己科植物粉防己的干燥根。产于广东、广西、云南等地。切片,生用。

【性味归经】苦,寒。归膀胱、肺经。

【功效主治】

1. **祛风止痛**　用治风湿热痹,常与秦艽、薏苡仁等同用;风寒湿痹,常与制川乌、肉桂等同用。

2. **利水消肿**　用治表虚不固之风水水肿,汗出恶风,常与黄芪、白术等同用;湿热腹胀水肿,常与葶苈子、椒目等同用;脚气肿痛,常与木瓜、牛膝等同用;湿疹疮毒,常与金银花、苦参等同用。

【用量用法】5~10g,煎服。

【使用注意】胃纳不佳及体弱者慎用。

## 秦　艽

本品为龙胆科植物秦艽、麻花秦艽、粗茎秦艽或小秦艽的干燥根。产于陕西、甘肃、内蒙古等地。切片,生用。

【性味归经】辛、苦,平。归胃、肝、胆经。

【功效主治】

1. **祛风湿,止痹痛**　用治风湿热痹,常与防己、忍冬藤等同用;风寒湿痹,常与羌活、川芎、天麻等同用。

2. **清湿热**　用治湿热黄疸,常配伍茵陈、栀子、大黄等。

3. **退虚热**　用治骨蒸潮热,常与鳖甲、青蒿等同用;小儿疳积发热,常与薄荷、甘草等同用。

【用量用法】3~10g,煎服。

# 桑 寄 生

本品为桑寄生科植物桑寄生干燥带叶茎枝。产于广东、广西、云南等地。切片或切段,生用。

【性味归经】苦、甘,平。归肝、肾经。

【功效主治】

1. 祛风湿,强筋骨　用治风湿痹证日久,伤及肝肾,腰膝酸软,筋骨无力,常与独活、杜仲等同用。

2. 补肝肾,安胎　用治肝肾不足,冲任不固之妊娠下血,胎动不安,常与阿胶、续断、菟丝子等同用。

【用量用法】9~15g,煎服。

其他祛风湿药见表 9-11。

表 9-11　其他祛风湿药

| 药物 | 性味 | 归经 | 功效 | 主治 | 用量 | 备注 |
|------|------|------|------|------|------|------|
| 川乌 | 辛、苦,热;有大毒 | 心、肝、肾、脾 | 祛风除湿,温经散寒 | 风寒湿痹证;心腹冷痛,寒疝作痛,外伤疼痛;麻醉止痛 | 1.5~3g | 先煎,久煎。不宜与半夏、瓜蒌、天花粉、贝母、白蔹、白及同用。酒浸易导致中毒 |
| 雷公藤 | 苦、辛,寒;有大毒 | 肝、肾 | 祛风湿,活血通络,消肿止痛,杀虫解毒 | 风湿顽痹;顽癣,麻风,湿疹,疥疮;痈肿疮毒 | 煎服 3~10g,宜久煎;研粉 1.5~4.5g | 本品有大毒,内服宜慎;内脏有器质性病变及白细胞减少者慎服;孕妇、体虚弱者忌用 |
| 松节 | 苦、辛,温 | 肝、肾 | 祛风湿,通经络,止痛 | 风寒湿痹;跌打损伤 | 10~15g | |
| 桑枝 | 微苦,平 | 肝 | 祛风湿,利关节 | 风湿痹证;水肿脚气 | 9~15g | 孕妇忌服 |
| 木瓜 | 酸,温 | 肝、脾 | 舒筋活络,和胃化湿 | 风湿痹证;脚气水肿;吐泻转筋;消化不良;津伤口渴 | 6~9g | 本品味酸,不可多食,损齿及骨;胃酸过多者用量不宜过大 |
| 蕲蛇 | 甘、咸,温;有毒 | 肝 | 祛风,通络,止痉 | 风湿痹证;中风半身不遂;麻风,疥癣;小儿惊风,破伤风 | 煎服 3~9g,研末吞服 1~1.5g | |
| 五加皮 | 辛、苦,温 | 肝、肾 | 祛风除湿,补益肝肾,强筋壮骨,利水消肿 | 风湿痹证;肝肾不足,筋骨痿软,小儿行迟;水肿,脚气 | 5~10g | |
| 伸筋草 | 微苦、辛,温 | 肝、脾、肾 | 祛风除湿,舒筋活络 | 关节酸痛,屈伸不利 | 3~12g | |
| 路路通 | 苦,平 | 肝、肾 | 祛风活络,利水,通经 | 关节痹痛,麻木痉挛;水肿胀满,乳少,经闭 | 5~10g | |
| 丝瓜络 | 甘,平 | 胃、肺、肝 | 祛风,通络,活血,下乳 | 痹痛拘挛,胸胁胀痛;乳汁不通,乳痈肿痛 | 5~12g | |
| 海风藤 | 辛、苦,微温 | 肝 | 祛风湿,通经络,止痹痛 | 风寒湿痹,肢节疼痛,筋脉拘挛,屈伸不利 | 6~12g | |
| 狗脊 | 苦、甘,温 | 肝、肾 | 祛风湿,补肝肾,强腰膝 | 风湿痹痛,腰膝酸软,下肢无力 | 6~12g | |

## 六、化湿药

凡以化湿运脾为主要功效,用于治疗湿阻中焦证的药物,称为化湿药。本类药物辛香温燥,主入脾、胃经,有化湿运脾之功,主要用于治疗湿浊中阻,脾失健运之脘腹痞满、呕吐泛酸、大便溏薄、食少体倦、舌苔白腻等。部分药物还兼有解表、行气、止呕、止泻等作用,又可治疗暑温、湿温、中焦气滞,呕吐、泄泻等。

化湿药气味芳香,大多含挥发油,入汤剂不宜久煎。本类药物多辛温香燥,易耗气伤阴,故气虚、阴血亏虚者宜慎用。

### 广 藿 香

本品为唇形科植物广藿香的干燥地上部分。主产于广东。生用。

【性味归经】辛,微温。归脾、胃、肺经。

【功效主治】

1. 芳香化湿　用治湿浊中阻之脘腹痞闷、食少欲呕、神疲体倦等,常与苍术、厚朴等同用。

2. 和中止呕　用治湿浊中阻之呕吐,单用有效,或与半夏为伍;偏湿热者,常与黄连、竹茹等同用;脾胃虚弱者,常与党参、白术等同用;妊娠呕吐偏气滞湿阻者,常与砂仁、紫苏梗等同用。

3. 发表解暑　用治暑月外感风寒,内伤湿浊,常与紫苏、厚朴等同用;湿温初起,湿热并重者,常与滑石、黄芩等同用。

【用量用法】3~10g,煎服。

### 苍 术

本品为菊科植物茅苍术或北苍术的干燥根茎。产于江苏、内蒙古、山西、辽宁等地。生用或麸炒用。

【性味归经】辛、苦,温。归脾、胃、肝经。

【功效主治】

1. 燥湿健脾　用治湿阻中焦,脾失健运,常与厚朴、陈皮等同用;脾虚水湿内停之痰饮、水肿,常与茯苓、猪苓等同用。

2. 祛风散寒　用治风寒夹湿表证,常与羌活、防风等同用;痹证湿胜者,常与独活、薏苡仁等同用;湿热下注之痿证,常与黄柏、川牛膝等同用。

3. 明目　用治夜盲及眼目昏涩,可单用,或与羊肝、猪肝等蒸煮同食。

【用量用法】3~9g,煎服。

【使用注意】阴虚内热,气虚多汗者忌用。

其他化湿药见表9-12。

表9-12　其他化湿药

| 药物 | 性味 | 归经 | 功效 | 主治 | 用量 | 备注 |
|------|------|------|------|------|------|------|
| 佩兰 | 辛,平 | 脾、胃、肺 | 芳香化湿,醒脾开胃,发表解暑 | 湿阻中焦证;暑湿,湿温初起 | 3~10g | |
| 厚朴 | 苦、辛,温 | 脾、胃、肺、大肠 | 燥湿消痰,下气除满 | 湿阻中焦证;胃肠气滞证;痰饮喘咳;痰气互结咽喉之梅核气 | 3~10g | |

续表

| 药物 | 性味 | 归经 | 功效 | 主治 | 用量 | 备注 |
|------|------|------|------|------|------|------|
| 砂仁 | 辛,温 | 脾、胃、肾 | 化湿开胃,温脾止泻,理气安胎 | 湿阻中焦证,脾胃气滞证;脾胃虚寒吐泻;妊娠恶阻,胎动不安 | 3~6g | 后下 |
| 豆蔻 | 辛,温 | 肺、脾、胃 | 化湿行气,温中止呕,开胃消食 | 湿阻中焦证,脾胃气滞证;湿温证;呕吐;食积不消 | 3~6g | 后下 |
| 草豆蔻 | 辛,温 | 脾、胃 | 燥湿行气,温中止呕 | 寒湿内阻,脘腹胀满冷痛,嗳气呕逆,不思饮食 | 3~6g | |
| 草果 | 辛,温 | 脾、胃 | 燥湿温中,截疟除痰 | 寒湿内阻,脘腹胀痛,痞满呕吐;疟疾寒热,瘟疫发热 | 3~6g | |

## 七、利水渗湿药

凡以通利水道,渗泄水湿为主要功效,用于治疗水湿内停病证的药物,称为利水渗湿药。本类药物味多甘淡,主归膀胱、肾、脾经,主要用治水肿、小便不利、淋证、黄疸、泄泻、痰饮、湿疮、带下等各种水湿内停病证。使用利水渗湿药,需视不同病证,选用相应的药物,并进行适当配伍。此外,气行则水行,气滞则水停,故利水渗湿药常与行气药配伍使用。

本类药物易耗伤津液,阴虚津亏者应慎用或忌用;有些渗利作用较强的药物,孕妇应慎用。

### 茯　苓

本品为多孔菌科真菌茯苓的干燥菌核。产于安徽、云南、湖北等地。切块或切片,生用。

【性味归经】甘、淡,平。归心、肺、脾、肾经。

【功效主治】

1. 利水渗湿　用治水湿内停之水肿、小便不利,常与猪苓、泽泻等同用;脾肾阳虚之水肿,常与附子、白术等同用;水热互结,阴虚小便不利、水肿,常与滑石、阿胶、泽泻等同用;痰饮胸胁支满,目眩心悸,常与桂枝、白术等同用。

2. 健脾　用治脾虚湿盛之食少倦怠,便溏泄泻,常与白术、山药等同用;脾失健运,湿聚成痰所致的咳嗽痰多,多配伍半夏、陈皮等。

3. 宁心　用治心脾两虚,气血不足之心悸怔忡、健忘失眠,常与人参、当归、酸枣仁等同用。

【用量用法】10~15g,煎服。

### 薏　苡　仁

本品为禾本科植物薏米的干燥成熟种仁。产于福建、河北、辽宁等地。生用或麸炒用。

【性味归经】甘、淡,凉。归脾、胃、肺经。

【功效主治】

1. 利水渗湿　用治脾虚湿盛之水肿,常与黄芪、白术、茯苓等同用;脚气浮肿,常与木瓜、防己等同用。

2. 健脾止泻　用治脾虚湿盛之泄泻,常与茯苓、白术等同用。

3. 除痹　用治湿痹筋脉拘挛,常与独活、防风等同用;湿热痹痛,常与防己、忍冬藤等同用。

4. 排脓　用治肺痈,咳吐脓痰,常与苇茎、桃仁、冬瓜仁等同用;肠痈腹痛,常与附子、败酱草等同用。

**5. 解毒散结** 用治赘疣、癌肿,常配伍其他解毒散结药使用。

【用量用法】9~30g,煎服。清热利湿宜生用,健脾止泻宜炒用。

【使用注意】孕妇慎用。

## 滑 石

本品为硅酸盐类矿物滑石族滑石,主含含水硅酸镁$[Mg_3 \cdot (Si_4O_{10}) \cdot (OH)_2]$。产于江西、山东、辽宁等地。研成细粉或水飞,生用。

【性味归经】甘、淡,寒。归膀胱、肺、胃经。

【功效主治】

**1. 利尿通淋** 用治湿热下注,热结膀胱之小便淋漓涩痛,常与车前子、木通等同用;石淋,常与海金沙、金钱草等同用。

**2. 清热解暑** 用治暑湿之身热烦渴、小便短赤,常与甘草同用;湿温初起,头痛恶寒,身重胸闷,常与苦杏仁、豆蔻仁、薏苡仁等同用。

**3. 外用祛湿敛疮** 用治湿疹,湿疮,可单用,或与枯矾、黄柏等同用;痱子,常与甘草、薄荷等制成痱子粉外用。

【用量用法】10~20g,布包先煎。外用适量。

## 木 通

本品为木通科植物木通、三叶木通或白木通的干燥藤茎。产于江苏、湖南、湖北等地。切片,生用。

【性味归经】苦,寒。归心、小肠、膀胱经。

【功效主治】

**1. 利尿通淋** 用治湿热下注之小便短赤、淋漓涩痛,常与滑石、车前子等同用;水肿脚气,小便不利,常与猪苓、泽泻等同用。

**2. 清心除烦** 用治心火上炎之口舌生疮,或心火下移于小肠之心烦尿赤,常与生地黄、竹叶等同用。

**3. 通经下乳** 用治血瘀经闭,常与桃仁、益母草等同用;产后乳汁不通或乳少,可与猪蹄炖汤服用,或与王不留行等配伍。

【用量用法】3~6g,煎服。

## 茵 陈

本品为菊科植物滨蒿或茵陈蒿的干燥地上部分。产于陕西、山西、河北等地。切段,生用。

【性味归经】苦、辛,微寒。归脾、胃、肝、胆经。

【功效主治】

**1. 利胆退黄** 用治湿热郁蒸之阳黄,常与栀子、大黄同用;寒湿郁滞之阴黄,常与附子、干姜等同用。

**2. 清利湿热** 用治湿疮,湿疹,可单味煎汤外洗,或与黄柏、苦参等同用。

【用量用法】6~15g,煎服。外用适量,煎汤熏洗。

其他利水渗湿药表 9-13。

表 9-13 其他利水渗湿药

| 药物 | 性味 | 归经 | 功效 | 主治 | 用量 | 备注 |
|------|------|------|------|------|------|------|
| 猪苓 | 甘、淡,平 | 肾、膀胱 | 利水渗湿 | 水湿内停证 | 6~12g | |
| 泽泻 | 甘、淡,寒 | 肾、膀胱 | 利水渗湿,泄热,化浊降脂 | 水肿,小便不利,痰饮;热淋,泄泻;遗精;高脂血症 | 6~10g | |
| 通草 | 甘、淡,微寒 | 肺、胃 | 清热利尿,通气下乳 | 湿热淋证,水肿尿少;产后乳汁不下 | 3~5g | 孕妇慎用 |
| 车前子 | 甘,寒 | 肝、肾、肺、小肠 | 清热利尿通淋,渗湿止泻,明目,祛痰 | 热淋涩痛,水肿胀满,泄泻;目赤肿痛;痰热咳嗽 | 9~15g | 包煎 |
| 海金沙 | 甘、咸,寒 | 膀胱、小肠 | 清利湿热,通淋止痛 | 多种淋证;水肿,小便不利 | 6~15g | 包煎 |
| 萆薢 | 苦,平 | 肾、胃 | 利湿去浊,祛风除痹 | 膏淋,白浊,白带过多;风湿痹证 | 9~15g | |
| 瞿麦 | 苦,寒 | 心、小肠 | 利尿通淋,活血通经 | 热淋,血淋,石淋,小便不通,淋漓涩痛;瘀阻经闭,月经不调 | 9~15g | 孕妇慎用 |
| 萹蓄 | 苦,微寒 | 膀胱 | 利尿通淋,杀虫,止痒 | 淋证;虫积腹痛;皮肤湿疹、湿疮,阴痒 | 9~15g | |
| 金钱草 | 甘、咸,微寒 | 肝、胆、肾、膀胱 | 利湿退黄,利尿通淋,解毒消肿 | 湿热黄疸;石淋,热淋;痈肿疮毒,蛇虫咬伤 | 15~60g | |
| 虎杖 | 微苦,微寒 | 肝、胆、肺 | 利湿退黄,清热解毒,散瘀止痛,止咳化痰 | 湿热黄疸,淋证,带下;疮痈肿毒,水火烫伤;经闭,痛经,癥瘕,跌打损伤,风湿痹证;肺热咳嗽 | 9~15g | 孕妇慎用 |
| 石韦 | 苦、甘,微寒 | 肺、膀胱 | 利尿通淋,凉血止血,清肺止咳 | 血淋,热淋,石淋;血热崩漏,尿血,吐血;肺热咳喘 | 6~12g | |
| 地肤子 | 苦、辛,寒 | 肾、膀胱 | 利尿通淋,祛风止痒 | 热淋;风疹、湿疹、阴痒、湿疮 | 9~15g | |
| 灯心草 | 甘、淡,微寒 | 心、肺、小肠 | 利尿通淋,清心除烦 | 热淋;心烦失眠,小儿夜啼,口舌生疮 | 1~3g | |
| 冬瓜皮 | 甘,凉 | 脾、小肠 | 利水消肿,清热解毒 | 水肿,暑热证 | 9~30g | |
| 玉米须 | 甘,平 | 膀胱、肝、胆 | 利水消肿,利湿退黄 | 水肿,黄疸 | 15~30g | |

## 八、理气药

凡以疏理气机为主要功效,用于治疗气滞证或气逆证的药物,称为理气药。理气药大多气香性温,其味辛、苦,善行散或泄降,主归脾、肝经,多具有理气健脾、疏肝解郁、理气宽胸、行气止痛、破气散结等功效。本类药物主要用治脾胃气滞证之脘腹胀痛、嗳气吞酸、恶心呕吐、腹泻或便秘等;肝郁气滞证之胁肋胀痛、抑郁不乐、疝气疼痛、乳房胀痛、月经不调等;肺气壅滞之胸闷胸痛、咳嗽气喘等。

本类药物性多辛香温燥,易耗气伤阴,故气虚、阴亏者慎用。

## 陈 皮

本品为芸香科植物橘及其栽培变种的成熟干燥果皮。主产于广东、福建、四川等地。切丝生用。以陈久者为佳。

【性味归经】辛、苦,温。归脾、肺经。

【功效主治】

1. 理气健脾　用治脾胃气滞证。尤善治寒湿阻滞,脘痞呕恶,常与苍术、厚朴等配伍;脾虚气滞,腹痛喜按、不思饮食,常与党参、白术等同用。

2. 燥湿化痰　用治湿痰、寒痰咳嗽,为治痰之要药,常与半夏、茯苓配伍。

【用量用法】煎服,3~10g。

【使用注意】气虚及阴虚燥咳者不宜用。

## 枳 实

本品为芸香科植物酸橙及其栽培变种或甜橙的干燥幼果。主产于四川、江西、福建等地。生用或麸炒用。

【性味归经】苦、辛、酸,微寒。归脾、胃、大肠经。

【功效主治】

1. 破气消积　用治胃肠积滞证。饮食积滞,脘腹痞满胀痛,常与山楂、麦芽等配伍;胃肠积滞,热结便秘,腹满胀痛,常与大黄、厚朴等同用;湿热泻痢、里急后重,常与黄连、黄芩等配伍。

2. 化痰除痞　用治痰浊阻滞,胸膈痞满。痰阻胸痹,胸中满闷、疼痛,常与薤白、瓜蒌等同用;痰热结胸,常与黄连、半夏等配伍;心下痞满,食欲缺乏,常与半夏、厚朴等同用。

【用量用法】煎服,3~10g。炒后性较平和。

【使用注意】孕妇慎用。

其他理气药见表9-14。

表9-14　其他理气药

| 药物 | 性味 | 归经 | 功效 | 主治 | 用量 | 备注 |
|------|------|------|------|------|------|------|
| 木香 | 辛、苦,温 | 脾、胃、大肠、胆、三焦 | 行气止痛,健脾消食 | 脾胃气滞证;肝胆气滞证 | 3~6g | |
| 香附 | 辛、微苦、微甘,平 | 肝、脾、三焦 | 疏肝解郁,调经止痛,理气宽中 | 肝郁气滞证;月经不调,痛经,乳房胀痛;脾胃气滞腹痛 | 6~10g | |
| 青皮 | 苦、辛,温 | 肝、胆、胃 | 疏肝破气,消积化滞 | 肝郁气滞重证;食积气滞证 | 3~10g | |
| 薤白 | 辛、苦,温 | 心、肺、胃、大肠 | 通阳散结,行气导滞 | 胸痹证;脘腹胀痛,泻痢后重 | 5~10g | |
| 佛手 | 辛、苦、酸,温 | 肝、脾、胃、肺 | 疏肝理气,和胃止痛,燥湿化痰 | 肝郁气滞证;脾胃气滞证;咳嗽痰多 | 3~10g | |
| 乌药 | 辛,温 | 肺、脾、肾、膀胱 | 行气止痛,温肾散寒 | 寒凝气滞痛证;尿频,遗尿 | 6~10g | |
| 沉香 | 辛、苦,微温 | 脾、胃、肾 | 行气止痛,温中止呕,纳气平喘 | 胸腹胀痛;胃寒呕吐、虚喘证 | 1~5g | 后下 |

续表

| 药物 | 性味 | 归经 | 功效 | 主治 | 用量 | 备注 |
|------|------|------|------|------|------|------|
| 大腹皮 | 辛,微温 | 脾、胃、大肠、小肠 | 行气宽中,利水消肿 | 胃肠气滞证;水肿,脚气 | 5~10g | |
| 川楝子 | 苦,寒 | 肝、小肠、膀胱 | 疏肝泄热,行气止痛,杀虫 | 肝郁化火诸痛证;虫积腹痛 | 5~10g | 有小毒,不宜过量或持续服用 |

 ———————— 案 例 思 考 ————————

患者,女,33岁。患者自述近来因生气导致月经推迟,胸胁胀痛,走窜不定,纳差,面色萎黄,舌淡苔厚腻,脉弦细。

请思考该病例的中医辨证分型,并分析针对该病证治疗首选的理气药。

## 九、活血化瘀药

凡以通利血脉,促进血行,消散瘀血为主要功效,用于治疗瘀血证的药物,称活血化瘀药,简称活血药。本类药物味多辛、苦,性多偏温,部分药物性偏寒凉,主归心、肝二经。在活血化瘀主要功效的基础上,又可产生止痛、调经、利痹、消肿、疗伤、消痈、消癥等多种功效。具体主治病证可涉及内、妇、外、伤等临床各科,如内科的头痛、胸痹、癥瘕积聚、中风半身不遂、风湿痹证;妇科的经闭、痛经、月经不调、产后腹痛等;外科的跌打损伤、疮疡肿痛等。

本类药物使用太过易耗血动血,妇人月经过多及血虚经闭者忌用。孕妇亦当慎用或忌用。破血药更易伤人正气,中病即止,不可过服。

### 川　芎

本品为伞形科植物川芎的干燥根茎。主产于四川、贵州、云南等地。生用或酒炙。

【性味归经】辛,温。归肝、胆、心包经。

【功效主治】

1. **活血行气**　用治血瘀气滞痛证,为"血中气药"。血瘀经闭,痛经,常与赤芍、桃仁等配伍;胸痹心痛,常与丹参、降香等同用;跌仆损伤,瘀肿疼痛,常与乳香、没药等配伍。

2. **祛风止痛**　用治头痛,风湿痹痛,为治头痛之要药。风寒头痛,常与羌活、细辛、白芷等配伍;风热头痛,常与菊花、石膏等配伍;风湿痹痛,常与独活、防风等同用。

【用量用法】煎服,3~10g。

【使用注意】阴虚火旺、多汗、女性月经过多、热盛及无瘀之出血证和孕妇慎用。

### 郁　金

本品为姜科植物温郁金、姜黄、广西莪术或蓬莪术的干燥块根。主产于浙江、四川、广西等地。生用或矾水炙用。

【性味归经】辛、苦,寒。归肝、肺、心经。

【功效主治】

1. **活血止痛,行气解郁**　用治气滞血瘀痛证。肝郁气滞之胸胁刺痛,常与柴胡、白芍等配伍;肝郁有热、气滞血瘀之痛经、乳房作胀,常与柴胡、栀子等配伍。

2. **清心**　用治热病神昏,癫痫痰闭。痰蒙心窍、热陷心包之神昏,常与石菖蒲、栀子等配伍。

3. **凉血** 用治血热出血证。气火上逆之吐血、衄血、倒经,常与生地黄、牡丹皮等同用。

4. **利胆退黄** 用治湿热黄疸、胆石症,常与茵陈、栀子等同用。

【**用量用法**】煎服,3~10g。

【**使用注意**】不宜与丁香、母丁香同用。

## 丹 参

本品为唇形科植物丹参的干燥根和根茎。主产于江苏、安徽、四川等地。生用或酒炙用。

【**性味归经**】苦,微寒。归心、肝经。

【**功效主治**】

1. **活血祛瘀,调经止痛** 用治多种瘀血证,为妇科调经要药。月经不调,产后瘀滞腹痛,常与益母草、当归等配伍;胸痹心痛,脘腹疼痛,常与砂仁、延胡索等同用。

2. **凉血消痈** 用治疮痈肿毒,常与金银花、连翘等配伍。

3. **清心除烦** 用治热病烦躁神昏及心悸失眠。热入营血,心烦不寐,常与生地黄、黄连等配伍;血不养心之失眠、心悸,常与生地黄、酸枣仁等同用。

【**用量用法**】煎服,10~15g。活血化瘀宜酒炙用。

【**使用注意**】不宜与藜芦同用。孕妇慎用。

## 牛 膝

本品为苋科植物牛膝(怀牛膝)的干燥根。主产于河南、河北、山西等地。生用或酒炙用。

【**性味归经**】苦、甘、酸,平。归肝、肾经。

【**功效主治**】

1. **逐瘀通经** 用治血瘀证,尤多用于妇科经产诸疾以及跌打伤痛。瘀阻经闭、痛经、产后腹痛,常与当归、桃仁等配伍。

2. **补肝肾,强筋骨** 用治腰膝酸痛,下肢痿软。肝肾亏虚之腰腿酸软者,常与杜仲、续断等配伍。

3. **利尿通淋** 用治淋证,水肿。热淋、血淋,常与冬葵子、瞿麦等同用;水肿、小便不利,常与泽泻、猪苓等配伍。

4. **引火下行** 用治上部火热证。肝阳上亢头痛眩晕,常与赭石、生牡蛎等同用;胃火上炎齿龈肿痛、口舌生疮,常与石膏、知母等同用;血热妄行之吐血、衄血,常与白茅根、栀子等同用。

【**用量用法**】煎服,5~12g。活血通经、利水通淋、引火(血)下行宜生用;补肝肾、强筋骨宜酒炙用。

【**使用注意**】孕妇及月经过多者忌服。

## 莪 术

本品为姜科植物蓬莪术、广西莪术或温郁金的干燥根茎。蓬莪术主产于四川、福建、广东等地;广西莪术主产于广西;温郁金主产于浙江、四川等地。生用或醋炙用。

【**性味归经**】辛、苦,温。归肝、脾经。

【**功效主治**】

1. **行气破血** 用治癥瘕积聚,经闭,心腹瘀痛。气滞血瘀日久之癥瘕积聚及气滞、血瘀、寒凝所致的诸般痛证,常与三棱同用。

2. **消积止痛** 用治食积腹痛,常与青皮、槟榔配伍。

【**用量用法**】煎服,6~9g。醋制后可加强祛瘀止痛作用。外用适量。

【**使用注意**】孕妇禁用,月经过多者忌用。

其他活血化瘀药见表9-15。

Note:

表 9-15　**其他活血化瘀药**

| 药物 | 性味 | 归经 | 功效 | 主治 | 用量 | 备注 |
|------|------|------|------|------|------|------|
| 延胡索 | 辛、苦,温 | 肝、脾 | 活血,行气,止痛 | 气血瘀滞痛证 | 3~10g | |
| 红花 | 辛,温 | 心、肝 | 活血通经,散瘀止痛 | 血滞经闭、痛经,产后瘀滞腹痛;瘀阻心腹胁痛,癥瘕积聚,跌打损伤 | 3~10g | |
| 益母草 | 辛、苦,微寒 | 心、肝、膀胱 | 活血调经,利尿消肿,清热解毒 | 血瘀证;水肿,小便不利;疮痈肿毒,皮肤瘾疹 | 9~30g | |
| 桃仁 | 苦、甘,平;有小毒 | 心、肝、大肠 | 活血祛瘀,润肠通便,止咳平喘 | 瘀血证;肠燥便秘;咳嗽气喘 | 5~10g | |
| 姜黄 | 辛、苦,温 | 脾、肝 | 破血行气,通经止痛 | 胸胁刺痛,胸痹心痛,痛经闭经;风湿痹证 | 3~10g | |
| 乳香 | 辛、苦,温 | 心、肝、脾 | 活血定痛,消肿生肌 | 心腹疼痛,癥瘕积聚,胃脘痛;跌打损伤;风湿痹证;疮疡痈肿 | 3~5g | |
| 没药 | 辛、苦,平 | 心、肝、脾 | 散瘀定痛,消肿生肌 | 心腹诸痛;跌打损伤;风湿痹证;痈疽肿痛,疮疡不敛 | 3~5g | |
| 土鳖虫 | 咸,寒;有小毒 | 肝 | 破血逐瘀,续筋接骨 | 血瘀经闭,产后瘀阻腹痛,癥瘕;跌打损伤 | 3~10g | |
| 三棱 | 辛、苦,平 | 肝、脾 | 破血行气,消积止痛 | 癥瘕痞块,痛经,闭经,胸痹心痛;食积胀痛 | 5~10g | |

## 十、止血药

凡以制止体内外出血,用于治疗出血病证的药物,称为止血药。止血药性有寒、温、散、敛之异,故本类药物具有凉血止血、温经止血、化瘀止血、收敛止血等不同功效,主要用于咯血、咳血、衄血、吐血、便血、尿血、崩漏及外伤出血等体内外各种出血病证。

凉血止血药和收敛止血药多有凉遏恋邪的作用,有止血留瘀的弊端,故出血兼有瘀滞者不宜单独使用,应当和活血化瘀药物配伍同用。

### 小　蓟

本品为菊科植物刺儿菜的干燥地上部分。中国大部分地区均产。生用或炒炭用。

【性味归经】甘、苦,凉。归心、肝经。

【功效主治】

1. **凉血止血**　用治血热出血证,尤善治尿血、血淋,常单用或与生地黄、滑石等配伍。

2. **散瘀解毒消痈**　用治热毒痈肿,常单用内服或鲜品捣烂外敷患处,或与乳香、没药等同用。

【用量用法】煎服,5~12g,鲜品加倍。外用适量,捣敷患处。

【使用注意】脾胃虚寒者慎用。

### 三　七

本品为五加科植物三七的干燥根和根茎。主产于云南、广西等地。生用或研细粉用。

【性味归经】甘、微苦,温。归肝、胃经。

【功效主治】

1. **散瘀止血**　用治出血证,尤以有瘀滞者为宜。吐血、衄血、崩漏等各种出血者,单用内服,或常与茜草、蒲黄等同用。

2. 消肿定痛　用治跌打损伤,瘀血肿痛,为外伤科之要药,常与乳香、没药等配伍。

此外,本品具有补虚强壮的作用,民间用治虚损劳伤,常与猪肉、鸡肉等炖服。

【用量用法】研末吞服,1~3g;煎服,3~9g。外用适量,研末外掺或调敷。

【使用注意】孕妇慎用。

# 艾　叶

本品为菊科植物艾的干燥叶。全国大部分地区均产。以湖北蕲州产者为佳,称"蕲艾"。生用、捣绒或制炭用。

【性味归经】辛、苦,温;有小毒。归肝、脾、肾经。

【功效主治】

1. 温经止血　用治出血证,为温经止血之要药,适用于虚寒性出血证。下元虚冷,冲任不固之崩漏下血,常单用或与阿胶等配伍。

2. 散寒止痛　用治月经不调、痛经,为治妇科下焦虚寒或寒客胞宫之要药,常与香附、川芎、当归等同用。

3. 调经安胎　用治胎动不安,为妇科安胎之要药,常与阿胶、桑寄生等同用。

4. 外用祛湿止痒　用治湿疹瘙痒、疥癣,常煎水外洗或与蛇床子、白鲜皮等配伍。

【用量用法】煎服,3~9g。外用适量。温经止血宜炒炭用,余生用。

其他止血药见表 9-16。

表 9-16　其他止血药

| 药物 | 性味 | 归经 | 功效 | 主治 | 用量 | 备注 |
|---|---|---|---|---|---|---|
| 大蓟 | 甘、苦,凉 | 心、肝 | 凉血止血,散瘀解毒消痈 | 血热出血证;痈肿疮毒 | 9~15g | |
| 地榆 | 苦、酸、涩,微寒 | 肝、大肠 | 凉血止血,解毒敛疮 | 血热出血证;烫伤,湿疹,疮疡痈肿 | 9~15g | 对于大面积烧伤者,不宜使用地榆制剂外涂 |
| 槐花 | 苦,微寒 | 肝、大肠 | 凉血止血,清肝泻火 | 血热出血证;目赤、头痛 | 5~10g | |
| 蒲黄 | 甘,平 | 肝、心包 | 止血,化瘀,通淋 | 出血证;瘀血痛证;血淋,尿血 | 5~10g | 包煎 |
| 茜草 | 苦,寒 | 肝 | 凉血,祛瘀,止血,通经 | 出血证;血瘀经闭,跌打损伤,风湿痹证 | 6~10g | |
| 白及 | 苦、甘、涩,微寒 | 肺、胃、肝 | 收敛止血,消肿生肌 | 出血证;疮疡痈肿,手足皲裂,水火烫伤 | 6~15g | 不宜与川乌、制川乌、草乌、制草乌、附子同用 |
| 炮姜 | 苦、涩,温 | 脾、胃、肾 | 温经止血,温中止痛 | 出血证;腹痛,腹泻 | 3~9g | |

## 十一、化痰止咳平喘药

凡以祛痰或消痰为主要功效,用于治疗痰证的药物,称化痰药;以制止或减轻咳嗽和喘息为主要功效,用于治疗咳喘证的药物,称止咳平喘药。化痰止咳平喘药味多辛、苦或甘,主归肺经,功效祛痰、消痰、止咳、平喘,主要用于治疗外感或内伤引起的痰多、咳嗽、气喘,以及与痰邪有关的眩晕头痛、癫痫惊厥、中风、瘿瘤、瘰疬、肢体麻木、阴疽流注等病证。

化痰药中部分药物温燥性烈,热痰、燥痰及吐血、咯血者忌用或慎用;麻疹初期兼有表证咳嗽者,不宜单用收敛止咳药物。

## 半　夏

本品为天南星科植物半夏的干燥块茎。主产于四川、湖北、江苏等地。生用或制用。

【性味归经】辛,温;有毒。归脾、胃、肺经。

【功效主治】

1. **燥湿化痰**　用治湿痰,寒痰证,尤善治脏腑之湿痰。痰湿壅滞之咳嗽痰白质稀者,常与陈皮配伍。

2. **降逆止呕**　用治呕吐。为止呕要药,尤宜于痰饮或胃寒所致的呕吐,常与生姜同用。

3. **消痞散结**　用治心下痞,结胸,梅核气。痰热之心下痞满者,常与干姜、黄连等配伍;痰热结胸,常与瓜蒌、黄连等配伍;梅核气,常与紫苏叶、厚朴等同用。

4. **消肿止痛**　用治瘿瘤,痰核,痈疽肿毒,毒蛇咬伤,可生品研末调敷或鲜品捣敷。

【用量用法】内服一般炮制后使用,3~9g。外用适量,磨汁涂或研末以酒调敷患处。

【使用注意】反乌头。生品内服宜慎用。

## 天　南　星

本品为天南星科植物天南星、异叶天南星或东北天南星的干燥块茎。主产于河南、河北、四川等地。生用或制用。

【性味归经】苦、辛,温;有毒。归肺、肝、脾经。

【功效主治】

1. **燥湿化痰**　用治湿痰、寒痰证。湿痰阻肺,咳喘痰多,胸膈胀闷,常与半夏配伍。

2. **祛风止痉**　用治风痰眩晕,中风,癫痫,破伤风。风痰眩晕,常与半夏、天麻等配伍;半身不遂,口眼㖞斜等,常与半夏、白附子等配伍;破伤风角弓反张,常与白附子、天麻等配伍。

3. **散结消肿**　用治痈疽肿痛,蛇虫咬伤。痈疽肿痛、痰核,可研末醋调敷;毒蛇咬伤,常配雄黄外敷。

【用量用法】煎服,3~9g。

【使用注意】孕妇慎用。

## 川　贝　母

本品为百合科植物川贝母、暗紫贝母、甘肃贝母、梭砂贝母、太白贝母或瓦布贝母的干燥鳞茎。主产于四川、云南、甘肃等地。生用。

【性味归经】苦、甘,微寒。归肺、心经。

【功效主治】

1. **清热润肺,化痰止咳**　用治虚劳咳嗽,肺热燥咳。肺阴虚劳嗽,久咳有痰者,常与沙参、麦冬等配伍;肺热、肺燥咳嗽者,常与知母等同用。

2. **散结消痈**　用治瘰疬,乳痈,肺痈。痰火郁结之瘰疬,常与玄参、牡蛎等配伍;热毒壅结之乳痈、肺痈,常与蒲公英、鱼腥草等同用。

【用量用法】煎服,3~10g;研末冲服,1~2g。

【使用注意】反乌头。

# 苦　杏　仁

本品为蔷薇科植物山杏、西伯利亚杏、东北杏或杏的干燥成熟种子。主产于东北、华北、西北等地。生用或炒用。

【性味归经】苦,微温;有小毒。归肺、大肠经。

【功效主治】

1. **降气止咳平喘**　用治咳嗽气喘,为治咳喘之要药,随证配伍可治多种咳喘病证。风寒咳嗽,常与麻黄、甘草等同用;风热咳嗽,常与桑叶、菊花等配伍;燥热咳嗽,常与桑叶、川贝母等同用。

2. **润肠通便**　用治肠燥便秘,常与柏子仁、郁李仁等同用。

【用量用法】煎服,5~10g,生品入煎剂后下。

【使用注意】阴虚咳喘及大便溏泄者忌用。本品有小毒,用量不宜过大;婴儿慎用。

其他化痰止咳平喘药见表 9-17。

表 9-17　其他化痰止咳平喘药

| 药物 | 性味 | 归经 | 功效 | 主治 | 用量 | 备注 |
|---|---|---|---|---|---|---|
| 浙贝母 | 苦,寒 | 肺、心 | 清热化痰止咳,解毒散结消痈 | 风热、痰热咳嗽;瘰疬、瘿瘤,疮毒,乳痈,肺痈 | 5~10g | 反乌头 |
| 瓜蒌 | 甘、微苦,寒 | 肺、胃、大肠 | 清热涤痰,宽胸散结,润燥滑肠 | 痰热咳喘;胸痹、结胸;肺痈,肠痈,乳痈;肠燥便秘 | 9~15g | 反乌头 |
| 桔梗 | 苦、辛,平 | 肺 | 宣肺祛痰,利咽,排脓 | 咳嗽痰多,胸闷不畅;咽喉肿痛,失音;肺痈吐脓 | 3~10g | |
| 旋覆花 | 苦、辛、咸,微温 | 肺、脾、胃、大肠 | 降气,消痰,行水,止呕 | 咳喘痰多,痰饮蓄结,胸膈痞满;噫气,呕吐 | 3~9g | 包煎 |
| 芥子 | 辛,温 | 肺 | 温肺豁痰利气,散结通络止痛 | 寒痰喘咳,悬饮;肢体麻木,关节肿痛,阴疽流注 | 3~9g | |
| 紫苏子 | 辛,温 | 肺 | 降气化痰,止咳平喘,润肠通便 | 咳喘痰多;肠燥便秘 | 3~10g | |
| 百部 | 甘、苦,微温 | 肺 | 润肺下气止咳,杀虫灭虱 | 新久咳嗽,百日咳,肺痨咳嗽;蛲虫,阴道滴虫,头虱,疥癣 | 3~9g | |
| 桑白皮 | 甘,寒 | 肺 | 泻肺平喘,利水消肿 | 肺热咳喘;水肿 | 6~12g | |
| 葶苈子 | 辛、苦,大寒 | 肺、膀胱 | 泻肺平喘,行水消肿 | 痰涎壅盛,喘息不得平卧;胸腹积水 | 3~10g | 包煎 |
| 紫菀 | 辛、苦,温 | 肺 | 润肺下气,化痰止咳 | 痰多喘咳,新久咳嗽,劳嗽咳血 | 5~10g | |
| 款冬花 | 辛、微苦,温 | 肺 | 润肺下气,止咳化痰 | 痰多喘咳,新久咳嗽,劳嗽咳血 | 5~10g | |

## 十二、消食药

凡以消化饮食积滞为主要功效,用于治疗食积证的药物,称为消食药。消食药多味甘性平,主归脾、胃经,主要功效为消食化积、健脾开胃、和中,主治食积停滞证,症见脘腹胀满、嗳气吞酸、恶心呕吐、不思饮食、大便失常或脾胃虚弱、消化不良等。

本类药物作用虽然缓和,但亦有耗气之弊,故气虚而无积滞者慎用。

## 山　楂

本品为蔷薇科植物山里红或山楂的成熟果实。主产于山东、河南、河北等地。生用或炒用。

【性味归经】酸、甘,微温。归脾、胃、肝经。

【功效主治】

1. **消食健胃**　用治肉食积滞证,尤为消化油腻肉食积滞之要药,常与莱菔子、神曲等同用。

2. **活血化瘀**　用治血瘀证。瘀滞胸胁疼痛,常与川芎等同用;产后瘀阻腹痛、恶露不尽或痛经、经闭,单用本品,加糖水煎服。

3. **化浊降脂**　用治高脂血症,以及冠心病、高血压病,单用或配伍丹参、三七、葛根等。

【用量用法】煎服,9~12g。生山楂、炒山楂多用于消食散瘀;焦山楂、山楂炭多用于止泻痢。

【使用注意】脾胃虚弱而无积滞者或胃酸分泌过多者均慎用。

## 麦　芽

本品为禾本科植物大麦的成熟果实经发芽干燥的炮制加工品。全国各地均产。生用、炒黄或炒焦用。

【性味归经】甘,平。归脾、胃经。

【功效主治】

1. **行气消食,健脾开胃**　用治米面薯芋食滞证,尤能促进淀粉性食物的消化,常与山楂、神曲配伍。

2. **回乳消胀**　用治乳汁淤积,乳房胀痛,可单用生麦芽或炒麦芽。

【用量用法】煎服,10~15g。生麦芽功偏消食健胃,炒麦芽行气消食回乳,用于回乳消胀。

【使用注意】哺乳期妇女不宜使用。

其他消食药见表 9-18。

表 9-18　**其他消食药**

| 药物 | 性味 | 归经 | 功效 | 主治 | 用量 | 备注 |
|---|---|---|---|---|---|---|
| 神曲 | 甘、辛,温 | 脾、胃 | 消食和胃 | 外感兼有食积证 | 6~15g | |
| 鸡内金 | 甘,平 | 脾、胃、小肠、膀胱 | 健胃消食,涩精止遗,通淋化石 | 饮食积滞证,小儿疳积证;肾虚遗精、遗尿;石淋,胆结石 | 3~10g | |
| 莱菔子 | 辛、甘,平 | 肺、脾、胃 | 消食除胀,降气化痰 | 食积气滞证;痰多咳喘证 | 5~12g | |

## 十三、驱虫药

凡以驱除或杀灭人体内寄生虫为主要功效,用于治疗虫积证的药物,称为驱虫药。驱虫药主归脾、胃、大肠经,部分药物具有一定的毒性。驱虫药对人体内的寄生虫特别是肠道寄生虫有杀灭或麻痹作用,促使其排出体外,主要用于蛔虫、蛲虫、绦虫、钩虫、姜片虫等多种肠道寄生虫引起的虫积证,症见腹胀腹痛,呕吐涎沫,多食善饥或不思饮食,肌肉消瘦,腹部膨大,嗜食异物,或肛门、鼻、耳瘙痒等,甚则见面色萎黄、形体消瘦等症状。

驱虫药一般应在空腹时服用,使药力直接作用于虫体,提高疗效。本类药物对人体正气多有损伤,应用时要防止用量过大中毒或损伤正气,素体虚弱、年老体衰及孕妇应慎用,发热或腹痛剧烈时暂

Note:

不宜用驱虫药。

## 使 君 子

本品为使君子科植物使君子的干燥成熟果实。主产于四川、广东、广西等地。生用或炒香用。

【性味归经】甘,温。归脾、胃经。

【功效主治】

1. **杀虫**　用治蛔虫病、蛲虫病,为驱蛔要药,尤宜于小儿。轻证者,单用本品炒香嚼服;重证者,常与槟榔、苦楝皮等配伍。

2. **消积**　用治小儿疳积。小儿疳积,面色萎黄、形瘦腹大、腹痛有虫者,常与槟榔、神曲等配伍。

【用量用法】煎服,9~12g,捣碎;取仁炒香嚼服,6~9g。小儿每岁 1~1.5 粒,炒香嚼服,一日总量不超过 20 粒。空腹服用,每天 1 次,连用 3 天。

【使用注意】服用忌饮浓茶。用量过大或与热茶同服可导致呃逆、呕吐、眩晕、腹泻等。

## 槟 榔

本品为棕榈科植物槟榔的干燥成熟种子。主产于海南、福建、云南等地。浸透切片或捣碎用。

【性味归经】苦,辛,温。归胃、大肠经。

【功效主治】

1. **杀虫**　用治多种肠道寄生虫病,尤善驱杀绦虫,常与南瓜子同用。

2. **行气消积**　用治食积气滞,泻痢后重。食积气滞,腹胀便秘,常与木香、大黄等配伍;湿热泻痢,常与木香、黄连等同用。

3. **利水**　用治水肿,脚气肿痛。水肿实证,二便不利,常与牵牛子、泽泻等配伍;寒湿脚气肿痛,常与木瓜、吴茱萸等配伍。

4. **截疟**　用治疟疾。本品截疟,常与常山、草果等同用。

【用量用法】煎服,3~10g。驱绦虫、姜片虫 30~60g。生用力佳,炒用力缓;鲜者优于陈久者。

【使用注意】脾虚便溏或气虚下陷者忌用;孕妇慎用。

其他驱虫药见表 9-19。

表 9-19　其他驱虫药

| 药物 | 性味 | 归经 | 功效 | 主治 | 用量 | 备注 |
|---|---|---|---|---|---|---|
| 苦楝皮 | 苦,寒 | 肝、脾、胃 | 杀虫、疗癣 | 蛔虫病、蛲虫病、钩虫病;疥癣,湿疮 | 3~6g | 有毒 |
| 榧子 | 甘,平 | 肺、胃、大肠 | 杀虫消积,润肺止咳,润肠通便 | 虫积腹痛;肺燥咳嗽;肠燥便秘 | 9~15g | |
| 南瓜子 | 甘,平 | 胃、大肠 | 杀虫 | 绦虫病 | 60~120g | 研粉,冷开水调服 |

## 十四、安神药

凡以安定神志为主要功效,主要用于治疗心神不安病证的药物,称安神药。安神药多归心、肝经,具有安神之效,主治心神不安病证。其中,矿物或化石类安神药,具有镇心安神之功,适用于实证的惊悸、烦躁、失眠,甚则癫狂等证;植物类安神药,具有养血益心之功,适用于虚证的心悸、失眠等证。

安神药多属对症治标之品,特别是矿石类重镇安神药及有毒药物,只宜暂用,不可久服,应中病即止;入丸散剂服用时,须配伍养胃健脾之品,以免损伤脾胃。

Note:

## 酸 枣 仁

本品为鼠李科植物酸枣的干燥成熟种子。主产于河北、陕西、辽宁等地。生用或炒用,用时捣碎。

【性味归经】甘、酸,平。归心、肝、胆经。

【功效主治】

1. **养心补肝,宁心安神** 用治心悸失眠,为养心安神之要药。心肝阴血亏虚,心神失养之心悸怔忡、失眠多梦,常与当归、龙眼肉等配伍。

2. **敛汗** 用治自汗、盗汗,常与五味子、山茱萸等同用。

3. **生津** 用治伤津口渴,常与生地黄、天花粉等同用。

【用量用法】煎服,10~15g。本品炒后质脆易碎,便于煎出有效成分,可增强疗效。

## 龙 骨

本品为古代大型哺乳类动物象类、三趾马类、犀类、鹿类、牛类等骨骼的化石或象类门齿的化石。主产于山西、内蒙古、河南等地。生用或煅用。

【性味归经】甘、涩,平。归心、肝、肾经。

【功效主治】

1. **镇惊安神** 用治心神不宁,心悸失眠,惊痫癫狂,常与菖蒲、远志等配伍。

2. **平肝潜阳** 用治肝阳上亢,头晕目眩,常与赭石、生牡蛎等配伍。

3. **收敛固涩** 用治滑脱诸证。遗精、滑精,常与芡实、菟丝子等配伍;崩漏,常与黄芪、乌贼骨等配伍;自汗、盗汗,常与牡蛎、黄芪等配伍。

4. **外用收湿、敛疮、生肌** 用治湿疮痒疹,疮疡久溃不敛,常与煅牡蛎配伍,研粉外敷。

【用量用法】煎服,15~30g,宜先煎。外用适量。镇惊安神,平肝潜阳多生用;收敛固涩宜煅用。

【使用注意】湿热积滞者不宜使用。

其他安神药见表 9-20。

表 9-20 **其他安神药**

| 药物 | 性味 | 归经 | 功效 | 主治 | 用量 | 备注 |
|------|------|------|------|------|------|------|
| 朱砂 | 甘,微寒 | 心 | 清心安神,镇惊止痉,清热解毒,明目 | 心神不宁,惊悸,失眠;惊风,癫痫;热毒证;视物昏花 | 0.1~0.5g | 有毒,忌火煅 |
| 磁石 | 咸,寒 | 肝、心、肾 | 镇惊安神,平肝潜阳,聪耳明目,纳气平喘 | 心神不宁,惊悸,失眠,癫痫;肝阳上亢证;耳鸣耳聋,视物昏花;肾虚气喘 | 9~30g | |
| 柏子仁 | 甘,平 | 心、肾、大肠 | 养心安神,润肠通便,止汗 | 心悸失眠;肠燥便秘阴虚盗汗 | 3~10g | |
| 远志 | 苦、辛,温 | 心、肾、肺 | 安神益智,交通心肾,祛痰开窍,消散痈肿 | 失眠健忘;癫痫惊狂痰多咳嗽;疮疡痈肿,乳房肿痛 | 3~10g | |
| 合欢皮 | 甘,平 | 心、肝、肺 | 安神解郁,活血消肿 | 心神不安,忧郁失眠;跌打骨折,内痈疮肿 | 6~12g | |

## 十五、开窍药

凡具辛香走窜之性,以开窍醒神为主要功效,用于治疗闭证神昏的药物,称为开窍药。开窍药大多味辛、气芳香,善于走窜,主归心经,具有通关开窍、启闭回苏、醒脑复神的作用。主要用于温病热陷心包、痰浊蒙蔽清窍之神昏谵语,以及惊风、癫痫、中风等猝然昏厥之症。

本类药物多为救急、治标之品,故只宜暂服,不可久用;其气味芳香,有效成分易于挥发,均不宜入汤剂,多入丸、散剂。

## 麝　香

本品为鹿科动物林麝、马麝或原麝成熟雄体香囊中的干燥分泌物。主产于四川、西藏、云南等地。阴干,密闭,避光贮存。

【性味归经】辛,温。归心、脾经。

【功效主治】

1. **开窍醒神**　用治闭证神昏,为醒神回苏之要药。温病热陷心包,痰热蒙蔽心窍,小儿惊风及中风痰厥等热闭神昏,常与牛黄、冰片等配伍。

2. **活血通经**　用治血瘀证。心腹暴痛,常与木香、桃仁等同用;血瘀经闭,常与桃仁、红花等同用。

3. **消肿止痛**　用治疮疡肿毒,瘰疬痰核,咽喉肿痛,常与雄黄、乳香、没药等配伍。

4. **催生下胎**　用治难产,死胎,胞衣不下,常与肉桂同用。

【用量用法】入丸散用,每次 0.03~0.1g;不宜入煎剂。外用适量。

【使用注意】孕妇禁用。

## 冰　片

本品为龙脑香科植物龙脑香树脂加工品,或龙脑香树的树干、树枝切碎,经蒸馏冷却而得的结晶,称"龙脑冰片",亦称"梅片"。由菊科植物艾纳香(大艾)叶的升华物经加工劈削而成,称"艾片"。现多用松节油、樟脑等,经化学方法合成,称"机制冰片"。龙脑香主产于东南亚地区;艾纳香主产于广东、广西、云南等地。冰片成品须贮于阴凉处,密闭。研粉用。

【性味归经】辛、苦,微寒。归心、脾、肺经。

【功效主治】

1. **开窍醒神**　用治闭证神昏,为热闭神昏之要药。痰热内闭、暑热卒厥等热闭神昏,常与牛黄、麝香等配伍。

2. **清热止痛**　用治目赤肿痛,喉痹口疮,耳道流脓,疮疡肿痛,水火烫伤。目赤肿痛,单用点眼即效,或与炉甘石、硼砂等配伍;咽喉肿痛,口舌生疮,常与硼砂、朱砂、玄明粉共研细末,吹敷患处。

【用量用法】入丸散,每次 0.15~0.3g;不宜入煎剂。外用适量,研粉点敷患处。

【使用注意】孕妇慎用。

其他开窍药见表 9-21。

表 9-21　**其他开窍药**

| 药物 | 性味 | 归经 | 功效 | 主治 | 用量 | 备注 |
|------|------|------|------|------|------|------|
| 苏合香 | 辛,温 | 心、脾 | 开窍醒神,辟秽,止痛 | 寒闭神昏,中风痰厥,惊痫;胸痹心痛,胸腹冷痛,痞满 | 0.3~1g | |
| 石菖蒲 | 辛、苦,温 | 心、胃 | 开窍豁痰,醒神益智,化湿和胃 | 痰蒙清窍,神昏癫痫;健忘失眠,耳鸣耳聋;湿阻中焦证 | 3~10g | |

## 十六、平肝息风药

凡以平肝潜阳或息风止痉为主要功效,用于治疗肝阳上亢或肝风内动病证的药物,称平肝息风药。平肝息风类药物主归肝经,具有平肝潜阳、息风止痉的功效,主要用于肝阳上亢之眩晕耳鸣、头胀

Note:

头痛及肝风内动证之眩晕欲仆、痉挛抽搐等。

本类药物有性偏寒凉或性偏温燥之不同,若脾虚慢惊者,不宜用寒凉之品;阴虚血亏者,当忌温燥之品。某些药物有毒,用量不宜过大;矿物类及贝壳类平肝药,用量宜重,且入汤剂宜先煎。

## 石 决 明

本品为鲍科动物杂色鲍(光底石决明)、皱纹盘鲍(毛底石决明)、羊鲍、澳洲鲍、耳鲍或白鲍的贝壳。主产于广东、福建、山东等地。生用或煅用。用时打碎。

【性味归经】咸,寒。归肝经。

【功效主治】

1. **平肝潜阳** 用治肝阳上亢证,为凉肝、镇肝之要药。肝肾阴虚、肝阳上亢之头痛眩晕,常与白芍、生地黄等配伍。

2. **清肝明目** 用治目赤翳障,视物昏花,青盲雀目。肝火上炎、目赤肿痛,常与夏枯草、龙胆等配伍。

【用量用法】煎服,6~20g,应打碎先煎。平肝、清肝宜生用;外用点眼宜煅用、水飞。

【使用注意】本品咸寒易伤脾胃,故脾胃虚寒、食少便溏者慎用。

## 牡 蛎

本品为牡蛎科动物长牡蛎、大连湾牡蛎或近江牡蛎的贝壳。主产于我国沿海一带。生用或煅用。用时打碎。

【性味归经】咸,微寒。归肝、胆、肾经。

【功效主治】

1. **潜阳补阴** 用治肝阳上亢证。水不涵木,阴虚阳亢,头目眩晕、烦躁不安、耳鸣者,常与龙骨、白芍等配伍。

2. **重镇安神** 用治心神不安证。心神不安,惊悸怔忡,失眠多梦,常与龙骨同用。

3. **软坚散结** 用治痰核瘰疬,癥瘕积聚,常与浙贝母、玄参等同用。

4. **收敛固涩** 用治滑脱诸证。自汗、盗汗,常与麻黄根、浮小麦等配伍;遗精、滑精,常与沙苑子、龙骨等配伍。

此外,煅牡蛎有制酸止痛作用,可治胃痛泛酸,常与乌贼骨、浙贝母共为细末,内服取效。

【用量用法】煎服,9~30g,宜打碎先煎。外用适量。收敛固涩、制酸止痛宜煅用,其他宜生用。

## 羚 羊 角

本品为牛科动物赛加羚羊的角。主产于俄罗斯。镑片或粉碎成细粉。

【性味归经】咸,寒。归肝、心经。

【功效主治】

1. **息风止痉** 用治肝风内动证,为治惊痫抽搐之要药,尤宜于热极生风所致者。温热病之高热神昏、惊厥抽搐,常与钩藤、白芍等配伍。

2. **平肝潜阳** 用治肝阳上亢证。肝阳上亢所致之头晕目眩、烦躁失眠、头痛如劈等症,常与石决明、龟甲等配伍。

3. **清肝明目** 用治肝火上炎证。肝火上炎之头痛、目赤肿痛、羞明流泪,常与决明子、龙胆等配伍。

4. **散血解毒** 用治温热病气血两燔证。温热病壮热神昏、谵语躁狂,甚或抽搐,热毒斑疹,常与生石膏、生地黄等配伍。

【用量用法】煎服,1~3g,宜单煎 2 小时以上。磨汁或研粉服,每次 0.3~0.6g。

【使用注意】本品性寒,脾虚慢惊者忌用。

# 牛　黄

本品为牛科动物牛的干燥胆结石。主产于我国西北和东北地区。阴干,研极细粉末。

【性味归经】苦,凉。归心、肝经。

【功效主治】

1. **化痰开窍**　用治热病神昏。温热病热入心包及中风、惊风、癫痫等痰热阻闭心窍,症见神昏谵语、高热烦躁、口噤舌謇、痰涎壅塞等,常与麝香、冰片等配伍。

2. **凉肝息风**　用治小儿惊风,癫痫。小儿急惊风之壮热、神昏、惊厥抽搐,常与朱砂、全蝎等配伍。

3. **清热解毒**　用治热毒证。口舌生疮,咽喉肿痛,牙痛,常与黄芩、大黄配伍;痈疽疔疖,常与金银花、连翘等配伍。

【用量用法】入丸、散剂,每次 0.15~0.35g。外用适量,研末敷患处。

【使用注意】非实热证不宜用,孕妇慎用。

其他平肝息风药见表 9-22。

表 9-22　其他平肝息风药

| 药物 | 性味 | 归经 | 功效 | 主治 | 用量 | 备注 |
|------|------|------|------|------|------|------|
| 代赭石 | 苦,寒 | 肝、心 | 平肝潜阳,重镇降逆,凉血止血 | 肝阳上亢证;胃气上逆证;肺气上逆证;气火上逆之出血证 | 9~30g | |
| 罗布麻叶 | 甘、苦,凉 | 肝 | 平抑肝阳,清热,利尿 | 头晕目眩;水肿,小便不利 | 6~12g | |
| 全蝎 | 辛,平 | 肝 | 息风止痉,攻毒散结,通络止痛 | 痉挛抽搐;疮疡肿毒,瘰疬结核;风湿顽痹,顽固性偏头痛 | 3~6g | 有毒 |
| 地龙 | 咸,寒 | 肝、脾、膀胱 | 清热定惊,通络,平喘,利尿 | 高热惊痫、癫狂;中风之半身不遂;风湿痹证;肺热哮喘;小便不利或尿闭不通 | 5~10g | |
| 天麻 | 甘,平 | 肝 | 息风止痉,平抑肝阳,祛风通络 | 肝风内动证;肝阳上亢证;肢体麻木,手足不遂,风湿痹痛 | 3~10g | |
| 钩藤 | 甘,凉 | 肝、心包 | 清热平肝,息风定惊 | 肝阳上亢,眩晕头痛;肝风内动证,小儿夜啼 | 3~12g | 宜后下 |

## 十七、补虚药

凡以补虚扶弱,纠正人体气血阴阳虚衰为主要功效,用于治疗虚证的药物,称为补虚药。本类药物大多具有甘味,性或温或寒,主要功效为补虚扶弱,又有补气、补血、补阴、补阳之不同,分别治疗气血阴阳诸虚证。

使用补虚药应注意辨证用药,防止误补滥补,注意各类药之间的配伍,使补而不滞,如补血药药性滋腻,易滞脾碍胃,应配伍健脾理气药。补虚药多久煎,或入丸、膏剂。

# 人　参

本品为五加科植物人参的干燥根和根茎。主产于吉林、辽宁、黑龙江。切片或粉碎用。

【性味归经】甘、微苦,微温。归肺、脾、心、肾经。

【功效主治】

1. **大补元气,复脉固脱** 用治元气虚脱证,为拯救虚脱要药。元气虚极欲脱、脉微欲绝等危重证候,大剂量单用即可;伴有四肢逆冷者,常与附子同用;伴有汗多口渴者,常与麦冬、五味子等配伍。

2. **补脾益肺** 用治脾肺气虚证,为补脾肺要药。脾虚倦怠乏力、食少便溏等症,常与黄芪、柴胡等同用;肺虚气短喘促、声音低微等症,常与黄芪、款冬花等同用。

3. **生津止渴** 用治热病气虚津伤口渴及消渴。热病气津两伤者,常与知母、石膏等配伍;消渴证,常与黄芪、麦冬等同用。

4. **安神益智** 用治失眠健忘,常与酸枣仁、柏子仁等同用。

【用量用法】文火另煎,兑服,3~9g;挽救虚脱可用 15~30g。也可研末吞服,每次 2g,日服 2 次。

【使用注意】不宜与藜芦、五灵脂同用。实证、热证而正气不虚者忌服。

## 黄 芪

本品为豆科植物蒙古黄芪或膜荚黄芪的干燥根。主产于内蒙古、山西、黑龙江等地。生用或蜜炙用。

【性味归经】甘,微温。归脾、肺经。

【功效主治】

1. **补气升阳** 用治脾肺气虚及中气下陷诸证。脾虚倦怠,食少便溏,常与党参、白术等同用;肺虚咳喘,常与紫菀、五味子等配伍;中气下陷之久泻脱肛、内脏下垂等症,常与人参、柴胡、升麻等配伍。

2. **固表止汗** 用治气虚自汗,常与牡蛎、麻黄根等同用。

3. **利水消肿** 用治脾虚水肿,常与白术、茯苓等同用。

4. **补气生血** 用治血虚证、气血亏虚证,常与当归同用。

5. **补气生津** 用治消渴证,常与天花粉、葛根等同用。

6. **行滞通痹** 用治中风偏瘫、痹痛等,常与当归、川芎等同用。

7. **托毒排脓,敛疮生肌** 用治疮痈难溃、溃久难敛,常与人参、当归等同用。

【用量用法】煎服,9~30g。生用偏利水消肿,蜜炙偏益气补中。

【使用注意】凡表实邪盛,内有积滞,阴虚阳亢,疮疡阳证实证等,均不宜用。

## 白 术

本品为菊科植物白术的干燥根茎。主产于浙江、湖北、湖南等地。生用或土炒、麸炒用。

【性味归经】苦、甘,温。归脾、胃经。

【功效主治】

1. **健脾益气** 用治脾气虚证,为治脾虚诸证要药。脾虚之食少便溏、腹胀体倦等症,常与人参、茯苓等同用;脾虚食积,食后腹胀,常与枳实配伍。

2. **燥湿利水** 用治痰饮水肿。脾虚痰饮内停者,常与茯苓、桂枝等同用;脾虚水肿,常与茯苓、泽泻等配伍。

3. **止汗** 用治气虚自汗。脾肺气虚卫气不固,表虚自汗,易感风邪者,常与黄芪、防风等同用。

4. **安胎** 用治脾虚胎动不安,常与人参、阿胶等同用。

【用量用法】煎服,6~12g。炒用可增强补气健脾止泻作用。

【使用注意】本品性偏温燥,热病伤津及阴虚口渴者不宜用。

## 鹿 茸

本品为脊椎动物鹿科梅花鹿或马鹿的雄鹿未骨化密生茸毛的幼角。主产于吉林、辽宁、黑龙江等地。生用,或锉末用。

【性味归经】甘、咸,温。归肾、肝经。

【功效主治】

1. **壮肾阳,益精血**　用治肾阳虚衰,精血不足证。阳痿、宫冷、畏寒肢冷、腰膝酸软、头晕耳鸣等,可单用,或配山药浸酒服用。

2. **强筋骨**　用治筋骨痿弱,小儿五迟。肝肾不足,精血亏虚,筋骨痿软,或小儿骨软、齿迟行迟、囟门不合等,常与五加皮、熟地黄等同用。

3. **调冲任**　用治冲任虚寒,崩漏带下。肾虚精血不足、冲任虚损、带脉不固所致的崩漏不止、虚损羸瘦,常与海螵蛸、龙骨等同用。

4. **托疮毒**　用治疮疡内陷或久溃不敛,常与当归、肉桂等同用。

【用量用法】研末冲服,1~2g;或入丸、散。

【使用注意】本品具升浮之性,宜从小量开始服用。热证及阴虚火旺者忌用。

## 当　　归

本品为伞形科植物当归的干燥根。主产于甘肃。生用或酒炒用。

【性味归经】甘、辛,温。归肝、心、脾经。

【功效主治】

1. **补血**　用治血虚诸证,本品为补血的要药。气血两虚之头晕眼花、面色苍白、气短乏力等症,常与黄芪、人参等配伍。

2. **活血调经**　用治月经不调、经闭、痛经,为妇科调经要药。血虚、血瘀之月经不调、痛经,常与熟地黄、川芎等配伍。

3. **止痛**　用治虚寒性腹痛,跌打损伤,痈疽疮疡,风寒痹痛。血虚、血瘀、寒凝之腹痛,常与桂枝、白芍等配伍;跌打损伤,常与乳香、桃仁等同用。

4. **润肠通便**　用治血虚肠燥便秘,常与肉苁蓉、牛膝等同用。

【用量用法】煎服,6~12g。

【使用注意】湿盛中满、大便泄泻者忌服。

## 熟　地　黄

本品为玄参科植物地黄的干燥块根的炮制加工品。主产于河南。切片用,或炒炭用。

【性味归经】甘,微温。归肝、肾经。

【功效主治】

1. **补血**　用治血虚诸证,为补血之要药。血虚萎黄、眩晕、月经不调、崩漏等症,常与当归、白芍、川芎等配伍。

2. **滋阴**　用治肝肾阴虚诸证。肝肾阴虚之腰膝酸软、耳聋耳鸣、遗精、盗汗、耳鸣,常与山药、山茱萸等同用。

3. **益精填髓**　用治肝肾不足,精血亏虚证。精血亏虚之须发早白,常与何首乌、牛膝等同用。

【用量用法】煎服,9~15g。

【使用注意】本品性黏腻,有碍消化,凡气滞痰多、食少便溏者忌服。

## 北　沙　参

本品为伞形科植物珊瑚菜的干燥根。主产山东、江苏、福建等地。生用。

【性味归经】甘、微苦,微寒。归肺、胃经。

【功效主治】

1. **养阴清肺**　用治肺阴虚证。阴虚肺燥有热之干咳少痰、咳血或咽干喑哑等症,常与麦冬、杏仁等配伍。

2. **益胃生津**　用治胃阴虚证。胃阴虚有热之胃痛、干呕、口干多饮、大便干结、舌红少苔,常与石斛、玉竹等同用。

【用量用法】煎服,5~12g。

【使用注意】不宜与藜芦同用。

其他补虚药见表 9-23。

表 9-23　其他补虚药

| | 药物 | 性味 | 归经 | 功效 | 主治 | 用量 | 备注 |
|---|---|---|---|---|---|---|---|
| 补气药 | 党参 | 甘,平 | 脾、肺 | 健脾益肺,养血,生津 | 脾肺气虚证;气血两虚证;气津两伤证 | 9~30g | 不宜与藜芦同用 |
| | 甘草 | 甘,平 | 心、肺、脾、胃 | 补脾益气,祛痰止咳,缓急止痛,清热解毒,调和药性 | 心气虚证;脾气虚证;咳喘;脘腹、四肢挛急疼痛;热毒疮疡,咽喉肿痛,药食中毒 | 2~10g | 不宜与京大戟、红大戟、芫花、甘遂、海藻同用 |
| | 西洋参 | 甘、微苦,凉 | 肺、心、肾 | 补气养阴,清热生津 | 气阴两伤证;肺气虚、肺阴虚证;热病气虚、津伤口渴,消渴 | 3~6g | 另煎。不宜与藜芦同用 |
| | 山药 | 甘,平 | 脾、肺、肾 | 补脾养胃,生津益肺,补肾涩精 | 脾虚证;肺虚证;肾虚证;消渴 | 15~30g | |
| | 蜂蜜 | 甘,平 | 肺、脾、大肠 | 补中缓急,润肺止咳,润肠通便 | 脾胃虚弱,脘腹作痛;肺燥干咳,肺虚久咳 | 15~30g | |
| 补阳药 | 淫羊藿 | 辛、甘,温 | 肝、肾 | 补肾阳,强筋骨,祛风除湿 | 肾阳虚,阳痿遗精,筋骨痿软;筋骨痹痛,风湿拘挛麻木 | 6~10g | |
| | 巴戟天 | 甘、辛,微温 | 肾、肝 | 补肾阳,强筋骨,祛风湿 | 肾阳不足,阳痿遗精,宫冷不孕,月经不调,少腹冷痛;风湿痹痛,筋骨痿软 | 3~10g | |
| | 杜仲 | 甘,温 | 肝、肾 | 补肝肾,强筋骨,安胎 | 肝肾不足,腰膝酸痛;胎动不安,习惯性堕胎 | 6~10g | |
| | 续断 | 苦、辛,微温 | 肝、肾 | 补肝肾,强筋骨,续折伤,止崩漏 | 阳痿,遗精遗尿;腰膝酸痛,寒湿痹痛;崩漏下血,胎动不安;跌打损伤,筋伤骨折 | 9~15g | |
| | 冬虫夏草 | 甘,平 | 肺、肾 | 温肾助阳,益肺平喘,止血化痰 | 阳痿遗精,腰膝酸痛;久咳虚喘,劳嗽痰血 | 3~9g | |
| | 菟丝子 | 辛、甘,平 | 肝、肾、脾 | 补益肝肾,固精缩尿,安胎,明目,止泻 | 腰膝酸软,阳痿,遗精,遗尿;胎动不安;目暗耳鸣;脾肾阳虚泄泻 | 6~12g | |
| | 补骨脂 | 辛、苦,温 | 肾、脾 | 补肾助阳,暖脾止泻,纳气平喘 | 腰膝冷痛,阳痿,遗精,尿频;脾肾阳虚泄泻;肾虚作喘 | 6~10g | |

续表

| | 药物 | 性味 | 归经 | 功效 | 主治 | 用量 | 备注 |
|---|---|---|---|---|---|---|---|
| 补血药 | 何首乌 | 苦、甘、涩,微温 | 肝、心、肾 | 制用:补肝肾,益精血,乌须发,强筋骨,化浊降脂。生用:解毒,消痈,截疟,润肠通便 | 精血亏虚证;久疟;痈疽;瘰疬;肠燥便秘 | 生用3~6g,制用6~12g | |
| | 白芍 | 苦、酸,微寒 | 肝、脾 | 养血调经,柔肝止痛,平抑肝阳,敛阴止汗 | 月经不调;胸胁脘腹疼痛,四肢挛急疼痛;肝阳上亢,头痛眩晕;自汗、盗汗 | 6~15g | 不宜与藜芦同用 |
| | 阿胶 | 甘,平 | 肺、肝、肾 | 补血止血,滋阴润肺 | 血虚诸证;出血证;肺阴虚燥咳 | 3~9g | 烊化兑服 |
| 补阴药 | 南沙参 | 甘,微寒 | 肺、胃 | 养阴清肺,益胃生津,化痰,益气 | 肺热燥咳;津伤口渴 | 9~15g | |
| | 麦冬 | 甘、微苦,微寒 | 心、肺、胃 | 益胃生津,润肺养阴,清心除烦 | 胃阴虚证;肺阴虚证;心阴虚证 | 6~12g | |
| | 天冬 | 甘、苦,寒 | 肺、肾 | 养阴润燥,清肺生津 | 肺阴虚之燥咳劳嗽;肾阴不足,阴虚火旺 | 6~12g | |
| | 百合 | 甘,寒 | 肺、心 | 养阴润肺,清心安神 | 肺阴虚之燥咳劳嗽;心阴虚之惊悸、失眠多梦 | 6~12g | |
| | 石斛 | 甘,微寒 | 胃、肾 | 益胃生津,滋阴清热 | 胃阴虚证之热病伤津;肾阴虚证 | 6~12g,鲜品15~30g | |
| | 枸杞子 | 甘,平 | 肝、肾 | 滋补肝肾,益精明目 | 肝肾阴虚及早衰证;眼目昏花 | 6~12g | |
| | 女贞子 | 甘、苦,凉 | 肝、肾 | 滋补肝肾,明目乌发 | 腰膝酸痛,须发早白;阴虚内热,骨蒸劳热;头晕目眩,目暗不明 | 6~12g | |
| | 龟甲 | 咸、甘,微寒 | 肝、肾、心 | 滋阴潜阳,益肾健骨,养血补心 | 肝肾阴虚证;肾虚骨痿,囟门不合;惊悸、失眠、健忘 | 9~24g | 宜先煎 |
| | 鳖甲 | 咸,微寒 | 肝、肾 | 滋阴潜阳,退热除蒸,软坚散结 | 肝肾阴虚证;癥瘕积聚 | 9~24g | 宜先煎 |

## 十八、收涩药

凡以收敛固涩为主要功效,用于治疗各种滑脱病证的药物,称为收涩药,又称固涩药。本类药物大多味酸涩,性温或平,主要具有固表止汗、敛肺止咳、涩肠止泻、固精缩尿、收敛止血、止带等作用,用于久病体虚、正气不固、脏腑功能衰退所致的自汗盗汗、久咳虚喘、久泻久痢、遗精滑精、遗尿、尿频、崩漏带下等滑脱不禁的病证。

收涩药偏于治标,目的在于及时敛其耗散,防止因滑脱不禁导致正气衰竭,变生他证,故应用时还需配伍相应的补虚药,以期标本兼顾。

本类药物多为酸涩之品,有敛邪之弊,故凡表邪未解、实邪未尽时均不宜用,以免"闭门留寇"。

## 五　味　子

本品为木兰科植物五味子的成熟果实,习称"北五味子"。主产于辽宁、黑龙江、吉林等地。生用或经醋、蜜拌蒸晒干用。

【性味归经】酸、甘,温。归肺、心、肾经。

【功效主治】

1. **收敛固涩**　用治多种体虚滑脱证。肺虚久咳,常与罂粟壳配伍;肺肾两虚喘咳,常与山茱萸、熟地黄等同用;自汗、盗汗者,常与麻黄根、牡蛎等配伍;滑精,常与龙骨、附子等配伍;脾肾虚寒、久泻不止,常与补骨脂、肉豆蔻等同用。

2. **益气生津**　用治津伤口渴、消渴,常与人参、麦冬等同用。

3. **补肾宁心**　用治心悸失眠,常与麦冬、丹参等配伍。

【用量用法】煎服,2~6g。

【使用注意】凡表邪未解,内有实热,咳嗽初起,麻疹初期,均不宜用。

## 乌　　梅

本品为蔷薇科植物梅的近成熟果实。主产于福建、浙江、四川等地。去核生用或炒炭。

【性味归经】酸、涩,平。归肝、脾、肺、大肠经。

【功效主治】

1. **敛肺**　用治肺虚久咳。肺虚久咳少痰或干咳无痰之证,常与五味子、杏仁等配伍。

2. **涩肠**　用治久泻久痢,常与赤石脂、肉豆蔻等同用。

3. **安蛔**　用治蛔厥证,为安蛔良药。蛔虫所致腹痛、呕吐、四肢厥冷的蛔厥病证,常与细辛、川椒等配伍。

4. **生津**　用治虚热消渴,可单用煎服,或与天花粉、麦冬等同用。

【用量用法】煎服,6~12g,大剂量可用至30g。外用适量,捣烂或炒炭研末外敷。止泻、止血宜炒炭用。

【使用注意】外有表邪或内有实热积滞者均不宜服。

## 山　茱　萸

本品为山茱萸科植物山茱萸的成熟果肉。主产于安徽、浙江、河南等地。晒干或烘干用。

【性味归经】酸、涩,微温。归肝、肾经。

【功效主治】

1. **补益肝肾**　用治肝肾亏虚证,为平补阴阳之要药。肝肾阴虚之头晕目眩、腰酸耳鸣,常与熟地黄、山药等配伍;命门火衰之腰膝冷痛、小便不利,常与肉桂、附子等配伍。

2. **收涩固脱**　用治多种滑脱证。遗精、滑精,常与熟地黄、山药等同用;崩漏、月经过多,常与熟地黄、白芍等配伍;大汗欲脱或久病虚脱者,常与人参、附子等同用。

【用量用法】煎服,6~12g,急救固脱 20~30g。

【使用注意】素有湿热而致小便淋涩者,不宜应用。

其他收涩药见表 9-24。

表 9-24　**其他收涩药**

| 药物 | 性味 | 归经 | 功效 | 主治 | 用量 | 备注 |
|------|------|------|------|------|------|------|
| 麻黄根 | 甘、涩,平 | 心、肺 | 固表止汗 | 自汗,盗汗 | 3~9g | |
| 五倍子 | 酸、涩,寒 | 肺、大肠、肾 | 敛肺降火,涩肠止泻,固精止遗,敛汗止血 | 肺虚久咳;久泻久痢;遗精滑精;自汗,盗汗;崩漏,便血;疮疡不敛 | 3~6g | |

续表

| 药物 | 性味 | 归经 | 功效 | 主治 | 用量 | 备注 |
|------|------|------|------|------|------|------|
| 肉豆蔻 | 辛,温 | 脾、胃、大肠 | 温中行气,涩肠止泻 | 虚寒泻痢;胃寒气滞证 | 3~10g | |
| 诃子 | 苦、酸、涩,平 | 肺、大肠 | 涩肠止泻,敛肺止咳,降火利咽 | 久泻久痢;久咳失音 | 3~10g | |
| 桑螵蛸 | 甘、咸,平 | 肝、肾 | 固精缩尿,补肾助阳 | 遗精、滑精,遗尿、尿频,白浊;阳痿 | 5~10g | |
| 莲子 | 甘、涩,平 | 脾、肾、心 | 益肾固精,补脾止泻,固涩止带,养心安神 | 遗精,滑精;脾虚泄泻;带下;心悸失眠 | 6~15g | |
| 芡实 | 甘、涩,平 | 脾、肾 | 益肾固精,健脾止泻,除湿止带 | 遗精,滑精;脾虚久泻;带下 | 9~15g | |
| 覆盆子 | 甘、酸,温 | 肝、肾、膀胱 | 益肾固精缩尿,养肝明目 | 遗精,滑精;遗尿,尿频;目暗不明 | 6~12g | |

## 十九、外用药

本类药物以外用为主要形式,如研末撒敷,加油调敷患处,熏洗患处,漱口,水飞点眼等。本类药物一般具有解毒疗疮、杀虫止痒、拔毒化腐、生肌敛疮、通络散结等功效,适用于疮痈疔毒、五官科疾病、疥癣、湿疹、风湿痹痛等症。

本类药物多具有不同程度的毒性,无论外用或内服,均应严格掌握剂量及用法,不可过量或持续使用,以防发生蓄积中毒。制剂时应严格遵守炮制和制剂方法,以减低毒性而确保用药安全。

### 硫 黄

本品为自然元素类矿物硫族自然硫。主产于山西、山东、陕西等地。生用,或与豆腐同煮后阴干用。

【性味归经】酸,温;有毒。归肾、大肠经。

【功效主治】

**1. 外用解毒杀虫疗疮** 用治疥癣、湿疹、阴疽疮疡,为治疗疥疮之要药。可单取硫黄为末,麻油调涂用;或与风化石灰、铅丹、轻粉研末,猪油调涂外用。

**2. 内服补火助阳通便** 用治阳痿,虚喘冷哮,虚寒便秘。肾虚阳痿,常与鹿茸、补骨脂等配伍;肾不纳气之喘促,常与附子、肉桂等同用;虚冷便秘,常与半夏配伍。

【用量用法】外用适量,研末敷或加油调敷患处。内服1.5~3g,炮制后入丸、散服。

【使用注意】阴虚火旺者及孕妇忌服。不宜与芒硝、玄明粉同用。

其他外用药见表9-25。

表9-25 其他外用药

| 药物 | 性味 | 归经 | 功效 | 主治 | 用量 | 备注 |
|------|------|------|------|------|------|------|
| 白矾 | 酸、涩,寒 | 肺、脾、肝、大肠 | 外用解毒杀虫,燥湿止痒;内服止血,止泻,祛除风痰 | 外用治湿疹瘙痒,疮疡疥癣;内服治吐衄下血,癫痫发狂,久泻久痢,湿热黄疸 | 外用适量;内服入丸、散,0.6~1.5g | |
| 蛇床子 | 辛、苦,温 | 肾 | 燥湿祛风,杀虫止痒,温肾壮阳 | 阴痒,湿疹,疥癣;湿痹腰痛;寒湿带下;肾虚阳痿,宫冷不孕 | 3~10g | 有小毒 |

续表

| 药物 | 性味 | 归经 | 功效 | 主治 | 用量 | 备注 |
|------|------|------|------|------|------|------|
| 炉甘石 | 甘,平 | 肝、胃 | 解毒,明目退翳,收湿止痒敛疮 | 目赤翳障,眼睑溃烂;湿疹,湿疮,皮肤瘙痒疹,溃疡不敛 | 外用适量 | |
| 硼砂 | 甘、咸,凉 | 肺、胃 | 外用清热解毒,内服清肺化痰 | 咽喉肿痛,口舌生疮,目赤翳障;痰热咳嗽 | 外用适量;入丸散剂内服,1.5~3g | |

(覃文慧 叶蕾 宋宁)

## 思 考 题

1. 简述中药采集的基本原则。
2. 简述中药性能理论的基本内容。
3. 比较麻黄与桂枝功效与主治的异同。
4. 简述清热药的含义、性能特点、分类、适用范围及使用注意。
5. 简述防己、秦艽、威灵仙的功效及应用。
6. 简述茯苓、薏苡仁、茵陈的性味归经、功效及应用。
7. 列举具有清热化痰或润肺止咳的药物。
8. 简述安神药的含义、性能特点、适用范围、使用注意。
9. 比较龙骨与磁石、酸枣仁与远志功效主治的异同。
10. 简述平肝息风药的含义、性能特点、适用范围、使用注意。
11. 简述补虚药的使用注意事项。
12. 列举具有补肺脾之气、养肺胃之阴、安胎、乌须发、补肝肾功效的药物。

# 方剂基本知识

10章 数字内容

───── 学 习 目 标 ─────

知识目标：

1. 掌握方剂的组方原则。

2. 熟悉方剂的组成变化、方剂的类别和常用方方名。

3. 了解各类方剂的功用和主治。

能力目标：

能根据患者的辨证诊断,指导其选择合适的方药,并告知患者服用药物的注意事项。

素质目标：

通过方剂课的学习,培养学生的大局意识、团队意识,使其明确自己在团体中的位置,提升学生的自我认可,并且努力提升自我,为社会作出更大的贡献。

# 第一节 方剂概述

方剂学是研究和阐明方剂的制方原理及其临床运用规律的一门学科。方剂是在中医基本理论指导下,针对具体病证,辨证审因,确定治法之后,依据组方基本结构,选择合适的药物,酌定用量、剂型及用法,科学配伍而成的药物组合,是中医辨证施治的具体体现,也是中医临床治疗疾病的重要手段。药物组成方剂,能使药物之间相互协调,加强药效,减少药物的某些毒副作用,从而更好地发挥药物的整合治疗作用。组织好一首有效方剂,必须重视两个重要环节:一是严密的组方基本结构,二是熟练的药物配伍技巧。

> ### 知 识 拓 展
>
> **方剂与治法的关系**
>
> 随着方剂数量的增加以及大量的临床实践,对于方剂功效的一些规律性的认识被逐渐总结,进而形成了治法理论。治法是中医针对不同的病证,根据病因病机确立的治疗方法。前人将临床常用治法概括为汗、吐、下、和、温、清、消、补八类,习称"八法"。治法是组方的理论依据,方剂是治法的具体体现,即"方从法出,以法统方",二者密切相连,构成了中医辨证论治过程中的两个重要环节。

## 一、方剂的组成及变化

方剂不是药物简单的相加,除了极少数单味药方之外,方剂大多是由两味或两味以上的药物配伍所组成的复方,是根据病情的需要,在辨证审因、确定治法的基础上,按照一定的组方原则,选择适合的药物,酌定剂量组合而成。药物的功用各不相同,只有通过合理的配伍,调其偏性,制其毒性,增强或改变原来的功用,消除和缓解对人体不利因素,发挥其相辅相成或相反相成的综合作用,使各具特性的群药联结成一个新的有机整体,才能达到重点突出、扬长避短、全面兼顾、提高疗效的目的。

### (一)组方原则

药物组合成方剂,必须遵循方剂特有的组成原则,正如《素问·至真要大论》所说:"主病之谓君,佐君之谓臣,应臣之谓使。"即以君、臣、佐、使来说明方剂中药物配伍的主次关系和用药原则。其具体含义如下:

1. **君药** 君药是针对主病或主证起主要治疗作用的药物。君药是方中不可或缺,且药力居首的药物。

2. **臣药** 臣药含义有二:一是指辅助君药、加强其治疗作用的药物,二是指针对兼病或兼证起治疗作用的药物。臣药在方中的药力小于君药。

3. **佐药** 佐药有三种:一是佐助药,即协助君药、臣药以加强其治疗作用,或直接治疗次要兼证的药物;二是佐制药,即制约君药、臣药的峻烈之性,减轻或消除君药、臣药毒性的药物;三是反佐药,即根据某些病证的需要,配伍少量与君药性味或作用相反而又能在治疗中起相成作用的药物。佐药在方中的药力小于臣药,一般用量较轻,尤其是反佐药。

4. **使药** 使药有两种意义:一是引经药,即能引导方中诸药直达病所的药物;二是调和药,即调和方中诸药性味的药物。使药在方中药力较小,用量亦轻。

一首方剂中,君药是必备的,它反映了方剂的最大药力;而臣、佐、使药不必求全,一药可身兼数职。遵循"君臣佐使"的组方原则,能够使方中各药主从有序,既有明确的分工,又有密切的配合,相互之间协调制约,既发挥其治疗作用,又制约其不利因素,使方剂成为一个配伍严谨的有机整体,从而取得良好的治疗效果。

(二) 组成变化

方剂的组成既有严格的原则性,又有极大的灵活性,临床运用时,药物的选择、配伍的安排、药量的轻重及剂型、服法等,都与体质、年龄、四时、地域等因素密切相关,应根据病情变化而灵活变化,做到"师其法而不泥其方,师其方而不泥其药"。方剂的组成变化主要有以下三种形式。

**1. 药味增减** 药味的增减变化是指在主病、主证、基本病机以及君药不变的前提下,改变方中的次要药物,包括臣药及其以下的药物,其目的是适应变化了的病情需要,即"随症加减"。如桂枝汤主治风寒表虚证,症见发热头痛、汗出恶风、鼻鸣干呕、苔薄白、脉浮缓等。若兼有咳喘者,可加厚朴、杏仁下气平喘(即桂枝加厚朴杏子汤)。

**2. 药量增减** 药量的增减变化是主病、主证没有变化,根据病情的轻重和兼证程度的不同,改变原方确定的药物剂量或用药比例。

(1)增减剂量,增减药力:药物的剂量直接决定了药力的大小。如四逆汤和通脉四逆汤均由附子、干姜、炙甘草三药组成,且均以附子为君,干姜为臣,炙甘草为使。但前方附子、干姜用量相对较小,功能回阳救逆,主治阴盛阳微所致四肢厥逆,恶寒蜷卧,下利清谷,脉沉微细之证;后方附子、干姜用量较前方增加,其温里回阳之功也加大,能够回阳通脉,主治阴盛格阳所致四肢厥逆,身反不恶寒,其人面色赤,下利清谷,脉微欲绝之证(表 10-1)。

表 10-1　四逆汤与通脉四逆汤比较

| 方名 | 组成药物 | | | 功用 | 主治病证 |
| | 生附子 | 干姜 | 炙甘草 | | |
| --- | --- | --- | --- | --- | --- |
| 四逆汤 | 一枚 | 一两五钱 | 二两 | 回阳救逆 | 阴盛阳微所致四肢厥逆,恶寒蜷卧,下利清谷,脉沉微细 |
| 通脉四逆汤 | 一枚(大者) | 三两 | 二两 | 回阳通脉 | 阴盛格阳所致四肢厥逆,身反不恶寒,其人面色赤,下利清谷,脉微欲绝 |

注:上述药物剂量,是汉代张仲景所著《伤寒论》中记载的用量。

(2)改变配比,改变功用:药物的用量直接决定药力的大小,增加或减少方剂中的药物用量,会使方剂的功用发生根本变化。例如小承气汤与厚朴三物汤,均由大黄、枳实、厚朴三味药组成,但两方厚朴用量差异显著,故其功效和主治均不同。前者大黄为君药以泻热通便,主治阳明腑实热结便秘;后者厚朴为君药以行气通便,主治气滞便秘(表 10-2)。

表 10-2　小承气汤与厚朴三物汤比较

| 方名 | 组成药物 | | | 功用 | 主治病证 |
| | 君 | 臣 | 佐使 | | |
| --- | --- | --- | --- | --- | --- |
| 小承气汤 | 大黄四两 | 枳实三枚 | 厚朴二两 | 泻热通便 | 阳明腑实证(热结):潮热谵语,大便秘结,脘腹痞满 |
| 厚朴三物汤 | 厚朴八两 | 枳实五枚 | 大黄四两 | 行气通便 | 气滞便秘证(气滞):脘腹满痛不减,大便秘结 |

注:上述药物剂量,是汉代张仲景所著《伤寒论》《金匮要略》中记载的用量。

由上可见,四逆汤和通脉四逆汤的药量虽有轻重之异,但其剂量的改变并未影响原方君臣佐使的配伍关系,其作用仅有强弱的差别,主治证候亦是轻重之异;而小承气汤和厚朴三物汤则由于药量的增减导致了配伍关系改变,因而两方的功效和主治证发生了本质的变化。

**3. 剂型更换**　方剂的剂型各有所长且与功效密切相关,同一方剂的组成药物与剂量完全相同,但配制的剂型不同,其作用和适应证亦有区别。一般来说,这种差异只是药力大小和峻缓的区别,如汤剂的作用快而力峻,而丸剂的作用慢而力缓,临床可根据需要随证选用。如理中丸和人参汤,两方组成、用量完全相同,治疗脾胃虚寒,脘腹疼痛,纳差便溏,虚寒较轻,病势较缓,取丸以缓治;治疗中上二焦虚寒之胸痹,症见心胸痞闷,自觉气从胁下上逆抢心,虚寒较重,病势较急,取汤以速治(表 10-3)。

表 10-3　理中丸与人参汤比较

| 方名 | 组成药物 | | | | 主治病证 | 制剂用法 |
| --- | --- | --- | --- | --- | --- | --- |
| | 人参 | 干姜 | 白术 | 炙甘草 | | |
| 理中丸 | 三两 | 三两 | 三两 | 三两 | 中焦虚寒,脘腹疼痛,自利不渴,病后喜唾 | 炼蜜为丸如鸡子黄大,每服 1 丸 |
| 人参汤 | 三两 | 三两 | 三两 | 三两 | 中焦虚寒,阴寒上乘,心胸痞闷,气从胁下上逆 | 水煎,分三次服 |

注:上述药物剂量,是汉代张仲景所著《伤寒论》《金匮要略》中记载的用量。

综上所述,方剂的药味增减、药量增减或剂型更换都会对其功效药力产生不同程度的影响。上述变化形式既可以单独运用,也可以综合运用,临证可根据需要灵活选择。

## 二、方剂的剂型

药物配伍成方之后,根据病情的需要、药物的性质以及给药的途径,将原料药进行加工制成一定形态的制剂形式,称为剂型。适宜的剂型是方剂治疗作用和药效发挥不可缺少的条件。现将临床常用的方剂剂型简介如下。

**1. 汤剂**　汤剂又称煎剂,古称汤液,是将药物饮片混合加水或酒浸泡,再煎煮一定时间,去渣取汁而成的液体剂型。汤剂主要供内服,如麻黄汤、桂枝汤等;外用多作为洗浴、熏蒸及含漱。汤剂的特点是吸收较快,能迅速发挥药效,特别是便于根据病情的变化而随证加减使用,能较全面、灵活地照顾到每个患者或各具体病变阶段的特殊性,适用于病证较重或病情不稳定的患者,有利于满足辨证论治的需要,是中医临床运用最古老、最广泛的一种剂型。李杲云:"汤者荡也,去大病用之。"汤剂的不足之处是服用量大,某些药物的有效成分不易煎出或易挥发散失,煎煮费时而不利于危重患者的抢救,口感较苦而小儿难以服用,亦不便于携带及大量生产贮存等。

**2. 丸剂**　丸剂是用药物研成的细粉或药材提取物,加适宜的黏合剂制成的球形固体剂型。丸剂与汤剂相比,吸收较慢、药效持久、节省药材、体积较小、便于携带与服用。李杲云:"丸者缓也……舒缓而治之意也。"丸剂适用于慢性、虚弱性疾病,如六味地黄丸、香砂六君丸等;但也有取峻药缓治而用丸剂的,如十枣丸、抵当丸等;还有因方剂中含较多芳香走窜和/或剧毒药物,不宜入汤剂煎煮而制成丸剂的,如安宫牛黄丸、苏合香丸等。

(1)蜜丸:是将药物细粉用炼制的蜂蜜为黏合剂制成的丸剂,分为大蜜丸和小蜜丸两种。蜜丸性质柔润,作用缓和持久,并有补益和矫味作用,常用于治疗慢性病和虚弱性疾病,如理中丸、六味地黄丸等。

(2)水丸:俗称水泛丸,是将药物细粉用水(冷开水或蒸馏水)或酒、醋、蜜水、药汁等为黏合剂制成的小丸。水丸较蜜丸易于崩解、溶散、吸收,作用较快,易于吞服,适用于多种疾病,如防风通圣丸、左金丸等。

(3)糊丸:是将药物细粉用米糊、面糊、曲糊等为黏合剂制成的小丸。糊丸黏合力强,质地坚硬,崩解、溶散迟缓,内服可延长药效、减轻有毒药的不良反应,减少对胃肠的刺激,如舟车丸、黑锡丹等。

（4）浓缩丸：是将药物或方中部分药物煎汁浓缩成膏，再与其他药物细粉混合干燥、粉碎，用水或蜂蜜或药汁制成丸剂。因其有效成分含量高、体积小、服药剂量小，可用于治疗多种疾病。

（5）滴丸：是将药物溶解、乳化或混悬于适宜的熔融基质中，通过适宜的滴管滴入不相混溶的冷却液中，由于表面张力的作用使液滴收缩成球状，并冷却凝固而成的颗粒状剂型。此剂型是在中药丸剂的基础上发展、改良而来的，具有表面积大、溶出速度快、对胃肠刺激小、服用方便等优点，如复方丹参滴丸。

其他尚有蜡丸、水蜜丸、微丸等，不一一列举。

**3. 散剂** 散剂是将药物粉碎、混合均匀而制成的粉末状制剂，分内服和外用两类。内服散剂一般是研成细粉，以温开水冲服，量小者亦可直接吞服，如七厘散、行军散等；亦有制成粗末，临用时加水煎煮去渣取汁服用者，称为煮散，如银翘散、败毒散等。内服散剂的特点是制作简便、吸收较快、节省药材、便于服用与携带。李杲云："散者散也，去急病用之。"外用散剂一般作为外敷、掺撒疮面或患病部位，如金黄散、生肌散等；亦有作为点眼、吹喉等外用的，如八宝眼药、冰硼散等。

**4. 膏剂** 膏剂是将药物用水或植物油煎熬去渣而制成的剂型。膏剂有内服和外用两种，内服膏剂有流浸膏、浸膏、煎膏三种，外用膏剂有软膏、硬膏两种。其中，流浸膏与浸膏多数用作调配其他制剂使用，如合剂、糖浆剂、冲剂、片剂等。现将常用的煎膏与外用膏剂分述如下。

（1）煎膏：又称膏滋，是将药物加水反复煎煮、去渣浓缩后，加炼蜜或炼糖制成的半液体剂型。其特点是药物体积小、药物有效成分含量高、便于服用、口味甜美，有滋润补益作用，一般用于慢性虚弱患者，有利于较长时间用药，如鹿胎膏、八珍益母膏等。

（2）软膏：又称药膏，是将药物细粉与适宜的基质制成具有适当稠度的半固体外用制剂。其中用乳剂型基质的亦称乳膏剂，多用于皮肤、黏膜或创面。软膏具有一定的黏稠性，外涂后渐渐软化或溶化，使药物慢慢吸收，持久发挥疗效，适用于外科疮疡疖肿、烧烫伤等。

（3）硬膏：又称膏药，古称薄贴，是以植物油将药物煎至一定程度，去渣，再煎至滴水成珠，加放黄丹等搅匀、冷却制成的外用剂型。用时加温摊涂在布或纸上，软化后贴于患处或穴位上，可治疗局部疾病和全身性疾病，如疮疡肿毒、跌打损伤、风湿痹证以及腰痛、腹痛等，常用的有狗皮膏、暖脐膏等。

**5. 丹剂** 丹剂有内服与外用两种。内服丹剂没有固定剂型，有丸剂也有散剂，每以药品贵重或药效显著而名之曰丹，如至宝丹、活络丹等。外用丹剂亦称丹药，是以某些矿物类药经高温烧炼制成的不同结晶形状的制品，常研粉涂撒疮面，治疗疮疡痈疽，亦可制成药条、药线和外用膏剂应用。

**6. 酒剂** 药剂又称药酒，古称酒醴。是将药物用白酒或黄酒浸泡，使其有效成分溶出，去渣取液供内服或外用。酒有活血通络、易于发散和助长药效的特性，故常于祛风通络和补益方剂中使用，如风湿药酒、参茸药酒、五加皮酒等。外用酒剂尚可祛风活血，止痛消肿。

**7. 露剂** 露剂亦称药露，是用含有挥发性成分的新鲜药物，用蒸馏法制成的芳香气味的澄明水溶液。一般作为饮料及清凉解暑剂。露剂气味清淡，口感适宜，常用的有金银花露、青蒿露等。

**8. 糖浆剂** 糖浆剂是将药物煎煮、去渣取汁、浓缩后，加入适量蔗糖溶解制成的浓蔗糖水溶液。糖浆剂具有味甜、用量小、服用方便、吸收较快等特点，尤适用于儿童服用，如止咳糖浆等。

**9. 口服液** 口服液是将药物用水或其他溶剂提取，经精制而成的内服液体制剂。该类制剂集汤剂、糖浆剂、注射剂的制剂特色于一体，具有剂量较小、吸收较快、服用方便、口感适宜等优点。近年来，该类制剂发展很快，尤其是保健、滋补性口服液日益增多，如生脉饮口服液、人参蜂王浆口服液等。

**10. 注射剂** 注射剂亦称针剂，是药物经过提取、精制、配制等步骤而制成的灭菌溶液、无菌混悬液或供配制成液体的无菌粉末，供皮下、肌内、静脉注射的一种制剂。它具有剂量准确、药效迅速，不受消化系统影响的特点，适于急、重症患者急救使用，对神志昏迷、难于口服用药的患者尤为适宜，如清开灵注射液、双黄连注射液等。

**11. 茶剂** 茶剂是将药物经粉碎加工而制成的粗末状制品，或加入适宜黏合剂制成的方块状制剂。用时以沸水泡汁或煎汁，不定时饮用。茶剂多用于治疗感冒、食积、腹泻，近年来又有许多与保健有关的新产品,如午时茶、刺五加茶等。

**12. 条剂** 条剂亦称药捻,是将药物细粉用桑皮纸蘸药后搓捻成细条,或将桑皮纸捻成细条再蘸药粉而成;用时插入疮口或瘘管内,能化腐拔毒,生肌收口。常用的有红升丹药条等;或将艾叶和药研成粗末,用纸裹制成圆条,供灸治使用,此类条剂也称"艾条"。

**13. 线剂** 线剂亦称药线,是将丝线或棉线置药液中浸煮,经干燥制成的外用制剂。线剂用于治疗瘘管、痔疮或赘生物,通过所含药物的轻度腐蚀作用和药线的机械紧扎作用,使瘘管引流通畅、痔疮萎缩、赘生物脱落。

**14. 锭剂** 锭剂是将药物研成细粉,或加适当的黏合剂制成规定形状的固体剂型,有纺锤形、圆柱形、条形等。可供内服、外用,内服可研末调服或磨汁服,外用则磨汁涂患处。常用的有紫金锭、万应锭、蟾酥锭等。

**15. 片剂** 片剂是将药物细粉或药材提取物与辅料混合压制而成的片状制剂。片剂用量准确、体积小、异味少、服用和贮存方便。味很苦或具恶臭的药物压片后可再包糖衣,以便易于服用。如为需在肠道吸收的药物,则又可包肠溶衣,使其在肠道中崩解。此外,尚有口含片、泡腾片等。

**16. 颗粒剂** 颗粒剂是将药材提取物加适量赋形剂或部分药物细粉制成的干燥颗粒状或块状制剂,用时以开水冲服。颗粒剂具有作用迅速、体积较小、服用方便等特点,常用的有感冒退热颗粒、复方羊角颗粒等。

**17. 栓剂** 栓剂古称坐药或塞药,是将药物细粉与基质混合制成的具有一定形状的固体制剂。栓剂用于腔道并在其间融化或溶解而释放药物,有杀虫止痒、润滑、收敛等作用。它的特点是通过直肠(或阴道)黏膜吸收,有 50%~70% 的药物不经过肝脏而直接进入体循环,减少药物在肝脏中的"首过消除",同时减少药物对肝脏的毒性和副作用,还可以避免胃肠液对药物的影响及药物对胃黏膜的刺激。婴幼儿直肠给药尤为方便。常用的有小儿退热栓、消痔栓等。

**18. 酊剂** 酊剂是以不同浓度的乙醇为溶媒,经过不同的方法浸出中药的有效成分后所得到的液体,多为外用。一般中草药酊剂的浓度为 20%,有毒药物浓度则为 10%。酊剂具有有效成分高、用量少、作用快、不易腐败等特点。

以上剂型各有特点,临证应根据病情与方剂中药物特性酌情选用。此外,尚有胶囊剂、灸剂、熨剂、灌肠剂、搽剂、气雾剂、海绵剂等。近年来,新的剂型不断涌现,质量标准也不断提高。在现代方剂剂型研制中,新技术、新工艺已广泛应用,如超滤技术、快崩技术、挥发性成分稳定技术、冷冻浓缩技术、干法造粒技术、无菌灌封技术等;在质量控制方面,使用了薄层扫描、高效液相、原子光谱、磁共振等仪器设备。对某些病证具有一定疗效的固定成方,确有仅从制剂工艺角度使中成药逐步走向现代科技领域所认可的定性和定量化趋势。

(张智华)

## 第二节 方剂分类及常用方剂

根据方剂的功效主治,方剂分解表剂、清热剂、温里剂、泻下剂、和解剂、补益剂、固涩剂、安神剂、开窍剂、理气剂、理血剂、治风剂、祛湿剂、祛痰剂、消食剂、驱虫剂、涌吐剂、外用剂等。

### 一、解表剂

凡以解表药为主组成,具有发汗、解肌、透疹等作用,用于治疗表证的方剂,统称解表剂。属于"八法"中的"汗法",主要适用于表证,或麻疹未透,以及疮疡、水肿等初起之时,症见恶寒、发热、头痛、身疼、苔薄、脉浮等表证者。解表剂常分为辛温解表剂、辛凉解表剂及扶正解表剂。

由于解表剂多由辛散轻扬之药组成,故入汤剂不宜久煎。汤药宜温服,服药后注意保暖,使遍身微微汗出为宜,不可发汗太过。药后应密切观察病情变化,若汗出病解,即停后服,不必尽剂。服药期间,忌食生冷、油腻之品。

（一）辛温解表剂

凡以辛温解表药为主组成,具有辛温发汗、疏风散寒作用,用于治疗风寒表证的方剂,称为辛温解表剂。代表方有麻黄汤、桂枝汤等。

### 麻黄汤《伤寒论》

【组成】麻黄 9g,桂枝 6g,杏仁 6g,炙甘草 3g。

【用法】水煎服,服后取微汗。

【功用】发汗解表,宣肺平喘。

【主治】风寒表实证。症见恶寒发热,头疼身痛,无汗而喘,舌苔薄白,脉浮紧。

【方解】本方主治病证多由风寒束表、卫阳被遏、腠理闭塞、肺气失宣所致,治宜发汗解表,宣肺平喘。方中麻黄味苦辛性温,可发汗解表、宣肺平喘,为君药。桂枝解肌散寒,温通经脉,助麻黄发汗解表,为臣药。两药相须配伍,发汗散寒之力颇著。杏仁肃降肺气,与麻黄配伍,一宣一降,可加强止咳平喘作用,为佐药。甘草调和药性,又可缓和麻、桂配伍之峻汗,防止可能汗出过多而伤津耗气,为使药而兼佐药之用。

【使用注意】本方为辛温发汗之峻剂,只宜于外感风寒表实证且体质壮实者。对于外感表虚自汗、体虚外感、新产妇人、失血患者等,虽见表寒证,均不宜用;本方中病即止,不可久服。

【方歌】麻黄汤中用桂枝,杏仁甘草四般施;发汗解表宣肺气,伤寒表实无汗宜。

### 桂枝汤《伤寒论》

【组成】桂枝 9g,芍药 9g,炙甘草 6g,生姜 9g,大枣 4 枚。

【用法】水煎服,可啜热粥助汗。

【功用】解肌发表,调和营卫。

【主治】风寒表虚证。症见恶风发热,汗出头痛,舌苔薄白,脉浮缓。

【方解】本方证由外感风寒,营卫失和,或病后、产后体弱,营卫阴阳失调所致,治宜解肌发表,调和营卫。方中桂枝解肌散寒,温经助阳,为君药。方中芍药,现临床多用白芍,养阴益津,敛营止汗,为臣药。桂枝、芍药等量配伍,一散一收,可使风寒外散,营阴内固,营卫和谐,阴阳协调。生姜助桂枝散寒,兼能和胃;大枣助芍药益阴,又可补脾,两药既可增强君药、臣药调和营卫阴阳之效,又能调补脾胃以资营卫生化之源,均为佐药。炙甘草调和药性,合桂枝辛甘化阳以实卫,配合芍药酸甘化阴以益营,为佐使药。

【使用注意】风寒表证而无汗者不宜使用本方。

【方歌】桂枝芍药等量伍,姜枣甘草微火煮;解肌发表调营卫,中风表虚自汗出。

（二）辛凉解表剂

凡以辛凉解表药为主组成,具有辛凉宣透、疏风散热作用,用于治疗外感风热或温病初起的方剂,称为辛凉解表剂。代表方有桑菊饮、银翘散。

### 桑菊饮《温病条辨》

【组成】桑叶 7.5g,菊花 3g,薄荷 2.5g,桔梗 6g,杏仁 6g,连翘 4.5g,芦根 6g,生甘草 2.5g。

【用法】水煎服。

【功用】疏风清热,宣肺止咳。

【主治】表热轻证。症见咳嗽,身热不甚,口微渴,舌苔薄白,脉浮数。

【方解】本方原治风温初起,乃外感风热,邪犯肺络,肺失清肃,宣降失司所致,治宜疏风清热,宣肺止咳。方中桑叶辛凉疏散,清宣肺热;菊花疏散风热,清利头目,两药相须配伍,以清疏肺卫之风

Note:

热,共为君药。薄荷辛凉疏散,助君药解表之力;桔梗开宣肺气,杏仁肃降肺气,两药相伍,既助桑叶、菊花以祛邪,又理肺气而止咳,与薄荷同为臣药。连翘清热解毒兼能透表,芦根清热生津以止渴,俱为佐药。生甘草调和诸药,与桔梗配伍宣肺利咽,为使药而兼佐药之用。

【使用注意】方中药物多为轻清宣散之品,不宜久煎。本方为"辛凉轻剂",若肺热甚者,当予加味后运用,否则病重药轻,药不胜病。

【方歌】桑菊饮中桔杏翘,芦根甘草薄荷饶;清疏肺卫轻宣剂,风温咳嗽服之消。

## 银翘散《温病条辨》

【组成】连翘 30g,金银花 30g,薄荷 18g,牛蒡子 18g,荆芥穗 12g,淡豆豉 15g,竹叶 12g,桔梗 18g,生甘草 15g。

【用法】共研粗末,以鲜苇根汤煎服;亦可入汤剂。

【功用】辛凉透表,清热解毒。

【主治】表热重证。症见发热,微恶风寒,无汗或有汗不畅,头痛口渴,咳嗽咽痛,舌尖红,舌苔薄白或薄黄,脉浮数。

【方解】本方原治温病初起,风热邪毒侵袭肺卫之证,治宜辛凉透表,清热解毒之法。方中重用金银花、连翘,疏散风热,清热解毒,又可辟秽化浊,在透散卫分表邪的同时,兼顾了温热病邪易蕴结成毒及多夹秽浊之气的特点,共为君药。薄荷、牛蒡子辛凉疏散风热,解毒利咽;荆芥穗、淡豆豉辛而微温,解表散邪,二者虽属辛温,但辛而不烈、温而不燥,配入辛凉药中更增散邪透表之力,同为臣药。芦根、竹叶清热生津,桔梗宣肺止咳,俱为佐药。甘草既可调和药性,护胃安中,又合桔梗利咽止咳,功兼佐使之用。

【使用注意】本方为"辛凉平剂",方中多为芳香轻宣之品,不宜久煎。服药期间饮食宜清淡、易消化,忌食辛辣、油腻之品。

【方歌】银翘散主上焦疴,竹叶荆牛豉薄荷;甘桔芦根凉解法,风温初感此方宜。

### (三)扶正解表剂

凡以解表药物为主,配以补益药物组成,具有扶助正气、解散表邪作用,用于治疗身体虚弱又感外邪之表证的方剂,称为扶正解表剂。由于外感有风寒、风热之不同,体虚又有气、血、阴、阳虚损之分,故临床见症不一,组方用药各异。此处仅选败毒散作为代表以举一反三。

## 败毒散《太平惠民和剂局方》

【组成】羌活 9g,独活 9g,川芎 9g,柴胡 9g,桔梗 9g,枳壳 9g,前胡 9g,茯苓 9g,人参 9g,炙甘草 9g,生姜 3g,薄荷 2g。

【用法】水煎服。

【功用】散寒祛湿,益气解表。

【主治】气虚外感风寒湿邪之表证。症见憎寒壮热,头项强痛,肢体酸痛,无汗,鼻塞声重,咳嗽有痰,胸膈痞满,舌淡苔白,脉浮而按之无力。

【方解】本方证由素体气虚,外感风寒湿邪,邪正交争,正虚无力驱邪外出所致,治宜散寒祛湿,益气解表。方中羌活、独活祛风胜湿,散寒止痛,羌活善祛上部风寒湿邪,独活善祛下部风寒湿邪,两药合用,则能通治一身上下之风寒湿邪,共为君药。川芎活血行气,祛风止痛;柴胡辛散而解肌透表,助君药解表散邪,宣痹止痛,同为臣药。桔梗开宣肺气而止咳,枳壳理气宽胸而利膈,两药一升一降,既复肺之宣降,又治胸膈痞闷;前胡善于降气化痰,与桔梗、枳壳同用则宣肺化痰作用益著;茯苓健脾渗湿以杜生痰之源;人参甘温益气,扶助正气以驱邪外出,防邪深入,且使散中有补,不致耗伤正气,俱为佐药。生姜、薄荷辛散,以助解表透邪;甘草和中调药,为使药而兼佐药之用。

【使用注意】本方较多辛温香燥之品,外感风热或阴虚外感、湿热蕴结肠中之痢疾,均不宜使用。

【方歌】人参败毒草苓芎,羌独柴前枳桔同;薄荷少许姜三片,益气解表有奇功。

其他解表剂见表10-4。

表 10-4　其他解表剂

| 分类 | 方剂 | 药物组成 | 功用 | 主治 |
|---|---|---|---|---|
| 辛温解表剂 | 九味羌活汤 | 羌活、防风、苍术、细辛、白芷、川芎、生地黄、黄芩、甘草 | 发汗祛湿,兼清里热 | 外感风寒湿邪,里有蕴热证 |
| | 小青龙汤 | 麻黄、桂枝、细辛、干姜、半夏、五味子、芍药、炙甘草 | 解表散寒,温肺化饮 | 外寒内饮证 |
| 辛凉解表剂 | 麻杏甘石汤 | 麻黄、杏仁、石膏、甘草 | 辛凉宣肺,清肺平喘 | 外感风邪,邪热壅肺证 |
| | 柴葛解肌汤 | 柴胡、葛根、甘草、黄芩、羌活、白芷、芍药、桔梗、石膏、生姜、大枣 | 解肌清热 | 感冒风寒,郁而化热证 |
| 扶正解表剂 | 参苏饮 | 陈皮、枳壳、桔梗、炙甘草、木香、半夏、紫苏、葛根、前胡、人参、茯苓 | 益气解表,理气化痰 | 气虚外感,内有痰湿证 |
| | 麻黄细辛附子汤 | 麻黄、细辛、附子 | 助阳解表 | 阳虚外感风寒表证 |

## 二、清热剂

凡以清热药为主组成,具有清热、泻火、凉血、解毒等作用,用于治疗里热证的方剂,统称清热剂。属于"八法"中的"清法"。根据功效不同,清热剂可分为清气分热、清营凉血、清热解毒、清脏腑热、清虚热、清暑热六类方剂。

清热剂多用寒凉之品,易伤中阳,不宜久服,脾胃素虚之人宜慎用,必要时适当配伍健脾和胃之药,以防寒凉败胃之虞;热邪每易伤阴,而苦寒清热之剂易化燥伤阴,若阴虚血亏之人用之宜慎,或在清热剂中酌情配伍护阴生津之品。此外,对于热邪炽盛,寒药入口即吐者,可采用寒药热服之反佐法,或少佐生姜汁等辛温之品,以解除寒热格拒。

### (一) 清气分热剂

凡由清热泻火药为主要组成,具有清气分热盛的作用,适用于热在气分,症见高热、烦渴、多汗、舌红苔黄、脉洪大或滑数等的方剂,称为清气分热剂。代表方有白虎汤。

### 白虎汤《伤寒论》

【组成】石膏 50g,知母 18g,炙甘草 6g,粳米 9g。

【用法】水煎至米熟汤成,去滓温服。

【功用】清热生津。

【主治】气分热盛证。症见壮热面赤,烦渴引饮,汗出恶热,舌红苔黄,脉洪大有力。

【方解】本方原为仲景治疗阳明经证的主方,后世温病学家又以此作为治疗气分热盛证的代表方剂。是证由外感寒邪入里化热,或外受温邪传入气分,热盛津伤所致,治宜清热生津。方中重用石膏,辛甘大寒,入肺、胃二经,功善清热泻火,除烦止渴,透邪达表,以除阳明气分之热,为君药。知母苦寒质润,一方面可助石膏清肺胃之热,另一方面可滋阴润燥,救已伤之阴津,为臣药。两药相须配伍,清热生津之功益著。甘草、粳米益胃生津,亦可防石膏大寒伤中之弊,俱为佐药。甘草调和诸药,兼为使药。

【使用注意】《伤寒论》指出:"伤寒脉浮,发热无汗,其表不解者,不可与白虎汤。"《温病条辨》提出四禁:"若其人脉浮弦而细者,不可与也;脉沉者,不可与也;不渴者,不可与也;汗不出者,不可与也。"可供临床参考。

【方歌】白虎膏知甘草粳，气分大热此方清；热渴汗出脉洪大，加入人参气津生。

（二）清营凉血剂

凡以清热凉血药为主要组成，具有清营透热、清热凉血的作用，适用于热入营分、血分证（入营之证见有身热夜甚，神烦少寐，时有谵语，或外有隐隐斑疹；入血之证见出血、发斑、如狂、谵语、舌绛起刺等）的方剂，称为清营凉血剂。代表方有清营汤、犀角地黄汤等。

### 清营汤《温病条辨》

【组成】犀角（以水牛角代）30g，生地黄 15g，麦冬 9g，玄参 9g，金银花 9g，连翘 6g，竹叶心 3g，黄连 5g，丹参 6g。

【用法】水煎服。

【功用】清营解毒，透热养阴。

【主治】热入营分证。症见身热夜甚，神烦少寐，时有谵语，目常喜开或喜闭，口渴或不渴，斑疹隐隐，舌绛而干，脉数。

【方解】本方证由邪热初入营分，灼伤营阴，扰乱心神，波及血络所致，治宜清营解毒、透热养阴之法。方中水牛角咸苦性寒，清营凉血解毒，为君药。生地黄清热凉血滋阴，麦冬清热养阴生津，玄参滋阴降火解毒，三药配伍乃增液汤之制，既可养阴保津，又助君药清营凉血解毒之力，同为臣药。金银花、连翘、竹叶清热解毒，轻清透泄，使初入营分之邪热有外达之机，促其透出气分而解，此即"入营犹可透热转气"之意；黄连苦寒，清心解毒；丹参凉血散瘀，可防热与血结，俱为佐药。

【使用注意】方中滋润之药较多，兼夹湿邪、舌苔白滑者不宜使用本方。

【方歌】清营汤治热传营，身热夜甚神不宁；角地银翘玄连竹，丹麦清热更护阴。

### 犀角地黄汤《外台秘要》

【组成】芍药 12g，生地黄 24g，丹皮 9g，犀角屑（以水牛角代）30g。

【用法】水煎服，水牛角镑片先煎。

【功用】清热解毒，凉血散瘀。

【主治】热入血分证。症见身热谵语，斑色紫黑，或喜忘如狂，漱水不欲咽，大便色黑易解，舌绛起刺，脉细数；又可治疗热伤血络证，症见吐血、衄血、便血、尿血等，舌红绛，脉数。

【方解】本方证由热毒炽盛于血分，扰乱心神，热与血结，或迫血妄行所致。此际不清其热则血不宁，不散其血则瘀不去，不滋其阴则火不熄，正如叶天士所谓"入血就恐耗血动血，直须凉血散血"，治宜清热解毒，凉血散瘀。方中水牛角咸寒，直入血分，清心凉血解毒，使热清则血自宁，为君药。生地黄甘苦性凉，清热凉血而滋阴，既能助水牛角清血分之热，又可复已失之阴血，且兼能止血，为臣药。赤芍、牡丹皮清热凉血，活血散瘀，俱为佐药。本方清热之中兼以养阴，使热清血宁而无耗血动血之虑；凉血与散瘀并用，凉血止血又无凝滞留瘀之弊。

【使用注意】方中诸药均为寒凉之品，脾胃虚寒者须慎用。

【方歌】犀角地黄芍药丹，血热妄行吐衄斑；蓄血发狂舌质绛，凉血散瘀病可瘳。

（三）清热解毒剂

凡以清热泻火解毒药为主要组成，具有清热泻火、解毒的作用，适用于温疫、温毒或疮疡疔毒等热毒炽盛之证，症见烦躁狂乱、吐衄发斑、疮疡肿毒，或头面红肿、口糜咽痛等的清热剂，谓清热解毒剂。代表方有黄连解毒汤。

### 黄连解毒汤《外台秘要》

【组成】黄连 9g，黄芩 6g，黄柏 6g，栀子 9g。

【用法】水煎服。

【功用】泻火解毒。

【主治】三焦火毒热盛证。症见大热烦躁,口燥咽干,错语不眠;或热病吐血、衄血;或热甚发斑,或身热下利,或湿热黄疸;或外科痈疡疔毒,小便黄赤,舌红苔黄,脉数有力。

【方解】本方证由实热火毒壅盛三焦,充斥内外,扰动血分所致,治宜泻火解毒。方中以大苦大寒之黄连清泻心火,兼泻中焦之火,为君药;因心主神明,火主于心,泻火必先清心,心火宁则诸经之火自降。黄芩苦寒清肺热,泻上焦之火,为臣药。黄柏泻下焦之火,栀子通泻三焦,导热下行,使火热之邪从下而去,俱为佐药。

【使用注意】服本方后若出现胃中不适或恶心呕吐等反应,可采用反佐服法。本方为大苦大寒之剂,久服、多服易伤脾胃,非热毒炽盛者不宜使用。

【方歌】黄连解毒汤四味,黄芩黄柏栀子备;躁狂大热呕不眠,吐衄发斑均可为。

(四)清脏腑热剂

凡以清脏腑热药物为主要组成,具有清解脏腑、经络邪热的作用,适用于不同脏腑邪热偏盛而产生的不同火热证候的方剂,称为清脏腑热剂。代表方有龙胆泻肝汤、清胃散等。

## 龙胆泻肝汤《医方集解》

【组成】龙胆 6g,黄芩 9g,栀子 9g,泽泻 12g,木通 6g,车前子 9g,当归 3g,生地黄 9g,柴胡 6g,甘草 6g。

【用法】水煎服。

【功用】泻肝胆实火,清下焦湿热。

【主治】肝胆实火上炎证,症见头痛目赤,胁痛,口苦,耳聋,耳肿,舌红苔黄,脉弦数有力。又可治疗肝经湿热下注证,症见阴肿,阴痒,筋痿,阴汗,小便淋浊,妇女带下黄臭,舌红苔黄腻,脉弦数有力。

【方解】本方证由肝胆火盛、循经上炎,或肝胆湿热循经下注所致,治宜泻肝胆实火,清下焦湿热。方中龙胆大苦大寒,上泻肝胆之火,下利肝经湿热,泻火除湿,两擅其功,为君药。黄芩、栀子苦寒泻火,燥湿清热,加强君药泻火除湿之力,同为臣药。泽泻、木通、车前子清利湿热,导湿热从小便而出;肝乃藏血之脏,肝胆实火,易伤阴血,加用苦燥渗利之品,又易伤阴,故用当归、生地黄养血滋阴,使邪去而正不伤,俱为佐药。肝体阴而用阳,性喜疏泄条达而恶抑郁,火邪内郁则肝气不舒,骤用大剂苦寒降泄之品,既恐肝胆之气被抑,又虑折伤肝胆升发之机,故又用柴胡舒畅肝胆之气,并能引诸药归于肝胆之经;甘草调和诸药,既缓肝急,又甘缓和中,防苦寒之品伤阳败胃,为使药而兼佐药之用。本方泻中有补,降中寓升,配伍严谨,诚为泻肝胆火热之良方。

【使用注意】方中药物多苦寒,易伤脾胃,当中病即止,不宜久服。脾胃虚弱者慎用。

【方歌】龙胆泻肝栀芩柴,生地车前泽泻偕;木通甘草当归合,肝经湿热力能排。

## 清胃散《脾胃论》

【组成】黄连 9g,升麻 6g,生地黄 6g,牡丹皮 6g,当归 6g。

【用法】共研粗末,水煎服。

【功用】清胃凉血。

【主治】胃火上攻证。症见牙痛牵引头痛,面颊发热,其齿喜冷恶热,或牙宣出血,或牙龈红肿溃烂,或唇舌颊腮肿痛,口气热臭,口干舌燥,舌红苔黄,脉滑数。

【方解】本方证由胃中积热,循经上攻,热壅火郁,灼伤血络所致,治宜清胃凉血。方中黄连苦寒泻火,直折胃腑积热,为君药。升麻辛甘微寒,清热解毒,升而能散,可宣达郁遏之火,有"火郁发之"之意,为臣药。君臣相配,苦降与升散并用,黄连得升麻,则泻火而无凉遏之弊;升麻得黄连,则散火而无升焰之虞。生地黄凉血滋阴;牡丹皮凉血清热;当归养血活血,以助消肿止痛,俱为佐药。升麻引药入阳明经,兼为使药。

【使用注意】服药期间忌食辛辣、刺激性食物;肾虚火炎之牙痛、牙宣不宜使用本方。

【方歌】清胃散中当归连,生地丹皮升麻全;或加石膏泻胃火,能消牙痛与牙宣。

（五）清虚热剂

凡以清虚热药为主要组成,具有养阴透热、清热除蒸的作用,适用于热病后期,邪热未尽,阴液已伤,热留阴分,出现夜热早凉、舌红少苔,或因肝肾亏损而致的骨蒸潮热或低热不退等虚热证的方剂,称为清虚热剂。代表方有青蒿鳖甲汤。

### 青蒿鳖甲汤《温病条辨》

【组成】鳖甲 15g,青蒿 6g,生地黄 12g,知母 6g,牡丹皮 9g。

【用法】水煎服。

【功用】养阴透热。

【主治】温病后期,邪伏阴分证。症见夜热早凉,热退无汗,舌红苔少,脉细数。

【方解】本方证由温病后期,余热未尽,阴液已伤,邪热伏于阴分所致,治宜养阴透热。方中鳖甲咸寒,直入阴分,滋阴以退热;青蒿苦辛而寒,其气芳香,清热以透邪。两药配伍,鳖甲专入阴分滋阴,青蒿可出阳分透热,使养阴而不恋邪,透热而不伤正,有相得益彰之妙,即如吴瑭自释"此方有先入后出之妙,青蒿不能直入阴分,有鳖甲领之入也;鳖甲不能独出阳分,有青蒿领之出也",共为君药。生地黄甘寒,滋阴清热;知母苦寒质润,滋阴降火,共助鳖甲以养阴退虚热,同为臣药。牡丹皮辛苦而凉,泄血中伏火,以助青蒿清透阴分之伏热,为佐药。本方滋清兼备,标本兼顾,清中有透,使养阴而不恋邪,祛邪而不伤正,阴复邪去而热退。

【使用注意】外感热病后期,阴虚欲动风者不宜使用本方。

【方歌】青蒿鳖甲知地丹,热伏阴分此方攀;夜热早凉无汗出,透热养阴服之安。

（六）清暑热剂

凡以清热解暑药为主要组成,具有清暑益气、养阴生津作用,适用于暑热伤气、津液受灼之证,症见身热烦渴、倦怠少气、汗多脉虚等的方剂,称为清暑热剂。代表方有清暑益气汤。

### 清暑益气汤《温热经纬》

【组成】西瓜翠衣 30g,西洋参 5g,荷梗 15g,石斛 15g,麦冬 9g,黄连 3g,知母 6g,竹叶 6g,甘草 3g,粳米 15g。

【用法】水煎服。

【功用】清暑益气,养阴生津。

【主治】暑热气津两伤证。症见身热汗多,心烦口渴,小便短赤,体倦少气,精神不振,舌红少苔,脉虚数。

【方解】本方证由暑热内侵,腠理开泄,耗伤气津所致,治宜清暑益气,养阴生津。方中西瓜翠衣清热解暑,西洋参益气生津、养阴清热,共为君药。荷梗助西瓜翠衣清热解暑,石斛、麦冬助西洋参养阴清热,同为臣药。黄连、知母、竹叶清心热而除烦,俱为佐药。甘草、粳米养胃和中,为使药而兼佐药之用。本方用大量甘凉濡润之品,稍佐苦寒清泄,兼顾清热解暑与益气生津,使清热而不伤阴,补虚而不恋邪。

【使用注意】本方有滋腻之品,故暑病夹湿、舌苔厚腻者,不宜使用。

【方歌】王氏清暑益气汤,善治中暑气津伤;洋参冬斛荷瓜翠,连竹知母甘粳襄。

其他清热剂见表 10-5。

表 10-5  其他清热剂

| 分类 | 方剂 | 药物组成 | 功用 | 主治 |
|---|---|---|---|---|
| 清气分热剂 | 竹叶石膏汤 | 竹叶、石膏、半夏、麦冬、人参、粳米、炙甘草 | 清热生津,益气和胃 | 外感余热未清,气阴两伤证 |
| 清热解毒剂 | 仙方活命饮 | 金银花、当归、赤芍、乳香、没药、陈皮、白芷、防风、天花粉、贝母、川芎(替代穿山甲)、皂角刺、甘草 | 清热解毒,消肿溃坚,活血止痛 | 痈疡肿毒初起之热毒壅聚证 |
| | 凉膈散 | 连翘、薄荷、竹叶、栀子、黄芩、大黄、朴硝、甘草 | 泻火通便,清上泄下 | 上中二焦火热证 |
| 清脏腑热剂 | 导赤散 | 木通、生地黄、甘草、竹叶 | 清心养阴,利水通淋 | 心经热盛证 |
| | 芍药汤 | 黄芩、黄连、芍药、当归、木香、槟榔、大黄、官桂、炙甘草 | 清热燥湿,调气和血 | 痢疾之湿热证 |
| | 白头翁汤 | 白头翁、黄连、黄柏、秦皮 | 清热解毒,凉血止痢 | 痢疾之热毒证 |
| 清虚热剂 | 当归六黄汤 | 黄芪、生地黄、熟地黄、黄芩、黄连、黄柏、当归 | 滋阴退热 | 阴虚火旺之盗汗 |
| 清暑热剂 | 六一散 | 滑石、甘草 | 清暑利湿 | 暑湿证 |

**案 例 思 考**

患者,男性,54 岁。患感冒发热,曾屡进西药退热,旋退旋起,8 天后仍持续发热,达 38.8℃,口渴,汗出,咽微痛,脉象浮大,舌苔薄黄。四诊合参,中医辨证属温热已入阳明,尚在气分。处方:生石膏 60g,知母 12g,粳米 12g,炙甘草 9g,鲜茅根 30g(后下),鲜芦根 30g,连翘 12g。水煎,米熟汤成,温服。下午及夜间连进两剂,体温下降到 38℃;次日,又按原方续进两剂,体温即下降到 37.4℃。后将石膏量减至 45g,继续服用 2 天后体温正常。

请根据所学内容,思考医生治疗该患者时使用的方剂和治法。

## 三、温里剂

凡以温里药为主组成,具有温里助阳、散寒通脉等作用,用于治疗里寒证的方剂,统称温里剂。属于"八法"中的"温法"。里寒证的病位有脏腑经络之别,病情有轻重缓急之异,主要有中焦虚寒、阳衰阴盛、寒凝经脉等类型。温里剂据其功效不同,可分为温中祛寒、回阳救逆与温经散寒三类方剂。

使用温里剂时,首先,应辨明寒热之真假,真热假寒证禁用;其次,温里剂多由辛温燥热之药组成,易于伤阴、助热、动血,故素体阴血不足、内热偏重及妇女经期慎用;最后,若阴寒太盛,或真寒假热,服药入口即吐者,可配入少量寒凉药为反佐,或热药冷服,避免格拒。此外,服药期间,忌食生冷、冰冻之品,以免更损其阳,影响药效。

### (一)温中祛寒剂

凡以辛热散寒药为主要组成,具有振奋中阳、祛除里寒的作用,适用于中焦虚寒证,即脾阳不振,寒从中生,运化失常,升降错乱,症见脘腹冷痛、不思饮食、呕吐泄泻、四肢欠温、口淡不渴、舌苔白滑、脉沉细或沉迟等的方剂,称为温中祛寒剂。代表方有理中丸、小建中汤等。

## 理中丸《伤寒论》

【组成】干姜 9g,人参 9g,白术 9g,炙甘草 9g。

【用法】共研细末,炼蜜为丸;亦可入汤剂。

【功用】温中祛寒,补气健脾。

【主治】脾胃虚寒证。症见脘腹疼痛,喜温喜按,畏寒肢冷,口不渴,纳差便溏;或阳虚失血,量少色淡;或病后喜唾涎沫;或小儿慢惊;或胸痹等;舌质淡胖,苔薄白,脉象沉细或沉迟无力。

【方解】本方证由中阳不足,脾胃虚寒,运化失司,统摄无权所致,治宜温中祛寒、补气健脾之法。方中干姜温中助阳祛寒,为君药。人参补气健脾助运,为臣药。白术补气健脾燥湿,合干姜以温运脾阳,伍人参可益气健脾,为佐药。炙甘草调和药性,又助甘温益气补中之效,为佐使药。

【使用注意】汤剂宜温热服,丸剂宜温热开水送服;服药后可饮热粥适量以助药力。素体阴虚、血虚、内热较著者慎用。服药期间禁食生冷、油腻之物。

【方歌】理中丸主理中乡,甘草人参术黑姜;呕利腹痛阴寒盛,或加附子总扶阳。

## 小建中汤《伤寒论》

【组成】饴糖 30g,桂枝 9g,芍药 18g,炙甘草 6g,生姜 9g,大枣 6 枚。

【用法】水煎服。

【功用】温中补虚,和里缓急。

【主治】虚劳里急之中焦虚寒,肝脾不和证。症见腹中拘急疼痛,喜温喜按,面色无华,神疲乏力,虚烦心悸,手足烦热,咽干口燥,舌质淡,苔薄白,脉细弦。

【方解】本方证由中焦虚寒、肝脾不和、阴阳失调所致,治宜温中补虚、和里缓急之法。方中重用饴糖温中补脾,缓急止痛,为君药。桂枝温阳祛寒,芍药养阴柔肝,缓急止痛,共为臣药。炙甘草甘温益气,合饴糖、桂枝辛甘化阳、益气温中,合芍药酸甘化阴、缓急止痛;生姜温胃散寒,大枣补脾益气,俱为佐药。炙甘草调和药性,兼为使药。

【使用注意】饴糖宜先加水加热烊化,待他药煮好后合并温服。阴虚火旺之胃脘疼痛忌用;呕吐或中满实证不宜使用。服用本方后,禁食生冷、油腻之物。

【方歌】小建中汤芍药多,桂姜甘草大枣和;更加饴糖补中脏,虚劳腹痛服之瘥。

（二）回阳救逆剂

凡以大辛大热药为主要组成,具有大补元气、祛除阴寒的作用,适用于阴寒内盛、阳气衰微,甚至亡阳厥逆之证,症见四肢厥冷、畏寒蜷卧、精神萎靡、下利清谷、脉沉细微等的方剂,称为回阳救逆剂。代表方有四逆汤。

## 四逆汤《伤寒论》

【组成】附子 15g,干姜 6g,炙甘草 6g。

【用法】水煎服。

【功用】回阳救逆。

【主治】阳衰寒厥证。症见四肢厥冷,恶寒蜷卧,神衰欲寐,面色苍白,呕吐不渴,腹痛下利,舌质淡,苔白滑,脉微细。

【方解】本方证由心肾阳衰、阴寒内盛所致,治宜回阳救逆之法。方中附子大辛大热,破阴散寒,回阳救逆,为君药。干姜温中散寒,与君药相配,一温先天之阳,一暖后天之阳,相须为用,温里回阳之力大增,故有"附子无姜不热"之说,为臣药。炙甘草益气温中,尚能缓和附子、干姜之峻烈之性,还能调和全方药性,使药力作用持久,一药有三用,为佐使药。

【使用注意】附子宜先煎 30 分钟以上,再煎他药,以免出现中毒反应。阳衰阴盛之证,常可出现阴盛格阳或戴阳的真寒假热征象,切不可误用清热剂。若服本方后出现呕吐,称为"拒药",可在方中少加寒凉药物(如猪胆汁)作为反佐,或采用热药冷服法以缓解邪盛拒药反应。本方纯为辛热之品,中病后手足温和即止,不可久服。

【方歌】四逆汤中姜附草,阳衰寒厥急煎尝;腹痛吐泻脉沉细,急投此方可回阳。

(三)温经散寒剂

凡以温经散寒药为主要组成,具有温散经脉间寒邪的作用,适用于阳气不足,阴血虚弱,寒邪凝滞经脉的痹证,症见手足厥冷,或肢体痹痛,甚至肌肤麻木不仁,舌淡苔白,脉沉迟细弱等的方剂,称为温经散寒剂。代表方有当归四逆汤、阳和汤。

### 当归四逆汤《伤寒论》

【组成】当归 9g,桂枝 9g,芍药 9g,细辛 3g,通草 6g,炙甘草 6g,大枣 8 枚。

【用法】水煎服。

【功用】温经散寒,养血通脉。

【主治】血虚寒厥证。症见手足厥冷,或局部青紫,或腰、股、腿、足疼痛麻木,畏寒喜温,舌质淡,苔薄白,脉沉细。

【方解】本方证由素体营血虚弱、经脉受寒、寒凝血脉、血行不畅所致,治宜温经散寒、养血通脉之法。方中当归补血和血,桂枝温经散寒,温通血脉,两药合用,温经养血,散寒通脉,共为君药。芍药助当归滋养阴血,细辛助桂枝散寒止痛,同为臣药。通草通行血脉,可助君药、臣药活血通脉,为佐药。炙甘草、大枣益气健脾而益气血,更能防桂枝、细辛燥烈太过而伤阴血,共为佐使药。

当归四逆汤与四逆汤两方皆常用于治疗"四逆",前者之厥逆是营血虚弱、寒凝经脉、血行不畅所致,该证寒邪在经不在脏,故肢厥程度较四逆汤证为轻,仅为手足,且尚无阳衰阴盛之证候;而后者之厥逆是阴寒内盛、阳气衰微所致,其厥冷严重,冷过肘膝,并伴有全身阳衰阴盛症状及脉微欲绝等。

【使用注意】本方治疗冻疮、关节炎等病时可内外同治,药汤内服,药渣布包趁热敷患处。若真阳衰微而致四肢厥逆者,禁用本方。

【方歌】当归四逆芍桂枝,细辛甘草通草施;血虚寒厥四末冷,温经通脉最相宜。

### 阳和汤《外科证治全生集》

【组成】熟地黄 30g,鹿角胶 9g,肉桂 3g,炮姜炭 2g,白芥子 6g,麻黄 2g,生甘草 3g。

【用法】水煎服。

【功用】温阳补血,散寒通滞。

【主治】阴疽之阴阳两虚,寒凝痰滞,痹阻肌肉、筋骨、血脉证。症见贴骨疽、脱疽、流注、痰核、鹤膝风等,患处漫肿无头,皮色不变,酸痛无热,口中不渴,舌质淡胖,苔白,脉沉细。

【方解】本方证由素体阳虚,营血不足,寒凝痰滞,痹阻于肌肉、筋骨、血脉所致,治宜温阳补血、散寒通滞之法。方中重用熟地黄温补营血,填补精髓;鹿角胶温补肾阳,补益精血,共为君药。肉桂、炮姜炭入血分,温阳散寒,温通血脉,为臣药。白芥子善去皮里膜外之痰,通络散结;麻黄少用以宣通毛窍,开肌腠,散寒凝,共为佐药。方中鹿角胶、熟地黄得炮姜炭、肉桂、白芥子、麻黄之宣通,则补而不滞;炮姜炭、肉桂、白芥子、麻黄得熟地黄、鹿角胶之滋补,则温散而不伤正。生甘草解毒且能调和诸药,为使药。

【使用注意】方中鹿角胶须加水加热烊化,待他药煮好后混匀服用。治疗骨结核、慢性骨髓炎、骨膜炎等病时,需坚持服用一段时间,持之以恒,始能收功。阳证疮疡红肿热痛,或阴虚有热,或阴疽已溃破者,不宜使用。

【方歌】阳和汤法解寒凝,外症虚寒色属阴;熟地鹿胶姜炭桂,麻黄白芥草相承。

其他温里剂见表 10-6。

Note:

表 10-6　**其他温里剂**

| 分类 | 方剂 | 药物组成 | 功用 | 主治 |
|---|---|---|---|---|
| 温中祛寒剂 | 吴茱萸汤 | 吴茱萸、生姜、人参、大枣 | 温中补虚,降逆止呕 | 胃中虚寒,浊阴上逆证 |
| | 大建中汤 | 蜀椒、干姜、人参、胶饴 | 温中补虚,缓急止痛 | 中阳虚衰,阴寒内盛之脘腹疼痛 |
| 回阳救逆剂 | 回阳救急汤 | 熟附子、干姜、人参、炙甘草、炒白术、肉桂、陈皮、五味子、茯苓、制半夏 | 回阳固脱,益气生脉 | 寒邪直中三阴,真阳衰微证 |
| 温经散寒剂 | 黄芪桂枝五物汤 | 黄芪、芍药、桂枝、生姜、大枣 | 益气温经,和血通痹 | 血痹 |
| | 暖肝煎 | 当归、枸杞子、茯苓、小茴香、肉桂、乌药、沉香 | 温补肝肾,行气止痛 | 肝肾不足,寒滞肝脉证 |

## 四、泻下剂

凡以泻下药为主组成,具有通导大便、排除肠胃积滞、荡涤实热,或攻逐水饮、寒积等作用,以治里实证的方剂,称为泻下剂。属于"八法"中的"下法"。

里实证有热结、寒结、燥结、水结的不同,治法用药也因而各异。大抵热结治宜寒下,寒结治宜温下,燥结治宜润下,水结治宜逐水,故泻下剂有寒下、温下、润下、逐水等分类。里实证的病情有轻重,病程有长短,另外人体质又有虚实的差异,因此,泻下剂在具体用法上又有峻下与缓下之分,攻补之先后或攻补兼施的不同。

泻下剂为里实证而设,故总以外无表证、里实已成之证为宜。若既有表邪又有里实,则须权衡表里轻重,先表后里或表里双解。泻下剂以攻伐为主,过则易伤正气,用时应中病即止,对年老体虚、孕妇及产后津亏引起的便秘更应慎用。同时服药期间忌食油腻及不易消化的食物,以免重伤胃气。

(一) 寒下剂

凡以寒下药为主要组成,具有泻热通便作用,适用于里热与积滞互结之热结证,症见便秘,腹部或满或胀或痛,甚或潮热,苔黄脉实等的方剂,称为寒下剂。代表方有大承气汤。

### 大承气汤《伤寒论》

【组成】大黄 12g,芒硝 9g,枳实 12g,厚朴 24g。

【用法】水煎服。

【功用】峻下热结。

【主治】阳明腑实证。症见大便不通,频转矢气,脘腹痞满,腹痛拒按,口渴引饮,手足汗出,甚或潮热谵语,或热结旁流,或痉厥,舌红,舌苔黄燥起刺或焦黑燥裂,脉沉实。

【方解】本方证由热邪与肠中糟粕相结,壅阻气机、灼烁津液所致,治宜峻下热结之法。方中大黄泻热通便,荡涤肠腑,为君药。芒硝泻热攻积,软坚润燥,为臣药。两药相须配伍,攻下热结之力益增。枳实、厚朴行气消痞除满,又助大黄、芒硝推导之力,俱为佐药。

若症见痞、满、实而燥象不显者,可去芒硝,酌减枳实、厚朴用量,且三味同煎,减攻下之力,即小承气汤;若症见燥、实而无明显痞、满之象者,可去枳实、厚朴,加甘草,且大黄与甘草同煎,令泻下之力更为和缓,即调胃承气汤。

【使用注意】凡脾胃素弱、年老体弱、久病正虚、气虚阴亏、妇女经期均应慎用,孕妇禁用。

【方歌】大承气汤用芒硝,枳实厚朴大黄饶;救阴泻热功偏擅,急下阳明有数条。

(二) 温下剂

凡以温下药为主要组成,具有温里祛寒通便作用,适用于寒冷积滞内停之寒结,症见便秘、脘腹胀满、腹痛喜温、手足不温甚或厥冷、脉沉紧等的方剂,称为温下剂。代表方有温脾汤。

### 温脾汤《备急千金要方》

【组成】大黄 12g,附子 12g,干姜 6g,人参 6g,甘草 6g。

【用法】水煎服。

【功用】温补脾阳,攻下寒积。

【主治】阳虚冷积证。症见便秘或久痢赤白,腹痛,手足不温,苔白,脉沉弦而迟。

【方解】本方证由脾阳不足、阴寒内盛、积滞中阻所致,治宜温补脾阳、攻下寒积之法。方中附子温壮脾阳,大黄泻下攻积,共为君药,两药相伍,温里攻下;大黄之寒为附子所制,亦属"去性取用"之法。干姜温中暖脾,又助附子制约大黄寒凉,为臣药。人参益气以助阳,并使泻下而不伤正,为佐药。甘草调和药性,兼助人参以补气,为使药而兼佐药之用。

【使用注意】本方煎煮时,大黄应根据积滞之轻重,或后下或与诸药同煎。热结、阴虚便秘者忌用本方。

【方歌】温脾附子与干姜,甘草人参及大黄;寒热并进补兼泻,温通寒积振脾阳。

### (三)润下剂

凡以润下药为主要组成,具有润肠通便作用,适用于邪热伤津或津亏热盛所致肠燥便秘证的方剂,称为润下剂。代表方有麻子仁丸、济川煎。

### 麻子仁丸《伤寒论》

【组成】麻子仁 500g,芍药 250g,枳实 250g,杏仁 250g,厚朴 250g,大黄 500g。

【用法】研末,炼蜜为丸,每服 9g,每日 1~2 次,温开水送下。亦可作汤剂,按原方比例酌定用量,水煎。

【功用】润肠泄热,行气通便。

【主治】肠燥便秘证。症见大便秘结,小便频数。现代常用于习惯性便秘,痔疮便秘,肛肠外科手术后大便燥结等属肠燥便秘者。

【方解】本方证由胃肠燥热内结、脾约不能布津、肠失濡润所致,治宜润燥通便、开结泻热、以复脾运之法。方中麻子仁味甘性平,质润多脂,入脾、胃、大肠经,益脾胃之阴,尤能润肠通便,重用为君药。杏仁甘平润燥,入肺与大肠经,上肃肺气,下润大肠;芍药苦酸微寒,入肝、脾经,养血敛阴,缓急和里,共为臣药。大黄苦寒泻热通便,枳实破结,厚朴除满,此三味即小承气汤,以轻下热结以除胃肠燥热,共为佐药。蜂蜜甘润,助麻仁润肠,缓小承气之攻下,使下不伤正,为佐使。诸药相合,使热去阴复燥除,大便自调。因本方主治脾约便秘,故又名脾约麻仁丸、脾约丸。

【使用注意】本方虽为缓下之剂,但由于有大黄、枳实等破滞荡涤之品,故孕妇不宜用。

【方歌】麻子仁丸治脾约,枳朴大黄麻杏芍;胃燥津枯便难解,润肠泻热功效高。

### 济川煎《景岳全书》

【组成】当归 9~15g,牛膝 6g,肉苁蓉 6~9g,泽泻 4.5g,升麻 1.5~3g,枳壳 3g。

【用法】水煎服。

【功用】温肾益精,润肠通便。

【主治】便秘之肾虚证。症见大便秘结,小便清长,腰膝酸软,舌淡苔白,脉沉迟。

【方解】本方证由肾阳不足、温运无力,肾精亏损、肠腑失濡所致,治宜温肾益精、润肠通便之法。方中肉苁蓉温肾暖腰,益精润肠,为君药。当归养血润肠通便;牛膝下行,补肾强腰,同为臣药。枳壳下气宽肠而助通便;泽泻降泄肾浊,又使君药补而不滞,滋而不腻,俱为佐药。稍加升麻以升阳,俾清阳升而浊阴自降,寓"欲降先升"之意,用为使药。

【使用注意】本方功效偏于温补,热积便秘、阴虚便秘者忌用。

【方歌】济川归膝肉苁蓉,泽泻升麻枳壳从;肾虚精亏肠中燥,寓通于补法堪宗。

(四) 逐水剂

凡以峻下逐水药组成为主,具有攻逐水饮、使体内水饮迅速排出的作用,适用于水饮壅盛于里之水结(如胸腹积水及水肿实证)而体质强壮者等的方剂,称为逐水剂。代表方有十枣汤。

## 十枣汤《伤寒论》

【组成】芫花、甘遂、大戟各等份。

【用法】三味等分,共研细末,大枣 10 枚煎汤送服。

【功用】攻逐水饮。

【主治】悬饮证,症见咳唾胸胁引痛,心下痞硬,干呕短气,胸背掣痛不得息。又可治疗水肿实证,症见一身悉肿,腹胀喘满,二便不利,舌苔滑,脉沉弦。

【方解】本方证由水饮壅盛,气机受阻所致,治宜攻逐水饮之法。方中芫花、甘遂、大戟俱为峻下逐水药,芫花善消胸胁伏饮,甘遂善攻经隧水湿,大戟善逐脏腑水邪。三药合而用之,攻逐水饮之力甚著。大枣味甘,既能缓诸药毒性和峻烈之性,又可补脾培土以制水。

【使用注意】因本方的有效成分不溶于水,故本方宜入散剂,研细末调服或装入胶囊吞服。本方用量一般从小剂量(0.5g)开始,每日 1 次,清晨空腹服,借外界清阳旺盛之力以助祛除水饮阴邪,又不碍药力吸收。服药得泻下后,需喝热粥以补养脾胃正气。水饮未能尽去时,应视患者具体情况:体质尚强,可酌加用量再服;若服后腹泻次数过多,精神萎靡者,应停服,或与健脾补益剂交替使用。本方为逐水峻剂,只宜暂用,不可久服。孕妇忌服。

【方歌】十枣逐水效堪夸,大戟甘遂与芫花;悬饮内停胸胁痛,大腹肿满用无差。

其他泻下剂见表 10-7。

表 10-7 **其他泻下剂**

| 分类 | 方剂 | 药物组成 | 功用 | 主治 |
|---|---|---|---|---|
| 寒下剂 | 大黄牡丹汤 | 大黄、牡丹皮、芒硝、桃仁、冬瓜子 | 泻热破瘀,散结消肿 | 肠痈初起之湿热瘀滞证 |
| | 大陷胸汤 | 大黄、芒硝、甘遂 | 泻热逐水 | 大结胸证 |
| 温下剂 | 大黄附子汤 | 大黄、附子、细辛 | 温里散寒,攻下冷积 | 肠腑寒积证 |
| | 三物备急丸 | 大黄、干姜、巴豆 | 攻下寒积 | 寒实腹痛 |
| 润下剂 | 五仁丸 | 桃仁、杏仁、松子仁、柏子仁、郁李仁、陈皮 | 润肠通便 | 津枯便秘 |
| 逐水剂 | 禹功散 | 黑牵牛、炒茴香、生姜 | 逐水通便,行气消肿 | 阳水 |
| 攻补兼施剂 | 黄龙汤 | 大黄、芒硝、枳实、厚朴人参、当归、甘草 | 泄热通腑,益气养血 | 阳明腑实,气血不足证 |
| | 增液承气汤 | 玄参、麦冬、生地黄、大黄、芒硝 | 滋阴增液,泻热通便 | 热结肠腑,津液不足证 |

## 五、和解剂

凡具有和解少阳、调和肝脾、调和寒热等作用,用于治疗伤寒邪在少阳、肝脾不和、寒热互结等证

Note:

的方剂,统称和解剂,属于"八法"中的"和法"。和解剂据其功效不同可分为和解少阳、调和肝脾、调和寒热三类方剂。

凡邪在表、未入少阳,或邪已入里、阳明热盛者,不宜使用和解剂。若邪在表,误用和解剂,则易引邪入里;若邪已入里,误用和解剂,则会延误病情。凡劳倦内伤,饮食失调,气血两虚而症见寒热者,忌用和解剂。

（一）和解少阳剂

凡以辛散透热与苦寒清热药配伍为主,具有和解少阳的作用,适用于邪在少阳胆经之半表半里证,症见寒热往来、胸胁苦满、心烦喜呕、默默不欲饮食、口苦、咽干、目眩、脉弦等的方剂,称为和解少阳剂。代表方有小柴胡汤。

## 小柴胡汤《伤寒论》

【组成】柴胡 24g,黄芩 9g,人参 9g,半夏 9g,炙甘草 9g,生姜 9g,大枣 4 枚。

【用法】水煎服。

【功用】和解少阳。

【主治】伤寒少阳证,症见往来寒热,胸胁苦满,默默不欲饮食,心烦喜呕,口苦,咽干,目眩,舌苔薄白,脉弦。又可治疗妇人中风,热入血室;或疟疾、黄疸等而见少阳证者。

【方解】本方证由伤寒邪犯少阳,出入于半表半里之间所致,治宜和解少阳之法。方中柴胡辛凉,外透少阳半表之邪,为君药。黄芩苦寒,内清少阳半里之热,与君药相配,外透内清,和解少阳,为臣药。半夏降逆和胃消痞;生姜和中止呕,兼制半夏之毒;人参、大枣补气健脾,扶正以祛邪,并杜邪内传;大枣与生姜相配,又兼调营卫助透邪之功,俱为佐药。炙甘草调和药性,助人参、大枣益气,为使药而兼佐药之用。

【使用注意】阴虚血少者慎用本方。

【方歌】小柴胡汤和解供,半夏人参甘草从;更用黄芩加姜枣,少阳百病此为宗。

（二）调和肝脾剂

凡以理气疏肝或养血和血药为主要组成,具有疏肝解郁、健补脾胃,以促进肝脾功能恢复正常的作用,适用于肝气郁结、克伐脾胃,或脾虚不运、影响肝之疏泄而导致的肝脾不和证,症见胸胁闷痛、脘腹胀痛、食欲减退、嗳气吞酸、脉弦而缓,甚则寒热往来等的方剂,称为调和肝脾剂。代表方有逍遥散、四逆散。

## 逍遥散《太平惠民和剂局方》

【组成】柴胡 9g,当归 9g,白芍 9g,白术 9g,茯苓 9g,炙甘草 4.5g。

【用法】上为粗末,每服二钱(6g),水一大盏,烧生姜一块切破、薄荷少许,同煎服;或按原方比例入汤剂煎服。

【功用】疏肝解郁,健脾养血。

【主治】肝郁血虚脾弱证。症见两胁作痛,头痛目眩,口燥咽干,神疲食少,寒热往来,月经不调,乳房胀痛,舌淡,脉弦而虚。

【方解】本方证由肝郁乘脾、脾虚化血乏源所致,治宜疏肝解郁、健脾养血之法。方中柴胡疏肝理气解郁,为君药。当归、白芍养血敛阴柔肝,同为臣药。君臣相伍,调肝用,补肝体,体用兼顾,相得益彰。白术、茯苓健脾助运,以裕气血生化之源,俱为佐药。甘草调和药性,兼以补脾,为使药而兼佐药之用。

【使用注意】《太平惠民和剂局方》指出本方的服法为"去滓热服,不拘时候",故若病情较重者,可根据需要增加给药次数,每日可服 3~4 次。若病情需要,本方可做丸剂服用。

【方歌】逍遥散用当归芍,柴苓术草加姜薄;散郁除蒸功最奇,调经八味丹栀着。

## 四逆散《伤寒论》

【组成】柴胡 6g，枳实 6g，芍药 6g，炙甘草 6g。

【用法】研细末，以温开水送服；或按原方比例入汤剂煎服。

【功用】透邪解郁，疏肝理脾。

【主治】阳郁厥逆证，症见手足不温，或身微热，或咳，或悸，或小便不利，脉弦。又可治疗肝郁脾滞证，症见胁肋胀闷，脘腹疼痛，或泄利下重，脉弦。

【方解】本方证由外邪传经入里，抑遏阳气不得达于四末，肝失疏泄，脾滞不运所致，治宜透邪解郁、疏肝理脾之法。方中柴胡味辛，透邪解郁，疏肝理气，为君药。原方之芍药，现临床多用白芍，味酸，敛阴缓急，为臣药。枳实行气泄热破结，与柴胡相配则一降一升，以利气机条达；与芍药相伍，则气血并调，止痛之力益增，为佐药。甘草调和药性，为使药。

【使用注意】阳盛之热厥和阴盛之寒厥者，禁用本方。

【方歌】四逆散里用柴胡，芍药枳实甘草须；此是阳邪成郁逆，敛阴泄热平剂扶。

（三）调和寒热剂

凡以辛温药与苦寒药配伍为主，具有辛开苦降、开结除痞、调整胃肠功能的作用，适用于寒热中阻、肠胃功能失调所致脘腹痞闷、恶心呕吐、腹胀或肠鸣泄泻等症的方剂，称为调和寒热剂。代表方有半夏泻心汤。

## 半夏泻心汤《伤寒论》

【组成】半夏 12g，黄芩 9g，干姜 9g，人参 9g，炙甘草 9g，黄连 3g，大枣 4 枚。

【用法】水煎服。

【功用】寒热平调，消痞散结。

【主治】寒热互结之痞证。症见心下痞，但满而不痛，或呕吐，肠鸣下利，舌苔薄黄而腻，脉细。

【方解】本方证由小柴胡汤证误下，损伤中阳，外邪乘虚内陷而致寒热互结、气失升降所致，治宜寒热平调、消痞散结之法。方中，半夏味辛，能祛逐寒邪，温胃止呕，散结消痞，为君药。干姜，温中散寒；黄连、黄芩苦寒，降泄热邪，同为臣药。人参、大枣益气补虚，为佐药。甘草调和药性，又助人参、大枣之力，为使药而兼佐药之用。

【使用注意】食积或痰浊内结之痞满者，不宜使用本方。

【方歌】半夏泻心黄连芩，干姜甘草与人参；大枣和之治虚痞，法在降阳而和阴。

其他和解剂见表 10-8。

表 10-8　**其他和解剂**

| 分类 | 方剂 | 药物组成 | 功用 | 主治 |
| --- | --- | --- | --- | --- |
| 和解少阳剂 | 大柴胡汤 | 柴胡、黄芩、芍药、半夏、枳实、大黄、生姜、大枣 | 和解少阳，内泻热结 | 少阳阳明合病 |
| | 蒿芩清胆汤 | 青蒿脑、淡竹茹、仙半夏、赤茯苓、青子芩、生枳壳、陈广皮、碧玉散 | 清胆利湿，和胃化痰 | 少阳湿热痰浊证 |
| | 达原饮 | 槟榔、厚朴、草果仁、知母、芍药、黄芩、甘草 | 开达膜原，辟秽化浊 | 瘟疫或疟疾，邪伏膜原证 |
| 调和肝脾剂 | 痛泻要方 | 炒白术、炒白芍、炒陈皮、防风 | 补脾泻肝，缓痛止泻 | 脾虚肝旺之痛泻 |

## 六、补益剂

凡以补虚药为主要组成部分,具有补益人体气、血、阴、阳的功效,主治虚证的方剂称补益剂,属于"八法"中的"补法"。根据虚证的类型不同,可分为补气剂、补血剂、气血双补剂、补阴剂、补阳剂、阴阳双补剂、气血阴阳共补剂等。

补益剂宜文火久煎。因补益剂多滋腻之品,易碍胃滞气,故使用时应注意脾胃功能,必要时宜酌加健脾、理气、消导之品。

### (一) 补气剂

凡由补气药组成,具有补益正气的作用,主治脾肺气虚证,症见倦怠无力、食少便溏、少气懒言、语言低微、动则气促汗出、面色㿠白、舌淡苔白、脉弱或虚大,或虚热自汗、脱肛、子宫脱垂等的方剂,称为补气剂。代表方有四君子汤、参苓白术散、补中益气汤。

### 四君子汤《圣济总录》

【组成】人参 9g,白术 9g,茯苓 9g,炙甘草 6g。

【用法】水煎服。

【功用】益气健脾。

【主治】脾胃气虚证。症见面色萎白,语声低微,气短乏力,食少便溏,舌淡胖,苔薄白,脉虚弱。

【方解】本方证由脾胃气虚、运化无权、气血生化乏源所致,治宜补气健脾之法。方中人参补中益气,健脾养胃,为君药。白术健脾燥湿,加强人参补气之力,为臣药。茯苓渗湿健脾,为佐药。白术与茯苓相配,白术偏于健脾,其性守而不走;茯苓偏于渗湿,其性走而不守,二者相辅相成,既增健脾助运之效,又合脾喜通恶滞、喜燥恶湿之性。炙甘草益气和中,调和诸药,为佐使药。诸药配伍,共成甘温平补脾胃之剂。

【使用注意】原方为散剂,现代临床一般以饮片入煎。前人煎煮本方时常入盐少许,以利于健脾开胃进食。因方中含有人参,故勿与萝卜同服,以防降低药力。

【方歌】四君子汤中和义,参术茯苓甘草比;益以夏陈名六君,祛痰补气阳虚饵;除却半夏名异功,或加香砂胃寒使。

### 参苓白术散《太平惠民和剂局方》

【组成】人参 15g,白术 15g,白茯苓 15g,山药 15g,莲子肉 9g,薏苡仁 9g,白扁豆 12g,缩砂仁 6g,炒桔梗 6g,炙甘草 10g,大枣 3 枚。

【用法】研细末,调服;或按原方比例酌定入汤剂煎服。

【功用】益气健脾,渗湿止泻。

【主治】脾胃气虚夹湿之泄泻,症见饮食不化,胸脘痞闷,或吐或泻,四肢乏力,形体消瘦,面色萎黄,舌淡苔白腻,脉虚缓。又可治疗肺脾气虚痰湿咳嗽,症见咳嗽痰多色白,胸脘痞闷,神疲乏力,面色白,纳差便溏,舌淡苔白腻,脉细弱而滑。

【方解】本方证由脾胃气虚,运化失司,湿浊内生,下走大肠,或凝聚成痰,上贮于肺所致,治宜益气健脾、渗利湿浊之法。方中人参善补脾肺之气,白术健脾燥湿,茯苓渗湿健脾,三药合用,补脾力强而兼有祛湿之功,共为君药。山药益气补脾固肾,莲子肉补脾和胃止泻,助君药健脾止泻;薏苡仁健脾渗湿,白扁豆健脾化湿,助君药健脾祛湿止泻,四药同为臣药。砂仁芳香化湿,醒脾和胃,畅达湿遏之气机;桔梗宣开肺气,通利水道,既有助于湿浊下行,又可载药上行于肺,奏"培土生金"之功,俱为佐药。炙甘草益气和中,调和诸药,为佐使药。

【使用注意】本方功善益气健脾,渗湿止泻,对于肺脾气虚之痰湿咳嗽,乃通过健脾化湿治疗生痰之本以达化痰止咳之目的,所以,气虚而痰湿壅盛者宜酌情配伍陈皮、半夏等燥湿化痰之品。

【方歌】参苓白术扁豆陈,山药甘莲砂薏仁;桔梗上浮兼保肺,枣汤调服益脾神。

### 补中益气汤《内外伤辨惑论》

【组成】黄芪 18g,人参 6g,白术 9g,酒当归 3g,陈皮 6g,升麻 6g,柴胡 6g,炙甘草 9g。

【用法】水煎服。

【功用】补中益气,升阳举陷。

【主治】脾虚气陷证,症见头晕目眩,耳鸣耳聋,少气懒言,语音低微,面色萎黄,纳差便溏,舌淡苔白,脉弱,或脱肛,子宫脱垂,久泻久痢,崩漏等。又可治疗气虚发热证,症见身热,自汗,渴喜热饮,气短乏力,舌淡而胖,脉大无力。

【方解】本方证由脾气虚弱,运化无力,清阳不升,清窍失养,或中虚气陷,升举无力,清阳之气陷于下焦,郁遏生热所致,治宜补中益气、升阳举陷之法。方中黄芪既能补中益气、升阳举陷,又可补脾益肺、固表止汗,为君药。人参、白术助君药益气补脾,同为臣药。当归养血和营,协人参、黄芪以补气养血;陈皮理气和胃,使诸药补而不滞;柴胡、升麻升阳举陷,协诸益气之品升提下陷之中气,俱为佐药。炙甘草益气和中,调和诸药,为佐使药。

【使用注意】本方所治发热由气虚清阳下陷、郁遏生热所致,立法用药体现益气补虚、升举清阳,为"甘温除热"之代表方剂,故阴虚火旺及实证发热者禁用。

【方歌】补中益气芪术陈,升柴参草当归身;虚劳内伤功独擅,亦治阳虚外感因。

（二）补血剂

凡由补血药为主要组成,具有补益营血的作用,主治血虚证,症见面色萎黄、唇甲色淡、头晕眼花、舌淡、脉细数或细涩,或心悸失眠、夜寐多梦、月经不调、量少色淡、经闭不行等的方剂,称为补血剂。代表方有四物汤、归脾汤。

### 四物汤《仙授理伤续断秘方》

【组成】熟地黄 15g,川当归 9g,白芍 9g,川芎 6g,各等分。

【用法】水煎服。

【功用】补血调血。

【主治】营血虚滞证。症见心悸失眠,头晕目眩,面色无华,形瘦乏力,妇人月经不调,量少或经闭不行,脐腹作痛,舌淡,脉细弦或细涩。

【方解】本方证由营血亏虚、血行涩滞、形体失养、脏腑失濡所致,治宜养血调血之法。方中熟地黄味厚滋润,为滋阴益精养血之要药,为君药。当归甘温质润,补血养肝,和血调经,既可助熟地黄补血之功,又可行经隧脉道之滞,为臣药。白芍养血敛阴柔肝;川芎活血行气,上行头面,下至血海,中开郁结,旁通络脉,与当归配伍,通畅脉道之滞,俱为佐药。诸药配伍,补中有行,动静相合,补而不滞,通而不破,共成养血和血调经之剂。

【使用注意】本方宜空腹热服,以促进药物吸收,增强温行营血之力。脾气虚弱、湿盛中满、大便溏薄者不宜使用。若大量失血而致气随血脱,当以补气摄血为主,不宜使用本方。

【方歌】四物地芍与归芎,血家百病此方通;八珍合入四君子,气血双疗功独崇;再加黄芪与肉桂,十全大补补方雄。

### 归脾汤《济生方》

【组成】人参 9g,炙黄芪 18g,白术 18g,茯神 18g,当归 3g,龙眼肉 18g,远志 3g,炒酸枣仁 18g,木香 9g,炙甘草 6g。

【用法】加生姜 3 片,大枣 5 枚,水煎服。

【功用】益气补血,健脾养心。

【主治】心脾气血两虚证。症见心悸怔忡,失眠健忘,盗汗虚热,体倦食少,面色萎黄,舌淡苔薄白,脉细弱;亦可治疗脾不统血证,症见便血,皮下紫癜,妇女崩漏,月经超前,量多色淡,或淋漓不止,舌淡苔白,脉细弱。

【方解】本方证由思虑过度,劳伤心脾,脾虚不运,化源不足,气弱血少,心神失养,血失统摄所致,治宜益气健脾、补血养心之法。方中人参、黄芪、白术、茯神、甘草,益气健脾以生血;当归、龙眼肉、远志、炒酸枣仁,补血养心以安神;木香理气醒脾,与益气养血药相配,使补而不滞;炙甘草兼调诸药。诸药配伍,心脾同调,重在补脾;气血并补,重在益气,共成补养心脾、益气摄血之剂。

【使用注意】本方煎煮时宜加入生姜3片、大枣5枚,以鼓舞脾胃之气而资化源。本方用药偏于温热,若阴血不足,虚热较著,烦热失眠,或阴虚内热之出血,不宜使用。

【方歌】归脾汤用术参芪,归草茯神远志随;酸枣木香龙眼肉,煎加姜枣益心脾;怔忡健忘俱可却,肠风崩漏总能医。

### (三)补阴剂

凡由补阴药为主要组成,具有滋补阴液、补肾填精的作用,主治肝肾阴虚证,症见形体消瘦、头晕耳鸣、腰膝酸软、五心烦热、遗精滑泄,或骨蒸潮热、盗汗颧红、咽干口燥、眼目干涩、舌红少苔、脉细数的方剂,称为补阴剂。代表方有六味地黄丸。

## 六味地黄丸《小儿药证直诀》

【组成】熟地黄24g,山茱萸12g,山药12g,泽泻9g,牡丹皮9g,茯苓9g。

【用法】研细末,炼蜜为丸,温开水或淡盐汤送服;或按原方比例酌定水煎服。

【功用】滋阴补肾。

【主治】肾阴虚证。症见腰膝酸软,头晕目眩,耳鸣耳聋,盗汗,遗精,消渴,骨蒸潮热,手足心热,舌燥咽痛,牙齿动摇,足跟作痛,以及小儿囟门不合,舌红少苔,脉沉细数。

【方解】本方证由肾阴亏虚、精亏髓少、骨失所养、阴不制阳、虚火内扰所致,治宜滋阴补肾之法。方中重用熟地黄滋阴补肾,填精益髓,为君药。山茱萸滋补肝肾,温涩精气;山药健脾补虚,涩精固肾,以后天补先天,同为臣药。君臣相合,肾肝脾三脏并补,滋阴益肾之力相得益彰。肾为主水之脏,肾虚不能化水,每致浊阴内停;肝肾阴虚,阳失所制,易见虚火内扰。故配伍泽泻利湿泄浊,并防止熟地黄滋腻恋邪;牡丹皮清泄相火,并制约山茱萸温燥之性;茯苓淡渗脾湿,既助山药健运脾气以充养后天之本,又能助泽泻以泄肾浊,俱为佐药。诸药配伍,三补三泻,以补为主;三阴并补,以补肾为要。

本方是由北宋儿科名家钱乙从《金匮要略》"肾气丸"中减去桂枝、附子而成,变温补肾阳之方为滋补肾阴之剂。

若虚火较盛而见骨蒸潮热,虚烦盗汗者,可加知母、黄柏以清热泻火,即知柏地黄丸;若肝肾阴虚,兼见两目昏花,视物模糊,或目睛干涩,迎风流泪者,可加枸杞子、菊花以养肝明目,即杞菊地黄丸;若兼肺阴不足而见喘咳,气逆不降者,可加五味子、麦冬以滋肺润燥,补肾纳气,即麦味地黄丸。

【使用注意】本方常以淡盐水送服,取引药入肾之意。脾虚食少便溏者,不宜使用。

【方歌】六味地黄益肾肝,茱薯丹泽地苓专;阴虚火旺加知柏,养肝明目杞菊煎;若加五味成都气,再入麦冬长寿丸。

### (四)补阳剂

凡由补阳药为主要组成,具有温补元阳的作用,主治肾阳虚衰证,症见畏寒肢冷、腰膝酸软、小便不利、小便频数、夜尿频多,或男子阳痿、女子宫寒不孕,以及水肿、喘咳等的方剂,称为补阳剂。代表方有肾气丸。

## 肾气丸《金匮要略》

【组成】桂枝3g,炮附子3g,干地黄24g,山药12g,山茱萸12g,泽泻9g,茯苓9g,牡丹皮9g。

【用法】研细末,炼蜜为丸,酒送服;或按原方比例酌定水煎服。

【功用】补肾助阳。

【主治】肾阳不足证。症见腰痛脚软,身半以下常有冷感,少腹拘急,小便不利,或小便反多,入夜尤甚,阳痿早泄,舌淡而胖,脉虚弱,尺部沉细或沉弱而迟。亦可治疗痰饮、水肿、消渴、脚气、转胞等证属肾阳不足者。

【方解】本方证由肾阳不足,温煦无能,骨失所养,髓海失充,气不化水,封藏失职所致,治宜温肾助阳、化气行水之法。方中附子大辛大热,温阳补火;桂枝温阳化气,两药相合,补肾阳之虚,助气化之复,共为君药。肾为水火之脏,内舍元阴元阳,阳气无阴则不化,故有"善补阳者,必于阴中求阳,则阳得阴助而生化无穷"之说。故方中重用干地黄滋阴补肾填精,配伍山茱萸、山药补肝养脾益精,以收阴生阳长之效,俱为臣药。泽泻、茯苓利水渗湿,泄肾浊,与滋肾填精之品并用,使补而不滞;牡丹皮活血散瘀,合桂枝可调血分之滞,且防附子、桂枝温燥动血,皆为使药。方中补阳药少而滋阴药多,可知制方用意并非峻补元阳,温阳助火,而在于微微生火,以蒸化肾精,取"少火生气"之义。

【使用注意】原方服法为以酒送服药物,取其辛温走窜之性,以助阳气布达周身。原方中使用的干地黄,为生地黄,唐代之前均作滋阴养血之用。现代临床多以熟地黄代替干地黄。方中虽重用滋阴之品,然配伍附、桂温阳助火,变为"阴中求阳"之方,功专温肾助阳,故阴虚证者不宜使用。

【方歌】金匮肾气治肾虚,熟地怀药及山萸;丹皮苓泽加桂附,引火归原热下趋。

### (五)气血双补剂

凡由补气补血药组成,具有益气补血的作用,主治气血两虚证,症见头晕目眩、心悸气短、少气懒言、肢体倦怠乏力、面色萎黄或苍白、舌淡苔白、脉细弱的方剂,称为气血双补剂。代表方有八珍汤。

## 八珍汤《正体类要》

【组成】当归 10g,川芎 5g,白芍 8g,熟地黄 15g,人参 3g,白术 10g,茯苓 8g,甘草 5g。

【用法】加生姜 3 片,大枣 2 枚,水煎,饭前服。

【功用】益气补血。

【主治】气血两虚证。症见面色㿠白或萎黄,心悸怔忡,食欲缺乏,气短懒言,四肢倦怠,头晕目眩,舌淡苔白,脉细弱或虚大无力。现代常用于治疗贫血、病后虚弱、营养不良、神经衰弱、慢性肝炎、妇女月经不调、胎产崩漏及疮疡溃后久不收口等属气血两虚者。

【方解】本方所主多系久病失治或病后失调,或失血过多引起的气血两虚证。方中人参与熟地黄相配,甘温益气补血,共为君药。白术助人参益气补脾,当归助熟地黄补益阴血,同为臣药。白芍养血敛阴,川芎活血行气,使补而不滞,助地、归以补血;茯苓健脾渗湿,甘草益气补中,助参、术以益脾,俱为佐药。甘草调和药性,兼作使药。煎加生姜、大枣,资助脾胃而和诸药。数药合用,共收气血双补之功。

【方歌】双补气血八珍汤,四君四物益枣姜;再加黄芪与肉桂,十全大补效更强。

其他补益剂见表 10-9。

表 10-9　其他补益剂

| 分类 | 方剂 | 药物组成 | 功用 | 主治 |
|---|---|---|---|---|
| 补气剂 | 玉屏风散 | 炙黄芪、白术、防风 | 益气固表 | 肺卫气虚证 |
| | 生脉散 | 人参、麦冬、五味子 | 益气生津,敛阴止汗 | 气阴两虚证 |
| | 人参蛤蚧散 | 蛤蚧、人参、茯苓、知母、贝母、桑白皮、炙甘草、大杏仁、生姜 | 补肺益肾,止咳定喘 | 肺肾气虚,痰热咳喘证 |

续表

| 分类 | 方剂 | 药物组成 | 功用 | 主治 |
|------|------|----------|------|------|
| 补血剂 | 当归补血汤 | 黄芪、酒当归 | 补气生血 | 血虚发热证 |
| 补阴剂 | 左归丸 | 熟地黄、炒山药、枸杞子、山茱萸、川牛膝、菟丝子、鹿角胶、龟甲胶 | 滋阴补肾,填精益髓 | 真阴不足证 |
| | 一贯煎 | 地黄、枸杞子、当归、北沙参、麦冬、川楝子 | 滋阴疏肝 | 阴虚肝郁证 |
| | 百合固金汤 | 百合、熟地黄、生地黄、当归、白芍、甘草、桔梗、玄参、贝母、麦冬 | 滋肺益肾,化痰止咳 | 肺肾阴虚,虚火上炎之咳血证 |
| | 大补阴丸 | 黄柏、知母、熟地、龟甲、猪脊髓 | 滋阴降火 | 阴虚火旺证 |
| | 麦门冬汤 | 麦冬、半夏、人参、甘草、粳米、大枣 | 滋养肺胃,降逆和中 | 肺胃阴伤气逆之肺痿证 |
| | 益胃汤 | 沙参、麦冬、冰糖、细生地、玉竹 | 养阴益胃 | 胃阴不足证 |
| 补阳剂 | 右归丸 | 制附子、肉桂、鹿角胶、熟地黄、山茱萸、炒山药、枸杞子、菟丝子、杜仲、当归 | 温补肾阳,填精益髓 | 肾阳不足,命门火衰证 |
| 气血双补剂 | 泰山磐石散 | 人参、黄芪、白术、炙甘草、当归、川芎、白芍药、熟地黄、川续断、糯米、黄芩、砂仁 | 益气健脾,养血安胎 | 堕胎,滑胎 |
| 阴阳并补剂 | 地黄饮子 | 熟干地黄、巴戟天、山茱萸、石斛、酒肉苁蓉、炮附子、五味子、官桂、白茯苓、麦冬、菖蒲、远志、生姜、大枣、薄荷 | 滋肾阴,补肾阳,开窍化痰 | 喑痱 |
| | 龟鹿二仙胶 | 鹿角、龟甲、人参、枸杞子 | 滋阴填精,益气壮阳 | 真元虚损,精血不足证 |
| | 七宝美髯丹 | 赤何首乌、白何首乌、赤茯苓、白茯苓、牛膝、当归、枸杞子、菟丝子、补骨脂 | 补益肝肾,乌发壮骨 | 肝肾不足证 |
| | 补天大造丸 | 人参、黄芪、白术、当归、枣仁、远志、白芍、山药、茯苓、枸杞子、大熟地、紫河车、鹿角、龟甲 | 补五脏虚损 | 虚劳 |
| 气血阴阳并补剂 | 炙甘草汤 | 炙甘草、生地黄、人参、阿胶、麦冬、胡麻仁、大枣、生姜、桂枝 | 益气养血,通阳复脉,滋阴补肺 | 脉结代,心动悸之气血阴阳俱虚证 |

## 七、固涩剂

凡以收涩药为主组成,具有收敛固涩作用,主治气、血、精、津耗散滑脱之证的方剂,统称固涩剂。属于"十剂"中的"涩剂"。由于滑脱之证所涉及病因和病位的不同,因此固涩剂可分为敛肺止咳剂、固表止汗剂、涩肠固脱剂、涩精止遗剂、固崩止带剂五类。

固涩剂所治疗的耗散、滑脱之证,每因正气亏虚而致,治疗时重在收敛固涩。若外邪未尽者,不宜过早使用,以免"闭门留寇"。凡热病多汗、痰饮咳嗽、湿热或伤食泻痢、火扰精泄、血热或瘀阻崩漏等由邪实内扰所致气、血、精、津的丢失,不宜用固涩剂治疗。固涩剂中收涩之品较多,易涩敛气机,故治疗时宜中病即止,不宜久服。

（一）固表止汗剂

凡由固表止汗药组成,具有收敛止汗作用,适用于表虚卫外不固、腠理疏松,或心阳不潜、阴液不守而致的自汗、盗汗等的方剂,称为固表止汗剂。代表方有牡蛎散。

### 牡蛎散《太平惠民和剂局方》

【组成】煅牡蛎 15g,黄芪 15g,麻黄根 15g。

【用法】水煎服。前人煎煮本方时常加入小麦百余粒共同煎煮,以增强补心敛汗之力。

【功用】敛阴止汗,益气固表。

【主治】体虚自汗、盗汗。症见自汗,夜卧尤甚,久而不止,心悸惊惕,短气烦倦,舌淡红,脉虚弱。

【方解】本证由肺卫气虚,卫外不固,汗出过多,伤及心阴,心失所养,心阳不潜所致,治宜敛阴潜阳、固表止汗之法。方中煅牡蛎长于收涩止汗,益阴潜阳,镇惊安神,为君药。黄芪益气实卫,固表止汗,与牡蛎相配,标本兼顾,止汗之力尤著,为臣药。小麦养心阴,益心气,清心除烦;麻黄根功专收敛止汗,助君药敛汗固表,俱为佐药。诸药配伍,共奏敛阴止汗、益气固表之功。

【使用注意】阴虚火旺之盗汗,不宜单独使用。若亡阳汗出,大汗淋漓,如珠如油者,则当速予独参汤或参附汤益气回阳救脱,非固表敛汗之法所宜。

【方歌】牡蛎散内用黄芪,浮麦麻黄根最宜;自汗盗汗心液损,固表敛汗见效奇。

（二）涩肠固脱剂

凡以涩肠止泻药物组成,具有涩肠固脱作用,适用于脾肾虚寒所致之泻痢日久、大便滑脱不禁等的方剂,称为涩肠固脱剂。代表方有真人养脏汤、四神丸等。

### 真人养脏汤《太平惠民和剂局方》

【组成】炙罂粟壳 9g,诃子 9g,煨肉豆蔻 8g,肉桂 6g,当归 6g,白芍 12g,人参 6g,白术 6g,木香 3g,炙甘草 6g。

【用法】水煎服。

【功用】涩肠固脱,温补脾肾。

【主治】脾胃虚寒,久泻久痢证。症见大便滑脱不禁,日夜无度,甚则脱肛坠下,或大便脓血,下痢赤白,脐腹疼痛,里急后重,倦怠食少,舌淡苔白,脉迟细。

【方解】本证由脾肾阳虚,火不暖土,清阳下陷,固摄无权,气血失和所致,治宜涩肠止泻、温补脾肾之法。方中重用炙罂粟壳,涩肠固脱而止泻,为君药。诃子涩肠止泻,煨肉豆蔻温中涩肠,行气止痛,同为臣药。肉桂益火助阳,温肾暖脾,以散下元之寒;人参、白术补气健脾,以扶中焦之虚;当归、白芍养血和血;木香芳香醒脾,行气止痛,与当归、白芍相伍,可调和气血,以除下痢脓血、里急后重;上述诸药与君药、臣药相配伍,可使补涩而不壅滞气机,俱为佐药。炙甘草调和诸药,为使药。诸药配伍,共成涩肠固脱、温补脾肾、调气和血之剂。

【使用注意】本方不宜久服。若因积滞热毒所致之泻痢,虽日久不止,仍当治以清热解毒之法,禁用本方。服用本方时应"忌酒面、生冷、鱼腥、油腻之物",以防滋腻生湿之物壅滞肠胃,加重病情。

【方歌】真人养脏诃粟壳,肉蔻当归桂木香;术芍参甘为涩剂,脱肛久痢早煎尝。

### 四神丸《内科摘要》

【组成】补骨脂 12g,肉豆蔻 6g,吴茱萸 3g,五味子 6g。

【用法】上研细末,以生姜煮枣肉制丸温水送服;或按原方比例酌定水煎服。

【功用】温肾暖脾,涩肠止泻。

【主治】五更泄泻。症见五更泄泻,不思饮食,或久泻不愈,腹痛腰酸,肢冷神疲乏力,舌淡苔薄白,脉沉迟无力。

【方解】本证由肾阳虚衰,火不暖土,阳气当至不至,阴气极而下行所致,治宜温肾暖脾、涩肠止泻之法。方中补骨脂补肾助阳,暖脾止泻,尤善补命门之火,为治肾虚泄泻之要药,为君药。肉豆蔻温中行气,涩肠止泻,为臣药。君药、臣药相配,脾肾同调,偏补命门之火而止泻痢。吴茱萸温中祛寒,且能疏达少阳升发之气,使阳气升、阴寒散,而泻痢可止;五味子酸敛固涩,以助止泻;生姜温胃散寒,大枣补脾益胃以助运化,俱为佐药。

本方由《普济本事方》中的二神丸与五味子散组合而成。二神丸(补骨脂、肉豆蔻)能温补脾肾,涩肠止泻,主治脾肾虚弱,全不进食;五味子散(五味子、吴茱萸)可温中涩肠,主治肾泄。两方相合,温补固涩之功益佳,故称"四神"丸。

本方与真人养脏汤均为固涩止泻之剂,主治脾肾虚寒所致泄泻、滑脱不禁。本方重用补骨脂,以温肾涩肠为主,主治命门火衰、火不生土所致的肾泄;真人养脏汤以炙罂粟壳收敛固涩为主,且配伍参、术健脾益气之品,主治泻痢日久,脾肾虚寒,而以脾虚为主者。

【使用注意】本方宜饭前空腹服用,以利于药物吸收,迅速发挥疗效。

【方歌】四神故纸吴茱萸,肉蔻五味四般须;大枣百枚姜八两,五更肾泄火衰扶。

（三）固崩止带剂

凡以固崩止带药物组成,具有固冲摄血、止带作用,适用于妇女崩中漏下或带下日久不止等症的方剂,称为固崩止带剂。代表方有固冲汤、完带汤。

## 固冲汤《医学衷中参西录》

【组成】炒白术 30g,生黄芪 18g,山茱萸 24g,白芍 12g,煅龙骨 24g,煅牡蛎 24g,海螵蛸 12g,棕榈炭 6g,五倍子 1.5g,茜草 9g。

【用法】水煎服。

【功用】益气健脾,固冲摄血。

【主治】血崩之脾气虚弱,冲脉不固证。症见血崩或月经过多,色淡质稀,面色白,心悸气短,腰膝酸软,四肢乏力,舌淡,脉细弱。

【方解】本方证由脾气虚弱,统摄无权,冲脉不固所致,治宜健脾固冲、收涩止血之剂。方中重用炒白术、生黄芪补气健脾,固冲摄血,共为君药。山茱萸、白芍补益肝肾以调补冲任,敛阴摄血,同为臣药。煅龙骨、煅牡蛎、棕榈炭、五倍子收敛固涩以止血;少量茜草、海螵蛸化瘀止血,与方中大量止血药相伍,相反相成,使血止而不留瘀。

本方与归脾汤均可治疗脾不摄血所致崩漏、月经过多,均具有益气摄血的功效。但本方长于收敛固涩,且能调补肝肾,固冲止血;而归脾汤长于补气健脾,补气摄血,且能养血宁心安神。

【使用注意】血热、寒凝、瘀血等所致出血,不宜使用。

【方歌】固冲汤中芪术龙,牡蛎海蛸五倍同;茜草山萸棕炭芍,益气止血治血崩。

## 完带汤《傅青主女科》

【组成】炒白术 30g,炒山药 30g,人参 6g,炒白芍 15g,车前子 9g,制苍术 9g,甘草 3g,陈皮 2g,黑芥穗 2g,柴胡 2g。

【用法】水煎服。

【功用】补脾疏肝,化湿止带。

【主治】脾虚肝郁,湿浊带下证。症见带下色白,清稀无臭,肢体倦怠,大便溏薄,舌淡苔白,脉缓或濡弱。

【方解】本方证由脾虚湿停,肝气失疏,带脉不固,脾精不守,湿浊下注所致,治宜补脾疏肝、化湿止带之法。方中重用炒白术、炒山药,长于益气健脾,燥湿化浊,且能收摄脾肾之气以固带脉,共为君药。人参益气补中,制苍术燥湿运脾,两药相合,助君药健脾化湿以止带,同为臣药。柴胡疏肝解郁,白芍柔肝缓急,两药相伍,养肝体而合肝用,使肝气疏达而脾土自安;车前子利水渗湿,使湿浊之邪从小便而解;陈皮理气燥湿,令气行而湿化,且使补气之品滋而不滞;黑芥穗祛风胜湿,升提清阳以止带下;以上诸药俱为佐药。甘草和中调药,为使药。全方健脾祛湿为主,兼以疏肝,诸药配伍,共奏补脾疏肝、化湿止带之功。

【使用注意】若带下色黄或赤白相兼,稠黏臭秽,苔黄脉弦或数,属肝郁化热、湿热下注者,非本方所宜。

【方歌】完带汤中用白术,山药人参白芍辅;苍术车前黑芥穗,陈皮甘草与柴胡。

其他固涩剂见表10-10。

表 10-10　其他固涩剂

| 分类 | 方剂 | 药物组成 | 功用 | 主治 |
|---|---|---|---|---|
| 敛肺止咳剂 | 九仙散 | 人参、款冬花、桑白皮、桔梗、五味子、阿胶、乌梅、贝母、罂粟壳 | 敛肺止咳,益气养阴 | 久咳伤肺,气阴两伤证 |
| 涩肠固脱剂 | 桃花汤 | 赤石脂、干姜、粳米 | 涩肠止痢,温中散寒 | 虚寒痢 |
| | 驻车丸 | 黄连、干姜、当归、阿胶 | 清热燥湿,养阴止痢 | 久痢赤白,休息痢 |
| 涩精止遗剂 | 缩泉丸 | 天台乌药、益智仁、山药 | 温肾祛寒,缩尿止遗 | 膀胱虚寒证 |
| | 金锁固精丸 | 炒沙苑子、芡实、莲须、酥炙龙骨、煅牡蛎 | 补肾涩精 | 肾虚精关不固,遗精滑泄 |
| | 桑螵蛸散 | 桑螵蛸、龙骨、龟甲、人参、茯神、当归、远志、石菖蒲 | 调补心肾,固精止遗 | 心肾两虚之尿频、滑精 |
| 固崩止带剂 | 固经丸 | 炒黄芩、炒白芍、炙龟甲、炒黄柏、椿树根皮、香附 | 滋阴清热,固经止血 | 阴虚血热之崩漏 |
| | 易黄汤 | 炒山药、炒芡实、盐黄柏、酒车前子、白果 | 补益脾肾,清热祛湿,收涩止带 | 脾肾虚弱,湿热带下 |

## 八、安神剂

凡以安神药为主组成,具有安神定志等作用,用于治疗神志不安疾患的方剂,统称安神剂。由于神志不安疾患主要有实、虚两种证型,故安神剂据其功效不同可分为重镇安神剂和滋养安神剂。

重镇安神剂多由金石类药物组成,易伤胃气,故不宜久服;对于脾胃虚弱者,可配伍健脾和胃之品;某些安神药如朱砂等具有一定毒性,久服可能引起慢性中毒,应予以注意。

### (一)重镇安神剂

凡以金石或介壳类重镇安神、平肝潜阳药组成,具有镇心安神作用,适用于心火偏旺或心肝阳亢所致之神志不安证,症见心神烦乱、失眠、惊悸、怔忡等的方剂,称为重镇安神剂。代表方有朱砂安神丸。

### 朱砂安神丸《内外伤辨惑论》

【组成】朱砂1g,黄连15g,生地黄6g,当归8g,甘草15g。

【用法】除朱砂外,余药共研细末,汤浸蒸饼为丸,朱砂为衣,温开水送服。

【功用】镇心安神,泻火养阴。

【主治】心火偏亢,灼伤阴血之心神不安证。症见心烦神乱,失眠多梦,惊悸怔忡,舌红,脉细数。

Note:

【方解】本方证由心火亢盛,上扰心神,兼火盛灼伤阴血所致,治宜镇心安神、泻火养阴之法。朱砂性寒质重,清心重镇安神,为君药。黄连苦寒,清心泻火,为臣药。生地黄滋阴清热,当归养血益阴,俱为佐药。甘草调和药性,又味甘益脾胃,以防朱砂质重、黄连苦寒伤伐脾胃升清运化,为使药而兼佐药之用。

【使用注意】本方不宜久服、多服,以防汞中毒。方中朱砂、黄连质重苦寒,易损伤脾胃,为了减少对胃肠道的刺激,宜饭后服用。肝肾功能不全者慎用。

【方歌】朱砂安神东垣方,归连甘草合地黄;怔忡不寐心烦乱,养阴清热可复康。

(二)补养安神剂

凡以滋阴养血药组成,具有补心安神作用,适用于心肝肾阴血不足、虚热内扰之神志不安,症见虚烦少寐、心悸盗汗、梦遗、健忘、舌红少苔等的方剂,称为补养安神剂。代表方有天王补心丹、酸枣仁汤。

## 天王补心丹《校注妇人良方》

【组成】人参5g,茯苓5g,玄参5g,丹参5g,桔梗5g,远志5g,当归9g,五味子9g,麦冬9g,天冬9g,柏子仁9g,酸枣仁9g,生地黄12g。

【用法】研细末,炼蜜为丸,用朱砂为衣,竹叶煎汤送服;或按原方比例酌定水煎服。

【功用】补心安神,滋阴清热。

【主治】阴亏内热之心神不安证。症见虚烦少寐,心悸神疲,梦遗,健忘,手足心热,大便干结,口舌生疮,舌红少苔,脉细数。

【方解】本方证由心肾阴血亏虚、虚火扰动心神所致,治宜补心安神、滋阴清热之法。方中重用生地黄滋肾水以补阴,清虚火以宁心,为君药。玄参、天冬、麦冬滋阴清热,酸枣仁、柏子仁养心安神,当归补血养神,同为臣药。人参、茯苓补气安神,五味子酸敛心气而安神,远志交通心肾、安神定志,丹参清心活血,使诸药滋而不腻,补而不滞,俱为佐药。桔梗载药上行,为使药。

【使用注意】本方宜晚上临睡前服用,以助药效。因方中含有朱砂,故不宜久服。服药期间,忌胡荽、大蒜、萝卜、鱼腥、烧酒等。脾胃虚弱、便溏、舌苔浊腻者,不宜服用。

【方歌】天王补心柏枣仁,二冬生地与归身;三参桔梗朱砂味,远志茯苓共养神。

## 酸枣仁汤《金匮要略》

【组成】酸枣仁15g,知母6g,茯苓6g,川芎6g,甘草3g。

【用法】水煎服。

【功用】养血安神,清热除烦。

【主治】肝血不足,虚热扰神证。症见失眠心悸,虚烦不安,头目眩晕,咽干口燥,舌红,脉弦细。

【方解】本方证由肝血不足而生内热、虚热扰神所致,治宜养血安神、清热除烦之法。方中酸枣仁养肝血以安心神,为君药。茯苓宁心安神,知母清热滋阴,共为臣药。川芎辛散,疏肝气而调肝血,与君药酸枣仁相伍则一散一收,补血调肝,为佐药。甘草调和药性,为使药。

本方与天王补心丹同属滋养安神剂,均可治阴血不足、虚热内扰之虚烦失眠。但本方重在治肝,主治肝血不足之虚烦失眠,症见头目眩晕、口燥咽干、舌红、脉弦细;天王补心丹则心肾兼顾,主治心肾阴血亏虚之心悸失眠,症见手足心热、口舌生疮、舌红少苔、脉细数。

【使用注意】《金匮要略》要求酸枣仁先煎,现代用法可将酸枣仁捣碎后煎煮,其有效成分易于煎出,安神效果更佳。

【方歌】酸枣仁汤治失眠,川芎知草茯苓煎;养血除烦清虚热,安然入睡梦乡甜。

其他安神剂见表10-11。

表 10-11 其他安神剂

| 分类 | 方剂 | 药物组成 | 功用 | 主治 |
|------|------|----------|------|------|
| 重镇安神剂 | 磁朱丸 | 磁石、光明砂、神曲 | 重镇安神,交通心肾 | 心肾不交证 |
| | 珍珠母丸 | 真珠母、当归、熟干地黄、人参、炒酸枣仁、柏子仁、犀角(以水牛角代)、茯神、沉香、龙齿 | 镇心安神,平肝潜阳,滋阴养血 | 心肝阳亢,阴血不足,神志不宁证 |
| | 桂枝甘草龙骨牡蛎汤 | 桂枝、炙甘草、牡蛎、龙骨 | 潜镇安神,温通心阳 | 心阳虚损,神志不安证 |
| 补养安神剂 | 甘麦大枣汤 | 甘草、小麦、大枣 | 养心安神,和中缓急 | 脏躁 |
| | 养心汤 | 炙黄芪、白茯苓、茯神、半夏曲、当归、川芎、姜远志、辣桂、柏子仁、炒酸枣仁、北五味子、人参、炙甘草、生姜、大枣 | 补益气血,养心安神 | 气血不足,心神不宁证 |

———————— 案 例 思 考 ————————

　　患者,女性,45 岁,患有"神经衰弱"7 年,近日因工作劳累加重。刻下症见:失眠心悸,虚烦不安,头目眩晕,咽干口燥,夜寐盗汗,月经量少,舌红,脉弦细。

　　请根据所学知识分析该患者的中医诊断,并思考针对该诊断应采用的治法和方药。

## 九、开窍剂

　　凡以芳香开窍药为主组成,具有开窍醒神等作用,用于治疗窍闭神昏之证的方剂,统称开窍剂。开窍剂属于急救的方剂,主治窍闭神昏之实证。窍闭证又有热闭与寒闭不同,故开窍剂据其功效不同分为凉开与温开两类方剂。

　　窍闭证以神志昏迷为特征,但神志昏迷并非均由心窍闭阻而致,所以使用开窍剂时,首先应排除因正气外脱(脱证)或热结阳明所导致的神昏谵语;其次,开窍剂中的芳香开窍药物不能加热煎煮,否则会致其有效成分挥发,影响疗效,故一般开窍剂多制成散剂、丸剂或注射剂应用;最后,开窍剂辛散走窜,久服易伤人元气,并有碍胎元,故临床多用于急救,且中病即止,不可久服,肝肾功能不全者、体质虚弱者、孕妇慎服。

### (一) 凉开剂

　　凡以芳香开窍药为主组成,具有清热开窍、解毒止痉作用,适用于温热邪毒内陷心包的热闭证,症见高热烦躁、神昏谵语甚或痉厥等的方剂,称为凉开剂。代表方有安宫牛黄丸。

### 安宫牛黄丸《温病条辨》

　　【组成】牛黄 30g,郁金 30g,犀角(以水牛角代)30g,黄连 30g,朱砂 30g,冰片 7.5g,麝香 3.5g,珍珠 15g,栀子 30g,雄黄 30g,黄芩 30g。

　　【用法】上述药物共研细末,炼蜜为丸,每丸一钱(3g),金箔为衣,蜡护。每服 1 丸,每日 1~2 次,温开水送服。

　　【功用】清热解毒,开窍醒神。

　　【主治】邪热内陷心包证。症见高热烦躁,神昏谵语,口干舌燥,舌謇肢厥,或中风昏迷,或小儿惊厥,舌红或绛,脉数。

【方解】本方证由热邪内陷心包、扰及神明所致,治宜清热解毒、开窍醒神之法。方中牛黄味苦性凉,清心解毒,豁痰开窍;水牛角咸寒,清心凉血解毒;麝香芳香走窜,开窍醒神,共为君药。黄连、黄芩、栀子苦寒清热,泻火解毒;冰片、郁金芳香辟秽,化浊通窍,同为臣药。珍珠、朱砂镇心安神,兼能凉心,雄黄劫痰解毒,金箔镇心安神,俱为佐药。

【使用注意】临床服用本方应当根据患者的体质、年龄和服药后的反应确定服药剂量与服药方法。一般成人一次口服 1 丸,3 岁以内小儿一次 1/4 丸,4~6 岁小儿一次 1/2 丸,一日一次,或遵医嘱。若昏迷不能口服者,可用水化开,鼻饲给药。若兼大便秘结,用温水调生大黄末 10g 送服。

【方歌】安宫牛黄丸最精,芩连栀子郁砂并;更加雄角珠冰麝,退热清心力更宏。

(二) 温开剂

凡以芳香开窍药为主组成,具有行气、化痰、解毒作用,适用于中风、中寒、气郁、痰厥等属于寒闭之证,症见猝然昏倒、牙关紧闭、神昏不语、苔白脉迟等的方剂,称为温开剂。代表方如苏合香丸。

## 苏合香丸《广济方》,录自《外台秘要》

【组成】白术 30g,光明砂 30g,麝香 30g,诃黎勒皮 30g,香附 30g,沉香 30g,青木香 30g,丁子香 30g,安息香 30g,白檀香 30g,荜茇 30g,犀角(以水牛角代)30g,熏陆香 15g,苏合香 15g,龙脑香 15g。

【用法】共研细末,炼蜜为丸,口服,每服 1 丸,一日 1~3 次。

【功用】芳香开窍,行气止痛。

【主治】寒凝气滞之寒闭证。症见突然昏倒,牙关紧闭,不省人事,苔白,脉迟;或心腹猝痛,甚则昏厥;或中风、中气及感受时行瘴疠之气等。

【方解】本方证由寒凝气滞、秽浊蒙蔽清窍所致,治宜芳香温通开窍、行气化浊止痛之法。方中苏合香、安息香、麝香、龙脑香(冰片)芳香行气,开窍醒神,辟秽化痰,共为君药。香附、木香、沉香、白檀香、熏陆香(乳香)、丁香诸药芳香行气解郁,散寒止痛,同为臣药。荜茇辛散温通,散寒止痛;水牛角清心解毒;光明砂(朱砂)重镇安神;白术补气健脾,燥湿化浊;诃黎勒皮(诃子)温涩敛气,以防辛散太过而耗气伤正,俱为佐药。

【使用注意】服药时可用酒水送服。老人、儿童用量酌减。肾功能不全者慎服。

【方歌】苏合香丸麝息香,木丁熏陆荜檀襄;犀冰术沉诃香附,衣用朱砂中恶尝。

其他开窍剂见表 10-12。

表 10-12　其他开窍剂

| 分类 | 方剂 | 药物组成 | 功用 | 主治 |
|---|---|---|---|---|
| 凉开剂 | 紫雪 | 黄金、寒水石、石膏、磁石、滑石、玄参、羚羊角、犀角(以水牛角代)、升麻、沉香、丁香、青木香、炙甘草、麝香、硝石、朱砂 | 清热开窍,息风止痉 | 热盛动风证 |
| | 至宝丹 | 生乌犀(以水牛角代)、生玳瑁、琥珀、朱砂、雄黄、牛黄、龙脑、麝香、安息香、金箔、银箔 | 清热开窍,化浊解毒 | 痰热内闭心包证 |
| | 抱龙丸 | 天竺黄、雄黄、辰砂、麝香、天南星 | 清热化痰,开窍醒神 | 小儿急惊,痰热闭窍证 |
| 温开剂 | 紫金锭 | 雄黄、文蛤、山慈菇、红芽大戟、千金子、朱砂、麝香 | 辟秽解毒,化痰开窍,消肿止痛 | 秽恶痰浊闭阻证 |

### 十、理气剂

凡以芳香、辛散的理气药物为主组成,具有行气或降气的作用,用于治疗气滞或气逆病证的方剂,统称理气剂。

气病的范围较广,但概括起来不外气虚、气陷、气滞、气逆四个方面。气虚、气陷者治宜补气;气滞者宜行气解郁;气逆者宜降气止逆。一般将补气剂归入补益剂讨论,故理气剂主要可分为行气剂和降气剂两类。其中,行气剂属于"八法"中的"消法"。

使用理气剂时,应注意辨清病情的寒热虚实与有无兼夹,分别予以不同的配伍,使方药与病证相合。理气药多属芳香辛燥之品,容易伤津耗气,应适可而止,勿使过剂,尤其是年老体弱、孕妇或素有崩漏吐衄者,更应慎用。

#### (一) 行气剂

凡以行气宽中药为主组成,具有行气解郁、疏畅气机的作用,适用于气机郁滞病证的方剂,称为行气剂。代表方有越鞠丸、半夏厚朴汤。

#### 越鞠丸《丹溪心法》

【组成】香附、川芎、苍术、神曲、栀子各 6~10g。

【用法】上述药物各等份,共研细末,水泛为丸,每次 6~9g,温开水送服。亦可入汤剂,用量按原方比例酌定。

【功用】行气解郁。

【主治】六郁证。症见胸膈痞闷,脘腹胀痛,饮食不消,嗳腐吞酸,恶心呕吐,舌苔腻,脉弦。

【方解】本方证为肝气郁滞,木郁乘土,以致血、火、湿、痰、食渐而郁结。由于"六郁"之中,以气郁为先,故治宜疏肝理脾、行气解郁之法为主。方中香附调气疏肝,行气解郁,以治气郁,为君药。川芎活血祛瘀,以治血郁;栀子清热泻火,以治火郁;苍术燥湿运脾,以治湿郁;神曲消食导滞,以治食郁,俱为臣佐药。气郁则津停湿聚痰生,若气机通畅,痰郁亦随之而解,故方中未用治痰之专品。

【使用注意】凡因虚致郁者,不宜单独使用。兼阴液不足者慎用。

【方歌】越鞠丸治六般郁,气血痰火湿食因;芎苍香附兼栀曲,气畅郁舒痛闷伸。

#### 半夏厚朴汤《金匮要略》

【组成】半夏 12g,厚朴 9g,茯苓 12g,生姜 15g,紫苏叶 6g。

【用法】水煎服。紫苏叶不宜久煎,另包后下。

【功用】行气散结,降逆化痰。

【主治】适用于梅核气之气滞痰凝证。症见咽中如有物阻,咯吐不出,吞咽不下,胸膈满闷,或咳或呕,舌苔白润或白腻,脉弦滑或弦缓。

【方解】本方证由情志不畅、气滞生痰、痰气交阻、结于咽喉所致,且常兼见肺胃气逆之征,故治宜行气散结、降逆化痰之法。方中半夏化痰散结降逆,厚朴行气降逆除满,共为君药。茯苓健脾渗湿,治生痰之源;生姜和胃止呕,且制半夏之毒;紫苏叶芳香行气,既助理肺化痰,又助疏肝散郁,而非表散外寒之用;俱为佐药。

【临床应用】咽异感症、咽神经症、癔症、抑郁症、慢性咽炎、慢性胃炎等以咽中如有物阻、吞吐不得,苔白润或白腻,脉弦滑或弦缓为主要表现,属气滞痰凝证者,可用本方治疗。

【使用注意】阴亏津少或阴虚火旺者,不宜使用。在药物治疗的同时,还应对患者加以适当的情志疏导,使其保持愉快心境。

【方歌】半夏厚朴与紫苏,茯苓生姜共煎服;痰凝气聚成梅核,降逆开郁气自舒。

Note:

### （二）降气剂

凡以降气平喘药为主组成,具有降气以平喘咳、止呕逆的作用,适用于气机上逆病证的方剂,称为降气剂。气逆以肺胃气逆上冲为主。肺气上逆的主要见症是咳嗽气喘;胃气上逆的主要见症是呕吐、呃逆、嗳气等。代表方有苏子降气汤、定喘汤。

## 苏子降气汤《太平惠民和剂局方》

【组成】紫苏子 9g,半夏 9g,当归 6g,前胡 6g,厚朴 6g,肉桂 3g,炙甘草 6g。

【用法】共研细末,每次 6g,入生姜 2 片、大枣 1 个、紫苏叶 5 片,水煎服。

【功用】降气平喘,祛痰止咳。

【主治】喘咳之上实下虚证。症见痰涎壅盛,色白质稀,喘咳气急,呼多吸少,胸膈痞闷,或伴腰痛脚软,舌苔白腻或白滑,脉滑。

【方解】本方证由肾阳亏虚,气化不利,寒水泛而为痰,上壅于肺,又肾不纳气所致。是证属上实下虚,以上实为主,故治宜降气平喘、祛痰止咳为主,兼顾下元。方中紫苏子降气止咳平喘,为君药;半夏、厚朴、前胡化痰降逆除满,同为臣药。君臣相伍,降逆化痰而治上实。肉桂温补肾阳,纳气平喘;当归养血和血,合肉桂更增温补下元之力,兼治"咳逆上气",俱为佐药。炙甘草补气扶正,调和药性,为佐使药。煎煮时少加生姜和中化痰,大枣益气补虚,紫苏叶理肺止咳,令本方化痰止咳平喘之功益著。

【使用注意】肺热、肺肾阴虚、气阴两虚之痰喘及下元虚甚之喘咳气短者,不宜使用。

【方歌】苏子降气半夏归,前胡桂朴草姜随;下虚上盛痰嗽喘,亦有加参贵合机。

## 定喘汤《摄生众妙方》

【组成】麻黄 9g,白果 9g,桑白皮 9g,黄芩 4.5g,杏仁 4.5g,苏子 6g,半夏 9g,款冬花 9g,甘草 3g。

【用法】水煎服。

【功用】宣肺降气,清热化痰。

【主治】哮喘之风寒外束,痰热内蕴证。症见喘咳气急,痰多黄稠,或微恶风寒,舌苔黄腻,脉滑数。

【方解】本方证由素体痰热内蕴,复感风寒,肺失宣降所致,治宜宣肺降气、清热化痰之法。方中麻黄既宣肺平喘,又发散风寒,白果敛肺定喘,共为君药。白果得麻黄,则敛肺而无留邪之弊;麻黄得白果,则宣散而无耗气之虞,两药一散一收,平喘止咳之力益增。桑白皮、黄芩清泄肺热,同为臣药;杏仁、苏子、半夏、款冬花降气祛痰,俱为佐药;甘草调和药性,为使药。

苏子降气汤与定喘汤均为降气平喘之常用方。苏子降气汤以苏子为君,配伍下气祛痰之品,更用肉桂、当归温补下元,宜于"上实下虚"之喘咳,但以治上实为主;定喘汤以麻黄、白果与黄芩、苏子配伍,组成宣肺降气、清热化痰平喘之剂,宜于痰热蕴肺或兼风寒表证之哮喘。

【使用注意】新感风寒,无汗而喘,内无痰热者;以及哮喘日久,气虚脉弱或肺肾阴虚者,不宜使用本方。

【方歌】定喘白果与麻黄,款冬半夏白皮桑;苏杏黄芩兼甘草,肺寒膈热喘哮尝。

其他理气剂见表 10-13。

表 10-13 其他理气剂

| 分类 | 方剂 | 药物组成 | 功用 | 主治 |
|------|------|----------|------|------|
| 行气剂 | 柴胡疏肝散 | 陈皮、柴胡、川芎、香附、枳壳、芍药、甘草 | 疏肝解郁,行气止痛 | 肝气郁滞证 |
| | 瓜蒌薤白白酒汤 | 瓜蒌、薤白、白酒 | 通阳散结,行气祛痰 | 胸痹之痰阻气滞证 |

续表

| 分类 | 方剂 | 药物组成 | 功用 | 主治 |
|------|------|----------|------|------|
| 行气剂 | 天台乌药散 | 乌药、小茴香、高良姜、青皮、木香、槟榔、川楝子、巴豆 | 行气疏肝,散寒止痛 | 疝气之寒凝气滞证 |
| | 金铃子散 | 金铃子、延胡索 | 疏肝泄热,活血止痛 | 肝郁化火证 |
| | 枳实消痞丸 | 干生姜、炙甘草、麦芽曲、白茯苓、白术、半夏曲、人参、炙厚朴、枳实、黄连 | 行气消痞,健脾和胃 | 脾虚气滞,寒热互结证 |
| | 厚朴温中汤 | 姜厚朴、陈皮、炙甘草、草豆蔻仁、茯苓、木香、干姜 | 行气除满,温中燥湿 | 脾胃气滞寒湿证 |
| | 橘核丸 | 橘核、海藻、昆布、海带、川楝子、桃仁、厚朴、木通、枳实、延胡索、桂心、木香 | 行气止痛,软坚散结 | 㿗疝 |
| | 加味乌药汤 | 乌药、缩砂、木香、延胡索、香附、甘草 | 行气活血,调经止痛 | 肝郁气滞之痛经 |
| 降气剂 | 四磨汤 | 人参、槟榔、沉香、天台乌药 | 行气降逆,宽胸散结 | 肝气郁结证 |
| | 橘皮竹茹汤 | 橘皮、竹茹、大枣、生姜、甘草、人参 | 降逆止呃,益气清热 | 胃虚有热之呃逆 |
| | 丁香柿蒂汤 | 丁香、柿蒂、人参、生姜 | 降逆止呃,温中益气 | 胃气虚寒之呃逆 |
| | 旋覆代赭汤 | 旋覆花、代赭石、半夏、生姜、人参、大枣、甘草 | 降逆化痰,益气和胃 | 胃虚痰阻气逆证 |

## 十一、理血剂

凡以理血药为主组成,具有活血祛瘀或止血作用,用于治疗瘀血或出血病证的方剂,统称理血剂。理血剂根据其功效不同,可分为活血祛瘀剂与止血剂两类。

由于活血祛瘀剂属于"八法"中的"消法",性多破泄,并有耗血、动血、动胎之虞,故不宜久服,必要时佐以养血益气之品,使祛瘀而不伤正;经期妇女、孕妇慎用或禁用。止血剂中多寒凉敛涩之药,若止血过急有留瘀之弊,应用时宜酌伍活血祛瘀之品,以使血止而不留瘀。

### (一)活血祛瘀剂

凡以活血祛瘀药为主组成,具有促进血液运行、消散瘀血的作用,适用于血行不畅或各种瘀血内阻的病证(如内科的瘀血内阻之胸腹诸痛,经脉内阻之半身不遂,肢体疼痛,癥瘕积块等)的方剂,称为活血祛瘀剂。代表方有桃核承气汤。

桃核承气汤《伤寒论》

【组成】桃仁 12g,大黄 12g,芒硝 6g,桂枝 6g,炙甘草 12g。

【用法】先煎煮其他四味药,汤成去渣后,溶入芒硝,再煮微沸即可。

【功用】逐瘀泻热。

【主治】下焦蓄血证。症见少腹拘急疼痛,小便自利,或至夜发热,或烦躁谵语,舌质黯有瘀斑,舌苔黄,脉沉实而涩。

【方解】本方主治病证由瘀热互结于下焦、邪热上扰心神所致,治宜逐瘀泻热。方中桃仁破血祛瘀,大黄逐瘀泻热,两药合用,瘀热同治,逐邪下行,共为君药。芒硝泻热软坚润燥,助大黄通腑下瘀;桂枝通行血脉,助桃仁活血化瘀,并制硝、黄寒凉滞血之弊,与芒硝同为臣药。炙甘草益气和中,缓诸药峻烈之性,以防逐瘀伤正,兼调和药性,为佐使药。

【使用注意】妇女经期、素体脾虚便溏者慎用,孕妇禁用。

【方歌】桃核承气五般施,甘草硝黄并桂枝;瘀热互结小腹胀,蓄血如狂最相宜。

(二)止血剂

凡以止血药为主组成,具有促进血凝、制止出血的作用,适用于各种出血证,如吐血、衄血、咳血、便血、崩漏及外伤出血等的方剂,称为止血剂。代表方有十灰散。

<h3 style="text-align:center">十灰散《十药神书》</h3>

【组成】大蓟、小蓟、荷叶、侧柏叶、白茅根、茜草根、大黄、栀子、棕榈皮、牡丹皮各等份(9~15g)。

【用法】上述药物各烧灰存性,为末,作散剂,每服15g,以藕汁或萝卜汁调服。或作汤剂,用量按原方比例酌定,水煎服。

【功用】凉血止血。

【主治】血热妄行引起的各种出血证,如吐血、咳血、呕血、衄血等,一般均兼有面赤、唇红、心烦口渴、便秘、舌质红、脉数等症。现代常用以治疗肺结核咳血,鼻咽、上消化道出血等属血热妄行者。

【方解】本方主治各种出血。方中大蓟、小蓟、白茅根、侧柏叶、茜草根、荷叶皆为寒凉止血之品,相须配伍,则凉血止血之效尤著;大黄配栀子,清热泻火,通利二便,导热下行,以折上逆之火势,使火降而上部血止;牡丹皮助诸药凉血清热,又合茜草根、大黄活血化瘀,使凉血止血而无留瘀之患;棕榈皮功专收涩止血。藕汁甘寒,清热凉血,止血散瘀;萝卜汁甘凉,清热降气以助止血;均可增强清热凉血止血之功。诸药配伍,使血热清,气火降,出血得止。

【使用注意】本方以止血治标为主,止血过急易致留瘀,故只宜暂用,不宜久服。血止后,即当审因治本,以巩固疗效。另外,虚寒性出血者不宜使用。

【方歌】十灰散用大小蓟,荷柏茅茜棕丹皮;山栀大黄俱为灰,上部出血此方宜。

其他理血剂见表10-14。

表10-14　其他理血剂

| 分类 | 方剂 | 药物组成 | 功用 | 主治 |
|---|---|---|---|---|
| 活血祛瘀剂 | 血府逐瘀汤 | 桃仁、红花、赤芍、川芎、牛膝、枳壳、桔梗、柴胡、生地黄、当归、甘草 | 活血祛瘀,行气止痛 | 胸中血瘀证 |
| | 复元活血汤 | 酒大黄、柴胡、桃仁、红花、穿山甲、当归、天花粉、甘草 | 活血祛瘀,疏肝通络 | 瘀血阻于胁下证 |
| | 补阳还五汤 | 生黄芪、当归尾、赤芍、川芎、桃仁、红花、地龙 | 益气活血,舒经通络 | 中风后气虚血瘀络阻证 |
| | 生化汤 | 全当归、川芎、桃仁、干姜、甘草 | 养血祛瘀,温经止痛 | 血虚寒凝,瘀血阻滞证 |
| | 桂枝茯苓丸 | 桂枝、茯苓、牡丹皮、赤芍、桃仁、白蜜 | 活血祛瘀,缓消癥块 | 瘀阻胞宫证 |
| 止血剂 | 咳血方 | 青黛、诃子、瓜蒌仁、海粉、山栀子 | 清肝宁肺,凉血止血 | 肝火犯肺之咳血证 |
| | 小蓟饮子 | 生地黄、小蓟、滑石、木通、蒲黄、藕节、淡竹叶、当归、山栀子、甘草 | 凉血止血,利水通淋 | 热结下焦之血淋、尿血 |
| | 黄土汤 | 灶心土、干地黄、白术、附子、阿胶、黄芩、甘草 | 温阳健脾,养血止血 | 阳虚出血证 |

### 十二、治风剂

凡以辛散疏风或滋阴潜阳息风药物为主,具有疏散外风或平息内风等作用,用于治疗风病的方剂,统称治风剂。根据其功效不同,治风剂可分为疏散外风剂和平息内风剂两类。

应用治风剂时,首先须辨别风病的内、外属性。若属外风,则宜疏散,不宜平息,恐滋阴息风之品滋腻碍邪;若属内风,则宜平息,不宜辛散,恐辛散之品助热伤津,使风阳无制。其次,由于外风与内风亦可相互影响,外风可引动内风,而内风又可兼夹外风,故对于内外风混杂的复杂证候,须分清主次,协同用药,兼顾治之。

（一）疏散外风剂

凡以辛散疏风药为主组成,同时依据兼夹邪气的不同、病变部位的差异以及体质的强弱等,配伍清热、散寒、活血、通络、养血等药物,用于治疗外风证的方剂,称为疏散外风剂。代表方有川芎茶调散。

川芎茶调散《太平惠民和剂局方》

【组成】川芎 120g,白芷 60g,羌活 60g,细辛 30g,防风 45g,荆芥 120g,薄荷 240g,炙甘草 60g。

【用法】共为细末,每服 6g,清茶调下。

【功用】疏风止痛,清利头目。

【主治】外感风邪头痛证。症见偏正头痛或颠顶作痛,或见恶寒发热,头重头痛,目眩鼻塞,舌苔薄白,脉浮。

【方解】本方主治病证由风邪外袭,上攻头目,阻遏清阳之气,经脉不通所致,治宜疏风散邪止痛之法。方中川芎辛香走窜,长于祛风止痛,为治头痛之要药,尤善治少阳、厥阴经头痛,为君药。羌活、白芷、细辛均可祛风止痛,其中羌活善治太阳经头痛,白芷善治阳明经头痛,细辛善治少阴经头痛,并可宣通鼻窍,共为臣药。君药、臣药相配,效专力强,散邪止痛力峻。荆芥、防风疏风透邪,助散表之力;薄荷用量较重,轻扬疏表,善清利头目;清茶苦寒,上清头目,下利小便,与薄荷合用,可制约诸风药温燥之性,并防升散太过,与薄荷俱为佐药。炙甘草益气和中,调和诸药,为使药。诸药配伍,分经论治,辛散疏风,温中寓清,升中有降,共成宣通营卫、疏风散邪止痛之剂。

【使用注意】汤药宜温服,服后避风,服药期间忌食生冷、油腻。气虚、血虚或阴虚阳亢所致头痛不宜用。

【方歌】川芎茶调用荆防,辛芷薄荷甘草羌;目昏鼻塞风攻上,偏正头痛悉能康。

（二）平息内风剂

凡以平肝息风药为主组成,同时配伍清热、滋阴、潜阳、化痰、活血之品,用于治疗内风证的方剂,称为平息内风剂。代表方有镇肝熄风汤。

镇肝熄风汤《医学衷中参西录》

【组成】怀牛膝 30g,代赭石 30g,生龙骨 15g,生牡蛎 15g,生龟甲 15g,生杭芍 15g,玄参 15g,天冬 15g,川楝子 6g,生麦芽 6g,茵陈 6g,甘草 4.5g。

【用法】水煎服。

【功用】镇肝息风,滋阴潜阳。

【主治】阳亢风动证。症见头目眩晕,目胀耳鸣,脑部热痛,心中烦热,面色如醉,或时常噫气,或肢体渐觉不利,口角渐形歪斜;甚或眩晕颠仆,昏不知人,移时始醒;或醒后不能复原,脉弦长有力。

【方解】本证由肝肾阴虚,水不涵木,肝阳上亢,甚则阳亢化风,气血上逆,上扰清窍所致,治宜镇肝息风、滋阴潜阳之法。方中重用怀牛膝引血下行,降气血逆乱之势,且能滋补肝肾,为君药。代赭石、龙骨、牡蛎质重沉降,重镇降逆以潜阳,共为臣药。龟甲、白芍、天冬、玄参滋阴潜阳,柔肝息风,平肝清热,使阴复而亢阳可制,阴充则亢阳得潜,同时配伍茵陈、川楝子、麦芽,微微疏肝,兼清肝热,以顺肝木条达之性,防君药、臣药镇降抑遏太过,反致肝气冲逆,俱为佐药。甘草调和诸药,且与麦芽相伍,能养胃和中,防止金石介壳类药物碍胃之弊,为佐使药。全方用药升降并用,以重镇降逆为主,兼以疏肝,顺肝升发之性;标本兼顾,以质重潜阳为要,并以滋阴,合阴能涵阳之本。诸药配伍,共成镇肝息风、滋阴潜阳之剂。

【方歌】镇肝息风芍天冬,玄牡茵陈赭膝龙;龟甲麦芽甘草楝,肝风内动有奇功。

其他治风剂见表 10-15。

表 10-15 其他治风剂

| 分类 | 方剂 | 药物组成 | 功用 | 主治 |
|---|---|---|---|---|
| 疏散外风剂 | 消风散 | 当归、生地黄、防风、蝉蜕、知母、苦参、胡麻、荆芥、苍术、牛蒡子、石膏、甘草、木通 | 疏风养血,清热祛湿 | 风疹、湿疹 |
| 平息内风剂 | 羚角钩藤汤 | 羚角片、桑叶、川贝母、生地黄、钩藤、滁菊花、茯神木、生白芍、生甘草、淡竹茹 | 凉肝息风,增液舒筋 | 肝经热极生风证 |
| | 天麻钩藤饮 | 天麻、钩藤、石决明、山栀、黄芩、川牛膝、杜仲、益母草、桑寄生、夜交藤、朱茯神 | 平肝息风,清热活血,补益肝肾 | 肝阳偏亢,肝风上扰证 |

## 十三、祛湿剂

凡以祛湿药为主,具有化湿利水、通淋泄浊等作用,用于治疗水湿病证的方剂,统称祛湿剂。祛湿剂根据其功效不同,可分为燥湿和胃剂、清热祛湿剂、利水渗湿剂、温化水湿剂、祛风胜湿剂五类。

祛湿剂多由芳香苦燥或甘淡渗利之品组成,易于耗伤阴津,久用又可耗气伤正,故素体阴虚津亏、病后体弱者皆当慎用;或适当配伍养阴生津、健脾扶正之品,以邪正兼顾。因辛香或渗利之品又有碍胎元,故孕妇水肿者慎用。

### (一) 燥湿和胃剂

凡以苦温燥湿与芳香化湿药为主组成,具有燥湿和胃的作用,适用于治疗湿浊阻滞、脾胃失和所致脘腹痞满、嗳气吞酸、呕吐泄泻、食少体倦等症的方剂,称为燥湿和胃剂。代表方有藿香正气散。

### 藿香正气散《太平惠民和剂局方》

【组成】藿香 90g,白芷 30g,紫苏 30g,大腹皮 30g,茯苓 30g,半夏曲 60g,白术 60g,陈皮 60g,厚朴 60g,苦桔梗 60g,炙甘草 75g。

【用法】共为细末,每服 6g,生姜 3 片、大枣 1 枚,煎汤送服;亦可做汤剂,加生姜 3 片、大枣 1 枚,水煎服。

【功用】解表化湿,理气和中。

【主治】外感风寒,内伤湿滞证。症见霍乱吐泻,发热恶寒,头痛,胸膈满闷,脘腹疼痛,舌苔白腻。或山岚瘴疟等。

【方解】本方主治病证由夏月外感风寒,内伤湿滞,脾胃不和,升降失常所致,治宜解表化湿、理气和中之法。藿香辛温,其气芳香,既能外解表之风寒,又能芳化脾胃之湿浊,尚可辟秽和中,升清降浊,为治霍乱吐泻之要药,故重用为君药。紫苏、白芷辛香发散,外解风寒,兼化湿浊;半夏曲、厚朴燥湿和胃,降逆止呕;四药助君药解表化湿之功,同为臣药。桔梗宣开肺气,陈皮理气和中,大腹皮行气除满,此三药配伍,疏畅三焦气机,以助解表化湿;茯苓、白术健脾运湿,和中止泻,以上诸药俱为佐药。炙甘草、生姜、大枣健脾和胃,调和诸药,用为佐使。

【使用注意】汤剂不宜久煎,以免药性耗散,影响疗效。本方解表散寒之力稍逊,若表证较重,宜热服汤药,并温覆以助汗出。本方辛温香燥,故呕吐泄泻属湿热证者忌服。

【方歌】藿香正气大腹苏,甘桔陈苓术朴俱;夏曲白芷加姜枣,感伤岚瘴并能驱。

(二)清热祛湿剂

凡由清热利湿或清热燥湿药为主组成,具有清热除湿的作用,适用于湿热之邪内蕴,或湿热下注,或湿热外感所致暑湿、湿温黄疸、热淋瘙痹等证的方剂,称为清热祛湿剂。代表方有八正散。

### 八正散《太平惠民和剂局方》

【组成】木通、瞿麦、车前子、萹蓄、滑石、甘草梢、山栀子、制大黄各 500g。

【用法】共为末,每服 6g,灯心草煎汤送服。作汤剂用量参照原方酌定,水煎服。

【功用】清热泻火,利水通淋。

【主治】湿热淋证。

【方解】本方证由湿热下注、蕴结膀胱、气化不利所致,治宜清热泻火、利水通淋之法。方中萹蓄、瞿麦味苦性寒,清利膀胱湿热,擅长利小便、去淋浊、通癃闭,共为君药。滑石、木通、车前子均为清热利水通淋之品,与君药相合,则清热利水通淋力著,同为臣药。栀子清利三焦湿热,大黄苦寒泄热降火,二者相伍可使湿热从前后分消,俱为佐药。甘草甘平,既能调和诸药,又善缓急、止痛;加少量灯心草可导热下行,为佐使药。

【使用注意】本方为苦寒通利之剂,淋证日久、体质虚弱者以及孕妇均不宜使用。

【方歌】八正木通与车前,萹蓄大黄滑石研;草梢瞿麦兼栀子,煎加灯草痛淋蠲。

(三)利水渗湿剂

凡由甘淡利水渗湿药为主组成,具有渗利水湿的作用,适用于水湿内停所致小便不利、水肿、淋浊、癃闭、泄泻等症的方剂称为利水渗湿剂。代表方有五苓散。

### 五苓散《伤寒论》

【组成】泽泻 15g,猪苓 9g,茯苓 9g,白术 9g,桂枝 6g。

【用法】共研细末,每服 6g。现多作汤剂,按原方比例酌定用量,水煎服。

【功用】利水渗湿,温阳化气。

【主治】蓄水证,症见小便不利,头痛发热,烦渴欲饮,甚则水入即吐,舌苔白,脉浮;又可治水湿内停证及痰饮。

【方解】本方证由邪在太阳经未解,内传太阳之腑,膀胱气化不利所致,治宜利水渗湿、温阳化气之法。方中重用泽泻,直达肾与膀胱,利水渗湿,为君药。茯苓、猪苓淡渗利湿,与君药合用,则利水渗湿之力更著,同为臣药。白术健脾燥湿,转输津液,使水津四布;桂枝辛散温通,既外解太阳之表,又内助膀胱之气化,俱为佐药。

【使用注意】方中药性偏于渗利,只宜暂用,不可久服。

【方歌】五苓散治太阳腑,白术泽泻猪茯苓;桂枝温通助气化,利便解表烦渴清。

(四)温化水湿剂

凡以温阳药和利湿药为主要组成,具有温阳散寒、利水祛湿的作用,适用于湿从寒化、阳不化水所致阴水、痰饮、寒湿脚气等证的方剂称温化水湿剂。代表方有真武汤。

### 真武汤《伤寒论》

【组成】茯苓 12g,芍药 6g,白术 6g,生姜 10g,炮附子 6g。

【用法】水煎服。

【功用】温阳利水。

【主治】脾肾阳虚,水气内停证;阳虚水泛证。

【方解】本方证由脾肾阳虚,温化无能,水湿内停所致,治宜温阳利水之法。方中附子大辛大热,既温壮肾阳以化气行水,又暖脾阳以温运水湿,为君药。茯苓、白术健脾运湿,淡渗利水,同为臣药。生姜既助附子温阳散寒,又合茯苓、白术宣散水气;白芍酸而微寒,敛阴缓急而舒筋止痛,并利小便,且监制附子之温燥,两药俱为佐药。

【使用注意】凡湿热内停之小便不利、浮肿者忌用。方中含有附子,有一定毒性,剂量不宜过大。

【方歌】真武汤壮肾中阳,茯苓术芍附生姜;阳虚水饮停为患,悸眩瞤惕保安康。

（五）祛风胜湿剂

凡以祛风胜湿药组成为主,具有祛除风湿的作用,适用于外感风湿所致的头痛、身痛、腰膝顽麻痹痛,以及脚气足肿等证的方剂,称为祛风胜湿剂。代表方有独活寄生汤。

独活寄生汤《备急千金要方》

【组成】独活 9g,桑寄生 6g,秦艽 6g,防风 6g,细辛 6g,当归 6g,芍药 6g,川芎 6g,干地黄 6g,杜仲 6g,牛膝 6g,人参 6g,茯苓 6g,肉桂心 6g,甘草 6g。

【用法】水煎服。

【功用】祛风湿,止痹痛,益肝肾,补气血。

【主治】痹症日久,肝肾两亏,气血不足。

【方解】本方证由风寒湿痹日久不愈,伤及肝肾,耗伤气血所致,治宜祛风湿、止痹痛、益肝肾、补气血之法。方中重用独活,祛风散寒,胜湿止痛,长于祛下焦与筋骨间的风寒湿邪,为君药。防风、秦艽祛风胜湿,舒利关节,肉桂、细辛祛风散寒,温通经络,四药与君药相合,则祛风湿、通经络、散寒止痛之力著,同为臣药。桑寄生、牛膝、杜仲补肝肾、强筋骨,兼祛风湿;当归、川芎、干地黄、芍药养血活血以祛风治痹,寓"治风先治血,血行风自灭"之义;人参、茯苓、甘草补气健脾,扶助正气;俱为佐药。甘草又兼调和诸药,为使药。

【使用注意】痹证属湿热者,不宜使用。

【方歌】独活寄生艽防辛,芎归地芍桂苓均,杜仲牛膝人参草,冷风顽痹屈能伸。

其他祛风湿剂见表 10-16。

表 10-16　其他祛湿剂

| 分类 | 方剂 | 药物组成 | 功用 | 主治 |
|---|---|---|---|---|
| 燥湿和胃剂 | 平胃散 | 苍术、厚朴、陈皮、甘草、生姜、大枣 | 燥湿运脾,行气和胃 | 湿滞脾胃证 |
| 清热祛湿剂 | 茵陈蒿汤 | 茵陈、栀子、大黄 | 清热、利湿、退黄 | 湿热黄疸 |
| | 三仁汤 | 杏仁、白蔻仁、生薏苡仁、半夏、厚朴、飞滑石、白通草、竹叶 | 宣畅气机,清利湿热 | 湿温初起及暑温夹湿之湿重于热证 |
| | 二妙散 | 炒黄柏、炒苍术 | 清热燥湿 | 湿热下注证 |
| 利水渗湿剂 | 防己黄芪汤 | 防己、黄芪、甘草、白术 | 益气祛风,健脾利水 | 表虚不固之风水或风湿证 |
| 温化水湿剂 | 实脾散 | 厚朴、白术、木瓜、木香、草果仁、大腹子、附子、白茯苓、干姜、甘草 | 温阳健脾,行气利水 | 脾肾阳虚,水气内停之阴水 |
| | 萆薢分清饮 | 益智仁、川萆薢、石菖蒲、乌药 | 温肾利湿,分清化浊 | 真元不足,下焦虚寒之膏淋、白浊 |
| 祛风胜湿剂 | 羌活胜湿汤 | 羌活、独活、藁本、防风、甘草、蔓荆子、川芎 | 祛风,胜湿,止痛 | 风湿在表之痹证 |

## 十四、祛痰剂

凡以祛痰药为主,具有消除痰饮作用,用于治疗各种痰病的方剂,统称祛痰剂。属于"八法"中"消法"范畴。祛痰剂根据其功效不同,可分为燥湿化痰剂、清热化痰剂、润燥化痰剂、温化寒痰剂、治风化痰剂五类。

祛痰剂中的药物大多苦、辛,能燥、能行,久服可耗伤正气。表邪未解而痰多者,慎用润燥化痰剂,以免腻滞留邪;痰证兼有咯血倾向者,应慎用辛温燥烈的祛痰药,以防引起大出血。

（一）燥湿化痰剂

燥湿化痰剂多以燥湿化痰药为主组成,常配伍健脾祛湿药,具有燥湿化痰的作用,适用于脾失健运、水湿停留、凝聚为痰的湿痰证。代表方有二陈汤。

### 二陈汤《太平惠民和剂局方》

【组成】半夏 15g,橘红 15g,白茯苓 9g,炙甘草 4.5g,生姜 7 片,乌梅 1 个。

【用法】水煎温服。

【功用】燥湿化痰,理气和中。

【主治】湿痰证。症见咳嗽痰多,色白易咯,恶心呕吐,胸膈痞闷,肢体困重,或头眩心悸,舌苔白滑或腻,脉滑。

【方解】本方主治病证由脾失健运、湿聚为痰、气机阻滞所致,治宜燥湿化痰、理气和中之法。方中半夏燥湿化痰和胃,为君药。橘红理气和胃化痰,既助君药化痰和胃,又借其理气行滞而令气顺痰消,为臣药。两药相使而用,化痰之效相得益彰。二者入药宜用陈久者,使半夏燥化湿痰而不伤阴,橘红理气消痞而不伐气,故方以"二陈"名之。茯苓淡渗,既可导已聚之痰,又可健脾而杜生痰之源,为佐药。炙甘草补气健脾,调和药性,功兼佐使之用。生姜和中化痰,乌梅敛肺止咳。

【使用注意】本方药性偏于温燥,阴虚燥咳或痰中带血者慎用。

【方歌】二陈汤用半夏陈,益以茯苓甘草成,理气和中兼燥湿,一切痰饮此方珍。

（二）清热化痰剂

凡由清热化痰药为主组成,常配伍清热泻火药,具有清热泻火、化痰散结的作用,适用于火热内盛、炼液成痰的热痰证,症见咳嗽痰黄、黏稠不利、面赤烦热、惊悸癫狂、舌红苔黄腻、脉滑数的方剂,称为清热化痰剂。代表方有清气化痰丸。

### 清气化痰丸《医方考》

【组成】瓜蒌仁(去油)、陈皮(去白)、黄芩(酒炒)、杏仁(去皮)、枳实(麸炒)、茯苓各 30g,胆南星、制半夏各 45g。

【用法】共为细末,姜汁为丸,每服 6g,温开水送下。亦作汤剂,用量按原方比例酌定,水煎服。

【功用】清热化痰,理气止咳。

【主治】痰热内结。咳嗽痰黄,咳之不爽,胸膈痞满,小便短赤,舌质红,苔黄腻,脉滑数。现代常用以治疗肺炎、慢性支气管炎、肺脓肿等属痰热者。

【方解】本方证由火邪炼液为痰,痰热蕴肺,肺失宣降所致,治宜清热化痰、理气止咳之法。方中胆南星清热豁痰,为君药。半夏、瓜蒌仁助君药清化热痰,为臣药。黄芩清泄肺热,枳实、杏仁、陈皮理气止咳,茯苓健脾渗湿,治生痰之本,俱为佐药。以生姜汁为丸,意在增其和中化痰之效。

【使用注意】服药期间,忌食辛辣、油腻食物,以免生热助火。咳嗽痰多属寒痰、湿痰证者,禁用本方。孕妇忌服。

【方歌】清气化痰杏瓜蒌,茯苓枳芩胆星投;陈夏姜汁糊丸服,专治肺热咳痰稠。

### (三) 温化寒痰剂

由温化寒痰药为主组成,常配伍温里祛寒药,具有温化寒痰的作用,适用于寒饮侵肺的寒痰证,症见咳痰清稀色白、遇寒易发、口气清冷、舌淡苔白滑、脉沉迟等的方剂,称为温化寒痰剂。代表方有苓甘五味姜辛汤。

#### 苓甘五味姜辛汤《金匮要略》

【组成】茯苓 12g,甘草 6g,五味子 6g,干姜 9g,细辛 6g。

【用法】水煎服。

【功用】温肺化饮。

【主治】寒饮内停证。症见咳嗽痰多,清稀色白,喜唾,舌苔白滑,脉弦滑。现代常用以治疗慢性支气管炎、支气管扩张、支气管哮喘、肺气肿等属寒饮内停者。

【方解】本方证由脾阳不足、湿聚成痰、寒饮停肺所致,治宜温肺化饮之法。方中干姜温肺祛寒除饮,为君药。细辛助干姜温肺散寒化饮,为臣药。茯苓利湿,导既聚之痰,又健脾杜生痰之源;五味子敛肺止咳,又敛阴液而防君药、臣药温散耗气伤津之偏,俱为佐药。甘草补气以助阳,又调和药性,功兼佐使之用。

【使用注意】痰热阴伤之咳喘以及痰中带血者忌用本方。

【方歌】苓甘五味姜辛汤,咳嗽痰稀喜唾良;胸满脉迟苔白滑,肺寒留饮可煎尝。

### (四) 治风化痰剂

凡以宣散风邪药与化痰药配伍成方,具有治风化痰的作用,适用于风痰证的方剂,称为祛风化痰剂。代表方有半夏白术天麻汤。

#### 半夏白术天麻汤《医学心悟》

【组成】半夏 9g,天麻 6g,茯苓 6g,橘红 6g,白术 15g,甘草 4g。

【用法】加生姜三片,大枣三枚,水煎服。

【功用】健脾燥湿,化痰息风。

【主治】风痰上扰证。症见眩晕头痛,胸膈胀满,呕恶,痰多,舌苔白腻,脉弦滑。现代常用以治疗梅尼埃病、高血压、偏头痛等属风痰上扰者。

【方解】本方证由脾湿生痰、肝风夹痰上扰清空所致,治宜燥湿化痰、平肝息风之法。方中半夏燥湿化痰,降逆和胃,天麻平肝息风,共为君药。白术运脾燥湿,茯苓渗湿健脾,橘红理气化痰,同为臣药。生姜、大枣益脾胃而杜生痰之源,俱为佐药。甘草调和药性,用为使药。

【使用注意】阴虚阳亢、气血不足所致之眩晕,不宜使用本方。

【方歌】半夏白术天麻汤,苓草橘红枣生姜;眩晕头痛风痰盛,化痰息风是效方。

其他祛痰剂见表 10-17。

表 10-17 其他祛痰剂

| 分类 | 方剂 | 药物组成 | 功用 | 主治 |
|---|---|---|---|---|
| 燥湿化痰剂 | 温胆汤 | 半夏、竹茹、枳实、陈皮、甘草、茯苓 | 理气化痰,和胃利胆 | 胆郁痰扰证 |
| 清热化痰剂 | 滚痰丸 | 大黄、黄芩、礞石、沉香 | 泻火逐痰 | 实热老痰证 |
| 润燥化痰剂 | 贝母瓜蒌散 | 贝母、瓜蒌、花粉、橘红、茯苓、桔梗 | 润肺清热,理气化痰 | 燥痰证 |
| 温化寒痰剂 | 三子养亲汤 | 白芥子、苏子、莱菔子 | 温肺化痰,降气消食 | 寒痰夹食证 |
| 治风化痰剂 | 止嗽散 | 桔梗、荆芥、紫菀、百部、白前、甘草、陈皮 | 止咳化痰,疏风宣肺 | 风痰咳嗽 |

## 十五、消食剂

凡以消食药为主,具有消食化滞、健脾和胃等作用,用于治疗食积停滞证的方剂,统称消食剂,属于"八法"中的"消法"。

食积之成,或由暴饮暴食而食积胃脘,或因脾胃虚弱而食滞不化;且食积易伤脾胃,脾虚可致停食,脾虚与食积常互为因果。食积中脘,每致脾胃失和,酿湿生热,阻滞气机,故本类方剂常配伍和胃健脾、清热化湿、理气行滞等药以消积化滞;若脾虚运化无力者,则当配伍益气补脾之品以消补兼施。

消食剂虽然作用和缓,但仍属消除体内有形实邪之剂,久服有戕伤脾胃之虞,故宜中病即止。食积既成,治当渐消缓散,以免更伤脾胃。消食之古方多用丸剂,即取"丸者,缓也"之意。

### 保和丸《丹溪心法》

【组成】山楂 180g,神曲 60g,莱菔子 30g,半夏 90g,陈皮 30g,茯苓 90g,连翘 30g。

【用法】共研细末,水泛为丸,每服 6g,温开水送服;亦可入汤剂,用量按原方比例酌定。

【功用】消食和胃。

【主治】食滞胃脘证。症见脘腹痞满,腹胀时痛,嗳腐吞酸,恶食呕逆,或大便泄泻,舌苔厚腻微黄,脉滑。

【方解】本方主治病证由饮食失节,暴饮暴食而致食积内停、气机阻滞、胃失和降所致,治宜消食和胃之法。方中重用山楂,能消一切饮食积滞,尤善消肉食油腻之积,为君药。神曲消食健胃,善化酒食陈腐之积;莱菔子下气消食,长于消米面痰气之积,共为臣药。君臣相配,相辅相成,可消各种饮食积滞。半夏、陈皮行气化滞,和胃止呕;茯苓健脾渗湿,和中止泻;连翘味苦微寒,既可散结以助消积,又可清解食积所生之热,俱为佐药。

【使用注意】本方不宜久服。若脾胃气虚,或兼里寒者,应适当加减。

【方歌】保和神曲与山楂,陈苓夏翘菔子加;消食和胃化湿结,更可方中用麦芽。

其他消食剂见表 10-18。

表 10-18 其他消食剂

| 分类 | 方剂 | 药物组成 | 功用 | 主治 |
|---|---|---|---|---|
| 消食导滞剂 | 枳实导滞丸 | 大黄、枳实、神曲、茯苓、黄芩、黄连、白术、泽泻 | 消食导滞,清热祛湿 | 湿热食积证 |
| 消痞化积剂 | 健脾丸 | 人参、枳实、陈皮、麦芽、白术、山楂 | 健脾和胃,消食止泻 | 脾虚食积证 |

## 十六、驱虫剂

凡以驱虫药为主,具有驱虫或杀虫等作用,用于治疗人体肠道寄生虫病的方剂,统称驱虫剂。

本类方剂组成以驱虫药物为主,常根据兼症及患者的体质状况,适当配伍清热、温里、消导、泻下、补益之品,以标本兼顾。驱虫剂一般宜在饭前服用,以利于药效发挥。方中常用的苦楝皮、雷丸、鹤虱、贯众等驱虫药具有一定毒性,不宜多服或久服。服用驱虫剂后,要注意观察患者反应,并适当调理脾胃,以善其后。年老体弱者及孕妇慎用或忌用具有攻伐之力的驱虫剂,服药期间还应注意避免进食油腻之物。

### 乌梅丸《伤寒论》

【组成】乌梅肉 300g,蜀椒 30g,细辛 45g,黄连 120g,黄柏 45g,干姜 75g,制附子 45g,桂枝 45g,人参 45g,当归 30g。

【用法】共研细末,加蜜与适量水泛为丸,每服 6g,温开水送服。

【功用】温脏安蛔。

【主治】蛔厥证。症见脘腹阵痛,烦闷呕吐,时发时止,得食则吐,甚则吐蛔,手足厥冷,舌苔或白或黄,脉沉弦或伏。亦治久泻久痢。

【方解】本方主治病证由胃热肠寒,蛔动不安,扰乱气机,甚则阴阳之气不相顺接所致,治宜温脏安蛔之法。方中重用乌梅,取其酸能安蛔,使蛔静则痛止,为君药。蜀椒、细辛辛温,辛可伏蛔,温能散寒;黄连、黄柏苦寒,苦能下蛔,寒可清解因蛔虫上扰、气机逆乱所生之热;四药配伍,既温清并用,又伏蛔下蛔,同为臣药。附子、干姜、桂枝皆为辛热之品,既可增强温脏祛寒之功,亦有辛可制蛔之力;人参、当归补气养血,扶助正气,俱为佐药。

对于湿热久羁、正气渐虚、邪气未尽、寒热错杂之久泻久痢,治宜扶正祛邪、涩肠止泻之法。本方中乌梅酸收固肠止泻,黄连、黄柏清肠化湿止痢,附子、干姜、细辛、蜀椒、桂枝温补脾肾,振奋中阳;人参、当归补气和血,以扶助正气。诸药合用,温清涩补数法兼施,故对于寒热虚实错杂之久泻久痢亦有良效。

【使用注意】服药期间禁食生冷、不易消化、刺激性食物。

【方歌】乌梅丸用细辛桂,连柏花椒及当归,参姜附子加蜂蜜,清上温下又安蛔。

## 十七、涌吐剂

凡以涌吐药为主组成,具有涌吐痰涎、宿食、毒物等作用,用于治疗痰、食壅滞胸脘,以及误食毒物的方剂,统称涌吐剂。

服用本类方剂得吐后,须令患者宁心静卧,保持环境安静,饮食不宜过饱,禁食干硬难以消化的食物,以助恢复脾胃之气;吐后口渴者,可适当给予水果、凉茶等补益阴液。服药后呕吐不止者,可服姜汁少许,或服冷粥、冷开水等以止之。仍不止者,应根据所服涌吐药的不同选用相应的解救措施。服涌吐剂后 10~20 分钟仍不呕吐者,可用手指、压舌板或翎毛探喉,亦可多饮开水以助呕吐。涌吐剂药性峻猛,易伤胃气,应中病即止,不可过服。抽搐、食管静脉曲张、支气管扩张、胃溃疡出血、肺结核咯血、腐蚀性毒物中毒、妊娠、产后等情况,均禁用涌吐剂,年老体弱者及幼儿亦应慎用。

### 瓜蒂散《伤寒论》

【组成】瓜蒂 3g,赤小豆 3g。

【用法】瓜蒂、赤小豆各等份,共研细末,加淡豆豉 9g,水煎服。

【功用】涌吐痰涎宿食。

【主治】痰涎宿食壅滞胸脘证。症见胸中痞硬,懊侬不安,欲吐不出,气上冲咽喉不得息,寸脉微浮。

【方解】本方主治病证由痰涎宿食壅滞胸脘,气不得通所致,治宜涌吐之法。方中瓜蒂味苦,善吐痰涎宿食,为君药。赤小豆味酸,能祛湿除烦满,为臣药。君臣相合,酸苦涌泄,相使而用,催吐之力益增。淡豆豉宣解胸中邪气以利涌吐,为佐药。

【使用注意】呕吐后,可服稀粥少许以补养脾胃正气;若服后呕吐不止,可取麝香 0.1~0.15g 或丁香末 0.3~0.6g,温开水冲服以解之。本方为涌吐峻剂,副作用较大,非邪正俱实者勿用。痰涎不在胸膈,宿食毒物已离胃入肠者禁用。

【方歌】瓜蒂散中赤小豆,豆豉汁调酸苦凑;逐邪涌吐功最捷,胸脘痰食服之瘳。

其他涌吐剂见表 10-19。

表 10-19　其他涌吐剂

| 分类 | 方剂 | 药物组成 | 功用 | 主治 |
| --- | --- | --- | --- | --- |
| 涌吐剂 | 三圣散 | 瓜蒂、藜芦、防风 | 涌吐风痰 | 中风闭证；癫痫；误食毒物，停于上脘者 |

（张智华　杨　阳　程绍民）

### 思 考 题

1. 简述方剂的"组成原则"及对临床处方的指导意义。
2. 比较麻黄汤与桂枝汤在组成、功效及主治方面的异同。
3. 简述清热剂的分类、代表方剂和使用注意事项。
4. 简述小建中汤方中重用饴糖与芍药的意义。
5. 简述大承气汤的用法和主治证特点。
6. 比较小柴胡汤与大柴胡汤的功效、主治之异同。
7. 简述半夏泻心汤方中体现"辛开苦降"之法的药物配伍。
8. 简述四君子汤、参苓白术散与补中益气汤的临床使用区别。
9. 简述天王补心丹中配伍桔梗的意义。
10. 简述川芎茶调散的方解。
11. 简述二陈汤的主治病证与方名"二陈"的理由。
12. 简述祛痰剂中配伍理气药与健脾药的临床意义。

# NURSING 参考文献

［1］ 王琦, 樊巧玲. 中医学基础 [M]. 北京: 人民卫生出版社, 2012.

［2］ 陈莉军, 刘兴山. 中医学基础 [M]. 2 版. 北京: 人民卫生出版社, 2017.

［3］ 何建成. 中医学基础 [M]. 2 版. 北京: 人民卫生出版社, 2016.

［4］ 陈家旭, 邹小娟. 中医学基础 [M]. 3 版. 北京: 人民卫生出版社, 2016.

［5］ 储全根, 胡志希. 中医学概论 [M]. 北京: 中国中医药出版社, 2016.

［6］ 郑洪新. 中医基础理论 [M]. 北京: 中国中医药出版社, 2016.

［7］ 郑洪新. 中医基础理论 [M]. 4 版. 北京: 人民卫生出版社, 2016.

［8］ 高思华, 王键. 中医基础理论 [M]. 3 版. 北京: 人民卫生出版社, 2016.

［9］ 陈家旭, 邹小娟. 中医诊断学 [M] 2 版. 北京: 人民卫生出版社, 2013.

［10］ 邓铁涛. 中医诊断学 [M]. 北京: 人民卫生出版社, 1987.

［11］ 李灿东. 中医诊断学 [M]. 北京: 中国中医药出版社, 2016.

［12］ 陈家旭, 邹小娟. 中医诊断学 [M]. 3 版. 北京: 人民卫生出版社, 2016.

［13］ 陈金水. 中医学 [M]. 9 版. 北京: 人民卫生出版社, 2018.

［14］ 梁繁荣, 王华. 针灸学 [M]. 北京: 中国中医药出版社, 2016.

［15］ 赵吉平, 李瑛. 针灸学 [M]. 3 版. 北京: 人民卫生出版社, 2016.

［16］ 钟赣生. 中药学 [M]. 4 版. 北京: 中国中医药出版社, 2016.

［17］ 唐德才, 吴庆光. 中药学 [M]. 3 版. 北京: 人民卫生出版社, 2016.

［18］ 谢鸣. 方剂学 [M]. 3 版. 北京: 人民卫生出版社, 2016.

［19］ 李冀, 连建伟. 方剂学 [M]. 北京: 中国中医药出版社, 2018.

［20］ 倪诚. 中医体质养生学 [M]. 北京: 人民卫生出版社, 2019.

［21］ 樊巧玲. 中医学概论 [M]. 北京: 中国中医药出版社, 2010.

［22］ 谢宁, 张国霞. 中医学基础 [M]. 5 版. 北京: 中国中医药出版社, 2016.